— 全国高等职业教育康复治疗技术专业新形态规划教材 —

实用药物基础

（供康复治疗技术、药学、药品经营与管理等专业使用）

主 编 徐 娟 王 静

中国协和医科大学出版社
北 京

内容提要

本教材是“全国高等职业教育康复治疗技术专业新形态规划教材”之一，系根据本套教材的编写指导思想和原则要求，结合专业培养目标和本课程要求的教学目标编写而成，内容涵盖了药理基础及二十大类药物的药理作用、代表药物介绍等。此外，本教材还增加了丰富的数字资源，包括微课、课件、思维导图、岗位对标考试等知识点总结、能力测试等，丰富了教材内容，增强了线上和线下教学的联动性，以提升学生学习的主动性和积极性。

本教材主要供康复治疗技术、药学、药品经营与管理等相关专业使用，还可作为相关岗位从业者的参考书。

图书在版编目（CIP）数据

实用药物基础 / 徐娟, 王静主编. -- 北京 : 中国协和医科大学出版社, 2025. 7. -- (全国高等职业教育康复治疗技术专业新形态规划教材). -- ISBN 978-7-5679-2639-4

Ⅰ. R97

中国国家版本馆CIP数据核字第2025ZA1335号

主　　编　徐　娟　王　静
策划编辑　魏亚萌
责任编辑　魏亚萌　王雅玮
封面设计　邱晓俐
责任校对　张　麓
责任印制　黄艳霞
出版发行　**中国协和医科大学出版社**
（北京市东城区东单三条9号　邮编100730　电话010-65260431）
网　　址　www.pumcp.com
印　　刷　三河市龙大印装有限公司
开　　本　889mm×1194mm　1/16
印　　张　21.75
字　　数　570千字
版　　次　2025年7月第1版
印　　次　2025年7月第1次印刷
定　　价　72.00元

全国高等职业教育康复治疗技术专业
新形态规划教材建设指导委员会

全国高等职业教育康复治疗技术专业
新形态规划教材数字教材建设指导委员会

编者名单

主　　编　徐　娟　王　静

副 主 编　张小东

编　　者（按姓氏笔画排序）

王　琳（淄博职业技术大学）

王　静（江苏医药职业学院）

王力彬（陕西能源职业技术学院）

张小东（红河卫生职业学院）

袁　莉（荷泽医学专科学院）

徐　兴（江苏医药职业学院）

徐　娟（天津生物工程职业技术学院）

韩　龙［老百姓大药房连锁（天津）有限公司］

靳　曼（天津生物工程职业技术学院）

数字教材编者名单

主　　编 徐　娟　袁　莉

副 主 编 王力彬

编　　者（按姓氏笔画排序）

王力彬（陕西能源职业技术学院）

张小东（红河卫生职业学院）

柳玉萍（菏泽医学专科学校）

袁　莉（菏泽医学专科学校）

徐　娟（天津生物工程职业技术学院）

出版说明

随着我国人口老龄化加速、慢性病患病率上升及全民健康意识增强，康复治疗技术已成为现代医疗体系的重要支柱。《“健康中国2030”规划纲要》提出，要加强康复等急需紧缺专业人才培养培训，加大康复治疗师等健康人才培养培训力度。当前，我国康复治疗师缺口高达数十万人，专业人才培养迫在眉睫。同时，智能康复设备、数字疗法等新技术的应用，要求从业者兼具传统康复技能与数字化工具操作能力。在此背景下，职业教育作为技术技能人才培养的主阵地，亟需建设适应产业升级、符合岗位需求的新型教材体系，为培养高层次、专业化人才奠定基础。

本套教材以实践科学发展观为指导思想，以服务教学、指导教学、规范教学、适应我国医学教育改革为宗旨，立足高等职业教育教学实际，以胜任能力培养为目标，使课程设置与理论实践紧密衔接，突出教材内容的实用性、先进性、科学性和通用性。本套教材为新形态教材，具体体现为：体现教育改革精神与职业教育特色；注重产教融合，突出实践教学；以实际操作技能为导向，融入新技术、新方法；融合思政，强化价值引领；以学生为中心，丰富模块设计；纸质教材与数字教材融合；教材编写在贯彻职业教育理念的同时，亦充分体现现代化的教育思想和方法，以全面提升学生的创新精神、人文素养、胜任能力等综合素质，培养适应医疗卫生体制改革的复合型和应用型人才。

同时，本套教材的编写遵循教材编写的基本规律，秉持“三基、五性、三特定”的原则，注重基础理论、基本知识和基本技能的培养，内容深度和广度适应全国高等职业教育的需求。教材编写以康复治疗技术专业的培养目标为导向，着重培养学生的职业技能，满足职业岗位需求、学生学习需求和社会需求。教材内容涵盖了康复治疗领域工作岗位所需的知识、技能和素质，帮助学生全面理解工作岗位，培养学生科学的临床思维和学习方法，以满足社会对学生知识和技能的要求，强调培养学生的创新能力、信息获取技能和终身学习能力，确保教材的启发性。在编写过程中，我们充分考虑到高等职业教育的多样性，确保教材既能适应不同院校的需求，又能满足学生毕业时的知识和技能要求。

本套教材涵盖康复评定技术、运动疗法技术、作业治疗技术等17门课程，定位清晰、特色鲜明，具有以下特点。

一、构建高质量、互动性强的创新形态教材体系

本系列教材为创新形态教材，教材所有内容，均实现数字化呈现；同时，为纸质教材提供配套教学视频、微课、思维导图、教学课件、在线练习等丰富教学资源，学生可直接获取与教材内容相关联的课程资源；支持多媒体资源嵌入与实时更新；配套的数字教材平台，支持在线教学、资源共享、数据分析等功能，实现教学全流程数字化管理，满足多样化教学需求。这种创新的学习方式，不仅提高了教学效果，也丰富了学习体验，使学习更加便捷，提升了学生的学习积极性和主动性。

二、强化价值引领，助推专业教育与思政教育相融合

本套教材以专业知识为载体，以思政教育为引领，深度挖掘专业课程蕴含的思政资源，巧妙融入教材内容，全方位助推专业教育与思政教育深度交融，培育德技兼修人才。在教材编写中，我们注重以康复案例为切入点，将社会主义核心价值观、医者仁心的职业精神、中华优秀传统文化等思政元素自然融入专业知识点。引导学生树立正确的职业价值观，具备社会责任感，在实践教学环节强化人文关怀培养，使学生在掌握专业技能的同时，自觉践行“健康所系，性命相托”的医者担当。

三、体现教育改革精神与职业教育特色

本套教材深入贯彻国家职业教育改革精神，坚持以人为本、能力为重，强调实践操作和技能培训，注重培养学生的职业素养和实际工作能力。内容贴近职业实践，力求使学生能够顺利进入职业领域，成为胜任基层医疗机构或康复治疗相关岗位的高级技术型专业人才。编写过程中，我们注重教材内容与实际工作岗位匹配，确保教材内容符合基层实际工作的需求。

四、注重产教融合，突出实践教学

高等职业教育强调产教深度融合，创新培养模式，这是职业教育的重要发展方向。本套教材的建设始终把提高人才培养质量放在首位，密切联系实际，突出实践教学，将专业内容设置与行业需求对接；推动教学与行业技术发展同步，使课程内容与职业标准对接；完善职业教育教学过程机制，使教学过程与实际工作过程对接。

五、贴合考试，对接行业需求

本教材严格遵循《国家职业教育改革实施方案》及职业教育规划教材建设要求，以康复治疗师职业标准为核心，将岗位技能、职业技能竞赛、职业资格考试内容有机融入教材，实现“岗课赛证”融通，助力学生无缝对接行业需求。

六、以学生为中心，丰富模块设计

考虑到职业教育学生的年龄和学习特点，本套教材的模块设置丰富多样，包括案例导入、思维导图、考试知识点总结、习题等模块。这种结构不仅有助于学生理解和记忆知识点，还能提高学生的学习兴趣和学习效果。每个模块设计精细，既有理论讲解，又有实践应用，旨在全面提升学生的综合素质。

希望本套教材的出版，能够推动高质量康复治疗技术专业人才的培养，促进我国康复治疗专业领域的教材建设与教育发展，为促进我国康复事业的发展和保障人民健康作出积极贡献。

前 言

随着现代社会的快速发展、人们对健康需求的不断提高及老龄化社会的到来，康复治疗技术、药学、药品经营与管理等相关专业在医药领域的重要性日益凸显。为了满足相关高等职业院校培养高素质应用型专业人才的需求，根据相关专业的专业培养目标、主要就业方向及职业能力要求，由来自全国7家院校和企业从事教学和临床一线的教师、学者悉心编写了本教材。

本教材定位于高等职业院校康复治疗技术、药学、药品经营与管理等专业的专业基础课程或专业核心课程，旨在为学生搭建系统、实用的药物基础框架。在编写过程中，我们充分考虑到高等职业院校学生的学习特点和职业需求，遵循“必需、够用”的原则，精选教学内容，力求做到理论与实践紧密结合，使学生既能掌握药物学的基本理论知识，又能具备一定的药物应用能力和实践操作技能。帮助学生更好地将药物知识、用药指导技能应用在康复治疗和药学服务中，培养学生分析问题和解决问题的能力，提高学生的职业素养和综合竞争力。

本教材突出特点有两点。一是建有配套的数字资源，包括微课、课件、拓展习题、思维导图等。在教材的编排上，我们采用了图文并茂、简洁明了的编写风格，使复杂的药物知识更加直观、易懂。每章开头设有学习目标，明确学生的学习任务；文中穿插了丰富的案例分析、知识拓展等内容，增加教材的趣味性和可读性；章末附有拓展习题、课件、思维导图等，便于教师更好的教学，也便于学生进行自我检测和实践操作，巩固所学知识。二是每章提炼出对应执业药师和执业医师资格证书最新大纲的考点。本教材充分考虑到与国家执业资格考试的接轨，在内容上涵盖了部分执业药师和执业医师的知识点，为学生今后参加执业药师、执业医师等资格考试奠定坚实的基础。

为了保证教材的科学性和实用性，我们还邀请了具有丰富实践经验的企业专家参与编写。编写团队成员在各自的领域都有着深厚的造诣和专业知识，能够将最新的教学理念和实践经验融入教材编写中，确保教材内容的准确性、权威性和前沿性。

在教材编写过程中，我们深感责任重大。幸得诸多同仁协助、前辈提点，以及合作企业给予的支持，在此一并表示感谢。衷心希望这本《实用药物基础》教材能够成为高等职业院校康复治疗技术专业、药学专业、药品经营与管理等相关专业学生的良师益友，帮助他们掌握实用的药物知识和技能，为今后的职业发展打下坚实的基础。同时，教材中或有不足，我们也期待着广大师生在使用本教材的过程中，能够提出宝贵的意见和建议，不吝赐教，以便我们不断修订和完善，共同为培养高素质的医药相关专业人才作出贡献。

编　者

2025 年 4 月

目　录

第一章 药理基础

教学课件

学习目标

素质目标

（1）时刻牢记以患者健康为中心，具备安全用药意识，尽可能避免不合理用药现象。

（2）具备辩证思维，辩证分析药物的两重性，能根据药物的作用规律指导患者正确用药。

知识目标

（1）掌握：药理学、药物、药效学、药动学的概念；治疗作用、副作用、毒性反应、耐药性、耐受性、治疗指数、安全范围的概念；首过消除、肝肠循环、半衰期、稳态血药浓度、生物利用度的概念。

（2）熟悉：不良反应、超敏反应、特异质反应、效能、效价、治疗量、半数致死量、半数有效量的概念；影响体内过程的因素。

（3）了解：量效关系和药时关系的意义。

能力目标

（1）能解释什么是药物的两重性，并分析其临床意义。

（2）能解释半衰期及其临床意义。

案例导入

【案例】

80岁的张大爷患有高血压20余年，近年来频发心绞痛，前几年张大爷会在心绞痛发作时舌下含服硝酸甘油含片，近期去医院就诊，医生建议其使用硝酸甘油贴片，每日使用1片，贴于胸前皮肤，可预防心绞痛发作。张大爷不理解硝酸甘油贴片贴在胸前皮肤上怎么治疗心绞痛？

【问题】

1. 不同给药途径的药物，吸收过程及作用有何区别？
2. 同种药物制成不同剂型，药理作用是否完全一样？

· 核心知识拆解 ·

药物（drug）是指通过影响机体原有的生理功能或生化过程，用于预防、诊断、治疗疾病及计划生育的化学物质。药物即毒物的延伸，两者之间没有严格的界限，毒物在剂量较小时就能对机体产生毒害，而任何药物剂量过大也可产生毒性反应。药物根据来源不同可分为传统药物（即中药）和现代药物（即西药）。传统药物根据来源不同又可分为植物药、动物药和矿物药，植物药多来自植物的根、茎、叶、花、果实；常见的动物药有鹿茸、虎骨等；矿物药如来自蒙脱石的蒙脱石散。现代药物又可分为天然药物的有效成分（又称现代植物药，如来自罂粟科植物果实果浆汁的吗啡、来自颠茄植物的阿托品等）、人工合成药物（如阿司匹林、糖皮质激素类药物等）及基因重组药物（如人胰岛素）等。

药理学（pharmacology）是研究药物与机体（包括人体、病原体和实验动物体）之间相互作用及作用规律的一门学科，其研究方向是双向的，其中研究药物对机体的作用及其作用机制的科学为药物效应动力学（pharmacodynamics），简称药效学；研究机体对药物的处置过程（又称为药物的体内过程，包括药物的吸收、分布、代谢和排泄）及血药浓度随时间变化的规律为药物代谢动力学（pharmacokinetics），简称药动学。

药理学是连接基础医学与临床医学、药学与医学的桥梁学科，学科任务包括：①阐明药物与机体之间的相互作用及作用规律，为发挥药物最佳疗效、防治不良反应提供依据；②研究开发新药，发现药物新用途；③为其他生命学科的研究提供科学依据。

第一节　药物效应动力学

药物效应动力学是研究药物对机体的作用及作用机制的科学。

一、药物作用

药物作用（drug action）是指药物与机体细胞间的初始反应。药物效应（drug effect）是指药物作用于机体之后引起机体器官原有功能的改变。药物作用是动因，药物效应是结果。但由于两者意义相近，在习惯用法上并不严加区别，所以常相互通用。

1. 药物的基本作用　是指药物通过影响机体原有的生理或生化功能而发挥的作用。其作用结果包括兴奋作用和抑制作用。

（1）兴奋作用：凡能使机体原有生理或生化功能增强的作用称为兴奋作用，如咖啡因的兴奋中枢作用、毛果芸香碱的增加腺体分泌作用、肾上腺素的加快心率作用、尼可刹米的加快呼吸频率作用等。

（2）抑制作用：凡能使机体原有生理或生化功能减弱的作用称为抑制作用，如地西泮的催眠作用、普萘洛尔的减慢心率作用、卡托普利的降压作用等。

2. 局部作用和吸收作用 药物与机体接触以后，吸收入血之前，在用药局部所产生的作用称为局部作用，如乙醇对皮肤表面的消毒作用、红霉素软膏的局部消炎作用、口服碳酸氢钠的中和胃酸作用、口服硫酸镁的导泻作用等。药物从给药部位吸收入血后，对机体内部某些组织器官产生的作用称为吸收作用或全身作用，如口服地西泮产生的镇静催眠作用、口服阿莫西林产生的杀菌消炎作用等。

3. 直接作用和间接作用 直接作用是指药物直接作用于组织器官所产生的作用，又称原发作用。间接作用是指由直接作用引发的其他作用，又称继发作用。如强心苷能选择性地作用于心肌细胞膜上的强心苷受体，增强心肌收缩力，增加心输出量，此作用为强心苷的直接作用；在增强心肌收缩力、增加心排出量的同时，可反射性提高迷走神经的兴奋性，从而使心率减慢，此作用为强心苷的间接作用。

4. 药物作用的选择性 不同的组织器官对药物的敏感性是不一样的，大多数药物在治疗剂量时只对某一两个组织器官有明显作用，而对其他组织器官无作用或作用很小，这种特性称为药物作用的选择性。例如，抗心衰药强心苷类，对心肌有很强的选择性，很小剂量就有正性肌力作用，而对骨骼肌，即使很大剂量也没有影响；催产素只会选择性地兴奋子宫平滑肌，而对心肌、骨骼肌没有影响。药物作用的选择性是相对的而不是绝对的，常与用药剂量有关，随着剂量的增加，其作用范围逐渐扩大，选择性逐渐降低，如咖啡因在小剂量时可兴奋大脑皮层，随着剂量增加，可兴奋延脑呼吸中枢，出现呼吸频率加快。所以，在临床用药时，既要考虑药物作用的选择性，还要考虑药物的给药剂量，以保证用药安全有效。

药物作用的选择性具有重要意义，既是评价药物安全性的指标，又是临床选药的依据。一般来说，选择性越高的药物针对性越强、作用越局限，但不良反应少；而选择性越低的药物作用越广泛，但不良反应较多。

二、药物作用的两重性

微课：药物作用的两重性

药物对机体既可发挥有利的防治作用，也可产生不良反应，体现了药物作用的两重性。因此，临床选择药物时，应充分考虑患者病情、药物安全性及有效性，认真权衡利弊，不可盲目选择。

（一）治疗作用

凡是符合用药目的或能够达到防治疾病效果的作用，称为治疗作用（therapeutic action）。根据治疗作用的效果，将治疗分为如下几种。

1. 对因治疗（etiological treatment） 指用药目的在于消除病因，彻底治愈疾病，又称为治本。治疗目的是消除原发致病因子，如青霉素的杀菌作用。

2. 对症治疗（symptomatic treatment） 指用药目的在于缓解疾病症状、减轻患者痛苦的治疗，又称为治标。如布洛芬的解热镇痛、地西泮的镇静催眠等作用。

由于对因治疗是针对病因，彻底治愈疾病，因此对因治疗比对症治疗重要，应首先选择对因治疗。但是对于一些病因诊断不明或缺乏对因治疗药物的疾病，尤其是危急症状，如休克、高热惊厥、哮喘急性发作、高热及剧痛等，对症治疗比对因治疗更为紧迫。通过对症治疗不仅可以缓解症状，减轻患者痛苦，防止病情恶化，而且能为对因治疗争得时间。因此临床也应遵循中医学提倡的治疗原则“急则治其标，缓则治其本，标本兼治”。

（二）不良反应

凡是不符合用药目的，或者给患者带来不适、痛苦和损害的反应，称为不良反应（adverse reaction，ADR）。多数不良反应是药物固有的效应，一般是可以提前预知的，但不一定能够避免。少数较严重且较难恢复的不良反应称为药源性疾病，如庆大霉素引起的神经性耳聋、肼屈嗪引起的红斑狼疮样病变等。

1. 副作用（side reaction） 药物在治疗剂量时出现的与用药目的无关的作用称为副作用或副反应。产生副作用的基础是药物选择性低。副作用具有下列特点：①是药物固有的不可避免的；②副作用与治疗作用可因用药目的不同而相互转变；③一般症状较轻，并可提前预知。如阿托品用于治疗胃肠绞痛时，松弛内脏平滑肌的作用为治疗作用，抑制腺体分泌引起口干则为副作用；当阿托品用于麻醉前给药时，抑制腺体分泌作用为治疗作用，而松弛内脏平滑肌引起腹胀气和尿潴留则成为副作用。

2. 毒性反应（toxic reaction） 指用药剂量过大、用药时间过长或消除器官功能低下时对机体产生的危害性反应，又可分为急性毒性和慢性毒性。用药后立即出现的毒性反应为急性毒性，多损害循环、呼吸及神经系统功能，如巴比妥类过量所致的呼吸衰竭、吗啡使用过量引起的呼吸麻痹；长期用药或消除器官功能低下使药物蓄积在体内而缓慢出现的毒性反应为慢性毒性，多损害肝、肾、骨髓及内分泌等功能，如对乙酰氨基酚长期用药蓄积在肝脏所致的肝脏损伤。毒性反应的危害较大，一般是可以预知的，因此，在用药护理中要求护士应认真观察，及时发现，尽量避免毒性反应的发生。此外，有些药物可致癌、致畸、致突变，称为三致反应，也属于慢性毒性范畴。

▶知识拓展

“反应停”事件

沙利度胺（Thalidomide），即反应停，是20世纪50年代由德国格仑南苏制药厂开发的一种药物，该药在推广之初，科学家们认为它能够改善妊娠期妇女的早期妊娠呕吐，可缓解精神紧张，并有催眠的作用。1957年，反应停首次用作处方药，因其疗效显著，在西欧曾被广泛地用于妊娠期妇女早期妊娠反应。但是几年后医生们逐渐发现，近几年四肢短小畸形儿的出生率明显上升，伦兹博士对畸形儿展开调查，后来发现，其原因是孩子的母亲在妊娠期间使用反应停所致。由于畸形儿四肢短小，形同海豹，被称为海豹肢畸形。随后反应停全面叫停，截至1963年，由于服用反应停已出生12 000名海豹肢畸形儿，历史上称这一严重的药害事件为“反应停”事件。“反应停”事件既是药物发展史中的一大悲剧，也是药物不良反应中的一个里程碑式的教训。从此，药物的致畸作用引起人们的高度重视，也改变了“胎盘屏障”是胎儿的天然保护屏障的设想。

3. 变态反应（allergic reaction） 指少数人对某些药物产生的免疫反应，又称过敏反应。致敏物质可以是药物本身、药物的代谢产物、药物制剂中的杂质或辅料。药物变态反应的特点有：①主要见于少数过敏体质患者；②发生与否与剂量无关，但反应程度与剂量有关；③反应性质不尽相同，且不易预知；④结构相似的药物可有交叉过敏反应。轻度表现有发热、皮疹、血管神经性水肿、哮喘等，最严重的表现为过敏性休克，如少数患者由于体质特殊对少量青霉素即可发生过敏性休克。对于易致敏的药物或过敏体质的患者，用药前应询问过敏史并做过敏试验，阳性患者禁用。

4. 后遗效应（residual effect） 指停药后血药浓度已降至阈浓度以下时仍残存的药理效应。如服用催眠药苯巴比妥后次晨出现乏力、困倦等现象；长期应用糖皮质激素，停药后出现肾上腺皮质功能减退，半年内难以恢复。

5. 继发反应（secondary reaction） 指药物在发挥治疗作用之后所引起的不良后果，又称治疗矛盾。例如，长期使用广谱抗生素，可使肠道内敏感菌被抑制，不敏感菌乘机大量生长繁殖，由此引起真菌或耐药菌继发性感染；长期服用林可霉素类引起的假膜性肠炎。

6. 停药反应（withdrawal reaction） 指长期使用某种药物，由于减量太快或突然停药所引起的症状。其中，表现为原有疾病或症状复发加重的现象，称为反跳现象，如高血压患者长期服用β受体阻断药美托洛尔降压，突然停用时，可出现血压急剧升高，甚至诱发心绞痛；若突然出现原来疾病没有的症状，称为停药症状，如长期应用糖皮质激素，突然停药，引起头痛、发热、关节痛等症状。

7. 特异质反应（idiosyncratic reaction） 指少数人由于遗传的异常对某些药物产生的异常反应。例如，先天性的葡萄糖-6-磷酸脱氢酶缺乏的患者，若使用口服降糖药氯磺丙脲，则更容易发生溶血性贫血。

8. 耐受性（tolerance）和耐药性（drug resistance） 由于长期连续用药，导致机体对药物的敏感性逐渐下降，需增加剂量才能达到原来的治疗效果，称为耐受性。例如，长期使用镇静催眠药苯二氮䓬类治疗效果逐渐下降，需增加剂量才能达到原来的治疗效果。有时机体对某一药物产生耐受性后，对另一药也产生了耐受性，称交叉耐受性（cross tolerance），一般发生在化学结构或作用机制相似的药物之间。长期应用化学治疗药后，使病原体对药物的敏感性减弱称为耐药性或抗药性，如长期使用青霉素导致金黄色葡萄球菌对青霉素的敏感性减弱。

9. 依赖性（drug dependence） 是指长期应用某些药物后，患者对药物产生精神性或生理性的依赖和需求。

（1）精神依赖性（psychic dependence）：又称心理依赖性（psychological dependence）或习惯性。由于长期用药，使患者在精神上对药物产生了依赖，一旦停药会出现强烈的用药欲望，一般没有戒断症状。易出现精神依赖性的药品称为精神类药品，如镇静催眠药、咖啡因、烟、酒等。

（2）生理依赖性（physiological dependence）：又称躯体依赖性（physical dependence）或成瘾性。由于长期用药，使患者在生理上对药物产生了依赖，一旦停药会出现强烈的用药欲望，同时伴有戒断症状。容易出现成瘾性的药物称为麻醉类药品，如镇痛药、麻醉药等。吗啡成瘾者中断用药，常出现流涎、流泪、出汗、哈欠、嗜睡、腹痛、腹泻、肢体疼痛，严重可致休克。因此，药物滥用，尤其是精神药品或麻醉药品的滥用，是引起药物依赖性并具有社会影响的重要问题。

三、药物的量效关系

微课：
量效关系

在一定的剂量范围内，药物剂量和药理效应呈现正比关系，这种剂量与效应的关系称为量效关系（dose-effect relationship）。通过量效关系的研究，可定量分析和阐明药物剂量与效应之间的规律，有助于了解药物作用的性质，并为临床用药提供参考。

（一）药物的剂量与效应

在一定范围内，药物剂量越大，血药浓度越高，药物效应也越强，但超过一定范围，则会引起中毒甚至死亡（图1-1）。

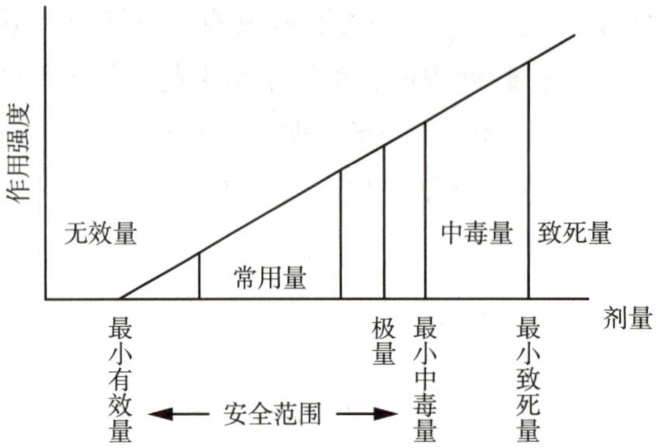

图1-1 剂量与效应的关系示意图

根据剂量和效应的关系，可将剂量分为如下几种。

1. 无效量（ineffective dose） 指用药剂量过小，在体内达不到有效浓度，不能产生明显药理效应的剂量。

2. 最小有效量（minimum effective dose） 指能引起药理效应的最小剂量或最小药物浓度，亦称阈剂量（threshold dose）或阈浓度（threshold concentration）。

3. 极量（maximal dose） 指能够产生最大效应但不会出现毒性反应的剂量，又称最大治疗量。极量是由《中国药典》规定允许使用的最大剂量，超过极量有中毒的危险。除非特殊需要，一般不得超过极量。

4. 最小中毒量（minimum toxic dose） 指引起毒性反应的最小剂量。

5. 最小致死量（minimum lethal dose） 指引起死亡的最小剂量。

6. 常用量 又称治疗量。最小有效量和最大治疗量（极量）之间的范围为治疗量。临床上为了使药物疗效可靠又安全，常采用治疗量。

（二）量效曲线

药物的量效关系常用量效曲线来反映。以药理效应强弱为纵坐标，药物剂量或浓度为横坐标做图，可得量效曲线。量效曲线根据药理效应的性质可以分为量反应的量效曲线和质反应的量效曲线。

1. 量反应的量效曲线 药理效应的强弱呈连续增减的变化，可用具体数量来表示的为量反应，如血压、心率、尿量、呼吸频率等。以药物剂量或浓度为横坐标，以药理效应为纵坐标做图，可描绘出直方双曲线；如果将药物浓度用对数值表示可描绘出对称的S形曲线，这就是量反应的量效曲线（图1-2）。

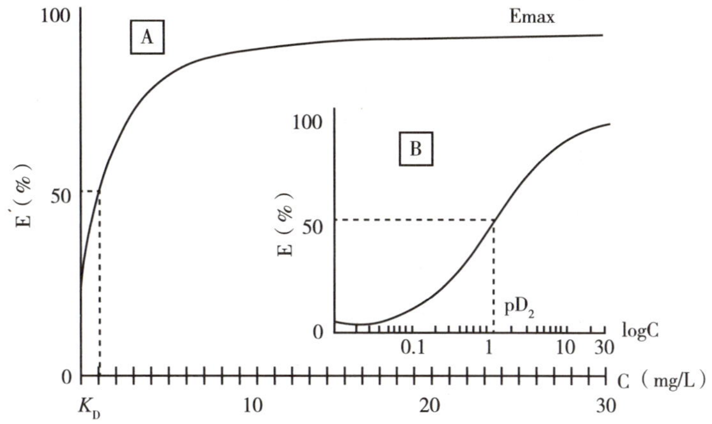

图1-2 量反应的量效曲线

注：A.药量用真数剂量表示；B.药量用对数剂量表示；E.效应强度；C.药物浓度。

根据量反应的量效曲线可评价药物作用的强弱。

（1）效价强度（potency）：简称效价，指引起一定效应所需要的剂量。剂量越小效价强度越高，剂量越大效价强度越低。

（2）效能（efficacy）：又称最大效应（maximal effect，E_{max}）。随着药物剂量或浓度的增加，药物的效应也随之增强，当剂量达到一定程度时，再增加药物剂量或浓度而其效应也不再继续增强，这一药理效应的极限称为最大效应或效能。能引起相同药理效应的药物，其效能和效价并不一定相同。如利尿药，根据排钠效应的强弱进行比较，氢氯噻嗪的效价大于呋塞米，而呋塞米的效能大于氢氯噻嗪（图1-3）。因此，评价药物效能和效价两项指标可正确指导临床选药。

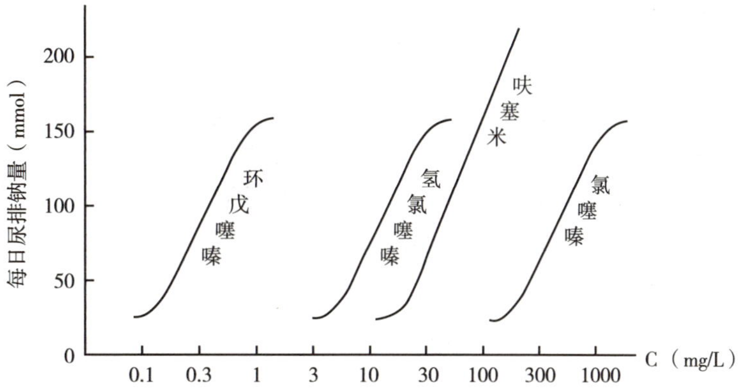

图1-3 各种利尿药的效价强度及最大效应比较

2. 质反应的量效曲线 如果药理效应不能用数量来表示，而只能用有或无、阳性或阴性、死亡或没有死亡来表示，即表现为反应性质的变化，则称为质反应。质反应的研究对象是一个群体。以药物剂量的对数为横坐标，以累计阳性反应百分率为纵坐标做图，也可得与量反应相似的对称S形量效曲线（图1-4）。此曲线有利于测定药理效应和毒性反应，如以疗效为指标，可测得半数有效量；

以死亡为指标，可测得半数致死量，用来分析评价药物的安全性（图1-5）。

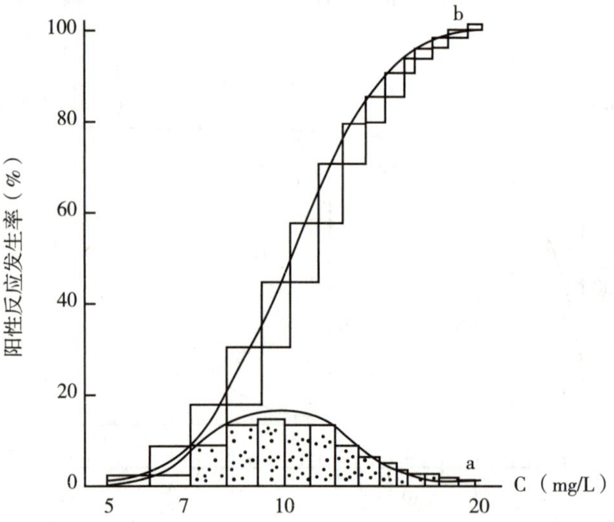

图1-4 质反应的量效曲线

注：曲线a为区段反应率；曲线b为累计反应率；C.药物浓度。

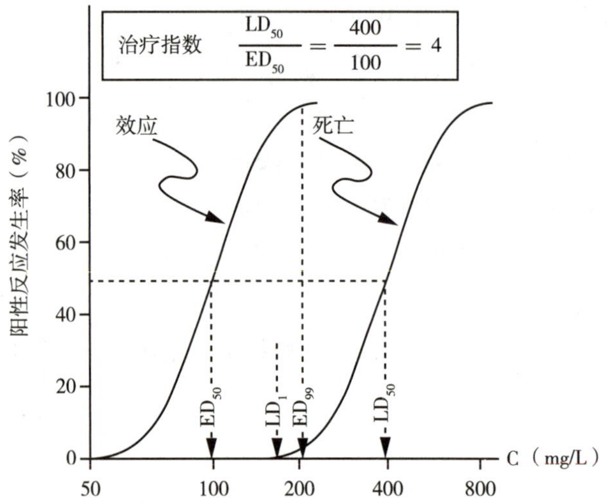

图1-5 药物效应和毒性的量效曲线

（1）半数有效量（median effective dose，ED_{50}）：指在动物实验中，能够引起半数实验动物出现阳性反应的药物剂量。其值越小说明药物的效应越强。

（2）半数致死量（median lethal dose，LD_{50}）：指在动物实验中，能够引起半数实验动物死亡的药物剂量。半数致死量可以评价药物毒性的大小，其值越小说明药物的毒性越大，其值越大说明药物的毒性越小。

（3）治疗指数（therapeutic index，TI）：指LD_{50}/ED_{50}的比值，用以表示药物的安全性。治疗指数大的药物相对较安全。

（4）安全范围（margin of safety）：指药物的最小有效量与最小中毒量之间的距离。也可用ED_{95}～LD_5的距离衡量药物的安全性，距离越大越安全。

四、药物的作用机制

药物的作用机制是研究药物如何作用于机体并发挥作用。学习药物的作用机制，可帮助理解和认识药物的药理作用和不良反应，也可更好地指导临床合理安全用药。大多数药物通过干扰或参与机体的各种生理功能或生化过程而发挥作用，因此作用机制多种多样。已知的药物作用机制涉及多个方面，如受体酶、离子通道核酸载体、免疫系统、基因等。此外，还有些药物通过其理化性质（如抗酸药）或补充机体所缺乏的物质而发挥作用。

1. 理化性质的改变 有些药物可改变细胞周围环境的理化性质，如静脉注射甘露醇等高渗溶液可利尿，由此降低颅内压等；口服碳酸氢钠可碱化尿液，从而加速巴比妥类等酸性药物的排泄，可纠正酸中毒。

2. 参与或干扰细胞代谢过程 有些药物通过补充生命营养物质，参与机体代谢过程，治疗相应缺乏症，如维生素D治疗佝偻病、叶酸治疗巨幼细胞贫血、铁剂治疗缺铁性贫血等。还有些药物由于其化学结构与正常代谢物质相似，从而干扰正常代谢物质的生化代谢过程而起作用，如氟尿嘧啶与尿嘧啶结构相似而无尿嘧啶的生理作用，掺入恶性肿瘤细胞的DNA及RNA中干扰蛋白质合成而发挥抗癌作用。

3. 影响自体活性物质 激素、神经递质、自体活性物质如甲状腺激素、组胺等在维持和调整机体生理功能方面起了重要作用。糖皮质激素通过补充内源性不足来治疗肾上腺皮质功能减退症；阿司匹林减少前列腺素的合成，从而发挥解热、镇痛、抗炎作用；大剂量碘剂可抑制甲状腺激素分泌，起到抗甲状腺作用。

4. 影响酶的活性 奥美拉唑可选择性地抑制胃壁细胞膜上的氢钾ATP酶（质子泵），抑制胃酸分泌，用于治疗消化性溃疡；溴新斯的明可逆性抑制胆碱酯酶，用于治疗重症肌无力。

5. 影响细胞膜离子通道 奎尼丁可阻滞Na^+通道，用于治疗心律失常。硝苯地平阻断血管平滑肌上的Ca^{2+}通道，用于治疗高血压。

6. 影响免疫功能 环孢素能选择性抑制T淋巴细胞的增殖与分化，具有抗排斥作用；白介素-2能诱导B淋巴细胞、T辅助细胞和杀伤性T淋巴细胞的增殖与分化，可增强免疫功能。

五、药物作用的受体理论

（一）受体的概念

受体（receptor）指存在于细胞膜、细胞质或细胞核中，能识别并结合特异性配体并通过信息传递引起特定生物效应的大分子蛋白质。配体（ligand）指能与受体结合的特异性化学物质，包括内源性配体（如神经递质、激素、自体活性物质）和外源性配体（如药物、毒物等）。

（二）药物与受体的相互作用

药物与受体结合并能产生相应的药理效应，必须具备如下2个条件。

1. 亲和力（affinity） 指药物与受体结合的能力，决定药物作用的强度。

2. 内在活性（intrinsic activity） 指药物与受体结合后，激动受体产生特定药理效应的能力，也称效应力，决定药物作用的效能。

（三）作用于受体的药物分类

根据药物与受体结合后产生药理效应的不同，将作用于受体的药物分为受体激动药和受体拮抗药两类。

1. 受体激动药（agonist） 指与受体既有亲和力又有内在活性的药物。根据其内在活性的大小又分为完全激动药和部分激动药。完全激动药有较强的亲和力和内在活性；部分激动药有较强的亲和力但内在活性较弱，与完全激动药合用还可拮抗完全激动药的部分作用。如吗啡为完全激动药，而喷他佐辛为部分激动药，喷他佐辛可降低吗啡的镇痛效果。

2. 受体拮抗药（antagonist） 指与受体有较强的亲和力而无内在活性的药物。此类药物本身不产生作用，但由于占据受体而拮抗激动药的效应，如纳洛酮占据阿片受体可拮抗吗啡的效应、氟吗西尼占据苯二氮䓬类受体可拮抗地西泮的效应。受体拮抗药根据与受体结合是否可逆，又可分为竞争性拮抗药和非竞争性拮抗药两类。

（1）竞争性拮抗药：与激动药竞争同样的受体，结合是可逆的。与激动药合用时，增加激动药的用量仍然可达到激动药原来的治疗效果，效能不变，但量效曲线右移。

（2）非竞争性拮抗药：与受体的结合是相对不可逆的，一旦与受体结合，可使受体构型发生改变，导致受体的反应性下降，此时就算增加激动药的用量也达不到原来的治疗效果，从而使效能减弱。

（四）受体的调节

受体的数目、分布、亲和力和效应力受到生理、病理和药理等因素的影响而发生的变化，称为受体调节。受体调节是维持机体内环境稳定的一个重要因素，其调节方式包括向上调节和向下调节。

1. 向上调节（up regulation） 由于长期使用受体拮抗药，使受体的数目增多、亲和力或效应力增强称为向上调节。如长期使用β受体拮抗药，可使β受体数目增多、效应增强，出现向上调节，一旦突然停药，因β受体向上调节而引起血压升高、心动过速或心绞痛等反跳现象。受体向上调节是药物产生反跳现象的原因之一。

2. 向下调节（down regulation） 由于长期使用受体激动药，使受体的数目减少、亲和力或效应力下降称为向下调节。如长期使用β受体激动药异丙肾上腺素导致β受体数目下降、效应减弱，长期治疗哮喘易出现耐受性。受体向下调节是药物产生耐受性的原因之一。

第二节　药物代谢动力学

药物代谢动力学（pharmacokinetics）简称药动学，主要研究机体对药物的处置过程（体内过程）及血药浓度随时间变化的规律。体内过程包括药物在体内所经历的吸收、分布、代谢和排泄的过程。

一、药物的跨膜转运

药物在体内经历吸收、分布和排泄的时候需要跨过各种生物膜，其跨过生物膜的过程称为药物的跨膜转运。生物膜的结构是以液态的脂质双分子层为基架，其中镶嵌着不同生理功能的蛋白质。脂质分子以磷脂较多，并赋予细胞膜一定的流动性和通透性，有利于脂溶性药物通过；蛋白质分子组装成物质载体和离子通道，载体参与某些药物跨膜转运，离子通道则是某些药物作用的靶位。药物跨膜转运的方式根据是否需要与载体结合分为载体转运和非载体转运。

（一）载体转运

1. 主动转运 指药物通过与细胞膜上的特殊载体结合，从低浓度一侧向高浓度一侧转运的过程。其特点包括需要消耗能量、需要载体、有竞争性抑制及饱和现象。这类转运主要存在于神经元、肾小管和肝细胞内。竞争性抑制在临床用药中具有实用价值，如丙磺舒与青霉素可竞争肾小管细胞膜上的有机酸载体转运系统从而延长青霉素的作用时间。

2. 易化扩散 属于被动转运。主要是一些生理代谢物质如葡萄糖、氨基酸、核苷酸等借助细胞膜上的某些特异性蛋白质进行跨膜转运。其特点包括：①不耗能；②载体特异性；③竞争性抑制现象，即两种药物可竞争性与同一载体结合；④饱和现象，即载体数量有限，若药物浓度过高，会出现饱和现象。有些离子如Na^+、K^+、Ca^{2+}，可经细胞膜上特定的离子通道由高浓度一侧向低浓度一侧转运，也属易化扩散的一种。

（二）非载体转运

非载体转运属于被动转运，是药物由高浓度一侧向低浓度一侧的转运。转运的动力来源于膜两侧浓度差，浓度差越大转运速度越快、动力越大，不需要消耗能量。

1. 滤过 属于被动转运，又称水溶性扩散。是指小分子（分子量小于200D）的水溶性药物，在细胞膜两侧浓度差的推动下，通过细胞膜亲水孔道的转运过程。如水、乙醇、乳酸等水溶性物质，大多数药物的排泄方式属于肾小球滤过。

2. 简单扩散 属于被动转运，又称脂溶性扩散。是指脂溶性药物溶于细胞膜的脂质双分子层而通过细胞膜的扩散。大多数药物的转运方式属于简单扩散。简单扩散的扩散速度除取决于膜两侧的浓度梯度外，还与药物的理化性质有关。分子量越小、脂溶性越大、非解离型药物易通过生物膜，反之，不容易通过生物膜。大多数药物是弱酸性或弱碱性物质，弱酸性药物在碱性环境中或者弱碱性药物在酸性环境中可解离成离子状态，脂溶性小，不易跨过生物膜；反之，弱酸性药物在酸性环境中或者弱碱性药物在碱性环境中不易解离，脂溶性大，可自由通过生物膜。改变体液的pH，可以改变弱酸性或弱碱性药物的解离度，从而影响此类药物的跨膜转运，从而得到药物过量中毒的解救方法。如弱酸性药物苯巴比妥过量中毒时，首先碱化血液，使药物从脑组织进入血液，然后碱化尿液，加速药物的排泄。

二、药物的体内过程

药物从给药部位进入机体发挥药理效应，然后从机体消除的全过程称为药物的体内过程，包括药物的吸收（absorption）、分布（distribution）、代谢（metabolism）和排泄（excretion）4个环节。

（一）药物吸收及其影响因素

药物从给药部位进入血液循环的过程称为吸收。静脉注射无吸收过程。药物吸收的快慢和多少，常与给药途径、药物的理化性质和吸收环境等密切相关。

1. 口服给药 是临床最常用、最方便、最安全的给药方法。由于胃的吸收面积较小，排空速度较快，所以药物在胃内的停留时间较短，吸收较少，除少部分弱酸性药物如阿司匹林，可在胃内少量吸收外，绝大多数弱酸性和弱碱性药物主要在肠道吸收。其中小肠是药物主要的吸收场所，原因有：①小肠黏膜吸收面积广，面积可达100m^2；②小肠黏膜表面有丰富的毛细血管，血流丰富；③肠腔内pH为5～8，酸碱度适中。

影响药物在胃肠道吸收的因素还包括如下两个。①不同的剂型：已经溶解的注射液吸收速度最快；其次是片剂和胶囊剂，但片剂的崩解度和胶囊剂的溶解度也会影响吸收速度；混悬剂和栓剂吸收较慢。②食物：有些药物的吸收速度会受到食物的影响，因此多数药物常在餐后半小时服用，同时可以减少胃肠反应。

口服的药物经胃肠道吸收以后，首先要通过门静脉进入到肝脏，如果肝脏内的酶对药物的代谢能力强，或者经胆汁排泄的量大，则进入全身血液循环的有效药量会明显减少，这种现象称为首过消除。首过消除明显的药物一般不宜口服给药，如硝酸甘油口服后约90%被首过消除，通常采用舌下含服。

2. 舌下给药 舌下黏膜吸收面积虽然小，但血流丰富，对于分子量小、脂溶性高、用量较小的药物来说，舌下给药吸收迅速、给药方便、可避过首过消除。如硝酸甘油可舌下含服控制心绞痛的急性发作。

3. 直肠给药 药物经肛门塞入栓剂或灌肠进入直肠，经直肠黏膜中、下段的下痔静脉和中痔静脉进入下腔静脉，此过程不经过肝脏，可以避过首过消除。若栓剂塞入直肠上段，则药物吸收经上痔静脉进入门静脉系统，而且上痔静脉和中痔静脉之间有广泛的侧支循环，此过程要经过肝脏，因此，若要避过首过消除，直肠给药的栓剂不宜塞入肛门内过深。

4. 注射给药 静脉注射的药物可直接迅速进入体循环，没有吸收过程，临床在抢救急症时多采用静脉注射。肌内注射及皮下注射的药物沿着注射局部结缔组织扩散，最后经毛细血管和淋巴管吸收，因此，吸收速度与药物的扩散度和局部血流有关。肌内组织的血流量明显多于皮下组织，因此肌内注射比皮下注射吸收快。水溶液扩散快，吸收迅速；油剂、混悬剂或植入片可在注射局部形成小型储库，吸收慢，但作用持久。

5. 吸入给药 气体及挥发性药物经口鼻吸入进入肺泡，肺泡表面积大，与血液只隔肺泡上皮及毛细血管内皮各一层，药物经肺泡吸收进入血液循环。吸入给药也能用于鼻咽部的局部治疗。

6. 经皮和黏膜给药 经皮给药吸收较少且缓慢，只有极少数脂溶性高的药物才易被吸收，主要发挥局部作用。如果将透皮吸收促进剂与药物制成贴剂，可使吸收能力加强，也能使一些药物的血药浓度维持较长时间，产生较好的全身疗效。如硝酸甘油可制成缓释贴剂预防心绞痛发作。

（二）药物分布及其影响因素

药物吸收进入血液循环后，跟随血液循环到达作用部位或靶器官的过程称为药物的分布。多数药物在体内的分布是不均匀的，存在明显的选择性。

1. 药物与血浆蛋白结合 药物进入血液后，会按照一定的比例与血浆蛋白（主要是白蛋白）结合，其中，与血浆蛋白结合的药物称为结合型药物，未与血浆蛋白结合的药物称为游离型药物。

药物与血浆蛋白结合占总药量的百分比称为血浆蛋白结合率，是影响药物在体内分布的重要因素，药物与血浆蛋白结合具有以下特点。①结合型药物暂时失去药理学活性，只有游离型药物才具有活性；②结合是可逆的，结合型与游离型按照一定的比例处于动态平衡之中，当游离型药物离开血液循环，结合型药物可从血浆蛋白上解离出来；③结合具有饱和性，血浆蛋白的数量是有限的，两种血浆蛋白结合率很高的药物合用时存在饱和现象；④竞争性置换现象，两种血浆蛋白结合率很高的药物合用时，因结合同一血浆蛋白，而发生置换现象，如华法林和保泰松与血浆蛋白的结合率分别为99%和98%，若两药同时应用，华法林被保泰松置换，血浆蛋白结合率下降1%，使华法林游离型增多，导致抗凝血作用增强甚至出血；⑤不同的药物血浆蛋白结合率也不同，结合率高的药物，起效慢而作用时间长。

2. 体液的pH 在生理状态下，细胞外液偏碱性，pH为7.4；细胞内液为中性，pH为7.0。弱酸性药物在细胞外液容易解离，不易转运到细胞内，主要分布在细胞外液；相反，弱碱性药物在细胞外液不易解离，容易转运到细胞内，主要分布在细胞内液。因此，通过改变血液pH，可改变药物的分布方向。如抢救弱酸性巴比妥类药物中毒，可用碳酸氢钠碱化血液，促使巴比妥类由脑细胞内向脑细胞外转移，同时碱化尿液，加速药物自尿液排出。

3. 器官血流量 肝脏的血流在人体组织器官中最丰富，其次为肾、脑、心，而面积广的肌肉、皮肤、脂肪血液灌注量较低。药物吸收后，可迅速分布在血流丰富的组织器官，并且分布浓度较高。脂肪组织的血流虽少，但分布面积广，多数脂溶性药物易储存在此，如地西泮首先分布到血流丰富的脑组织，然后再次分布到脂肪组织中储存，这种现象称为药物的再分布。

4. 组织的亲和力 有些药物对某些组织有特殊的亲和力，使药物在该组织的分布浓度明显高于其他组织。如碘主要分布在甲状腺；钙主要沉积在骨骼中；汞、砷、锑等重金属和类金属主要分布在肝、肾。还有些药物分布的区域与药物作用部位不一致，如四环素与钙络合沉积于骨骼及牙齿中，导致儿童骨骼生长抑制及牙齿黄染。

5. 特殊屏障

（1）血脑屏障（blood brain barrier）：是血液和脑组织之间一种特殊的保护屏障，可防止一些药物进入脑组织，有利于维持中枢神经系统内环境的相对稳定。大多数药物不易通过血脑屏障，只有脂溶性高、分子量小及少数水溶性药物可通过此屏障。在发生脑膜炎时，炎症部位毛细血管扩张，使血脑屏障通透性增加，药物容易进入脑脊液，若使用大剂量青霉素，可在脑脊液中达到有效治疗浓度，而对于健康人，即使注射大剂量的青霉素，也难以进入脑脊液。

（2）胎盘屏障（placental barrier）：是胎盘绒毛与子宫血窦之间的屏障，但通透性与一般毛细血管无明显差别。几乎所有药物都能不同程度地透过胎盘屏障进入胚胎，故妊娠期妇女用药应谨慎，防止造成胎儿中毒或畸形。

（三）药物代谢及其影响因素

药物在体内发生化学结构及药理学活性改变的过程称为代谢或生物转化（biotransformation）。代谢是药物在体内消除的重要途径。肝脏是最主要的药物代谢器官，此外，胃肠道、肺、肾等也可产生一定的代谢作用。

药物代谢后其生物活性有3种变化。①灭活：由活性药物转化为无活性的代谢产物。②活化：由无活性或活性较低的药物变成有活性或活性强的药物。③活性代谢：药物代谢后，代谢产物仍具有活性。

1. 药物代谢酶（drug metabolism enzyme） 药物的代谢需要在酶的催化下才能进行，这些催化药物的酶统称为药物代谢酶，简称药酶。

（1）非专一性酶：主要存在于肝细胞微粒体内（主要是细胞色素P450酶系、多种水解酶和结合酶等），是促进药物代谢的主要酶系，又称为肝药酶。肝药酶具有以下特性：专一性低、个体差异大和酶活性有限。

（2）专一性酶：存在于血浆、细胞质和线粒体中的多种酶系，专一性较强，一种酶只能代谢一种物质。这些专一性酶有单胺氧化酶、黄嘌呤氧化酶、醇脱氢酶和醛脱氢酶、胆碱酯酶、乙酰转移酶、磺基转移酶及谷胱甘肽S-转移酶等。

2. 肝药酶的诱导与抑制 肝药酶的活性和含量受很多因素影响，如年龄、个体、营养状态、饮酒和一些药物等。凡能提高肝药酶的活性或加快其合成的药物称为肝药酶诱导剂，如苯巴比妥、苯妥英钠、乙醇等，可加速药物自身和其他药物的代谢，是药物产生耐受性的原因之一。凡能降低肝药酶活性或减慢其合成的药物称为肝药酶抑制剂，如氯霉素、异烟肼等，能减慢自身及其他药物的代谢，使药效增强，也会加重药物不良反应，甚至引起毒性反应（表1-1、表1-2）。

表1-1 常见肝药酶诱导剂和抑制剂

类别	药物
诱导剂	苯巴比妥、苯妥英钠、水合氯醛、尼可刹米、螺内酯、利福平、灰黄霉素
抑制剂	西咪替丁、双香豆素、华法林、阿司匹林、异烟肼、氯霉素、甲苯磺丁脲

表1-2 肝药酶诱导剂和抑制剂对药物作用的影响

类别	药物	受影响的药物	影响后果
诱导剂	巴比妥类	肾上腺皮质激素	药效减弱
	苯妥英钠	华法林	血栓形成
	酒精	口服降糖药	血糖升高
	利福平	口服避孕药	避孕失败

续 表

类别	药物	受影响的药物	影响后果
抑制剂	别嘌醇	口服抗凝药	出血
	西咪替丁	口服抗凝药	出血
		普萘洛尔	心脏抑制
	氯霉素	苯妥英钠	苯妥英钠中毒
	保泰松	口服降糖药	低血糖

（四）药物排泄及其影响因素

药物原型及其代谢产物被排出体外的过程称为药物的排泄。药物排泄的主要器官是肾脏，其次是消化道、呼吸道、乳腺和汗腺等。

1. 肾排泄 肾脏对药物的排泄包括肾小球滤过、肾小管分泌和肾小管重吸收三个过程。

（1）肾小球滤过：除分子大的结合型药物外，大多数药物及其代谢产物都可通过肾小球滤过而跟随尿液排泄。

（2）肾小管分泌：少数药物经近曲小管主动分泌到肾小管而排泄，并存在竞争性抑制现象。如青霉素与丙磺舒同时服用，由于竞争肾小管细胞膜上的有机酸载体转运系统，而产生竞争性抑制现象，使青霉素的排泄减少，作用时间延长。

（3）肾小管重吸收：有些脂溶性高的药物被肾小管重吸收，可延长药物的作用时间，但也会加重不良反应。因此，通过减少药物重吸收，加速药物排泄，可解救一些药物的过量中毒，如弱酸性药物阿司匹林中毒可静脉滴注碳酸氢钠碱化尿液，使药物在尿液中解离，减少药物重吸收，加快药物排泄，解救中毒症状。

2. 胆汁排泄 有些药物及其代谢产物可经胆汁排泄进入肠腔，然后跟随粪便排至体外。如抗生素红霉素可经胆汁排泄，在胆汁中的浓度较高，可用于胆道感染的治疗。经胆汁排入肠腔的药物部分再经小肠上皮细胞吸收经肝脏进入血液循环，这种现象称为肝肠循环（enterohepatic circulation）。肝肠循环可使药物排泄速度缓慢，作用时间延长，如地高辛，用药时注意防止药物中毒。

3. 其他排泄 弱碱性药物吗啡和阿托品可进入弱酸性的乳汁，由于其解离可经乳汁排出，对婴幼儿产生影响，故哺乳期妇女应慎用。一些易挥发的吸入性药物最后经肺排泄。检测呼出气中的乙醇含量是判断酒后驾驶快速简便的方法。此外，苯妥英钠还可少量经唾液腺、汗腺排出。

三、血药浓度-时间曲线及其意义

药物在体内的吸收、分布、代谢和排泄，是一个随时间变化的动态过程，血液中的药物浓度会随着药物在体内经历时间的变化而变化，如随着药物吸收，血药浓度会升高，随着药物的消除，血药浓度会下降，此时，血药浓度与时间的关系称为血药浓度-时间关系。研究血药浓度随着时间变化的动态规律及测定药动学重要参数，对指导临床合理用药有重要的意义。

（一）血药浓度–时间曲线

血药浓度–时间曲线（简称药时曲线）是指在给药后的不同时间采集血样，测定血药浓度，以时间为横坐标、血药浓度为纵坐标所绘制的曲线（图1-6）。

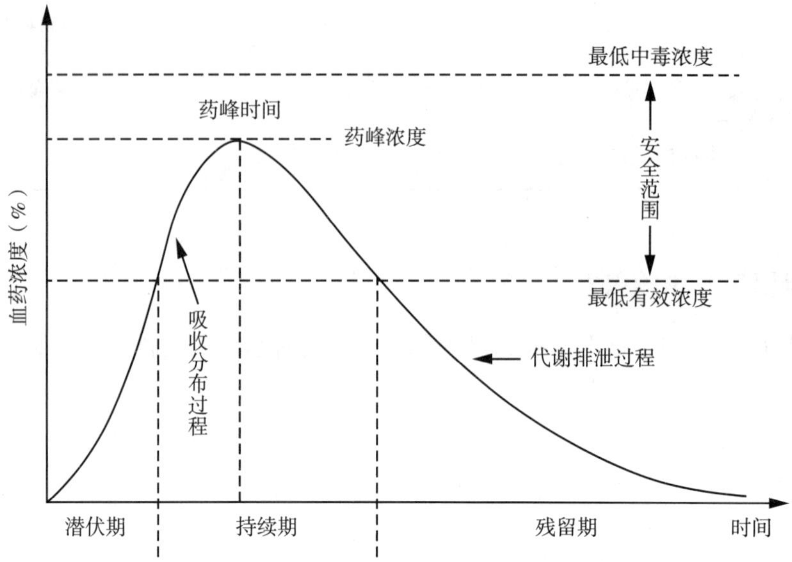

图1-6 药时曲线

药时曲线一般可分为三期。

1. 潜伏期 是指从用药开始到出现效应的时间，它主要反映药物的吸收、分布过程。该期代表药物的起效时间。如口服地西泮的潜伏期为15分钟，因此，应提醒患者临睡前15分钟用药。静脉注射一般无此期，在处理急症时需要考虑潜伏期，若潜伏期长可选用静脉注射。

2. 持续期 是指药物维持有效浓度的时间，代表药物的吸收及消除速度。药时曲线包括以吸收为主的快速上升支和以消除为主的缓慢下降支，其中，曲线最高点称为药峰浓度（peak concentration，C_{max}），达到药峰浓度的时间称为药峰时间（peak time，T_{max}）。

3. 残留期 是指药物浓度已降至最低有效浓度以下，但还没有从体内完全消除的时间。此期的长短与消除速度有关。如在此时间内第二次给药，则需考虑前次用药的残留作用。

一次用药的药时曲线提供的信息可作为制定临床用药方案的参考，如用药量、给药时间及用药间隔等。

（二）药物消除动力学

药物在体内经过代谢和排泄使血药浓度不断下降的动态过程称为药物消除。药物在体内的消除有两种类型。

1. 恒比消除 又称一级消除动力学，是指单位时间内消除恒定比例的药物。特点是药物的消除速度与血药浓度成正比，血浆半衰期是相对恒定的。大多数药物都是按照恒比消除。

2. 恒量消除 又称零级消除动力学，是指单位时间内消除恒定数量的药物。特点是药物的消除速度与血药浓度无关，血浆半衰期是不恒定的。当用药量过大或消除器官功能低下时按照恒量消除，待血药浓度下降到较低浓度时可转化为恒比消除。如口服阿司匹林＜1g时，按恒比消除方式消除，≥1g时由恒比消除转变为恒量消除。

（三）半衰期

半衰期（half life time，$t_{1/2}$）通常指血浆半衰期，即血浆药物浓度下降一半所需要的时间，它反映了药物在体内的消除速度。$t_{1/2}$短的药物消除快，$t_{1/2}$长的药物消除慢。

半衰期的临床意义如下。①可以作为药物分类的依据。如苯二氮䓬类镇静催眠药根据半衰期的长短分为长效、中效和短效。②可以确定用药的间隔时间。$t_{1/2}$短则用药间隔时间短，$t_{1/2}$长则用药间隔时间长。③按恒比消除的药物，一次给药后，经过4～5个$t_{1/2}$，认为药物已基本消除。④连续恒速恒量给药，经过4～5个$t_{1/2}$，血药浓度可达到96.9%，基本达稳态血药浓度，此时药物的吸收速度和消除速度达到平衡。

临床上药物治疗主要采用多次给药的方式，以维持有效血药浓度。按照恒比消除的药物，连续恒量恒速给药，经4～5个$t_{1/2}$，用药量和消除量达到平衡，此时的血浆药物浓度称为稳态血药浓度（steady state concentration，C_{ss}），又称坪值（plateau），见图1-7。首剂加倍经1个半衰期可迅速达到稳态血药浓度，但只针对毒性小的药物或处理急性症状时使用。

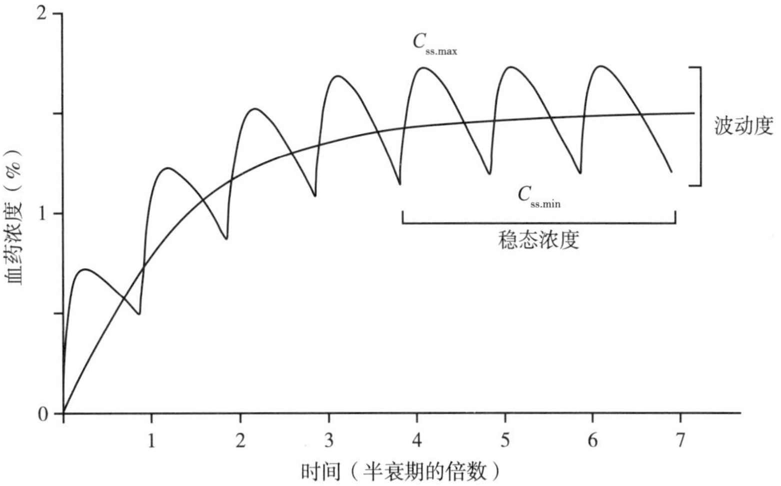

图1-7　多次间歇给药的药时曲线

（四）生物利用度

生物利用度（bioavailability，F）是指药物进入血液循环占到总药量的百分比，反映药物进入血液循环的速度和程度。

$$F=\frac{A}{D}\times 100\%$$

式中，A为体内药物总量，D为用药剂量。

生物利用度可以作为药物质量的评价指标。生物利用度高，反映药物吸收利用好，药物制剂的质量好；反之，药品质量较差。由于制造工艺的差异及原材料质量的差异等，不同厂家生产的同一种剂型的药物，甚至同一厂家生产的不同批号的药物，生物利用度可能有很大的差异，临床上应予以重视。

—• 考试知识点总结 •—

—• 本章小结 •—

—• 协和云课堂…… 拓展练习及参考答案 •—

（袁　莉）

第二章　药品基础知识

教学课件

学习目标

素质目标

（1）遵纪守法，严格执行药品相关法律法规，树立法律意识、质量意识、安全意识，时刻把用药安全放在第一位。

（2）具备严谨、诚信的品质，不夸大药物的作用，不回避药品不良反应，实事求是介绍药品的特点。

知识目标

（1）掌握：药物商品按管理分类；剂型的含义及不同药物剂型的特点。

（2）熟悉：药品的相关概念；药物商品的质量、包装、标签和说明书的相关规定。

（3）了解：特殊管理药品的含义及特点。

能力目标

（1）能解读药品包装、标签、说明书；能区分处方药和非处方药。

（2）能介绍各类药品剂型的特点。

案例导入

【案例】

2011年6月13日，江苏省溧水百缘药房有限公司当班员工为谋取非法利益，未按照《关于切实加强部分含特殊药品复方制剂销售管理的通知》（国食药监安〔2009〕503号）中销售含麻制剂非处方药一次不得超过5个最小包装的规定，将400盒复方盐酸伪麻黄碱缓释胶囊（新康泰克）销售给不明身份的人员，造成大量含麻制剂流入制毒分子手中。案发后，溧水县局对案件进行了查处，但存在处罚过轻的问题。2012年2月22日，江苏省局按照国家局要求，责成南京市局对此案立案调查。根据南京市局的调查结果，溧水百缘药房有限公司违法销售含麻制剂属实，且被制毒分子用于制作毒品，造成了严重后果。因此，依照《国务院关于加强食品等产品安全监督管理的特别规定》第三条第二款的规定，给予该企业吊销《药品经营许可证》的严厉处罚。

【问题】

结合案例谈一谈，药品与普通商品相比，有哪些特殊性？

·核心知识拆解·

药品在维护人民身体健康中起着不可替代的作用。我们的身体一旦受到疾病的侵扰，如新型冠状病毒感染、流行性感冒、腹泻、肿瘤等，小到身体不适，大到器官受损、身体功能受影响，多数情况下必须使用药品予以调节或治疗。因此，药品是人民生活中不可或缺的特殊商品。

药品用于防病治病、保护人民健康，是特殊商品。因此在药品研发、生产、流通、定价、广告及使用等各个环节，都有严格的法律法规要求和质量监督体系，以切实保证人民用药安全有效。药品既具有商品的一般属性，也事关国家发展大计和人民生命健康，极具特殊性。

第一节　概　　述

一、药品及其相关概念

1. 药品　《中华人民共和国药品管理法》(2019年12月1日起实施，以下简称《药品管理法》)第二条关于药品的定义：药品，是指用于预防、治疗、诊断人的疾病，有目的地调节人的生理功能并规定有适应证或者功能主治、用法和用量的物质，包括中药、化学药和生物制品等。

3. 新药　新药系指我国未生产过的药品。已生产的药品改变剂型、改变给药途径、增加新的适应证或制成新的复方制剂，亦按新药管理。

4. 假药和劣药的界定　《药品管理法》第九十八条规定，禁止生产（包括配制，下同）、销售、使用假药、劣药。

有下列情形之一的，为假药。

(1) 药品所含成分与国家药品标准规定的成分不符；

(2) 以非药品冒充药品或者以他种药品冒充此种药品；

(3) 变质的药品；

(4) 药品所标明的适应证或者功能主治超出规定范围。

有下列情形之一的，为劣药。

(1) 药品成分的含量不符合国家药品标准；

(2) 被污染的药品；

(3) 未标明或者更改有效期的药品；

(4) 未注明或者更改产品批号的药品；

(5) 超过有效期的药品；

（6）擅自添加防腐剂、辅料的药品；

（7）其他不符合药品标准的药品。

禁止未取得药品批准证明文件生产、进口药品；禁止使用未按照规定审评、审批的原料药、包装材料和容器生产药品。

▶知识拓展

我国的药品标准

我国的药品标准是《中华人民共和国药典》（简称《中国药典》），药典包括凡例、品种正文及通用技术要求，是药品研制、生产（进口）、经营、使用和监督管理等相关单位均应遵循的法定技术标准。所有国家药品标准应当符合中国药典凡例及附录的相关要求。《中国药典》每五年修订一次。2025年版《中华人民共和国药典》已于2025年3月25日由国家药品监督管理局、国家卫生健康委员会联合颁布，于2025年10月1日正式实施。2025年版《中国药典》涵盖药品研制、生产、经营、使用和监管全流程。该版药典由一部（中药）、二部（化学药品）、三部（生物制品）和四部（通用技术要求及药用辅料）组成，并首次将部分生物制品通用技术要求调整至通则。

5. 上市药品　上市药品是指经国务院药品监督管理部门审查批准，并发给药品生产（或试生产）批准文号或者进口药品注册证书的药品。

6. 国家基本药物　国家基本药物是《国家基本药物目录》中的药品，系指从国家目前临床应用的各类药物中，经过科学评价而遴选出的具有代表性的药品。其特点是疗效确切、不良反应小、质量稳定、价格合理、使用方便。国家保证其生产和供应，在临床使用中首选。

《国家基本药物目录》是医疗机构配备使用药品的依据，包括两部分：基层医疗卫生机构配备使用部分和其他医疗机构配备使用部分。中国自2009年9月21日起开始施行。

7. 基本医疗保险药品　基本医疗保险药品指适应基本医疗卫生需求，剂型适宜、价格合理、能保障供应、公众可公平获得的药品，即医保药品。具体范围通过制定《国家基本医疗保险、工伤保险和生育保险药品目录》（以下简称《药品目录》）进行管理。

2024年4月11日，国家医保局、人力资源社会保障部召开2024年上半年例行新闻发布会，有关负责人介绍，国家医保局成立以来，医保药品目录管理取得积极进展，品种范围实现全国基本统一。

▶知识拓展

纳入《医保目录》药品的条件

纳入《医保目录》的药品，必须具备下列条件之一。

（1）《中华人民共和国药典》（现行版）收载的药品。

（2）符合国家药品监督管理部门颁布标准的药品。

（3）国家药品监督管理部门批准正式进口的商品。

而下列药品则不能纳入基本医疗保险用药范围。

（1）主要起营养滋补作用的药品。

（2）部分可以入药的动物及动物脏器，干（水）果类。

（3）用中药材和中药饮片泡制的各类酒制剂。

（4）各类药品中的果味制剂、口服泡腾片。

（5）血液制品、蛋白类制品（特殊适应证与急救、抢救除外）。

（6）省级以上劳动保障行政部门规定基本医疗保险基金不予支付的其他药品。

二、药品的特殊性

药品是一种特殊的商品。首先，它是以人为使用对象，预防、治疗、诊断人的疾病，有目的地调节人的生理机能，有规定的适应证、用法和用量，关系人民身体健康和生命安全。其次，患者只能看到药品外观，无法辨认其内在质量，许多药品需要在医生的处方和指导下使用，患者对选用药品没有决定权。再次，药品的使用效果因人而异，很大程度上受用药方法、用药剂量、用药时间等多种因素影响，使用不当不仅不能“治病”，还可能“致病”，甚至危及生命。

药品本身的特性如下。

1. 种类复杂性 全世界有20 000余种药品，目前我国有中药制剂5000多种，西药制剂4000多种，由此可见，药品的种类复杂、品种繁多。

2. 药品的医用专属性 药品不是一种独立的商品，它与医学紧密结合，相辅相成。患者只有通过医生的检查诊断，并在医生的指导下合理用药，才能达到防治疾病、保护健康的目的。

3. 药品质量的严格性 药品的质量还有显著的特点，它不像其他商品一样，有质量等级之分，如优等品、一等品、二等品、合格品等，不同等级产品都可以销售，而药品只有合格与不合格之分，只有合格的药品才能上市销售，否则不得销售。药品直接关系到人们的身体健康甚至生命安全，因此，其质量不得有半点马虎。我们必须确保药品安全、有效、均一、稳定、经济和适用。

4. 药品的限时性 一是当人们生病时才能用药；二是药品有一定的有效期。

总之，药品是一种特殊的商品，作为医药行业的从业者，一定要恪守医药职业道德，为民众提供切实有效的药品。

第二节　药品的分类

药品的分类方法有很多，除按作用机制分类之外，还可按照药品来源、药品剂型、给药途径、药品管理制度等方法分类，本节分别介绍。

一、按药品的来源分类

按药品的来源，药品可分为动物来源的药品、植物来源的药品、矿物来源的药品、化学合成药品和生物药品。其中，动物来源的药品、植物来源的药品、矿物来源的药品大多从自然界中获得，也称为天然药物，中药多为此类。

1. 动物来源的药品　有些动物身体的全部或局部可以入药。如海马、水蛭、鹿茸、羚羊角、地龙等。

2. 植物来源的药品　以植物的部分或者全部入药。如板蓝根、黄芪、穿心莲、山楂、莲子等。

3. 矿物来源的药品　矿物成分为主的药材，包括大量无机矿物和少数自然产出的有机矿物或有机岩及其人工制品。如石膏、滑石、雄黄、琥珀等。

4. 化学合成药　指用化学合成的方法，以结构较简单的化合物或具有一定基本结构的天然产物为原料，经过一系列反应后制得的对人体疾病具有预防、治疗及诊断作用的药物。这些药物都是具有单一化学结构的纯物质。化学合成药的发展已有100多年的历史。19世纪40年代，乙醚、氯仿等麻醉剂在外科和牙科手术中的成功应用，标志着化学合成药在医疗史上出现。随着现代科技和多种学科如有机化学、药理学和药效学等的发展，化学合成药发展迅速，也是各大药企研发新药的主要领域，近年来，新的化学合成药不断涌现。化学合成药在品种、产量、产值、应用等方面均在医药行业中占首要地位。全球临床使用的化学合成药品种已多达数千种。

5. 生物药品　指运用生物学、医学、生物化学等研究成果，综合利用物理学、化学、生物化学、生物技术和药学等学科的原理和方法，利用生物体、生物组织、细胞、体液等制造的一类用于预防、治疗和诊断疾病的制品。如各类疫苗、抗生素等。

二、以剂型为基础的综合分类

《中国药典》2020年版四部制剂通则中列出了38种剂型，分别为：片剂、注射剂、胶囊剂、颗粒剂、眼用制剂、鼻用制剂、栓剂、丸剂、软膏剂、乳膏剂、糊剂、吸入制剂、喷雾剂、气雾剂、凝胶剂、散剂、糖浆剂、搽剂、涂剂、涂膜剂、酊剂、贴剂、贴膏剂、口服溶液剂/口服混悬剂/口服乳剂、植入剂、膜剂、耳用制剂、洗剂、冲洗剂、灌肠剂、合剂、锭剂、煎膏剂（膏滋）、胶剂、酒剂、膏药、露剂、搽剂、流浸膏剂与浸膏剂等。

这些剂型涵盖了目前市场流通与临床使用的常见品种，基本满足人民的用药需求。一些新的剂型，如脂质体、微球、单克隆抗体等也在积极发展中。

以上剂型又可根据不同标准进行分类。

（一）按形态分类

按照药物制剂的形态，可将剂型分为：①固体剂型，如散剂、丸剂、颗粒剂、胶囊剂、片剂等；②半固体剂型，如软膏剂、糊剂等；③液体剂型，如溶液剂、芳香水剂、注射剂等；④气体剂型，如气雾剂、吸入剂等。一般形态相同的剂型，在制备特点上有相似之处。如液体制剂制备时多需溶解，半固体制剂多需熔化和研匀，固体制剂多需粉碎、混合和成型。起效时间以液体制剂最快，

微课：泡腾片的使用方法

固体制剂较慢。

这种分类方式纯粹是按物理外观区分，因此具有直观、明确的特点，而且对药物制剂的设计、生产、保存和应用都有一定的指导意义。不足之处是没有考虑制剂的内在特点和给药途径。

（二）按给药途径分类

这种分类方法紧密结合临床，能够反映出给药途径对剂型制备的要求和最大化发挥药效的要求。药物最早是采用口服和皮肤外用，后来是注射剂，目前已发展到几乎机体所有的组织器官或腔道部位都能用药，如口腔、鼻腔、呼吸道、血管、组织、皮下、直肠等。

1. 口服给药剂型 这类剂型的药物经口服给药后，在胃肠道吸收而发挥疗效，如常见的溶液剂、糖浆剂、颗粒剂、胶囊剂、散剂、丸剂、片剂等均可口服。口服给药最简单、最安全，患者接受度最好，但有些药物易受胃酸破坏或经肝脏代谢，生物利用度低，这类药物宜选用其他剂型。

2. 注射剂 可通过肌内注射、静脉注射、皮下注射等多种注射方式给药。注射剂主要包括输液剂、小容量注射液和注射用无菌粉末。

注射剂起效快、作用迅速，还可起到局部定位给药的效果，尤其适用于不宜口服给药的药物或不能口服用药的患者。同时注射剂也有缺点，如研制技术要求高、生产工艺复杂、机体适应性差、不易保存、患者不能自我给药等。

3. 局部组织用药 根据不同的用药部位，可以细分为以下几种。

（1）皮肤给药：经皮肤外用发挥局部或全身作用，如外用溶液剂、洗剂、软膏剂、贴剂、凝胶剂等。

（2）口腔给药：经口腔给药发挥局部或全身作用，如漱口剂、含片、舌下片剂、膜剂等。

（3）鼻腔给药：经鼻腔给药发挥局部或全身作用，如滴鼻剂、喷雾剂、粉雾剂等。

（4）肺部给药：口腔吸入给药，直达气管或肺部发挥作用，如气雾剂、吸入剂、粉雾剂等。

（5）眼部给药：眼睛局部用药并发挥作用，如滴眼剂、眼膏剂、眼用凝胶等。

（6）腔道给药：直肠给药或阴道给药，发挥局部或全身作用，如灌肠剂、栓剂等。

（三）按作用时效分类

按作用时效分类有速释制剂、普通制剂、缓释制剂、控释制剂等。同一种药品既可以制成普通制剂，也可以制成速释、缓释或控释制剂，临床可根据疾病的急缓程度选择适宜的剂型。

总之，药物剂型种类繁多，剂型的分类方法也不局限于一种。但是，任何一种分类方法都有其局限性、相对性和相容性。因此，人们习惯于采用综合分类方法，即将不同的两种或更多分类方法相结合，目前更多的是以临床用药途径与剂型形态相结合的原则进行分类。

▶知识拓展

缓释制剂和控释制剂

缓释制剂（sustained-release preparation），是指口服后在规定释放介质中，按要求缓慢地非恒速释放药物的制剂，与相应普通制剂比较，给药频率减少，且能显著增加患者的顺应性或降低药物的副作用。如硝苯地平缓释片、布洛芬缓释胶囊等。

控释制剂（controlled-release preparation）是通过控释衣膜定时、定量、匀速地向外释放药物的一种剂型，使血药浓度恒定，无“峰谷”现象，从而更好地发挥疗效。如硝苯地平控释片、酒石酸美托洛尔控释片等。

三、按管理制度分类

我国实行处方药与非处方药分类管理制度。

（一）处方药的定义及特征

1. 处方药（prescription drugs，Rx） 指必须凭执业医师或执业助理医师处方才能调配、购买和使用的药品。

2. 特征

（1）大多为刚上市的新药，对其活性或副作用还有待进一步观察。

（2）可产生依赖性的某些药物，如麻醉药品及精神药品。

（3）毒性较大的药物，如医疗用毒性药品和抗癌药物等。

（4）某些疾病必须由医生和实验室进行确诊，使用药物需医生处方，并在医生指导下使用，如治疗心脑血管疾病的药物、抗感染药物或使用方法有规定的药物（如注射剂）等。

（5）特殊药品（“毒、麻、精、放”）、非肠道给药的全身用制剂均列为处方药。抗微生物药、心血管系统用药等也都属于处方药。

（二）非处方药的定义及特征

1. 定义 非处方药（over-the-counter drug，OTC）指不需要凭执业医师或执业助理医师处方，患者即可自行判断、购买和使用的药品。

2. 特点

（1）疗效确切，适应证明确。

（2）作用平和，安全，不良反应极低。

（3）治疗轻症，一般不治疗严重疾病或主要器官、脏器疾病。大多为对症治疗，非根治性治疗。

（4）稳定，室温下2年不会变质，不需特殊保存。

（5）使用方便，剂型、规格便于自用与携带，常用剂型有口服和外用两种。

（6）说明书翔实、通俗、易懂，价格便宜。包装上有“OTC”字样，即国家非处方药专有标识彩色印刷在药品包装盒的右上角。

非处方药又可以分为甲类和乙类两种，其标识在颜色上加以区分，如图2-1所示。甲类非处方药和乙类非处方药在管理上和使用上也有区别。首先，乙类非处方药更加安全；其次，在管理上，甲类非处方药只能在医院药房、零售药店销售，而乙类非处方药除在上述场所销售外，还可以在药监部门批准的商场或超市的专柜销售。

彩图：
非处方药
专有标识

OTC　OTC

甲类非处方药（红底白字）　乙类非处方药（绿底白字）

图2-1　非处方药专有标识

（三）非处方药与处方药的关系

其关系不是一成不变的。非处方药主要来自处方药。非处方药（OTC）并非“终身制”，在一定条件下仍可转为处方药，甚至被淘汰。处方药转换为非处方药后，适应证、剂量也会随之改变。同一药物因剂型、剂量的不同，既可作为非处方药，也可作为处方药。

▶知识拓展

国家药监局关于氢溴酸右美沙芬口服单方制剂转换为处方药的公告
（2021年第151号）

为保障公众用药安全，根据《处方药与非处方药分类管理办法（试行）》（原国家药品监督管理局令第10号）的规定，经国家药品监督管理局组织论证和审定，将氢溴酸右美沙芬口服单方制剂由非处方药转换为处方药，按处方药管理。现将有关事项公告如下：

一、相关品种的药品上市许可持有人应依据《药品注册管理办法》等有关规定，于2022年3月24日前向国家药监局药品审评中心提出修订说明书的补充申请，其中安全性信息按照有关要求修订，说明书其他内容按照处方药要求进行修订，药品标签应当一并进行修订。

二、本品修改说明书的补充申请批准后，相关品种的药品上市许可持有人应在9个月内对已出厂的药品说明书及标签予以更换，同时应及时收集并报告不良反应信息，做好风险控制及药物警戒工作。

相关品种的药品上市许可持有人、生产经营企业、临床使用单位，应严格按照处方药的相关管理要求生产、销售和使用本品。

三、临床医师、药师在选择用药时，应当根据新修订说明书进行充分的获益/风险分析。患者应严格遵医嘱用药。

四、各省级药监部门应当督促行政区域内的上述药品的药品上市许可持有人按要求做好相应说明书、标签的修订和更换工作，对违法违规行为依法严厉查处。

特此公告。

国家药监局

2021年12月16日

微课：揭开“麻精毒放”四类特殊药品的面纱

四、特殊管理的药品

特殊药品的作用比较特殊或有严重安全隐患，需要特殊管理，包括麻醉药品、精神药品、医疗用毒性药品、放射性药品。

1. 麻醉药品　指连续使用后易产生生理依赖性、能成瘾癖的药品。如阿片、吗啡等。麻醉药品不能等同于毒品，医疗上使用的麻醉性镇痛药都是麻醉药品，而为了嗜好供吸毒用，就是毒品。同时麻醉药品要与麻药相区别。麻药即麻醉药，指外科手术中所用的能使感觉消失，特别是痛觉消失，以利于手术的药物。

2. 精神药品　作用于中枢神经系统，使之兴奋或抑制，连续使用可产生精神依赖性的药品。根据依赖性和危害程度，分为第一类精神药品（司可巴比妥）和第二类精神药品（咖啡因、艾司唑仑）。

3. 医疗用毒性药品　指毒性剧烈，治疗剂量与中毒剂量相近，使用不当可使人中毒或死亡的药品。医疗用毒性药品和毒品也不可混为一谈。

4. 放射性药品　指用于临床诊断或者治疗疾病的放射性核素制剂或者其标记化合物。按放射性核素的不同分为14类。它们是^{32}磷、^{51}铬、^{67}镓、^{123}碘、^{125}碘、^{131}碘、^{131}铯、^{133}氙、^{169}镱、^{198}金、^{203}汞、^{99m}锝、^{133m}铟。

第三节　药品标识

一、药品标识的概念与作用

（一）药品标识的概念

药品标识又叫药品标识物，是药品的包装、标签和说明书的统称。

药品标识是作为整体商品的重要组成部分，是药品外在质量的主要体现，也是医师和药师决定用药和指导消费者选择购买的重要信息来源。

各药品生产企业必须在遵守国家规定的前提下设计药品包装的形式和标签的内容，说明书的格式要严格按照现国家市场监督管理总局（原国家食品药品监督管理总局）规定的格式印制，内容也应符合相应要求。

（二）药品标识的作用

药品标识在药品流通、使用过程中有重要的作用，对药品标识进行规范化、科学化、法治化管理是非常必要的。

1. 药品包装的作用　药品包装的作用有以下几个方面。

（1）保护药品：避免药品受温度、湿度、光照、空气等因素的影响而变质；同时又在药品储运过程中发挥着防冻、防虫鼠、防破损及有效防止掺杂、掺假的作用。

（2）方便服用、存储和运输：药品是一种特殊的商品，通过适当的包装可以使剂量准确，方便消费者服用；对某些液体制剂、易变质药品等通过适当包装也便于存储和运输。

（3）传递信息：药品销售包装上印有药品的各种信息，能直观地表明药品的组份、适应证及用法用量、禁忌等。

（4）便于药品分类管理：药品包装上按照规定印有专有标识或特殊标志，通过药品包装上信息的识别来有效地将药品分类陈列、管理。

（5）利于陈列摆放和促进销售：药品的销售包装一般设计精美、印刷讲究，既方便了在货架上陈列摆放，也起到了一定的促销作用。

（6）增加经济效益：药品包装本身也有价值，能增加企业的经济效益。

2. 药品标签和说明书的作用 药品标签、说明书是药品整体包装的重要组成部分，其作用如下。

（1）指导合理用药：药品标签、说明书是药品情况介绍的媒介，是医师、药师、护师和患者发药、用药时的科学依据，仔细阅读说明书使用药品可以在一定程度上避免不合理用药。如外用药品包装上有“外”字标识，表示该药品仅供外用。外用药品专有标识如图2-2所示。

彩图：外用药专有标识

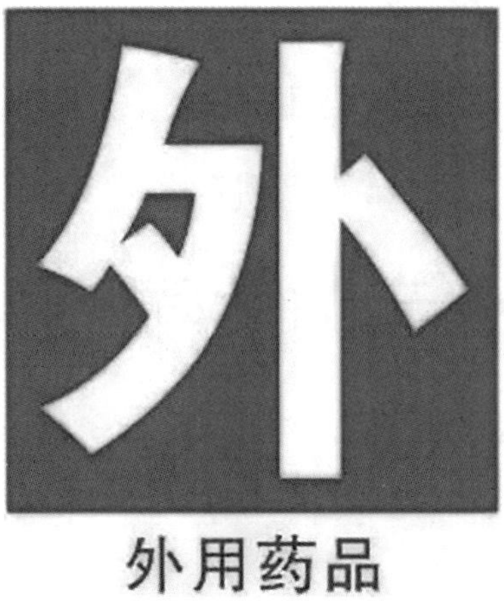

图2-2 外用药专有标识（红底白字）

（2）传递医药信息：药品标签、说明书是医学、药学服务人员和消费者获得药品知识的重要渠道，也是药品生产、供应部门向医药卫生人员和人民群众宣传介绍药品特性、指导合理安全用药、普及医药知识的主要媒介。

（3）传递企业信息：药品标签、说明书上明确印有药品生产企业的信息，方便药品使用者与厂家联系，使厂家可以获取药品使用等方面的第一手资料。

二、药品的包装管理

（一）药品包装的分类

药品的包装分内包装与外包装。

1. 内包装　指直接与药品接触的包装（如安瓿、注射剂瓶、片剂或胶囊剂泡罩包装铝箔等）。

2. 外包装　指内包装以外的包装，按由里向外分为中包装和大包装。大包装也叫运输包装。

微课：解读药品包装标签信息

（二）直接接触药品的包装材料、容器的管理

直接接触药品的包装材料和容器是药品不可分割的一部分，它伴随药品生产、流通及使用的全过程。

1. 直接接触药品的包装材料和容器的一般规定

（1）直接接触药品的包装材料和容器，必须符合药用要求，符合保障人体健康、安全的标准，并由药品监督管理部门在审批药品时一并审批。

（2）药品生产企业不得使用未经批准的直接接触药品的包装材料和容器。

（3）对不合格的直接接触药品的包装材料和容器，由药品监督管理部门责令停止使用；使用未经批准的材料作为直接接触药品的包装材料和容器的按劣药论处。

▶知识拓展

工业明胶用作药用胶囊壳的处罚案例

2012年，河北一些企业用生石灰处理皮革废料，熬制成工业明胶，卖给一些企业制成药用胶囊壳，最终流入药品生产企业，进入患者腹中。由于皮革在工业加工时，要使用含铬的鞣制剂，因此这种胶囊往往重金属铬超标。9家药厂13个批次药品涉及此事。2012年4月21日，卫生部要求毒胶囊企业所有胶囊药停用，药用胶囊接受审批检验。2012年4月22日，公安部通报，公安机关已立案7起，依法逮捕犯罪嫌疑人9名，刑事拘留45人。

2000年7月1日起，胶囊质量标准纳入《中华人民共和国药典》控制标准。2001年1月2日，国家药品监管局药品注册司《关于空心胶囊有关问题的批复》（药管注函〔2001〕9号）明确规定，对药用空心胶囊生产企业按药品生产企业进行管理，核发《药品生产许可证》，即药用空心胶囊应该按药用辅料管理。

2. 医疗机构自配制剂包装材料和容器的规定　医疗机构配制制剂所使用的直接接触药品的包装材料和容器、制剂的标签和说明书应当符合《中华人民共和国药品管理法》第6章和《中华人民共和国药品管理法实施条例》的相关规定，并经省、自治区、直辖市人民政府药品监督管理部门批准。

▶知识拓展

医疗机构自配制剂

医疗机构自配制剂，是指医疗机构本单位临床需要、市场无供应，经批准而配制、自用的固定处方制剂。同其他药品一样，医疗机构配制的制剂必须按照规定和制剂标准进行质量检验，不合格的不得使用。正规的、合格的医疗机构制剂标签上都会注明制剂批准文号。

医疗机构自配制剂只能在本单位使用，不可上市销售。

（三）药品销售包装、运输包装的管理

药品包装必须适合药品质量的要求，方便储存、运输和医疗使用，必须按照规定印有或贴有标签并附有说明书。

1. 药品销售包装　是指药品每一个销售基本单元的包装，用于陈列在货架上，便于分类摆放和选购。生产企业可以在规定的情况下设计药品包装盒的图案和样式，包装上印制的标签必须符合标签的管理规定。

2. 药品运输包装　即外包装，应根据药品的特性选用不易破损、防潮、防冻、防虫鼠的包装，并印制或贴有相应的指示性标志，以保证药品在运输、贮藏过程中的质量。药品运输包装上常见的指示性标志如图2-3所示。

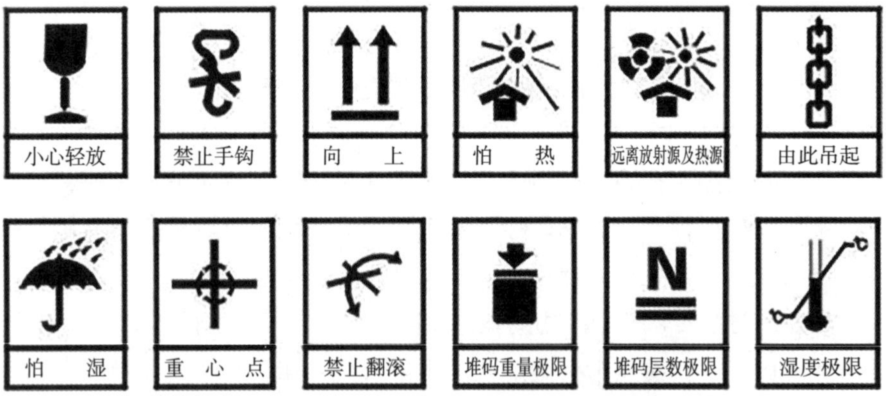

图2-3　药品运输包装（外箱）上常见指示性标志

（四）中药材、中药饮片包装的管理

1. 发运中药材必须有包装　在每件包装上，必须注明品名、产地、日期、调出单位，并附有质量合格的标志。

2. 中药饮片的包装　应当选用与药品性质相适应的包装材料和容器；包装不符合规定的中药饮片，不得销售。中药饮片包装必须印有或者贴有标签。

三、药品标签和说明书的管理

（一）药品标签的管理

1. 药品标签的含义　药品标签是指药品包装上印有或者贴有的内容，分为内标签和外标签。药品内标签指直接接触药品的包装的标签，外标签指内标签以外的其他包装的标签。

2. 药品标签管理规定

（1）药品内标签：药品的内标签应当包含药品通用名称、适应证或者功能主治、规格、用法用量、生产日期、产品批号、有效期、生产企业等内容。包装尺寸过小无法全部标明上述内容的，至少应当标注药品通用名称、规格、产品批号、有效期等内容。

（2）药品外标签：药品外标签应当注明药品通用名称、成分、性状、适应证或者功能主治、规格、用法用量、不良反应、禁忌、注意事项、贮藏、生产日期、产品批号、有效期、批准文号、生产企业等内容。适应证或者功能主治、用法用量、不良反应、禁忌、注意事项不能全部注明的，应当标出主要内容并注明“详见说明书”字样。

（3）用于运输、储藏的包装的标签：至少应当注明药品通用名称、规格、贮藏、生产日期、产品批号、有效期、批准文号、生产企业，也可以根据需要注明包装数量、运输注意事项或者其他标记等必要内容。

（4）专有标识的标注：麻醉药品、精神药品、医疗用毒性药品、放射性药品、外用药品和非处方药品等国家规定有专有标识的，其说明书和标签必须印有规定的标识。药品标签上的专有标识必须彩色印制，说明书和运输包装上的标识可以黑白印制。

（5）原料药的标签：应当注明药品名称、贮藏、生产日期、产品批号、有效期、执行标准、批准文号、生产企业，同时还需注明包装数量及运输注意事项等必要内容。

（6）同一药品生产企业生产的同一药品：药品规格和包装规格均相同的，其标签的内容、格式及颜色必须一致；药品规格或者包装规格不同的，其标签应当明显区别或者在规格项明显标注。同一药品生产企业生产的同一药品，分别按处方药与非处方药管理的，两者的包装颜色应当有明显区别。

（7）贮藏有特殊要求的药品：应当在标签的醒目位置注明。

▶知识拓展

药品标签不得标示的内容举例

根据《药品说明书和标签管理规定》，药品标签不得超出说明书的范围，不得印制暗示疗效、误导使用和不适当宣传产品的文字和标识。因此，药品标签不得印制“××省专销”“原装正品”“进口原料”“驰名商标”“专利药品”“××监制”“××总经销”“××总代理”等字样。

“企业防伪标识”“企业识别码”“企业形象标志”等不违背此规定的文字图案可以印制。“印刷企业”“印刷批次”等与药品的使用无关的，不得在药品标签中标注。以企业名称等作为标签底纹的，不得突出显示某一名称来弱化药品通用名称。

（二）药品说明书的管理

药品说明书应依照国家要求的格式及内容，由生产厂家制备。说明书的内容应尽可能准确并定时修订。每个药品包装中应有一份适用的说明书，供患者和医务工作者使用。

1. 药品说明书的内容 药品说明书应当包含药品安全性、有效性的重要科学数据、结论和信息，用以指导安全、合理使用药品。药品说明书的具体格式、内容和书写要求由原国家食品药品监督管理总局（现国家市场监督管理总局）制定并发布。药品说明书对疾病名称、药学专业名词、药品名称、临床检验名称和结果的表述，应当采用国家统一颁布或规范的专用词汇，度量衡单位应当符合国家标准的规定。

药品说明书应当列出全部活性成分或者组方中的全部中药药味。注射剂和非处方药还应当列出所用的全部辅料名称。药品处方中含有可能引起严重不良反应的成分或者辅料的，应当予以说明。

2. 药品说明书修改的规定 药品生产企业应当主动跟踪药品上市后的安全性、有效性情况，需要对药品说明书进行修改的，应当及时提出申请。根据药品不良反应监测、药品再评价结果等信息，国家市场监督管理总局也可以要求药品生产企业修改药品说明书。

药品说明书获准修改后，药品生产企业应当将修改的内容立即通知相关药品经营企业、使用单位及其他部门，并按要求及时使用修改后的说明书和标签。

3. 药品说明书的格式 为加强中药、天然药物处方药说明书的规范和管理，原国家食品药品监督管理总局制定了《化学药品和治疗用生物制品说明书规范细则》《预防用生物制品说明书规范细则》《中药、天然药物处方药说明书格式》《中药、天然药物处方药说明书内容书写要求》及《中药、天然药物处方药说明书撰写指导原则》。对各类药品说明书格式及书写规则进行了规定。

四、药品批准文号等标识管理

（一）药品批准文号

1. 药品批准文号格式 2020年7月1日起施行的《药品注册管理办法》第一百二十三条规定，境内生产药品批准文号格式为：国药准字H（Z、S）＋四位年号＋四位顺序号。中国香港、澳门和台湾地区生产药品批准文号格式为：国药准字H（Z、S）C＋四位年号＋四位顺序号。境外生产药品批准文号格式为：国药准字H（Z、S）J＋四位年号＋四位顺序号。其中，H代表化学药，Z代表中药，S代表生物制品。

▶知识拓展

药品批准文号管理规定

2020年1月22日国家市场监督管理总局令第27号公布了《药品注册管理办法》，自2020年7月1日起施行。第一百二十三条规定，境内生产药品批准文号格式为：国药准字H（Z、S）+四位年号+四位顺序号。中国香港、澳门和台湾地区生产药品批准文号格式为：国药准字H（Z、S）C+四位年号+四位顺序号。境外生产药品批准文号格式为：国药准字H（Z、S）J+四位年号+四位顺序号。其中，H代表化学药，Z代表中药，S代表生物制品。药品批准文号，不因上市后的注册事项的变更而改变。中药另有规定的从其规定。

2. 药品批准文号的意义

（1）药品批准文号是药品生产合法性的标志：《中华人民共和国药品管理法》规定，生产新药或者已有国家标准的药品的，“须经国务院药品监督管理部门批准，并发给药品批准文号”。药品生产企业在取得药品批准文号后，方可生产该药品。

（2）药品批准文号的唯一性：一种药品只有一个药品批准文号，一个批准文号只属于一种药品。药品批准文号可以通过国家市场监督管理总局网站进行查询。

（二）药品名称

1. 药品的通用名称 是药品标准中收载的药品名称。通用名称是药品的法定名称。

（1）药品通用名称的意义：在我国，药品的通用名称是根据国际通用药品名称、《新药审批办法》的规定命名的。同一处方或同一品种的药品需使用相同的通用名称，这有利于国家对药品的监督管理，有利于医生选用药品，有利于保护消费者合法权益，也有利于制药企业之间展开公平竞争。

（2）药品通用名称的管理规定：根据《中华人民共和国商标法》的规定，药品通用名称不得作为商标或商品名注册；根据《药品广告审查发布标准》第七条规定，药品广告中必须标明药品的通用名称。《中华人民共和国药品管理法》和《药品说明书和标签管理规定》规定，在药品包装上或药品说明书上应标有药品通用名称。

（3）药品通用名称的书写：《药品说明书和标签管理规定》第二十五条规定，药品通用名称应当显著、突出，其字体、字号和颜色必须一致。

2. 药品的商品名 是药品生产企业为自己生产的药品起的名称，以示区别于其他厂家的同种药品。商品名应当符合《药品商品名称命名原则》的规定，并得到国家药品监督管理局批准后方可使用。

（三）药品生产日期、有效期和产品批号

1. 药品的生产日期 是指某种药品完成所有生产工序的最后日期，要具体到日。药品包装上“生产日期”应表述明确，即使与批号表述相同，也不得简化为“同批号”。

2. 药品的有效期 药品标签中的有效期，应当按照年、月、日的顺序标注，年份用四位数字表示，月、日用两位数字表示。其具体标注格式为“有效期至××××年××月”或者“有效期至××××年××月××日”；也可以用数字和其他符号表示为“有效期至××××.××.”或者“有效期至××××/××/××”等。

3. 产品批号 是用于识别某一批药品的具有唯一性的一组数字或数字加字母。同一批药品具有均一的质量和特性。因此，产品批号可以追溯一批药品的原料来源、市场去向、质量状况等信息，在必要的时候可以控制或回收整批药品。对药品监督管理者来说，可以依据该批药品的抽检情况及使用中出现的情况进行药品质量监督和药品控制。

（四）药品注册商标

1. 药品说明书和标签中禁止使用未经注册的商标。

2. 药品标签使用注册商标的，应当印刷在药品标签的边角；含文字的，其字体以单字面积计不得大于通用名称所用字体的1/4。

3. 在药品广告中宣传注册商标的，必须同时使用药品通用名称。

考试知识点总结

本章小结

协和云课堂……　拓展练习及参考答案

（徐　娟　韩　龙）

第三章　抗微生物药

教学课件

学习目标

素质目标

（1）深刻理解抗微生物药滥用的危害，培养“以患者为中心”的责任感和“全球健康”的大局观。具备严谨的科学态度和持续学习的意识，努力实现合理用药，遏制耐药性，守护公共卫生安全。

（2）具备责任意识，积极参与耐药性防控宣传，通过各种形式向公众普及抗微生物药合理使用知识，减少认知误区，避免经验性滥用。

知识目标

（1）掌握：抗微生物药的作用机制、细菌耐药性产生的原因及抗微生物药的合理使用；β-内酰胺类、大环内酯类、氨基糖苷类等各类抗生素的药理作用、典型代表药物、临床应用和不良反应等；磺胺类、喹诺酮类、硝基咪唑类等人工合成抗菌药的代表药物、作用特点、临床应用和不良反应；常用抗真菌药、抗病毒药的典型代表药物。

（2）熟悉：多肽类、四环素类、氯霉素类、硝基呋喃类等各类抗生素的代表药物；抗真菌药、抗病毒药、抗结核病药的药理作用；硝基呋喃类的作用机制及代表药物。

（3）了解：抗麻风病药的代表药物。

能力目标

（1）能根据血常规的指标来判断是否使用抗生素。

（2）能根据处方要求指导患者合理使用抗微生物药。

案例导入

【案例】

患儿，男，6岁。近期咳嗽有痰，无鼻塞、流涕、打喷嚏、发热等。经病原检查，血常规显示白细胞计数高于正常值，中性粒细胞比例升高。医生判断为细菌感染。

【问题】

1. 可以使用哪种药物进行缓解？

2. 该患者在生活中应注意哪些事项？

·核心知识拆解·

病原微生物是指可以侵犯人体，引起感染甚至传染病的微生物，或称病原体。在微生物的世界里，有诸多成员能够引发疾病，其中较为常见的病原微生物涵盖了细菌、真菌、病毒、立克次体、衣原体、支原体、螺旋体等八大类，其中，以细菌和病毒的危害性最大。抗微生物药是能够杀灭或者抑制病原微生物生长或繁殖的药物，也称抗感染药。

抗微生物药指的是既可以通过口服、注射等方式在全身发挥药效，又能进行局部外用的各类化学药品，务必将其与消毒防腐药加以区别，后者虽同样属于抗微生物药，然而它不适合内服，毒性偏高，用途局限于局部区域。

本章的抗微生物药主要包括抗生素、人工合成抗菌药、抗结核病药、抗真菌药和抗病毒药。

第一节　微生物及抗微生物药概述

微生物是指包括细菌、病毒、真菌、原虫等在内的一大类生物群体。微生物与人类健康密切相关，多数微生物对人体无害，人体的外表面（如皮肤）和内表面（如肠道）生活着很多正常、有益的菌群。它们占据这些表面并产生天然的抗生素，抑制有害菌的着落与生长。然而，人类与动植物的疾病也有很多是由微生物引起，这些微生物称病原体。

微课：抗病原微生物药的分类

一、抗微生物药的常用术语

1. 化学治疗　简称化疗，是一种利用化学药物来治疗疾病的方法。主要用于治疗由微生物（细菌、真菌、病毒等）、寄生虫、恶性肿瘤等引起的疾病。

2. 抗菌药　凡对细菌和其他微生物具有抑制和杀灭作用的物质统称为抗菌药。它包括天然抗生素和人工合成抗菌药。

3. 抗菌谱　抗菌药抑制或杀灭病原菌的范围称为抗菌谱。凡是抗菌谱即抗菌范围不广泛的抗生素称为窄谱抗生素。如青霉素只对革兰阳性菌有抗菌作用，而对革兰阴性菌、结核分枝杆菌、立克次体等均无效，故青霉素属于窄谱抗生素。而广谱抗生素抗菌范围广，容易产生耐药、二重感染等，针对性不如窄谱抗生素强。抗菌谱反映了自然状态下细菌（微生物）对药物的敏感性，不存在耐药性的干扰。同类或作用相似的药物常具有相同或近似的抗菌谱。抗菌谱是选择抗微生物药的重要依据。

4. 抗菌活性 抗菌活性是指抗菌药抑制或杀灭病原微生物的能力。分别用最低抑菌浓度（minimum inhibitory concentration，MIC）和最低杀菌浓度（minimum bactericidal concentration，MBC）表示。

最低抑菌浓度（MIC）是指在体外培养细菌18～24小时后能抑制培养基内病原菌生长的最低药物浓度，是测量抗菌药的抗菌活性大小的一个指标。

最低杀菌浓度（MBC）是指杀死99.9%的供试微生物所需的最低药物浓度。

5. 抑菌药 是指仅有抑制病原菌生长繁殖而无杀灭作用的抗菌药，如四环素、大环内酯类、磺胺类等。

6. 杀菌药 是指不仅能抑制而且能杀灭病原菌的药物，如青霉素类、头孢菌素类、氨基糖苷类抗菌药等。

对于大多数感染，杀菌药并不优于抑菌药，但是，当某种感染使宿主全部或局部防御功能丧失，则必须用杀菌药。白细胞减少的患者患心内膜炎、脑膜炎或重症革兰阴性杆菌感染，此时用杀菌药可取得优于抑菌药的效果。

7. 抗生素后效应（post antibiotic effect，PAE） 是抗菌药药效动力学的一个重要指标，是指抗菌药与细菌短暂接触后，药物浓度下降至低于最小抑菌浓度或药物全部排出后，仍然对细菌生长繁殖有抑制作用，此现象称为抗生素后效应。PAE时间反映药物对作用靶位的亲和力和占据程度的大小。

二、抗微生物药的作用机制

抗微生物药是治疗感染性疾病的特效药，应用十分广泛，具有抗菌作用强、起效快、疗效好的特点，不同种类的抗微生物药作用机制不同，主要作用机制如图3-1所示。

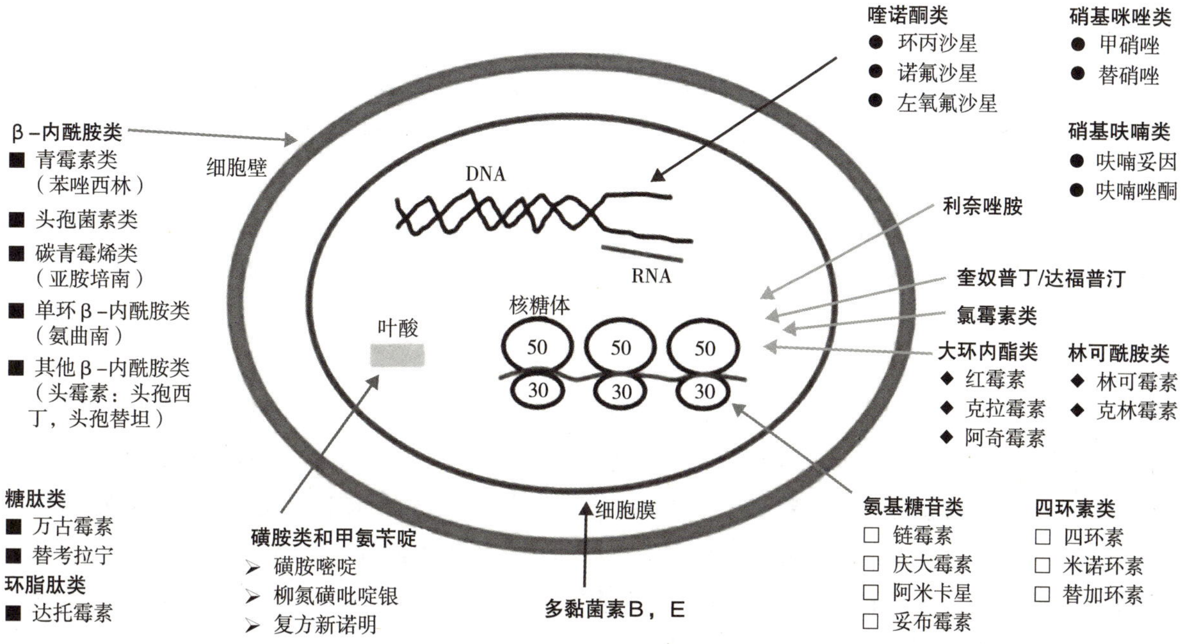

图3-1 抗微生物药作用机制示意图

1. 抑制细胞壁的合成 与哺乳动物不同，细菌的外层有坚韧而厚的细胞壁，维持细菌的正常形态和功能，抗争菌体内强大的渗透压。革兰阳性菌的细胞壁厚而坚韧，而革兰阴性菌的细胞壁较薄，菌体内渗透压低。敏感细菌细胞壁肽聚糖合成受抑制后，细胞壁缺损，菌体内部高渗，水分不断进入，引起菌体膨胀、破碎而死亡。以这种方式作用的抗微生物药包括青霉素类、头孢菌素类、去甲万古霉素、杆菌肽和磷霉素等。

2. 增加细胞膜的通透性 一些抗生素为通过抑制细胞膜的功能发挥抗菌作用。通过抑制细胞膜的功能，使细胞膜的通透性增加，导致菌体内的蛋白质、氨基酸及离子等物质外漏，这对细胞具有致命的作用。以这种方式作用的抗生素有多黏菌素、两性霉素B、制霉菌素等。

3. 抑制细菌蛋白质的合成 有些药物通过抑制细菌蛋白质合成过程的不同环节而发挥抗菌作用，干扰蛋白质的合成意味着不能合成细胞存活所必需的酶。干扰蛋白质合成的抗生素包括大环内酯类、氨基糖苷类、四环素类和氯霉素等。

4. 影响细菌叶酸代谢 磺胺类与甲氨苄啶可分别抑制二氢叶酸合成酶与二氢叶酸还原酶，妨碍叶酸代谢，最终影响核酸合成，从而抑制细菌的生长和繁殖。

5. 抑制病原微生物核酸的合成 喹诺酮类药物通过抑制细菌DNA的合成而产生抗菌作用；利福喷汀可抑制DNA依赖的RNA多聚酶，影响mRNA的合成，从而妨碍细菌的生长、繁殖；阿昔洛韦通过抑制病毒复制酶，阻止病毒核酸的复制而发挥作用。

三、微生物的耐药性

微生物耐药性是指细菌、病毒、真菌和寄生虫等微生物对原本能有效治疗它们的药物产生抵抗力，导致常用的抗微生物药失效。

1. 耐药性的种类 耐药性可分为固有耐药（intrinsic resistance）和获得性耐药（acquired resistance）。

固有耐药性，即由细菌染色体基因所决定且代代遗传、稳定不变的耐药特性，如链球菌天然耐受氨基糖苷类抗生素，肠道革兰阴性杆菌对青霉素先天耐药，铜绿假单胞菌对多数抗生素本就不敏感。

获得性耐药性则是细菌在接触抗生素后，借助质粒作用改变代谢途径，从而得以抵御抗生素的杀灭作用，如金黄色葡萄球菌产生β-内酰胺酶进而对相应抗生素耐药。细菌的获得性耐药情况有可能在不再接触抗生素时消除，但当耐药基因通过质粒转移至染色体时，便会像固有耐药性一样遗传下去。

2. 耐药性产生的原因 主要原因包括过度使用和不当使用抗生素、病原体变异、药物质量问题、用药剂量不足及药物联合使用不当等。过度使用和不当使用抗生素是导致耐药性产生的主要原因之一，因为这不仅会杀灭敏感菌，还会促使耐药菌株的繁殖。病原体在长期接触抗生素的过程中，会发生基因突变，产生新的耐药基因，从而使病原体对药物产生抵抗。此外，药物质量问题、用药剂量不足及药物联合使用不当也是导致耐药性产生的原因。

四、抗微生物药的合理使用

微课：警惕抗生素滥用

抗微生物药的合理使用是确保治疗效果、减少不良反应及遏制微生物耐药性发展的关键，主要从以下几个方面阐述。

1. 明确用药指征 在使用抗微生物药前，应尽可能通过临床症状、体征及实验室检查（如病原微生物培养、药敏试验等）明确病原体，避免盲目用药。例如，对于发热患者，不能仅凭体温升高就随意使用抗生素，而需进一步查找发热的原因，判断是否为细菌感染，若为病毒感染引起的发热，使用抗菌药则无效。

2. 合理选用抗微生物药 对于严重感染或病原菌不明确的感染，在使用抗微生物药前应进行药敏试验，根据试验结果选择敏感的药物。

3. 按照药物的抗菌作用特点及其体内过程选择用药 药物的抗菌谱、药代动力学（如吸收、分布、代谢、排泄特点）、药效学（如杀菌或抑菌作用、作用强度、作用时间等）及不良反应等因素都应纳入考虑范围。临床医师应根据抗菌药的上述特点，按临床适应证（即“各类抗菌药抗菌谱和注意事项”）正确选用抗菌药。

4. 抗菌药治疗方案应综合患者病情、病原菌种类及抗菌药特点制定 根据病原菌、感染部位、感染严重程度和患者的生理、病理情况制订抗菌药治疗方案，个体化确定正确的剂量、疗程、给药途径及联合用药等。

第二节 β-内酰胺类抗生素

β-内酰胺类抗生素（β-lactam antibiotics）指化学结构中具有β-内酰胺环的一大类抗生素，是现有的抗生素中使用最广泛的一类，具有杀菌活性强、毒性低、适应证广及临床疗效好的优点。包括青霉素类、头孢菌素类、非典型β-内酰胺类和β-内酰胺酶抑制剂等。

一、青霉素类抗生素

青霉素类抗生素是最早用于临床的一类抗生素，从1928年发现青霉素到现在，青霉素家族日益庞大。青霉素类药物可分为天然青霉素类和半合成青霉素。因其结构中有β-内酰胺环，故属于β-内酰胺类抗生素。青霉素类的作用机制是干扰细菌细胞壁的合成，而哺乳类动物的细胞没有细胞壁，所以青霉素类药物对人体的毒性很低，达到有效杀菌浓度的青霉素类药物对人体细胞几乎无影响。青霉素类药物的分类及特点如表3-1所示。

表3-1 青霉素类药物的分类及特点

类别		特点	药物商品
天然青霉素类		不耐酸，不耐青霉素酶，抗菌谱窄	青霉素、普鲁卡因青霉素、苄星青霉素
半合成青霉素	耐酸青霉素类	抗菌谱与青霉素相同，耐酸，可口服	青霉素V钾、非奈西林、丙匹西林
	耐酶青霉素类	用于产青霉素酶的金黄色葡萄球菌	苯唑西林、氯唑西林、双氯西林、氟氯西林、萘夫西林
	广谱青霉素	广谱，作用于革兰阳性菌及部分革兰阴性杆菌	阿莫西林、氨苄西林、匹氨西林
	广谱、抗铜绿假单胞菌青霉素	主要用于铜绿假单胞菌感染	羧苄西林、美洛西林、替卡西林、呋布西林
	作用于革兰阴性菌的青霉素	主要用于革兰阴性菌感染	美西林、匹美西林、替莫西林

青霉素 Benzylpenicillin

【别名】 盘尼西林、青霉素钠、苄青霉素钠。

【性状】 其钠盐、钾盐均为白色结晶性粉末，无臭或微有特异性臭；有引湿性，干燥品稳定，室温保存数年也不会变质，极易溶于水。遇酸、碱或氧化剂即迅速失效，水溶液极不稳定，室温放置即失效。

【作用与适应证】 对革兰阳性球菌及革兰阴性球菌的抗菌作用较强，对革兰阳性杆菌、螺旋体、梭状芽孢杆菌、放线菌有效，对革兰阴性杆菌及病毒、真菌无效。

适用于溶血性链球菌感染，如咽炎、扁桃体炎、猩红热等；肺炎链球菌感染，如肺炎、中耳炎；用于不产青霉素酶的葡萄球菌感染；也可与氨基糖苷类联合用于甲型溶血性链球菌心内膜炎，以及白喉、炭疽、破伤风、气性坏疽、梅毒、钩端螺旋体病、回归热等。

【不良反应】 过敏反应，是临床中最常见也是引起后果比较严重的，包括白细胞减少、间质性肾炎、哮喘发作等和血清病样反应，过敏性休克偶见。药疹、荨麻疹等。赫氏反应。肌内注射区可发生周围神经炎，引起肌肉阵挛、抽搐、昏迷等，多见于婴儿、老年人、肾功能不全者。

【用药指导】 ①在使用青霉素之前，应详细询问患者的药物过敏史，包括本人及其家族对青霉素的过敏史，对于有过敏史的患者，应避免使用青霉素。②无论成人或儿童，在使用青霉素类药物之前，都需要进行青霉素皮肤敏感试验，即使过去使用过青霉素，如果已经停药3天以上，再次使用时也需要重新做皮试。③青霉素不得作局部用药，如冲洗伤口、外敷、鞘内给药等，因为局部用药更容易发生过敏反应。④患者在注射青霉素后，应在医院观察半个小时，无不适感后才可离开。如果在家中出现呼吸困难、头痛、心悸等不适，建议及时送医院诊治。⑤青霉素与某些药物混合使用时会发生化学反应，导致药效降低或产生毒性。例如，青霉素与盐酸四环素、卡那霉素、氯霉素等混合滴注时会导致药物失效。

【药物商品及其他信息】（钾盐）注射用无菌粉末：0.25g（40万单位）、0.5g（80万单位）。（钠盐）注射用无菌粉末：0.24g（40万单位）、0.48g（80万单位）、0.96g（160万单位）。

【贮存】粉针剂应严封，在干燥、阴凉处保存。

▶知识拓展

青霉素的发现

20世纪40年代以前，人类一直未能发现一种能高效治疗细菌性感染且副作用小的药物。1928年英国伦敦大学圣玛丽医学院（现属帝国理工学院）细菌学教授弗莱明在实验室中，整理含有葡萄球菌菌落的培养皿，他发现其中一个培养皿上面布满了葡萄球菌菌落，且在一处有一块霉菌菌斑，而在菌斑周围的葡萄球菌似乎被溶解了，形成了一个清晰的抑菌圈。于是，他仔细观察后发现这种霉菌是青霉菌的一种，后来被鉴定为特异青霉菌。他推测这种霉菌可能产生了某种能够抑制细菌生长的物质，于是他将这种物质命名为“青霉素”。

青霉素的发现标志着人类进入了一个全新的抗生素时代，使得人类不再对细菌感染束手无策。

青霉素V钾 Phenoxymethylpenicillin Potassium

【别名】苯氧甲基盘尼西林钾、苯氧甲基青霉钾、青霉素V钾盐。

【性状】白色结晶或结晶性粉末，无臭或微臭，微苦，易溶于水。在乙醚或液体石蜡中几乎不溶。

【作用与适应证】本品为口服给药。适用于青霉素敏感菌株所致的轻、中度感染，包括链球菌所致的扁桃体炎、咽喉炎、猩红热、丹毒等；肺炎链球菌所致的支气管炎、中耳炎、鼻窦炎；以及青霉素敏感葡萄球菌所致的皮肤软组织感染等。青霉素V钾也可作为风湿热复发和感染性心内膜炎的预防用药，亦可用于螺旋体感染。

【不良反应】大剂量服用有胃肠道不适。偶见过敏反应。二重感染。溶血性贫血少见。

【用药指导】①患者每次开始服用本品前，必须先进行青霉素皮肤敏感试验，有青霉素过敏史者或皮试阳性患者禁用。②本品与其他青霉素类药物之间有交叉过敏性。若有过敏反应产生，则应立即停用本品，并采取相应措施。③本品需按疗程服用，症状消失后仍需按规定疗程用药。

【药物商品及其他信息】片剂：0.236g（40万单位）、0.472g（80万单位）。胶囊剂：0.118g（20万单位）、0.236g（40万单位）。

【贮存】遮光、密封，在凉暗处（不超过20℃）保存。

氨苄西林钠 Ampicillin Sodium

【别名】氨苄青霉素钠。

【性状】本品为白色或类白色的粉末或结晶性粉末；无臭或微臭；有引湿性。在水中易溶，在乙醇中略溶，在乙醚中不溶。

【作用与适应证】本品是一种广谱青霉素，抗菌谱较青霉素广，对部分革兰阴性杆菌（如流感嗜血杆菌、大肠埃希菌、奇异变形杆菌）亦具抗菌活性。对革兰阳性球菌作用与青霉素相仿。也可被细菌产生的青霉素酶水解失活。

临床用于治疗敏感菌引起的呼吸道感染、肠道感染、胆道感染、尿路感染和败血症、心内膜炎等。

【不良反应】 过敏反应较常见，如皮疹、斑丘疹等，偶见过敏性休克。少数患者出现血清转氨酶升高，大剂量氨苄西林钠静脉给药可发生抽搐等神经系统毒性症状。

【用药指导】 ①肾功能不全者应减少剂量。②有青霉素类药物过敏史或青霉素皮肤敏感试验阳性患者禁用。③本品需现配现用。

【药物商品及其他信息】 注射剂：0.5g、1.0g、2.0g。

【贮存】 密闭，在干燥处保存。

阿莫西林　Amoxicillin

【别名】 阿莫仙、阿莫灵。

【性状】 本品为白色或类白色结晶性粉末，味微苦，在水中微溶，在乙醇中几乎不溶。

【作用与适应证】 本品为最常用的半合成青霉素类广谱β-内酰胺类抗生素，其耐酸性较氨苄西林强，其杀菌作用较后者强而迅速，但不能用于脑膜炎的治疗。在酸性条件下稳定，胃肠道吸收率高，杀菌作用强。是目前应用较为广泛的口服半合成青霉素之一，现在常与克拉维酸合用制成分散片。

临床上用于治疗扁桃体炎、喉炎、肺炎、慢性支气管炎、泌尿系统感染、皮肤软组织感染、化脓性胸膜炎、肝胆系统感染、败血症、伤寒、痢疾等。

【不良反应】 胃肠道反应：腹泻、恶心、呕吐。过敏反应：如药物热、荨麻疹、皮疹和哮喘等。血液系统症状。二重感染等。偶见假膜性结肠炎、血清氨基转移酶轻度升高、急性间质性肾炎。中枢神经系统症状：如兴奋、焦虑、失眠、头晕及行为异常等。长期使用本药可出现由念珠菌或耐药菌引起的二重感染。静脉注射量大时可见惊厥。

【用药指导】 ①使用阿莫西林前必须进行青霉素皮肤敏感试验，阳性患者禁用。②阿莫西林口服制剂仅用于轻中度感染。③宜饭后服用，以减轻胃肠道反应。④妊娠期和哺乳期妇女及3个月以下儿童慎用，本品可经乳汁排出，哺乳期妇女使用本品后可使婴儿致敏。

【药物商品及其他信息】 胶囊剂、颗粒剂：0.125g、0.25g、0.5g。干混悬剂：0.125g、0.25g、1.25g、2.5g。片剂：0.125g、0.25g。注射剂：0.5g、1.0g、2.0g。

阿莫西林与克拉维酸制成复方制剂。常见的剂型有片剂、分散片、干混悬剂、颗粒剂。

【贮存】 遮光、密封保存。阿莫西林克拉维酸钾应密封，在凉暗干燥处保存。

普鲁卡因青霉素　Procaine Benzylpenicillin

普鲁卡因青霉素为青霉素的普鲁卡因盐，抗菌谱基本上与青霉素相似。主要用于溶血性链球菌等链球菌属、肺炎链球菌和不产青霉素酶的葡萄球菌、脑膜炎奈瑟菌、白喉棒状杆菌、钩端螺旋体、梅毒螺旋体所致感染。临用前加灭菌注射用水适量制成混悬液，肌内注射。有青霉素类药物或普鲁卡因过敏史者，以及青霉素或普鲁卡因皮肤试验阳性患者禁用。

苄星青霉素　Benzathine Benzylpenicillin

苄星青霉素为青霉素G长效制剂。肌内注射后，缓慢吸收。抗菌作用及作用机制同青霉素。主要用于对青霉素高敏的A组β-溶血性链球菌引起的咽炎，对有反复发作史的风湿热可作为治疗与预防药物。如扁桃体炎、淋病、风湿性心脏病、风湿热等患者的长期预防性给药。本品不能代替青霉素G用于治疗重症急性感染。勿置于冰箱中以免瓶装品吸潮。

哌拉西林 Piperacillin

哌拉西林为半合成青霉素类抗生素，常与他唑巴坦或舒巴坦组成复方制剂。他唑巴坦和舒巴坦为β-内酰胺酶抑制药，可增强哌拉西林的作用。

哌拉西林，抗菌谱广，用于敏感肠杆菌属细菌、铜绿假单胞菌、不动杆菌属所致的败血症、上尿路及复杂性尿路感染、胆道感染、呼吸道感染、软组织感染等。哌拉西林与氨基糖苷类联合应用亦可用于粒细胞减少症免疫缺陷患者的感染。

▶知识拓展

青霉素皮肤敏感试验

青霉素是应用广泛的抗菌药，它本身毒性很小，但过敏反应比较常见。青霉素过敏性休克属于一种速发型变态反应，是青霉素过敏反应中最严重、最常见的反应。过敏性休克发生一般极为迅速，大多数在注射后15分钟内发生。患者除了有休克表现外，还有喉头水肿、气管痉挛等表现，病情比较危急，如不及时治疗，可因心搏骤停、窒息等导致死亡。

因此，青霉素类药物在使用前需要做青霉素皮肤敏感试验（皮试），皮试阴性的患者方可使用，皮试阳性的患者则禁止使用。青霉素过敏与剂量无关。

预防过敏，主要是用药前必须了解患者既往有无青霉素过敏史，如有，则决不能使用，如无过敏史，则此次注射应按照规定剂量做皮试。常用的青霉素皮试液每毫升内含药100 ~ 1000单位，用0.1mg做皮试，即皮内注入10 ~ 100单位青霉素，20分钟后，如局部出现红肿并有伪足，肿块直径大于1cm时为阳性反应，即不应注射。如阴性，则可予注射。注射完毕后，患者不应立即离开，观察15 ~ 30分钟无反应后再离开。若连续用药后停药24小时，需重新做皮试方可继续用药。同种药物不同批次的药品，也需重新做皮试。

二、头孢菌素类抗生素

头孢菌素类抗生素是临床广泛使用的一类抗生素，其分子中含有头孢烯，为半合成抗生素，是β-内酰胺类抗生素中的7-氨基头孢烷酸（7-amino-cephalosporanic acid，7-ACA）的衍生物，因此它们具有相似的杀菌机制。

本类药可破坏细菌的细胞壁，并在繁殖期杀菌，对细菌的选择作用强而对人几乎没有毒性，具有抗菌谱广、抗菌作用强、耐青霉素酶、过敏反应较青霉素类少等优点。所以是一类高效、低毒、临床广泛应用的重要抗生素。头孢菌素类抗生素优点突出，临床上日益受到重视。

本类抗生素根据其抗菌谱及抗菌效果的不同，已经用于临床的有五代头孢菌素。

第一代头孢菌素，如头孢氨苄、头孢拉定、头孢唑林等，口服头孢菌素主要用于轻、中度呼吸道和尿路感染，具有如下特点：①对革兰阳性菌（包括对青霉素敏感或耐药的金黄色葡萄球菌）的抗菌作用较强；②仅对少数的革兰阴性菌，如流感嗜血杆菌、奇异变形杆菌、痢疾杆菌、大肠埃希菌和伤寒杆菌有一定活性；③对AmpC β-内酰胺酶（AmpC酶）稳定性较差；④对肾脏有一定的毒性。

第二代头孢菌素，如头孢呋辛、头孢孟多、头孢克洛等，在临床上通常用于敏感菌所导致的上呼吸道感染、下呼吸道感染、泌尿生殖系统感染、皮肤软组织感染、骨关节感染及淋病奈瑟菌感染等。具有如下特点：①对革兰阳性菌作用与第一代相仿或略差，对多数革兰阴性菌作用明显增强，部分对厌氧菌高效，但对铜绿假单胞菌无效；②对β-内酰胺酶的稳定性较第一代增强；③肾毒性较第一代有所降低。

第三代头孢菌素，如头孢噻肟、头孢他啶、头孢曲松、头孢哌酮、头孢曲松、头孢地尼等。具有如下特点：①对革兰阳性菌的作用较第一代、第二代弱，对革兰阴性菌有很强的抗菌活性，有的品种对铜绿假单胞菌有较强的作用；②对β-内酰胺酶高度稳定；③对肾脏基本无毒性。

▶知识拓展

头孢地尼禁止网络销售

头孢地尼属于第三代头孢菌素，具有抗菌谱广、抗菌作用强等特点，其广泛使用可能导致抗生素滥用。网络销售相对缺乏严格的管控，可能会使一些患者在没有医生指导的情况下自行购买使用，从而加剧抗生素滥用的情况，为公共健康带来隐患，部分患者服药后会出现恶心、呕吐、胃灼热、腹泻、皮疹、皮肤瘙痒、肝功能异常等情况，这表明头孢地尼在使用过程中可能会给患者带来一定的健康风险，需要在专业的医生指导下谨慎使用，不适合在缺乏监管的网络环境下销售。

根据国家药监局发布的《药品网络销售禁止清单》，自2022年12月1日起施行，头孢地尼属于禁止网络销售的药品。这一政策的出台旨在保障公众用药安全，确保药品的销售和使用在严格的监管体系下进行，减少用药风险，规范药品市场秩序。

第四代头孢菌素，如头孢吡肟，头孢匹罗等，具有如下特点：①与第三代相比，与β-内酰胺酶的亲和力降低，稳定性更高，对细菌细胞膜更有穿透力；②抗菌谱更广，对甲氧西林敏感的葡萄球菌及某些I类酶的阴性杆菌如肠杆菌属杆菌、弗劳地枸橼酸杆菌、沙雷菌属、摩氏摩根菌属等均有较强的抗菌作用；③对铜绿假单胞菌的活性与头孢他啶相仿或略差，对厌氧菌也有很好的抗菌活性；④半衰期延长，无肾毒性。

第五代头孢菌素，如头孢洛林酯、头孢他啶阿维巴坦、头孢吡普，对β-内酰胺酶稳定，对革兰阳性菌和革兰阴性菌作用均强，无肾毒性。

头孢唑林　Cefazolin

【别名】 头孢菌素Ⅴ、先锋唑啉、先锋5号。

【性状】 白色或灰白色结晶性粉末，无臭，易引湿。在水中易溶，在甲醇中微溶，在乙醇、丙酮中几乎不溶。

【作用与适应证】 头孢唑林为第一代头孢菌素，抗菌谱广。

本品适用于治疗敏感细菌所致的支气管炎及肺炎等呼吸道感染、尿路感染、皮肤软组织感染等；也可作为外科手术前的预防用药。

【不良反应】 皮疹、瘙痒、多汗。口腔念珠菌病、口干、口苦、口腔溃疡、恶心、呕吐、胃痉挛、腹胀、腹泻、便秘、肝炎、黄疸、假膜性结肠炎。药物热、胸部不适、乏力，少见静脉注射发生的血栓性静脉炎，注射部位皮疹、瘙痒、肿胀。头痛、头晕等。

【用药指导】 ①本品不可和氨基糖苷类抗生素混合同时注射，以免降低疗效。②肝肾功能不全者慎用。③对青霉素或其他β-内酰胺类药物有严重过敏史的患者禁用。④长期应用可导致对本品耐药的细菌过度生长，治疗期间一旦发生二重感染，应及时采取适当措施。⑤本品慎用于有胃肠道疾病，特别是有结肠炎病史的患者。

【药物商品及其他信息】 注射用头孢唑林钠：0.25g，0.5g，0.75g，1.0g，2.0g。

【贮存】 严封，在凉暗干燥处保存。

头孢拉定 Cefradine

【别名】 先锋霉素Ⅵ、头孢菌素Ⅵ、头孢环己烯、头孢雷定。

【性状】 本品为白色或类白色结晶性粉末，微臭。本品在水中略溶，在乙醇、氯仿、乙醚中几乎不溶。

【作用与适应证】 头孢拉定是第一代半合成的头孢菌素。主要是对耐药性的金葡菌及其他多种广谱抗生素耐药的杆菌有迅速而可靠的杀菌作用。

临床上主要是适用于敏感菌所导致的急性咽炎、扁桃体炎、中耳炎、支气管炎、肺炎、膀胱炎、肾盂肾炎及皮肤软组织感染等的治疗，也可以用于预防外科手术后的感染。

【不良反应】 恶心、呕吐、腹泻、皮疹、荨麻疹等。长期应用可致菌群失调、二重感染和维生素缺乏。和青霉素有部分交叉过敏性。

【用药指导】 口服制剂，不宜用于严重感染。对青霉素过敏或有过敏体质者及肾功能不全者慎用。对头孢类抗生素过敏者禁用。注射剂刺激性较低，适宜于肌内注射应用，对青霉素过敏者或有过敏体质的人慎用。食物可延迟本品吸收，不影响吸收总量，但不宜空腹服用，空腹服用会导致腹泻，并对肠胃功能不好的患者造成损害。

【药物商品及其他信息】 片剂：0.25g、0.5g。注射剂：0.5g、1.0g、2.0g。

【贮存】 密封，在凉暗处保存。

头孢氨苄 Cefalexin

【别名】 头孢菌素Ⅳ、先锋霉素Ⅳ、头孢力新。

【性状】 本品为白色或乳黄色结晶性粉末，微臭。本品在水中微溶，在乙醇、氯仿或乙醚中不溶。

【作用与适应证】 通过破坏细菌细胞壁而阻止细菌生长和增殖，使细胞里的物质膨胀最后破裂溶解，从而达到杀菌作用。本品为广谱抗生素。对革兰阳性菌和革兰阴性菌均有抗菌作用，注射后吸收迅速而完全，生物利用率高。

适用于敏感菌所致的骨、中耳、前列腺、皮肤、上呼吸道、下呼吸道及泌尿系统感染。但对病毒、寄生虫和真菌无效。

【不良反应】 腹痛、腹泻、头晕、疲乏、头痛、胃灼热、恶心、呕吐等。较为严重的：舌头发黑、呼吸困难、发热、瘙痒、关节痛、皮疹、水样腹泻或排泄物中有脓液、手足震颤、异常瘀血或出血等。

【用药指导】 ①对青霉素类、头孢菌素类过敏者，应禁用本品。②溃疡性结肠炎、局限性肠炎或抗生素相关性结肠炎者及肾功能减退者，慎用本品。

【药物商品及其他信息】 片剂：0.125g、0.25g、0.5g。胶囊剂：0.125g、0.25g。颗粒剂：0.125g、0.5g。干混悬剂：0.5g、1.5g。

【贮存】 遮光、密封、在凉暗处保存。

头孢呋辛 Cefuroxime

【别名】 头孢呋肟、头孢呋新、呋肟霉素。

【性状】 为白色至微黄色粉末，加入适量水可配制成近乎白色的混悬液，供肌内注射用，或者配制成带黄色的溶液，供静脉注射用。

【作用与适应证】 头孢呋辛通过与细菌细胞膜上的青霉素结合蛋白（penicillin-binding protein，PBP）结合，抑制细胞分裂和生长，使细菌溶解和死亡，抗菌谱广。

本品用于敏感细菌引起的上呼吸道感染、下呼吸道感染、泌尿系统感染、皮肤和软组织感染、耳鼻部感染，以及急性无并发症的淋病（尿道炎和宫颈炎）等。

【不良反应】 过敏反应，如皮疹、药物热等。长期使用可出现的罕见的假膜性结肠炎症状。某些患者发生血液学参数的变化，如血红蛋白浓度降低，嗜酸性粒细胞增多等。

【用药指导】 ①5岁以下小儿宜服用头孢呋辛酯混悬液。②妊娠初期慎用。③对头孢菌素类抗生素过敏者禁用。

【药物商品及其他信息】 片剂：0.125g、0.25g、0.5g。胶囊剂：0.125g、0.25g。

【贮存】 遮光、密封，在阴凉处保存。

头孢曲松 Ceftriaxone

【别名】 头孢氨噻三嗪、头孢三嗪、氨噻三嗪。

【性状】 本品为白色或类白色结晶性粉末；无臭。在水中易溶，在甲醇中微溶，在乙醚中几乎不溶。

【作用与适应证】 头孢曲松是第三代头孢菌素类药物。可影响细菌细胞壁的合成，导致细菌细胞溶解死亡，而起杀菌作用。用于敏感菌所致金黄色葡萄球菌、链球菌、大肠埃希菌、变形杆菌、伤寒杆菌、痢疾杆菌等感染。

临床主要用于敏感菌所致的脑膜炎、肺炎、皮肤软组织感染、腹膜炎、泌尿系统感染、淋病、肝胆感染、外科创伤，败血症及生殖器感染等。

【不良反应】 消化系统：恶心、腹泻。过敏反应：皮疹、瘙痒。注射部位反应：静脉炎、疼痛等。偶见肝肾功能异常及血液系统改变，如中性粒细胞下降等。

【用药指导】 与其他同类药物有交叉过敏性，水溶液不稳定，新鲜配制溶液放于5℃以下，可维持24小时有效，而在室温只能保存6小时。本品与氨基糖苷类药物相互灭活，不能混于同一注射器内注射，必须分别注射。本品不能加入含有钙的溶液中使用。

【药物商品及其他信息】 注射剂：0.25g、0.5g、1.0g、2.0g、4.0g。

【贮存】 遮光，密闭，在阴凉干燥处保存。

头孢他啶　Ceftazidime

【别名】 头孢噻甲酸肟。

【性状】 本品为白色或类白色结晶性粉末，无臭或微有特异性臭，在水或甲醇中微溶，在丙酮中不溶，在磷酸盐缓冲液（pH 6.0）中略溶。

【作用与适应证】 本品为第三代头孢菌素类抗生素，抗菌谱较广，对革兰阳性菌或革兰阴性菌均具有较强作用。对β-内酰胺酶具有高度的稳定性。本品对铜绿假单胞菌、大肠埃希菌、变形杆菌、肠球菌、沙门菌、脑膜炎奈瑟菌、金葡菌等具有强的抗菌活性，特别是对于铜绿假单胞菌作用最强。

可用于治疗单纯的感染或由两种以上敏感菌引起的混合感染。临床上主要用于呼吸道感染，泌尿生殖系统感染，胆囊炎、胆管炎等腹内感染，皮肤及皮肤软组织感染。

【不良反应】 皮疹、荨麻疹、红斑、药物热等过敏反应。恶心、呕吐、食欲下降、腹痛、腹泻、胀气、味觉障碍等胃肠道症状。偶见假膜性小肠结肠炎、头痛、头晕等症状。少数患者出现中性粒细胞减少、嗜酸性粒细胞增多。

【用药指导】 对青霉素类药有过敏史的患者，使用本品时须进行皮试。肌内注射不宜用于早产儿、新生儿、6岁以下幼儿及对利多卡因或酰胺类局部麻醉药过敏者。应用本品期间禁止饮酒或含酒精的饮料。肌内注射时，注射部位可能引起硬结、疼痛；静脉给药时，严重者可致血栓性静脉炎。

【药物商品及其他信息】 注射剂：0.5g、0.75g、1.0g、1.5g、2.0g、3.0g。

【贮存】 密封，在凉暗处保存。

▶知识拓展

双硫仑样反应

双硫仑样反应，是一种药物不良反应，指的是应用戒酒药或有类似化学结构、作用机制的药物后，再饮酒精或含乙醇的饮料后出现的不良反应。

头孢菌素的化学成分会和乙醇发生双硫仑样反应，这种反应是致死性效应最严重的不良反应。如面部潮红、头痛、眩晕、腹痛、胃痛、恶心、呕吐、气促、心率加快、血压降低、嗜睡、幻觉等；严重者会有心律失常、心动过速、胸闷、气促、心悸等循环系统的问题；更严重者还会有头晕、头疼、一过性意识丧失、意识不清、血压下降、脉搏细速、少尿、无尿、面色苍白、浑身湿冷等药物过敏性休克的症状。因此服用头孢类的药物后绝对不可以饮酒，如需要饮酒至少要在7日之后。

三、非典型β-内酰胺类抗生素

头霉素 Cephamycin

头霉素是半合成头孢菌素的重要原料之一，属于青霉素类药物，用于治疗各种细菌感染，通过干扰细菌细胞壁的合成来发挥杀菌作用。头霉素分A、B、C三型。对革兰阳性菌的作用显著低于第一代头孢菌素，对革兰阴性菌、厌氧菌都有较强的抗菌作用。临床上常用其衍生物，主要品种有头孢西丁、头孢米诺、头孢美唑等。临床上用于上、下呼吸道感染，皮肤和软组织感染，尿路感染，性传播疾病，鼻窦炎等。

拉氧头孢 Latamoxef

拉氧头孢别名拉他头孢、噻吗灵。是半合成的氧头孢烯类抗生素，抗菌性能与第三代头孢菌素相近。对多种革兰阴性菌如大肠埃希菌、流感杆菌、肠杆菌属等高度敏感。此外，由于本品的耐β-内酰胺酶的性能强，微生物对本品很少发生耐药性。用于敏感菌所致肺炎、胸膜炎、腹膜炎，皮肤和软组织、骨和关节、耳鼻咽喉、创面等部位的感染，还可用于败血症和脑膜炎。

单环β-内酰胺类抗生素 monobactams

单环β-内酰胺类抗生素代表药物有氨曲南（aztreonam）和卡芦莫南（carumonam），属于抗需氧革兰阴性杆菌窄谱抗生素，对革兰阴性杆菌产生的β-内酰胺酶稳定性，对包括铜绿假单胞菌在内的阴性杆菌的作用，均与头孢他啶相似。对革兰阳性菌和厌氧菌耐药。

碳青霉烯类抗生素 carbapenems

碳青霉烯类抗生素是β-内酰胺类中非常高效的抗生素，具有高效、广谱、耐酶、低毒等特点，对革兰阳性菌、革兰阴性菌、需养菌、厌氧菌均有较强的抗菌作用（对嗜麦芽窄食单胞菌天然耐药，对肠球菌作用较差），最常用于治疗严重的细菌感染及已知或疑似多药耐药（multiple drug resistance，MDR）细菌感染。通常被称为严重细菌感染的最后一道防线。碳青霉烯类药物为时间依赖性抗菌药。具体品种包括：美罗培南、比阿培南、厄他培南、亚胺培南、帕尼培南等。

四、β-内酰胺酶抑制剂

β-内酰胺酶抑制剂主要是抑制细菌的β-内酰胺酶，防止把β-内酰胺环所水解、破坏。所有的青霉素、头孢菌素和某些头霉素类药物，都具有共同的β-内酰胺环，这个环可以被耐药细菌所产生的β-内酰胺酶水解，水解之后导致β-内酰胺类的抗菌药，如青霉素、头孢菌素失活。这种情况下，如果把青霉素或者头孢菌素加上β-内酰胺酶做成复方制剂，比如克拉维酸钾、舒巴坦、他唑巴坦。这些β-内酰胺酶加到青霉素、头孢菌素中之后，可以抑制细菌产生的酶，能够增强青霉素或头孢菌素的杀菌活性。

克拉维酸（棒酸） Clavulanic acid

克拉维酸为β-内酰胺酶抑制剂。可有效地抑制耐药菌产生的β-内酰胺酶。常与阿莫西林组成复方片剂、注射剂、混悬剂等。临床上许多革兰阳性菌和革兰阴性菌可产生β-内酰胺酶，此酶可使阿莫西林失去抗菌活性。由于克拉维酸的存在，可使阿莫西林免遭β-内酰胺酶的破坏，从而使已对阿莫西林耐药并产生β-内酰胺酶的细菌仍然对阿莫西林敏感。用于敏感菌引起的各种感染，如上呼吸道感染、下呼吸道感染、泌尿系统感染、皮肤和软组织感染等其他感染。

舒巴坦（青霉烷砜） Sulbactam

舒巴坦为不可逆的竞争性β-内酰胺酶抑制剂，本身的抗菌活性弱，略强于克拉维酸，对革兰阳性菌及革兰阴性菌所产生的β-内酰胺酶均有抑制作用。单独应用对淋球菌和脑膜炎球菌的周围感染有效。舒巴坦与青霉素类或头孢菌素类药物联用，一般可以出现明显的协同作用，极大地提高了前两者的抗菌活性，也扩大了抗菌谱。

他唑巴坦 Tazobactam

他唑巴坦是一种不可逆竞争性β-内酰胺酶抑制剂。本品可抑制细菌产生的β-内酰胺酶的活性，且这种抑制作用具有不可逆性，从而防止敏感细菌对相关抗生素的敏感性降低，减少耐药性的产生，并能增强青霉素类、头孢类等β-内酰胺类抗生素的抗菌活性。因此，临床上常将他唑巴坦与青霉素类或头孢类抗生素联合使用，以达到更好的抗感染治疗效果。

第三节 大环内酯类抗生素

大环内酯类抗生素是一类分子结构中具有12～16碳内酯环结构的抗生素。作用于敏感菌核糖体50S亚基而抑制蛋白质的合成，属于静止期抑菌药。主要用于治疗需氧革兰阳性球菌和阴性球菌、某些厌氧菌及军团菌、支原体、衣原体等引起的感染。

具体品种包括红霉素、阿奇霉素、克拉霉素、罗红霉素、地红霉素、琥乙红霉素、乙酰螺旋霉素、麦迪霉素、醋酸麦迪霉素、吉他霉素、乙酰吉他霉素、螺旋霉素、罗他霉素等。

红霉素 Erythromycin

【别名】 红丝菌素、艾狄密新、阿达霉素。

【性状】 本品为白色或淡黄白色结晶性粉末，无臭、味苦，在空气中有吸湿性，易溶于乙醇、氯仿、丙酮及醚等，微溶于水。成盐后溶解度增加。在干燥状态下较稳定，水溶液在冷藏下较稳定，室温时效价即逐渐降低。

【作用与适应证】 本品为大环内酯类抗生素。用于敏感菌所致感染的青霉素过敏患者的替代治疗，包括溶血性链球菌、肺炎链球菌、白喉、气性坏疽、梅毒、李斯特菌病、军团菌病、肺炎支原体肺炎、肺炎衣原体肺炎、沙眼衣原体结膜炎等。

【不良反应】 本品有潜在的肝毒性，长期及大剂量服用可引起胆汁淤积和转氨酶升高，尤其是酯化红霉素较易引起。还可致耳鸣、听觉减退，注射给药较易引起，心血管系统可见室性心律失常、室速等。

【用药指导】 ①对本品或其他大环内酯类药过敏者禁用。慢性肝病及肝功能损害者、妊娠期妇女禁用。②红霉素与氯霉素及林可霉素有拮抗作用，应避免同时使用。③本品为抑菌剂，可干扰青霉素的杀菌效能，故当需要快速杀菌作用如治疗脑膜炎时，两者不宜同时使用。④本品与耳毒性药物合用，尤其肾功能减退患者可能增加耳毒性。

【药物商品及其他信息】 肠溶片剂：0.125g（12.5万单位）、0.25g（25万单位）、50mg（5万单位）。肠溶胶囊：0.125g（12.5万单位）、0.25g（25万单位）。软膏剂^{OTC}：1%。眼膏剂^{OTC}：0.5%。

【贮存】 密封，在阴凉干燥处保存。

▶**知识拓展**

李斯特菌病

李斯特菌病（也称为利斯特菌病，李氏杆菌或利斯特氏杆菌病）是一种因为吃了被李斯特菌污染的食物，而患上的严重传染病。妊娠期妇女尤其容易感染李斯特菌病，从而给胎儿带来严重伤害。

事实上，即使感染了，有些人也不会出现任何李斯特菌病症状。而有些人则会出现类似流感的症状，如寒战、头痛、背痛、胃肠道不适等。如果被李斯特菌感染了中枢神经系统，就可能会出现严重的头痛、颈部僵硬、头晕眼花，甚至抽搐。

阿奇霉素 Azithromycin

【别名】 阿红霉素、阿齐红霉素、阿泽红霉素。

【性状】 白色或类白色结晶性粉末；无臭，味苦；微有引湿性。本品在甲醇、丙酮、氯仿、无水乙醇或稀盐酸中易溶，在水中几乎不溶。

【作用与适应证】 阿奇霉素属大环内酯类药物，具有抑菌作用。适用于化脓性链球菌引起的急性咽炎、急性扁桃体炎。敏感细菌引起的鼻窦炎、中耳炎、急性支气管炎、慢性支气管炎急性发作。肺炎链球菌、流感嗜血杆菌及肺炎支原体所致的肺炎。沙眼衣原体及多种耐药淋病奈瑟菌所致的尿道炎和宫颈炎。敏感细菌引起的皮肤软组织感染。

【不良反应】 本品一般耐受性良好，不良反应发生率较低，多为轻到中度可逆性反应。常见不良反应有腹泻、恶心、腹痛、稀便、呕吐、皮疹、瘙痒、厌食、阴道炎、头晕或呼吸困难等。罕见消化不良、胃肠胀气、口腔念珠菌病、胃炎、头痛、嗜睡、支气管痉挛、味觉异常等。

【用药指导】 ①阿奇霉素干混悬剂使用时将本品倒入杯中，加入适量凉开水，溶解摇匀后口服，饭前1小时或饭后2小时口服，以免影响药物的吸收。②用药期间，若出现假膜性肠炎发生，应采取相应治疗措施，维持机体水、电解质平衡，补充蛋白质等。③用药期间如果发生过敏反应，应立即停药，并采取适当措施。

【药物商品及其他信息】 注射剂、颗粒剂、片剂：0.1g、0.125g、0.25g、0.5g。干混悬剂：0.1g。胶囊剂：0.125g、0.25g。

【贮存】 密闭，在阴凉干燥处保存。

克拉霉素 Clarithromycin

【别名】 甲基红霉素、克拉仙。

【性状】 白色或类白色粉末，无臭，味苦。

【作用与适应证】 对革兰阳性菌如葡萄球菌、肺炎球菌、链球菌属的抗菌作用较强，对诱导产生的红霉素耐药菌株亦具一定抗菌活性。

主要用于敏感细菌所致的上、下呼吸道感染，包括扁桃体炎、咽喉炎、鼻窦炎、支气管炎、肺炎等；皮肤、软组织感染，包括脓疖、丹毒、毛囊炎、伤口感染等；也可用于沙眼衣原体或解脲支原体所致生殖泌尿系感染、艾滋病患者的非典型分枝杆菌感染等。

【不良反应】 可见恶心、胃灼热、腹痛、腹泻、头痛等。暂时性转氨酶升高，停药后可恢复。皮疹、多汗等。

【用药指导】 ①禁用于已知对大环内酯类抗生素或其辅料过敏的患者。②低血钾、伴有肾功能不全的严重肝功能不全者禁止使用。③妊娠期、哺乳期妇女禁用。④本品与红霉素及其他大环内酯类药物之间有交叉过敏和交叉耐药性。

【药物商品及其他信息】 片剂：50mg、0.125g、0.25g。胶囊剂：0.125g、0.25g。颗粒剂：0.05g、0.1g、0.125g、0.25g。

【贮存】 遮光、密封，在阴凉干燥处保存。

罗红霉素 Roxithromycin

罗红霉素用于化脓性链球菌引起的咽炎及扁桃体炎，敏感菌所致的鼻窦炎、中耳炎、急性支气管炎、慢性支气管炎急性发作，肺炎支原体或肺炎衣原体所致的肺炎；沙眼衣原体引起的尿道炎和宫颈炎；敏感细菌引起的皮肤软组织感染。本品可作为与流脑患者密切接触者的预防用药。常用剂型为片剂、胶囊剂、颗粒剂、干混悬剂、分散片剂等。

琥乙红霉素 Erythromycin Ethylsuccinate

琥乙红霉素为白色结晶性粉末。本品为红霉素的乙酰琥珀酸酯，在胃酸中较红霉素稳定，但仍有部分被破坏。在肠道中以基质和酯化物的形式被吸收，其吸收不受进食的影响。在体内水解释放出红霉素而起作用。本品不宜用于肝病患者。本品可作为青霉素过敏患者的替代用药。作用与红霉素相同。主要剂型有颗粒剂、片剂、分散片剂、胶囊剂等。

乙酰螺旋霉素 Acetylspiramycin

乙酰螺旋霉素为糖衣片，除去包衣后，显类白色或微黄色；味苦。适用于敏感葡萄球菌、链球菌属和肺炎链球菌所致的轻、中度感染，如咽炎、扁桃体炎、鼻窦炎、中耳炎、牙周炎、急性支气管炎、慢性支气管炎急性发作、肺炎、非淋菌性尿道炎、皮肤软组织感染，亦可用于隐孢子虫病或作为治疗妊娠期妇女弓形体病的选用药物。对本品、红霉素及其他大环内酯类过敏的患者禁用。主要剂型有片剂、胶囊剂。

第四节　氨基糖苷类抗生素及多肽类抗生素

一、氨基糖苷类抗生素

氨基糖苷类抗生素是一类由链霉菌、小单孢菌等微生物产生的抗生素，因其分子结构中含有氨基糖苷而得名。氨基糖苷类抗生素对于细菌的作用主要是抑制细菌蛋白质的合成，主要用于治疗需氧革兰阴性杆菌所致的严重感染，如脑膜炎、呼吸道感染、泌尿系统感染、皮肤软组织感染、胃肠道感染、烧伤、创伤及骨关节感染等。

氨基糖苷类具体品种包括：庆大霉素、阿米卡星、卡那霉素、链霉素、妥布霉素、奈替米星等。

对于败血症、肺炎、脑膜炎等革兰阴性杆菌引起的严重感染，单独应用氨基糖苷类抗生素治疗时可能疗效不佳，此时需联合应用其他对革兰阴性杆菌具有强大抗菌活性的抗菌药，如广谱半合成青霉素、第三代头孢菌素类药物及人工合成抗菌药喹诺酮类药物等。

本类药物主要的不良反应多且严重，主要包括以下几点。

1. 耳毒性　氨基糖苷类药物会对第八对颅神经造成损伤，且药物会在耳内蓄积，造成永久性失聪。表现为头晕、耳鸣或暂时性的听力障碍、眩晕、恶心、呕吐、眼球震颤和平衡失调等。

2. 肾毒性　氨基糖苷类药物经肾代谢，在肾脏蓄积并损害肾小管上皮细胞。服用这些药物后，患者可能会出现蛋白尿、管形尿甚至无尿等症状。肾毒性具有可逆性，停药后肾功能会恢复，但药物对肾脏的影响会减缓其经肾的代谢和排泄，提高体内药物的含量，从而加剧药物的耳毒性。

3. 神经肌肉阻滞　本类药物可以引起心肌抑制、血压下降，所以心血管系统疾病患者在使用氨基糖苷类抗生素的时候一定要引起重视；神经肌肉阻滞容易引起肢体瘫痪和呼吸衰竭，可能与剂量及给药途径有关。

4. 变态反应　偶尔也会出现严重过敏性休克，尤其是应用链霉素时。应特别注意，一旦发生，应立即静脉注射肾上腺素等进行抢救。

庆大霉素　Gentamycin

【别名】 正泰霉素、宝乐、艮他霉素。

【性状】 本品为白色或类白色的粉末，无臭，有引湿性，在水中易溶，在乙醇、丙酮或乙醚中不溶。

【作用与适应证】 本品是本类药中抗菌谱较广、抗菌活性较强的药物之一，通过干扰细菌蛋白质合成而发挥抗菌作用。与细菌核糖体30S亚基结合，阻断细菌蛋白质的合成。

适用于铜绿假单胞菌、变形杆菌、大肠埃希菌、克雷伯菌属、肠杆菌属、沙雷菌属、枸橼酸杆菌属及葡萄球菌所致感染，还可用于泌尿生殖系统感染、呼吸道感染、胃肠道感染、胆道感染、皮肤、骨骼、中耳炎、鼻窦炎、软组织感染（包括烧伤）、李斯特菌病。口服可用于肠道感染或结肠手术前准备，也可用本品肌内注射联合克林霉素或甲硝唑以减少结肠手术后感染率。

【不良反应】 听力减退、耳毒性。血尿、排尿次数显著减少或尿量减少。食欲减退、步履不稳、眩晕、皮肤瘙痒。大剂量使用可出现尿闭、急性肾衰竭。吸入可发生过敏反应、哮喘。滴眼可出现眼部水肿、中毒性结膜炎。

【用药指导】 ①与强利尿药（如呋塞米、依他尼酸等）联用可加强耳毒性。②与其他有耳毒性的药物（如红霉素等）联合应用，耳中毒的可能性增加。③与头孢菌素类联合应用，可致肾毒性加强。④有条件时疗程中应监测血药浓度，并据以调整剂量。⑤避免用于重症肌无力患者。慎用于帕金森病和其他肌无力患者。⑥不可用于眼内或结膜下给药，可能引起黄斑坏死。

【药物商品及其他信息】 片剂：20mg（2万单位）、40mg（4万单位）。缓释片：40mg（4万单位）。颗粒剂：10mg（1万单位）、40mg（4万单位）。注射剂：1ml∶20mg（2万单位）、1ml∶40mg（4万单位）、2ml∶40mg（4万单位）、2ml∶80mg（8万单位）。滴眼液：8ml∶40mg（4万单位）。

【贮存】 密闭，在凉暗处保存。

阿米卡星 Amikacin

【别名】 丁胺卡那霉素、阿米卡霉素。

【性状】 阿米卡星原粉为白色或类白色结晶性粉末，几乎无臭，易溶于水。在乙醇中几乎不溶。

【作用与适应证】 本品为氨基糖苷类抗生素。对多数肠杆菌属细菌、铜绿假单胞菌、部分其他假单胞菌、不动杆菌属、产碱杆菌属、脑膜炎球菌、淋球菌、流感杆菌、耶尔森菌属、胎儿弯曲菌、结核分枝杆菌及某些分枝杆菌属都有较好的抗菌作用。

阿米卡星常用剂型包括注射剂、洗剂、滴眼液。其中，注射剂适用于敏感菌所致的严重感染，如菌血症、败血症、细菌性心内膜炎、下呼吸道感染、骨或关节感染、胆道感染、腹腔感染、复杂性尿路感染、皮肤及软组织感染。洗剂用于敏感菌所致的严重外伤感染。滴眼液用于敏感菌所致的结膜炎、角膜炎等。

【不良反应】 听力减退、耳鸣或耳部饱满感；少数患者亦可发生眩晕、步履不稳等症状。听力减退一般停药后症状不再加重，但个别在停药后可能继续发展至耳聋。本品有一定肾毒性，患者可出现血尿、排尿次数减少或尿量减少、血尿素氮、血肌酐值增高等，大多系可逆性，停药后即见减轻，但亦有个别报道出现肾功能衰竭。软弱无力、嗜睡、呼吸困难等神经肌肉阻滞作用少见。其他不良反应有头痛、麻木、针刺感染、震颤、抽搐等。

【用药指导】 ①本品与其他氨基糖苷类合用、先后连续局部或全身应用，可使耳毒性、肾毒性及神经肌肉阻滞作用加重。②阿米卡星与神经肌肉阻断剂合用可加重神经肌肉阻滞作用，导致肌肉软弱、呼吸抑制等症状。③本品与头孢噻吩或头孢唑林局部或全身合用可能增加肾毒性。

【药物商品及其他信息】 注射剂：1ml∶50mg（5万单位）、1ml∶0.1g（10万单位）、2ml∶0.1g（10万单位）、2ml∶0.2g（20万单位）。

【贮存】 密闭，在凉暗处保存。

二、多肽类抗生素

多肽类抗生素（polypeptide antibiotics）是具有多肽结构特征的一类抗生素。包括多黏菌素类、杆菌肽类和万古霉素类。

1. 多黏菌素类 是1947年从多粘芽孢杆菌培养液中获得的一组抗生素，包括多黏菌素A、多黏菌素B、多黏菌素C、多黏菌素D、多黏菌素E等，但临床仅用多黏菌素B和多黏菌素E。多黏菌素B是一个广谱的抗生素，对铜绿假单胞菌、大肠埃希菌、克雷伯菌及嗜血杆菌等多种细菌有抑制作用，对其他抗生素耐药的菌株，本品也敏感，临床使用的多是硫酸制剂，主要用于革兰阴性菌感染所致疾病，多黏菌素E也有类似的抗菌作用。也可用于局部感染治疗。

本类药物的不良反应，主要包括以下内容。①神经系统毒性：轻者表现为头晕、面部麻木和周围神经炎，严重时出现意识混乱、昏迷、共济失调等，也可出现可逆性神经症状。②肾毒性：是多黏菌素类药物最显著的不良反应，主要表现为蛋白尿、血尿和管型尿，毒性进一步加重时可出现血清肌酐及尿素氮升高，直至急性肾小管坏死，停药常可恢复。由于肾毒性大，已被其他更安全的抗菌药取代。③过敏反应：偶可见过敏性休克、哮喘及速发型皮疹等，青霉素过敏者有5%～10%对头孢菌素有交叉过敏反应。静脉给药可发生静脉炎。

本类药物不宜与其他有肾毒性的药物合用，也不宜与肌肉松弛剂或麻醉药合用；与能酸化尿液的药物合用，可增强其抗菌活性。

2. 杆菌肽类 为白色或淡黄色的粉末；无臭，味苦；引湿性；易被氧化剂破坏，在溶液中能被多种重金属盐类沉淀。本品在水中易溶，在乙醇中溶解，在丙酮、氯仿或乙醚中不溶，抗菌谱与青霉素相似，对革兰阳性菌和阴性球菌、肺炎双球菌、葡萄球菌、淋球菌、脑膜炎双球菌及螺旋体等均有杀菌作用。其作用机制不仅作用于细胞壁，也影响原生质体，对细胞膜也有损坏作用，影响其渗透性。

本品对肾脏毒性大，临床应用受到限制，现已不作全身用药，仅局部应用。也可口含，治疗口咽部感染。

3. 万古霉素类 主要通过抑制病原菌细胞壁的合成起到抗菌功效，也可以通过改变细胞膜的通透性起到抗菌作用，对病原菌RNA也具有一定的作用。主要对革兰阳性菌有抗菌活性，对革兰阴性杆菌、立克次体、衣原体等引起的感染无效。尤其对耐甲氧西林金黄色葡萄球菌有比较好的治疗效果，对其他耐药的阳性球菌也具有较好的抗菌作用，如金葡菌凝固酶阴性、葡萄球菌及其他阳性菌所导致的感染等。可用于治疗阳性菌所致的肺炎、肺脓肿、胸膜炎、脑膜炎、败血症、感染性心内膜炎、骨髓炎、关节炎、手术创伤的感染等，也可用于治疗假膜性肠炎，还可在安装心脏导管、静脉导管等装置时用于预防感染。

万古霉素毒副作用比较大，有很强的耳毒性和肾毒性，还有人会过敏，甚至引起过敏性休克，从而限制其临床应用。在使用时需要注意不可以进行肌内注射，多为静脉输液且浓度不能过高（每毫升小于5mg），同时输液时速度要慢，滴速过快可能会出现红人综合征。对万古霉素药物过敏的患者、妊娠期、哺乳期妇女都不建议使用，老年人、儿童及肝肾功能不全的患者需要慎用。

万古霉素　Vancomycin

【别名】 盐酸万古霉素。

【性状】本品为白色或类白色粉末或疏松块状物。

【作用与适应证】万古霉素抗菌谱较窄，主要用于治疗对于耐甲氧西林金黄色葡萄球菌、耐青霉素肺炎链球菌等多重耐药菌株的严重感染尤为适宜。

本品静脉滴注主要用于治疗对甲氧西林耐药的葡萄球菌引起的感染，对青霉素过敏的患者及不能使用其他抗生素(包括青霉素、头孢菌素类，或使用后治疗无效的葡萄球菌、肠球菌和棒状杆菌、类白喉杆菌属等)感染患者，如心内膜炎、骨髓炎、败血症或软组织感染等。也可用于防治血液透析患者发生的葡萄球菌属所致的动、静脉血分流感染。本品口服用于治疗由于长期服用广谱抗生素所致难辨梭状杆菌引起的假膜性结肠炎或葡萄球菌性肠炎。

【不良反应】静脉快速滴注，可能发生类似过敏性反应，如低血压、喘息、呼吸困难、荨麻疹、瘙痒、身体上部的潮红或疼痛，以及胸部和背部的肌肉抽搐。肾毒性。耳毒性等。

【用药指导】①药品口服不吸收，静脉滴注时必须先用注射用水溶解，滴注时间不得少于1小时。静脉滴注过快有皮肤反应，浓度过高可致血栓性静脉炎；肌内注射可致剧烈疼痛，故不可肌内注射。②有严重耳毒性及肾毒性，故只宜短期用于抢救。

【药物商品及其他信息】注射剂：0.4g（40万单位）、0.5g（50万单位）。

【贮存】密封，在2～8℃保存。

去甲万古霉素 Norvancomycin

去甲万古霉素抑制细菌细胞壁糖肽聚合物的合成，因而妨碍细胞壁的形成。对化脓性球菌、肺炎链球菌、金黄色葡萄球菌、表皮葡萄球菌等有强力的抗菌作用。对厌氧链球菌、炭疽杆菌、白喉杆菌等也有一定的敏感性，如心内膜炎、败血症、假膜性肠炎等。对革兰阴性菌、分枝杆菌、拟杆菌、真菌不敏感。口服不吸收，静脉给药。常规剂量使用副作用发生概率小，但输入速度过快、大剂量和长时间应用易发生严重的耳毒性和肾毒性，肾功能不全者禁用。

第五节 四环素类与氯霉素类抗生素

一、四环素类抗生素

四环素类抗生素是由放线菌产生的一类广谱抗生素，其结构均含氢化并四苯母核。按抗菌的作用强弱依次是米诺环素、多西环素、美他环素、金霉素、四环素和土霉素。

本类药物抗菌谱广，高浓度时具有杀菌作用。对革兰阳性菌的作用优于革兰阴性菌，但肠球菌属对其耐药。其他如放线菌属、炭疽杆菌、单核细胞增多性李斯特菌、梭状芽孢杆菌、奴卡菌属等对本品敏感。

四环素 Tetracycline

【别名】盐酸四环素。

【性状】本品为黄色结晶性粉末，无臭，略有引湿性，遇光色渐变深，在碱性溶液中易破坏失效，在水中溶解，在乙醇中微溶，在乙醚中不溶。

【作用与适应证】 四环素是一种纯天然的抗生素，能快速抑制细菌生长，通过干扰细菌蛋白质的合成来发挥作用，高浓度杀菌。对革兰阳性菌、阴性菌、立克次体、支原体、衣原体、某些螺旋体均有抑制作用。还可以与其他药物联合应用，治疗幽门螺杆菌感染导致的消化道溃疡。对伤寒、结核、真菌和病毒无效。

本品临床应用的剂型包括片剂、胶囊剂、眼膏剂和软膏剂。其中，片剂、胶囊剂，用于立克次体病、衣原体属感染、支原体属感染、回归热等，眼膏剂用于敏感病原菌所致结膜炎、眼睑炎、角膜炎、沙眼等，软膏剂用于敏感革兰阳性菌、革兰阴性菌所致的皮肤表面感染。

【不良反应】 恶心、呕吐。肝毒性。变态反应。溶血性贫血。中枢神经系统反应。肾毒性。

【用药指导】 ①对四环素类药物过敏者禁用，妊娠期、哺乳期妇女及8岁以下儿童禁用。②各种四环素类药物间可产生交叉过敏反应。③长期用药期间应定期随访检查血常规及肝肾功能。④为避免食道溃疡和减少胃肠道刺激症状，应用本品时应饮用足量水。⑤本品宜空腹口服，以避免食物对吸收的影响。

【药物商品及其他信息】 片剂：0.125g、0.25g。胶囊剂：0.25g。注射剂：0.125g、0.25、0.5g。

【贮存】 遮光、密封、在干燥处保存。

多西环素　Doxycycline

【别名】 强力霉素。

【性状】 常用其盐酸盐，为淡黄色或黄色结晶性粉末；臭，味苦。在水中或甲醇中易溶，在乙醇或丙酮中微溶，在氯仿中不溶。

【作用与适应证】 本品为广谱抑菌剂，高浓度时具有杀菌作用。

用于治疗立克次体病，如流行性斑疹伤寒、地方性斑疹伤寒、落基山斑点热、恙虫病和Q热；支原体属感染；衣原体属感染，包括鹦鹉热、性病淋巴肉芽肿、非特异性尿道炎、输卵管炎、宫颈炎及沙眼；回归热；布鲁菌病；霍乱；兔热病；鼠疫；软下疳等。

【不良反应】 牙齿变色；肝毒性、偶发胰腺炎；过敏反应；二重感染；可使人体内正常菌群减少，并致维生素缺乏、真菌繁殖，出现口干、口角炎等。

【用药指导】 ①妊娠晚期、婴儿期及8岁前儿童禁用。②服药后避免暴露于太阳光和紫外灯照射下，避免光敏反应的发生。③若发生二重感染，应停用本品并予以相应治疗。④长期用药时应定期随访检查血常规及肝功能。

【药物商品及其他信息】 片剂：0.05g、0.1g。胶囊剂：0.1g。

【贮存】 密封，在阴凉干燥处保存。

▶知识拓展

四环素牙

四环素牙（tetracycline pigmentation teeth）是一种在牙齿发育期中因四环素类药物使用不当所致的内源性永久性着色。四环素类药物包括四环素、金霉素、地美环素（去甲金霉素）和土霉素（地霉素），尤以四环素作用最为明显。由于是广谱抗生素，因而应用甚广，影响也大。四环素牙属于口腔科疾病。病因是在牙的发育矿化期服用四环素族药物，被结合到牙组织内，使牙着色，还可在母体通过胎盘引起乳牙着色。四环素牙刚萌出时呈黄色，在紫外光下泛荧光，随着牙本质内四环素被氧化而逐渐失去荧光性质，牙齿颜色由黄色变为棕褐色或深灰色。四环素族药物除引起牙着色外，还可沉积于骨骼以至指甲等，甚至引起釉质发育不全。早在1963年，美国食品与药品监督管理局已针对四环素在8岁以前儿童牙形成期中可能产生的影响发出警告，但仍有许多人受累。

二、氯霉素类抗生素

氯霉素 （Chloramphenicol）

【别名】 左霉素、氯胺苯醇、氯丝霉素、左旋霉素。

【性状】 本品为白色或微带黄绿色的针状、长片状结晶或结晶性粉末，味苦。本品在甲醇、乙醇、丙酮或丙二醇中易溶，在水中微溶。

【作用与适应证】 氯霉素具有广谱抗菌作用。敏感菌有肠杆菌属细菌及炭疽杆菌、肺炎球菌、链球菌、李斯特菌、葡萄球菌等。衣原体、钩端螺旋体、立克次体也对本品敏感。因对造血系统有严重不良反应，需慎重使用。

临床用于敏感伤寒菌株所致伤寒、副伤寒感染。耐氨苄西林的B型流感嗜血杆菌脑膜炎或对青霉素过敏患者的肺炎链球菌、脑膜炎奈瑟菌脑膜炎、敏感的革兰阴性杆菌脑膜炎。脑脓肿。严重厌氧菌感染，如脆弱拟杆菌所致感染等。

【不良反应】 抑制骨髓造血。二重感染。少数患者可出现皮疹及血管神经性水肿等过敏反应。灰婴综合征。

【用药指导】 ①对本品及氯霉素类药物过敏者禁用。②早产儿及出生两周以内新生儿应避免使用。③肝肾功能损害患者宜避免使用本品。③妊娠末期或分娩期不宜应用本品；哺乳期妇女必须应用时，应暂停哺乳。

【药物商品及其他信息】 片剂：0.05g、0.125g、0.25g。胶囊剂：0.125g、0.25g。滴耳液：5ml∶0.125g、10ml∶0.25g。眼膏剂：1%、3%。

【贮存】 密封保存。

▶**知识拓展**

灰婴综合征

灰婴综合征是氯霉素的严重不良反应之一。是指在妊娠期，尤其是妊娠末期和临产的24小时内孕母使用氯霉素，可致出生的新生儿出现呕吐、呼吸急促或不规则、皮肤发灰、低体温、软弱无力等症状，甚至造成死亡。发病最初24小时内表现呕吐、拒哺、呼吸不规则且快、腹部膨胀等，病情危重。24小时后，病儿软弱，皮肤转为灰色，体温下降，循环衰竭等。死亡率约为40%。大龄儿童和成人在用药剂量过大或肝功能不全时也可发生。但恢复者常无后遗症。

故婴儿、妊娠期、哺乳期妇女应禁用氯霉素。

第六节　其他抗生素

抗生素中还有其他几类，如林可酰胺类（克林霉素、林可霉素）及其他类（如磷霉素）等抗生素。它们的结构、作用机制各异。但是具有细菌不易产生耐药性、与其他抗生素无交叉耐药性等特点，因此具有一定的临床使用价值。该类药物不宜与氯霉素、大环内酯类药合用，以免竞争相同的结合部位而相互抵抗。

克林霉素　Clindamycin

【别名】 林大霉素、氯林霉素、盐酸克林霉素、盐酸氯洁霉素。

【性状】 其盐酸盐为白色结晶性粉末；无臭。在水中极易溶解，在甲醇或吡啶中易溶，在乙醇中微溶，在丙酮或氯仿中几乎不溶。

【作用与适应证】 克林霉素属于林可霉素类抗菌药，用于治疗由敏感厌氧菌、链球菌、肺炎球菌、葡萄球菌的敏感菌引起的严重感染。

主要用于厌氧菌引起的腹腔和妇科感染。还用于敏感的革兰阳性菌引起的呼吸道、急慢性关节和软组织、骨组织、胆道等感染及败血症、心内膜炎等。本品是金黄色葡萄球菌骨髓炎及关节感染的首选治疗药物。

本品适用于中耳炎、鼻窦炎、化脓性扁桃体炎、肺炎、皮肤软组织感染等。

【不良反应】 胃肠道反应、皮疹、白细胞减少、转氨酶升高、二重感染、假膜性结肠炎，也可有呼吸困难、唇部肿胀、鼻黏膜肿胀、流泪等。

【用药指导】 ①本品与林可霉素有交叉耐药性，对克林霉素或林可霉素有过敏史者禁用。②肠道疾病或有既往史者，肝、肾功能减退者应慎用。③用药期间如出现假膜性肠炎，应立即停药。

【药物商品及其他信息】 胶囊剂：0.075g、0.1g、0.15g。

【贮存】 密封保存。

磷霉素　Fosfomycin

【别名】 赐福美仙。

【性状】 钙盐为白色结晶性粉末，无味，微溶于水，不溶于甲醇、丙酮、乙醚或氯仿中，其4mg/ml溶液pH为8～10。钠盐为白色结晶性粉末，略带咸味，有引湿性，极易溶于水，溶解时放热，微溶于甲醇，几乎不溶于丙酮、乙醚或氯仿中；70mg/ml水溶液的pH为8.5～10.5。

【作用与适应证】 磷霉素主要是抑制细菌细胞壁的早期合成。细菌的细胞壁对于维持细菌细胞的形状、抵抗外界渗透压等起着关键的作用。磷霉素可以阻碍N-乙酰胞壁酸合成，N-乙酰胞壁酸是细菌细胞壁肽聚糖合成的重要成分。通过这种方式，磷霉素破坏细菌细胞壁的完整性，使得细菌在相对低渗的环境中，因细胞壁缺损，水分不断进入细胞内，最终导致细菌膨胀、破裂死亡。

本品可用于泌尿系统感染、肠道感染、皮肤软组织感染、呼吸道感染等。

【不良反应】 本品较为常见的不良反应是恶心、呕吐、食欲减退等消化道不良反应。偶见过敏反应，如红斑、丘疹、伴有瘙痒，严重者出现过敏性休克。白细胞计数减少或血小板计数减少。肝功能异常。静脉注射时，会引起静脉炎。肌内注射，会出现局部硬结、疼痛等。

【用药指导】 妊娠期妇女慎用。磷霉素钠的含钠量约为25%，心肾功能不全及高血压等患者慎用。

【药物商品及其他信息】 颗粒剂：0.1g（10万单位）、0.5g（50万单位）。片剂：0.1g（10万单位）、0.2g（20万单位）、0.25g（25万单位）、0.5g（50万单位）。胶囊剂：0.1g（10万单位）、0.125g（12.5万单位）、0.2g（20万单位）。注射剂：0.1g（100万单位）、2.0g（200万单位）、3.0g（300万单位）、4.0g（400万单位）。

【贮存】 密闭，在阴凉干燥处保存。

林可霉素 Lincomycin

林可霉素作用于敏感菌核糖体的50S亚基，通过阻止肽链的延长，从而抑制细菌细胞的蛋白质合成。主要对革兰阳性菌及厌氧菌有良好的抗菌活性。由于其作用机制与红霉素等大环内酯类抗生素相似，因此林可霉素和大环内酯类抗生素之间存在部分交叉耐药性。主要用于葡萄球菌、化脓性链球菌、肺炎球菌及厌氧菌所致的呼吸道感染、皮肤软组织感染、女性生殖道及盆腔感染和厌氧菌所致的腹腔感染等。

第七节 磺 胺 类

磺胺类药物为人工合成的抗菌药，1935年磺胺类药物正式应用于临床。具有抗菌谱广、性质稳定等特点。根据临床使用情况，磺胺类药物可分为三类。

1. 肠道易吸收的磺胺类药物 主要用于全身感染，如败血症、尿路感染、伤寒、骨髓炎等。根据药物作用时间的长短分为短效类、中效类和长效类。短效类在肠道吸收快，排泄快，半衰期为5～6小时，每日需服4次，如磺胺二甲嘧啶（SM2）、磺胺异噁唑（SIZ）；中效类的半衰期为10～24小时，每日服药2次，如磺胺嘧啶（SD）、磺胺甲噁唑（SMZ）；长效类的半衰期为24小时以上，如磺胺甲氧嘧啶（SMD）、磺胺二甲氧嘧啶（SDM）等。

2. 肠道难吸收的磺胺类药物 能在肠道保持较高的药物浓度。主要用于肠道感染如菌痢、肠炎等，如柳氮磺吡啶（Sulfasalazine）。

3. 外用磺胺类药物 主要用于灼伤感染、化脓性创面感染、眼科疾病等，如磺胺醋酰（SA）、磺胺嘧啶银（SD-Ag）、磺胺米隆（SML）。常用外用磺胺类药物如表3-2所示。

表3-2 常用外用磺胺类药物

药品名称	作用与适应证	药物商品及其他信息	用药指导
磺胺嘧啶银Sulfadiazine Silver（SD-Ag）	本品为外科用药类非处方药药品。具有抗菌及收敛的双重作用，适用于预防和治疗小面积、轻度烧烫伤继发创面感染	软膏剂：500g∶5g。乳膏剂：10g∶0.1g，20g∶0.2g，50g∶0.5g，500g∶5g局部外用，直接涂于创面或将乳膏制成油纱布敷用。一日1次	对磺胺类药物及银盐过敏者禁用。妊娠期及哺乳期妇女慎用。本品可能引起新生儿贫血和核黄疸，故新生儿不宜使用。肝肾功能减退者慎用。用量不宜过大，以免增加吸收中毒
磺胺嘧啶锌Sulfadiazine Zinc（SD-Zn）	用于预防及治疗Ⅱ、Ⅲ度烧伤继发创面感染。外用	凝胶剂：直接、均匀涂布于清洁皮肤创面，一日1次；软膏剂：用灭菌生理盐水清洁创面后，将软膏直接涂于创面上	对磺胺类药物过敏者禁用，如用量过大，用时过长，注意检查肾功能
磺胺醋酰钠Sulfacetamide Sodium（SA-Na）	本品为五官科用药类非处方药，用于眼结膜炎、睑缘炎和沙眼	滴眼液，8ml：1.2g。外用。滴眼，一次1～2滴，一日3～5次	偶见眼睛刺激或过敏反应。对本品和磺胺类药过敏者禁用。滴眼时瓶口勿接触眼睛
醋酸磺胺米隆Mafenide Acetate	用于预防或治疗Ⅱ、Ⅲ度烧伤后继发创面感染	醋酸磺胺米隆溶液：5%；10%。醋酸磺胺米隆乳膏：5%；10%。外用，5%或10%溶液湿敷，或5%、10%乳膏剂涂敷，每日1次	对本品有过敏史者及对磺胺类任一药物有过敏史者禁用

磺胺嘧啶 Sulfadiazine

【别名】 磺胺哒嗪、SD。

【性状】 白色或类白色的结晶或粉末；无臭，无味，遇光色渐变暗。本品在乙醇或丙酮中微溶，在水中几乎不溶；在氢氧化钠试液或氨试液中易溶，在稀盐酸中溶解。

【作用与适应证】 本品为广谱抗菌药，具有较强抗菌活性。通过与对氨基苯甲酸（PABA）竞争细菌的二氢叶酸合成酶，导致细菌体内叶酸合成受阻而使细菌的生长、繁殖受挫。

可用于脑膜炎双球菌、肺炎球菌、淋球菌、溶血链球菌感染的治疗，能通过血脑屏障进入脑脊液，曾作为治疗流行性脑膜炎的首选药。

【不良反应】 轻者可出现恶心、呕吐及眩晕等副作用，但不影响用药。过敏性反应以药物热、皮疹为多见，偶见剥脱性皮炎、光敏性皮炎、重症多形红斑等严重反应。长期大剂量服用可出现粒细胞减少、血小板减少，偶见再生障碍性贫血和肝损害。大剂量服药期间，在肾及尿道可能出现原药乙酰化物结晶而导致结晶尿，甚至血尿。

【用药指导】 ①对磺胺类药物过敏者禁用。妊娠期、哺乳期妇女禁用。2个月以内婴儿禁用。肝肾功能不良者禁用。②服药期需多饮水，必要时同服碳酸氢钠以增加药物排泄，减少对肾脏的不良作用。

【药物商品及其他信息】 片剂：0.2g、0.5g。软膏剂：10g∶0.5g、10g∶1g。混悬液：10%（g/ml）。眼膏剂：5%。注射剂：2ml∶0.4g、5ml∶1g。

【贮存】 遮光，密闭保存。

甲氧苄啶　Trimethoprim

【别名】 甲氧苄胺嘧啶、TMP。

【性状】 本品为白色或类白色结晶性粉末；无臭，味苦。本品在氯仿中略溶，在乙醇或丙酮中微溶，在水中几乎不溶；在冰醋酸中易溶。

【作用与适应证】 本品抗菌谱广，但细菌较易产生耐药性，很少单独使用。该品是细菌二氢叶酸还原酶抑制剂，磺胺药可抑制二氢叶酸合成酶。两者合用，可使细菌的叶酸代谢受到双重阻断，故该品有磺胺增效剂之称。

本品抗菌范围和磺胺类药物相近。与磺胺类药物联合使用时，可增强其疗效几倍到几十倍。一般不单独使用，与磺胺甲噁唑按1∶5的比例使用，可治疗败血症、白痢、伤寒、霍乱等。还可用于球虫病的防治。

【不良反应】 本品对叶酸代谢的干扰可产生血液系统不良反应。瘙痒、皮疹等过敏反应。胃肠道反应。偶可发生无菌性脑膜炎，表现为头痛、颈项强直、恶心等。

【用药指导】 ①新生儿、早产儿禁用。②严重肝肾疾病、血液病患者及对本品过敏者禁用。③老年患者应用本品易出现叶酸缺乏症，用药量应酌减。

【药物商品及其他信息】 片剂：0.1g。注射剂：2ml∶0.1g。

【贮存】 遮光、密封保存。

磺胺甲噁唑　Sulfamethoxazole

【别名】 新诺明。

【性状】 所含的磺胺唑为白色结晶性粉末，无臭，味微苦。几乎不溶于水，溶于稀盐酸、氢氧化钠试液或氨试液中。

【作用与适应证】 抗菌谱与磺胺嘧啶相似，但抗菌作用较强。抗菌谱广，本品能杀灭多种细菌。

主要用于敏感菌引起的尿路感染、呼吸系统感染、肠道感染、胆道感染及局部软组织或创面感染等。

【不良反应】 泌尿系统损害。恶心、呕吐、头痛、头晕等。药物热、皮疹等药疹性过敏反应，为本品比较常见的不良反应，严重者可发生渗出性多形红斑、剥脱性皮炎及大疱表皮松解萎缩性皮炎等。

【用药指导】 ①本品极易引起结晶尿，所以在服用时要大量饮水或配合碳酸氢钠片同时服用，防止肾损害发生。②药疹性过敏反应，严重者可发生渗出性多形红斑、剥脱性皮炎及大泡表皮松解萎缩性皮炎等。③新生儿、早产儿及临产妇不宜服用。④重度肝肾功能损害者禁用本品。

【药物商品及其他信息】 片剂：0.5g。胶囊剂：0.24g。颗粒剂：0.1g。注射剂：0.4g。

【贮存】 遮光、密闭保存。

第八节 喹诺酮类

喹诺酮类，又称吡酮酸类或吡啶酮酸类，是一类人工合成的抗菌药，属广谱抗菌药。通过抑制细菌DNA的合成来达到抗菌效果。对于需氧的革兰阳性菌和革兰阴性菌都有良好的抗菌作用，而且在体内分布较广，在多数组织体液中的药物浓度高于血药浓度。广泛用于泌尿生殖系统疾病、胃肠道疾病、呼吸道疾病、皮肤组织疾病，以及革兰阴性菌感染的治疗。是目前临床上治疗细菌感染性疾病的重要抗菌药。

喹诺酮类药物按发明先后及其抗菌性能的不同，分为第一、第二、第三、第四代喹诺酮类药物。喹诺酮类药物的分类、特点及代表药物如表3-3所示。

表3-3 喹诺酮类药物的分类、特点及代表药物

分类	特点	代表药物名称
第一代	开发于20世纪60年代，只对大肠埃希菌、痢疾杆菌、克雷伯菌、少部分变形杆菌有抗菌作用，毒性大，疗效不佳，现已基本淘汰	萘啶酸、吡咯酸
第二代	开发于20世纪70年代初，抗菌谱有所扩大，对革兰阴性杆菌有效，因疗效差、易产生耐药性，目前已少用	吡哌酸、西诺沙星
第三代	开发于20世纪80年代，抗菌谱进一步扩大，对葡萄球菌、革兰阳性菌也有抗菌作用，对革兰阴性菌抗菌作用加强	诺氟沙星、环丙沙星、氧氟沙星、左氧氟沙星
第四代	开发于20世纪90年代后期，抗菌谱更大，保留第三代特点，增加了抗厌氧菌活性，不良反应更少，但价格较贵	莫西沙星、加替沙星、克林沙星等

目前临床应用较多的为第三代喹诺酮类药物，抗菌谱广，对葡萄球菌等革兰阳性菌有抗菌作用，对一些革兰阴性菌的抗菌作用也在不断增强。因其化学结构中引入了氟原子，故也称氟喹诺酮类。第三代喹诺酮类药物包括诺氟沙星、氧氟沙星、左氧氟沙星、环丙沙星、培氟沙星、芦氟沙星、司帕沙星、氟罗沙星、洛美沙星等。

第三代喹诺酮类药物的共同作用特点是：抗菌谱广；多数口服吸收良好，体内分布广；血浆蛋白结合率高；血浆半衰期相对较长；不良反应少，耐受良好；其临床应用范围比较广，广泛用于敏感菌所致的呼吸道、消化道、泌尿道等感染的治疗。

第三代喹诺酮类药物的不良反应主要包括：胃肠道反应有恶心、呕吐、不适、疼痛等。中枢神经系统反应有头痛、头晕、睡眠不良等，甚至可致精神症状，可诱发癫痫，因而有癫痫病史者慎用。另外还有光敏反应，因此这类药物服药期间，要避免紫外线和日光照射。还有关节损伤与跟腱炎，这类药物可影响软骨的发育，所以妊娠期妇女和未成年人不可使用。大剂量或长期应用本类药物易致肝损害、假膜性肠炎、胃肠道反应、结晶尿，尤其在碱性尿中更易发生。

环丙沙星 Ciprofloxacin

【别名】 环丙氟哌酸、适普灵。

【性状】 本品为白色或微黄色结晶性粉末；几乎无臭。本品在醋酸中溶解，在乙醇中极微溶解，在水中几乎不溶。临床常用其盐酸盐。

【作用与适应证】 本品为第三代喹诺酮类抗菌药，具广谱抗菌活性，杀菌效果好，几乎对所有细菌的抗菌活性均较诺氟沙星及依诺沙星强2～4倍，对肠杆菌、铜绿假单胞菌、流感嗜血杆菌、淋球菌、链球菌、军团菌、金黄色葡萄球菌具有抗菌作用。

适用于克雷伯菌属、肠杆菌、变形杆菌属等所致呼吸道感染。中耳炎、鼻窦炎。眼部、肾、尿道、肠道、皮肤与软组织、骨与关节感染。败血症、菌血症等。还可用于免疫系统低下（免疫抑制或白细胞减少）患者的感染或感染的预防。

【不良反应】 腹部不适或疼痛、腹泻、恶心或呕吐等胃肠道反应。头晕、头痛、嗜睡或失眠等中枢神经系统反应。皮疹、皮肤瘙痒等过敏反应，少数患者有光敏性皮炎。偶发癫痫、间质性肾炎、结晶尿、关节疼痛等。

【用药指导】 ①本品为处方药，在医生的指导下使用。②有癫痫或中枢神经系统疾病既往史者慎用。③用药期间密切监测肝功能。④用药期间避免饮酒或含有乙醇的饮料。

【药物商品及其他信息】 片剂：0.25g、0.5g。胶囊剂：0.25g。滴眼液：5ml∶15mg、8ml∶24mg。注射剂：2ml∶0.1g、5ml∶0.1g、5ml∶0.2g、10ml∶0.1g、20ml∶0.2g。凝胶剂：30mg∶10g。

【贮存】 遮光、密封保存；滴眼液应遮光、密闭，在阴凉处保存。

左氧氟沙星 Levofloxacin

【别名】 可乐必妥、来立信、利复星。

【性状】 本品为黄色或灰黄色结晶性粉末；无臭，有苦味。微溶于水、丙酮、乙醇、甲醇，极易溶于乙酸中。

【作用与适应证】 本品为氧氟沙星的左旋体，其体外抗菌活性约为氧氟沙星的两倍。其作用机制是通过抑制细菌DNA旋转酶的活性，阻止细菌DNA的合成和复制而导致细菌死亡。本品具有广谱抗菌作用，抗菌作用强，对多数肠杆菌科细菌，如大肠埃希菌、克雷伯菌属、变形杆菌属、沙门菌属、金黄色葡萄球菌、肺炎链球菌等有较强的抗菌活性。

本品适用于敏感细菌所致的呼吸系统感染、泌尿生殖系统感染、胃肠道感染、伤寒、骨和关节感染、皮肤软组织感染、败血症等全身感染。

【不良反应】 胃肠道反应。皮疹、皮肤瘙痒。头痛、嗜睡或失眠。烦躁不安、血尿、静脉炎、关节疼痛等，少数患者可发生血清氨基转移酶升高。

【用药指导】 ①对本品过敏者、妊娠及哺乳期妇女、18岁以下患者禁用。②肾功能减退者需减量应用，高龄患者亦需酌情减量。

【药物商品及其他信息】 胶囊剂：0.1g、0.2g、0.25g。片剂：0.1g、0.2g、0.5g。滴眼液：5ml∶24.4mg。

【贮存】 遮光、密封，室温保存。

诺氟沙星 Norfloxacin

【别名】 力醇罗、氟哌酸、淋克星。

【性状】 本品为类白色至淡黄色结晶性粉末，无臭，有引湿性。本品在N,N-二甲基甲酰胺中略溶，在水或乙醇中极微溶解，在醋酸、盐酸或氢氧化钠溶液中易溶。

【作用与适应证】 本品为氟喹诺酮类抗菌药，通过作用于细菌DNA螺旋酶的A亚单位，抑制DNA的合成和复制而导致细菌死亡。具广谱抗菌作用，尤其对需氧革兰阴性杆菌的抗菌活性高。用于枸橼酸杆菌属、阴沟肠杆菌、产气肠杆菌等肠杆菌属、大肠埃希菌、克雷伯菌属、变形菌属、对青霉素耐药的淋病奈瑟菌、流感嗜血杆菌和卡他莫拉菌等所致感染。

临床适用于敏感菌所致的尿路感染、淋病、前列腺炎、肠道感染和伤寒及其他沙门菌感染。

【不良反应】 腹部不适或疼痛、腹泻、恶心或呕吐。头晕、头痛、嗜睡或失眠。皮疹、皮肤瘙痒、渗出性多形红斑及血管神经性水肿等过敏反应，少数患者有光敏反应。癫痫、幻觉、意识障碍，血尿、静脉炎等偶可发生。

【用药指导】 ①本品对未成年人骨骼形成有延缓作用，会影响到发育。故禁止未成年人服用。②对本品及氟喹诺酮类药过敏的患者禁用。③本品宜空腹服用，并同时饮水250ml。④肾功能减退者，需调整给药剂量。⑤应用氟喹诺酮类药物应避免过度暴露于阳光，如发生光敏反应需停药。

【药物商品及其他信息】 片剂、胶囊剂：0.1g。滴眼液：8ml∶24mg。乳膏、软膏：10g∶0.1g、250g∶2.5g。

【贮存】 遮光、密封保存。

氧氟沙星 Ofloxacin

氧氟沙星为第三代喹诺酮类广谱抗菌药，抗菌作用强，对多数肠杆菌科细菌，如大肠埃希菌、沙门菌属、流感嗜血杆菌、嗜肺军团菌、淋病奈瑟菌等革兰阴性菌有较强的抗菌活性。其作用机制是通过抑制细菌DNA旋转酶的活性，阻止细菌DNA的合成和复制而导致细菌死亡。主要用于泌尿生殖系统、呼吸道、胃肠道、伤寒、骨和关节、皮肤软组织及败血症等全身感染。18岁以下儿童不宜使用；严重肾功能不全者、有癫痫病及脑动脉硬化者慎用；老年人及肾功能不全者应调整剂量；用药期间多饮水，避免过度暴露于阳光下。对本品或其他喹诺酮类药过敏者、妊娠期妇女、哺乳期妇女禁用。

依诺沙星 Enoxacin

依诺沙星是第三代的氟喹诺酮类抗生素，具有广谱、强效杀菌作用。八十年代已先后在日本、德国等用于治疗多种细菌性感染并获良好疗效，不良反应亦少见。用于治疗由敏感菌引起的泌尿生殖系统、呼吸道、胃肠道、伤寒、骨和关节、皮肤软组织、败血症等全身感染，还用于敏感菌引起的结膜炎、角膜炎等眼部感染。常用剂型有片剂、分散片剂、胶囊剂、注射剂、滴眼剂、乳膏剂。

加替沙星 Gatifloxacin

加替沙星通过抑制细菌的DNA旋转酶和拓扑异构酶Ⅳ，从而抑制细菌DNA复制、转录和修复过程。主要用于金黄色葡萄球菌、肺炎链球菌、大肠埃希菌、流感和副流感嗜血杆菌、肺炎克雷伯菌、肺炎衣原体、肺炎支原体等所致感染。

本品主要用于由敏感病原体所致急性鼻窦炎、社区获得性肺炎、尿路感染、急性肾盂肾炎、男性淋球菌性尿路炎症或直肠感染和女性淋球菌性宫颈感染。

洛美沙星 Lomefloxacin

洛美沙星抗菌作用较环丙沙星略差，但其体内抗菌活性，包括对大肠埃希菌、肺炎杆菌、铜绿假单胞菌和金葡菌的作用均明显优于诺氟沙星。

莫西沙星 Moxifloxacin

莫西沙星对革兰阴性菌、支原体、衣原体等均具有良好的抗菌活性。本品口服吸收良好，且不易产生耐药性。临床上用于治疗急性鼻窦炎、慢性支气管炎急性发作、社区获得性肺炎，以及皮肤和软组织感染。主要剂型有片剂、注射剂。

第九节 硝基呋喃类

硝基呋喃类药物为一种广谱抗生素，对大多数革兰阳性菌、革兰阴性菌、真菌和原虫等病原体均有杀灭作用。它们作用于微生物酶系统，抑制乙酰辅酶A，干扰细菌的氧化还原酶系统，影响DNA合成，从而起抑菌作用。

本类药物的共同特点为：①对许多需氧革兰阳性球菌和革兰阴性杆菌均具有一定抗菌作用，但对铜绿假单胞菌无活性；②细菌对之不易产生耐药性。③口服仅适用于肠道感染及下尿路感染；④局部用药时，药物接触脓液后仍保持抗菌效能。

硝基呋喃类药物常见的品种有以下四种：呋喃妥因、呋喃唑酮、呋喃他酮、呋喃西林。硝基呋喃类均为性质稳定的黄色粉末，无味或味微苦。

呋喃妥因 Nitrofurantoin

呋喃妥因几乎不溶于水，微溶于乙醇。为抑菌剂，多数大肠埃希菌、肠球菌对其敏感。血药浓度很低，不适用于全身感染的治疗，临床主要用于尿路感染的预防和治疗。常见消化道反应如恶心、呕吐、腹泻。偶见药物热、粒细胞减少等变态反应及头痛、头晕、嗜睡、多发性神经炎等神经系统症状。葡萄糖-6-磷酸脱氢酶（glucose-6-phosphate dehydrogenase，G6PD）缺乏者可出现溶血性贫血。

呋喃唑酮 Furazolidone

呋喃唑酮几乎不溶于水和乙醇，口服吸收少，肠内浓度高。主要用于细菌性痢疾和旅游者腹泻。也可用于伤寒、霍乱等。除胃肠道反应和过敏外，偶可引起溶血性贫血和黄疸。口服本品期间禁止饮酒，避免双硫仑样反应。

呋喃他酮 Furaltadone

呋喃他酮口服后在肠道不易吸收，故主要用于肠道感染，也可用于球虫病、组织滴虫病的治疗。

呋喃西林 Nitrofural

呋喃西林难溶于水，微溶于乙醇。临床仅用作消毒防腐药，用于皮肤及黏膜的感染，如化脓性中耳炎、化脓性皮炎、急慢性鼻炎、烧伤、溃疡等。对组织几乎无刺激，脓、血对其消毒作用无明显影响。局部用药时，药物接触脓液后仍保持抗菌效能。

硝基呋喃类药物具有严重的致癌、致畸胎等毒副作用，其他不良反应还包括恶心、呕吐、厌食等消化道症状、中枢神经系统症状等，用于6个月以上的患者，偶可引起间质性肺炎、假膜性肠炎。因其毒副作用大，且有更加优秀的品种可供选择，该类药物目前已较少使用。

第十节 硝基咪唑类

硝基咪唑类是一类人工合成的抗菌药，对厌氧菌及原虫有独特的杀灭作用，与其他抗生素联合应用于临床的各个领域。硝基咪唑类化合物是由咪唑在浓硫酸中硝化而得，5-硝基咪唑是重要医药中间体，如常用的抗感染药物甲硝唑、替硝唑、奥硝唑、塞克硝唑等。

替硝唑 Tinidazole

【别名】 甲硝磺酰咪唑、磺甲硝咪唑、替尼达唑。

【性状】 替硝唑为白色或淡黄色结晶或结晶性粉末，味微苦。本品在丙酮或氯仿中溶解，在水或乙醇中微溶。

【作用与适应证】 对原虫（溶组织阿米巴、阴道滴虫等）和厌氧菌有良好活性。用于阿米巴和兰氏贾第虫、消化球菌、消化链球菌、乳杆菌属、梭状芽孢杆菌属和难辨梭菌、脆弱类杆菌、梭杆菌属和费氏球菌属等所致感染。放线菌属和丙酸杆菌属等对本品耐药。其作用机制为抑制病原体DNA合成、并能快速进入细胞内。

本品常与其他抗需氧菌药物联合用以治疗各种厌氧菌引起的败血症、呼吸道感染、腹腔盆腔感染、不洁流产、蜂窝组织炎等，可获得满意效果。本品亦可与氨基糖苷类等抗生素联合用于预防外科结肠、直肠手术，口腔外科及妇产科等的术后感染。替硝唑治疗滴虫病、兰氏贾第虫病、阿米巴病等痊愈率可达90%以上。

【不良反应】 恶心、呕吐。眩晕。口腔金属味。深色尿。皮疹、瘙痒、荨麻疹、血管神经性水肿和暂时性白细胞减少。

【用药指导】 ①对替硝唑或对一般硝基咪唑类药物过敏者禁用；②妊娠期及哺乳期妇女禁用。③服用替硝唑，不能饮酒，避免发生双硫仑样反应。轻者会出现面部潮红、结膜充血、视物模糊、头痛、头晕、恶心、呕吐、胸闷等症状；严重者可导致心衰、心肌梗死、呼吸困难、血压下降、心率增快乃至休克等，会危及生命。

【药物商品及其他信息】 片剂、阴道片：0.5g。含片：2.5mg、5mg。阴道泡腾片：0.2g。胶囊剂：0.2g、0.25g、0.5g。栓剂：0.2g。

【贮存】 遮光，密封保存。

第十一节 抗结核病药

一、代表药物

目前临床应用的抗结核病药可以分为一线、二线两类。一线药物为杀菌剂，常用药物有异烟肼、利福平、吡嗪酰胺、乙胺丁醇、链霉素、利福霉素等；二线药物为抑菌剂，常用药物有对氨基水杨酸、氨硫脲、卷曲霉素、乙硫异烟胺等。对结核分枝杆菌有高度选择性，抗菌力强，如与其他抗结核药联用，则能延缓耐药性的发生并增强疗效。

异烟肼 Isoniazid

【别名】 异烟酰肼、雷米封。

【性状】 本品为无色结晶，或白色至类白色的结晶性粉末；无臭，味微甜后苦；遇光渐变质。本品在水中易溶，在乙醇中微溶，在乙醚中极微溶解。

【作用与适应证】 异烟肼对结核分枝杆菌有高度选择性，抗菌作用强，在0.025～0.05mg/L的浓度时均可抑菌，较高浓度（10mg/L）对繁殖期细菌有杀菌作用。

由于疗效佳、毒性小、价廉、口服方便，故被列为首选抗结核药。本品可单独使用，也可联合用药。异烟肼单用适用于各型结核病的预防。与其他抗结核药联合，适用于各型结核病的治疗，包括结核性脑膜炎及其他分枝杆菌感染。

【不良反应】 周围神经炎。深色尿。眼或皮肤黄染。食欲不佳。异常乏力或软弱。极少者有视物模糊或视力减退，合并或不合并眼痛（视神经炎）。发热、皮疹、血细胞减少及男性乳房发育等。本品偶可因神经毒性引起抽搐。

【用药指导】 ①用于结核病的预防与治疗，顿服，但要注意肝功能损害和周围神经炎的发生。维生素B_6可防治神经系统反应的发生，遇异烟肼急性中毒时，大剂量维生素B_6可对抗，并需进行其他对症治疗，停药后可逐步恢复正常。②利福平与异烟肼合用时可增加肝毒性的危险性，用药期间应定期检查肝功能。③如出现视神经炎不适症状，应立即就医。

【药物商品及其他信息】 片剂：50mg、100mg、300mg、500mg。注射剂：0.1g。

【贮存】 避光、密封，在干燥处保存。

利福平 Rifampicin

【别名】 甲哌利福霉素、力复平、利米定。

【性状】 本品为鲜红色或暗红色的结晶性粉末。无臭。在甲醇中溶解，在水中几乎不溶。

【作用与适应证】 利福平为利福霉素类半合成广谱抗菌药，是药酶诱导剂。利福平对革兰阳性和阴性细菌、部分非结核分枝杆菌、麻风杆菌和某些病毒均有抑制作用；利福平在低浓度时抑菌，高浓度时杀菌。对哺乳动物的酶无影响；利福平对细胞内外繁殖期和偶尔繁殖的结核分枝杆菌均具杀菌作用；利福平常与异烟肼联合应用，避免耐药性的产生。

本品与其他抗结核药联合用于各种结核病的初治与复治，可与万古霉素联合用于甲氧西林耐药葡萄球菌所致的严重感染。还可用于无症状脑膜炎奈瑟菌带菌者，以消除鼻咽部脑膜炎奈瑟菌；但不适用于脑膜炎奈瑟菌感染的治疗。

【不良反应】 胃肠道反应、肝毒性。间歇用药更易发生过敏反应，大剂量间歇疗法后偶可出现“流感样症候群”。部分患者服用本品后，大小便、泪液等可呈橘红色。

【用药指导】 ①酒精中毒、肝功能损害者慎用。婴儿、妊娠期和哺乳期妇女慎用。②为避免耐药性的产生，必须与其他抗结核药联合使用。③用药期间避免拔牙等手术，以免造成伤口愈合延迟。

【药物商品及其他信息】 注射剂：0.15g、0.45g、0.6g。片剂：0.15g。胶囊剂：0.15g、0.3g。

【贮存】 密封，在干燥阴暗处保存。

吡嗪酰胺　Pyrazinamide

【别名】 氨甲酰基吡嗪、吡嗪甲酰胺、异烟酰胺。

【性状】 本品为白色或类白色结晶性粉末。本品在水中略溶，在甲醇或乙醇中微溶。

【作用与适应证】 本品仅对分枝杆菌有效。本品的结构类似烟酰胺，进入细胞可起杀菌作用。在pH较低的条件下，抗菌活性较强，本品为二线抗结核药，与其他抗结核药无交叉耐药性。

主要用于经一线药物治疗无效的病例。单用本品易产生耐药性，需与其他抗结核药物联合应用。

【不良反应】 食欲减退、发热、异常乏力、眼或皮肤黄染等。病变关节皮肤拉紧发热。血尿酸增高，引起急性痛风发作。不良反应与剂量、疗程有关，目前应用常规剂量后，不良反应已少见。

【用药指导】 老年患者肝功能有所减退，用药量应酌减。饮酒可致利福平性肝毒性发生率增加，并增加利福平的代谢，需调整利福平剂量，并密切观察患者有无肝毒性出现。本品与异烟肼合用肝毒性发生危险增加。妊娠期妇女、3岁以下小儿禁用。用药期间定期检查肝功能。

【药物商品及其他信息】 片剂：0.25g、0.5g。胶囊剂：0.25g。

【贮存】 遮光，密封保存。

乙胺丁醇　Ethambutol

【别名】 乙二胺二丁醇。

【性状】 本品为白色结晶性粉末；无臭或几乎无臭；略有引湿性。在水中极易溶解，在乙醇中略溶，在三氯甲烷中极微溶解，在乙醚中几乎不溶。

【作用与适应证】 本品为合成抑菌二线抗结核药。对结核分枝杆菌和其他分枝杆菌具有较强的抑制作用。可用于经其他抗结核药物治疗无效的病例，应与其他抗结核药物联合应用，以增强疗效，并延缓细菌耐药性的产生。

【不良反应】 视神经损害。少见畏寒、关节肿痛和病变关节表面皮肤发热拉紧感。偶见胃肠道不适、恶心、呕吐、腹泻、肝功能损害、周围神经炎和过敏反应等。

【用药指导】 ①乙胺丁醇可透过胎盘，有致畸作用，妊娠期妇女慎用。②痛风、视神经炎、肾功能减退者慎用。③老年人往往伴有生理性肾功能减退，故应按肾功能调整用量。

【药物商品及其他信息】 片剂：0.25g。胶囊剂：0.25g。

【贮存】 片剂：遮光、密封保存。胶囊剂：遮光、密封，在干燥处保存。

链霉素　Streptomycin

链霉素是继青霉素后第二个生产并用于临床的抗生素。它的抗结核分枝杆菌的特效作用，开创了结核病治疗的新纪元。通过与结核分枝杆菌菌体核糖核酸蛋白体蛋白质结合，干扰结核分枝杆菌蛋白质合成，从而杀灭或抑制结核分枝杆菌的生长。主要不良反应有耳毒性、肾毒性和神经系统毒性。

主要制剂有：注射用无菌粉末，规格为0.75g（75万单位）、1.0g（100万单位）。

对氨基水杨酸钠　Sodium Aminosalicylate

对氨基水杨酸钠为二线抗结核药，主要用于结核菌感染的综合治疗。本品仅对分枝杆菌有效。单独应用迅速产生耐药性，因此必须联合用药。本品为对氨基苯甲酸（para-amino benzoic acid，PABA）的同类物，通过对叶酸合成的竞争性抑制作用而抑制结核分枝杆菌的生长繁殖。

不良反应较常见的有：胃肠道反应、过敏反应，也可引起胃溃疡及其出血、血尿、蛋白尿、肝功损害及粒细胞减少。

主要制剂：片剂，每片0.5g；注射用对氨基水杨酸钠，每瓶2g、4g、6g。

二、用药原则

抗结核病药的用药原则主要包括以下5点。

1. 早期用药　在感染结核分枝杆菌后，对所有检出和确诊患者应立即给予化学药物治疗，早期化学药物治疗，有利于迅速发挥杀菌作用，使病变吸收和减少传染性。

2. 联合用药　为增强疗效、降低药物毒性反应、缩短疗程、防止或延缓细菌耐药性的产生，在结核病治疗中特别强调采用两种以上的抗结核病药进行联合用药。

3. 适量用药　严格按照适当的药物剂量用药，药物剂量过少不能达到有效的血药浓度，影响治疗效果并产生耐药性，剂量过大容易产生药物毒素作用。

4. 规律用药　严格按照医生的要求，规律用药，不要漏服，不能停药。

5. 全程用药　初治患者疗程至少6～9个月，复治患者需延长疗程。保证完成规定的治疗，是提高治愈率和减少复发率的重要措施。

第十二节　抗麻风病药

防治麻风病的药物主要为氨苯砜、利福平和氯法齐明等。目前多采用联合疗法。

▶**知识拓展**

麻风病

麻风病是由麻风杆菌引起的一种慢性接触性毁容性的传染病，主要侵犯人体的皮肤和神经，绝少侵入内脏。患者多处发生溃疡，并可导致残疾，儿童最容易患病，这种病常常累及一个家庭中的多个成员。儿童、免疫力低下者是易感人群。

麻风病的传染方式主要是直接接触传染、间接接触传染、还可通过皮肤、呼吸道、消化道等侵入人体。

氨苯砜 Dapsone，DDS

【别名】 二氨基二苯砜、双氨基双苯砜。

【性状】 本品为白色或类白色的结晶或结晶性粉末；无臭。本品在丙酮中易溶，在甲醇中溶解，在乙醇中略溶，在水中几乎不溶，在稀盐酸中溶解。

【作用与适应证】 本品为砜类抑菌剂，对麻风杆菌有较强的抑菌作用，大剂量时具有杀菌作用。抗菌作用机制与磺胺类药物相似，作用于细菌的二氢叶酸合成酶，干扰叶酸的合成。此外，本品具有免疫抑制作用。

氨苯砜与其他抗麻风药联合用于由麻风分枝杆菌引起的各种类型麻风和疱疹样皮炎、脓疱性皮肤病、类天疱疮、坏死性脓皮病、复发性多软骨炎、环形肉芽肿、系统性红斑狼疮等。

【不良反应】 本品治疗初期，部分患者可产生轻度不适，如恶心、上腹不适、头痛、失眠等。贫血。剥脱性皮炎。“氨苯砜综合征”。急性中毒等。

【用药指导】 ①对本品及磺胺类药物过敏者禁用。②严重肝功能损害者禁用。③精神障碍者禁用。④严重贫血、G6PD缺乏症慎用或减量。⑤用药期间定期检查血常规、肝肾功能。

【药物商品及其他信息】 片剂：50mg∶100mg。注射剂：1.5ml∶0.225g；3ml∶0.45g；6ml∶0.9g。

【贮存】 片剂：密封保存。注射剂：遮光，密闭保存。

利福平 Rifampicin

利福平对麻风杆菌包括对氨苯砜耐药菌株有快速杀菌作用，用药数日至数周，菌体即碎裂呈粒变现象。临床应用600mg或1200mg后，在4天内即可杀灭99.9%的活菌，但仍需坚持长期治疗，单独使用易致耐药性。利福平是治疗麻风病联合疗法中的必要组成药。利福霉素类均有类似的抗麻风作用，以利福平为最常用。

氯法齐明 Clofazimine

氯法齐明又名氯苯吩嗪，对麻风杆菌有抑制作用，其作用机制为干扰核酸代谢，抑制菌体蛋白合成，作用较氨苯砜缓慢。本品还能抑制麻风结节红斑反应。口服微粒晶体后吸收率为50%～70%，迅速分布于体内各组织中；组织药物浓度高于血药浓度；其消除半衰期为70天，本品为联合疗法药物之一，或作为抗麻风反应治疗药物。主要副作用为皮肤色素沉着等。

第十三节 抗真菌药

真菌感染可分为浅表真菌感染和深部真菌感染两类。浅表真菌感染由各种癣菌侵犯皮肤、毛发、指（趾）甲等体表部位，发病率高，危害性较小，治愈率高。深部真菌感染则是由念珠菌和隐球菌侵犯内脏器官及深部组织造成的，发病率低，危害性大，不易治愈。

抗真菌药按化学结构分，可分为有机酸类、多烯类、氮唑类、烯丙胺类等。因抗真菌药主要用于皮肤浅部真菌感染或深部真菌感染，故临床常根据作用部位来分类，可分为如下3类。

1. 抗浅表真菌感染的药物 特比萘芬、十一烯酸、醋酸、乳酸、水杨酸、灰黄霉素、克念菌素、克霉唑等。

2. 抗深部真菌感染的药物 美帕曲星、制霉菌素、氟胞嘧啶、两性霉素B、球红霉素等。

3. 抗浅表真菌和深部真菌的药物 氟康唑、伊曲康唑、酮康唑、咪康唑等。

特比萘芬 Terbinafine

特比萘芬为烯丙胺类抗真菌药，抗菌谱广，对于皮肤、发和甲的致病性真菌均有广泛的抗真菌活性。特比萘芬通过抑制真菌细胞膜上的角鲨烯环氧化酶来发挥作用。角鲨烯环氧化酶与细胞色素P450酶素无关系。特比萘芬不影响激素或其他药物的代谢。本品对皮肤真菌起杀菌作用，对白念珠菌则起抑菌作用。

适用于浅表真菌引起的皮肤、指甲感染，如毛癣菌、犬小孢子菌、絮状表皮癣菌等引起的体癣、股癣、足癣、甲癣及皮肤白念珠菌感染。

本品常用制剂包括：特比萘芬乳膏、盐酸特比萘芬搽剂、盐酸特比萘芬喷雾剂、盐酸特比萘芬散剂、盐酸特比萘芬溶液、盐酸特比萘芬凝胶等。口服给药时，皮肤、毛发和指（趾）甲中的药物浓度均可达到杀真菌活性的水平。

两性霉素B Amphotericin B

两性霉素B结构中有羧基和氨基，故兼有酸碱两性。临床上用于治疗严重的深部真菌引起的感染。本品毒性较大，静脉给药可引起血栓性静脉炎，具有肾毒性，可引起蛋白尿、管型尿等。尚有白细胞下降、周围神经炎、复视和肝损害。

本品为多烯类抗真菌抗生素，通过影响细胞膜通透性发挥抑制真菌生长的作用。临床上用于治疗严重的深部真菌引起的内脏或全身感染。

氟康唑 Fluconazole

【别名】 大扶康、麦尼芬、依利康。

【性状】 本品为白色或类白色结晶或结晶性粉末；无臭或微带特异臭，味苦。本品在甲醇中易溶，在乙醇中溶解，在二氯甲烷、水或醋酸中微溶，在乙醚中不溶。

【作用与适应证】 本品属吡咯类抗真菌药。抗真菌谱较广，可用于人和各种动物真菌感染。其作用机制主要为高度选择性干扰真菌的细胞色素P450的活性，从而抑制真菌细胞膜上麦角固醇的生物合成。

本品适用于口咽部和食道念珠菌感染。腹膜炎、肺炎、尿路感染。念珠菌外阴阴道炎。脑膜以外的新型隐球菌病。孢子菌病。接受化疗、放疗和免疫抑制治疗患者的预防治疗，亦可替代伊曲康唑用于芽生菌病和组织胞浆菌病的治疗。

【不良反应】 恶心、呕吐。皮疹，偶发剥脱性皮炎。头痛、头晕。有艾滋病或癌症患者，可能出现肾功能异常或血象的改变。

【用药指导】 ①对本品或吡咯类药物过敏者禁用。②用药期间定期检查肾功能。肾功能减退者减量应用。③避免与有肝毒性的药物联合应用。

【药物商品及其他信息】 片剂、胶囊剂：50mg、100mg、150mg。注射剂：5ml∶0.1g、5ml∶0.2g、10ml∶0.1g。

【贮存】 胶囊剂：密封，在干燥处保存。片剂、注射剂：遮光、密闭保存。

咪康唑　Miconazole

咪康唑具有高效、安全、广谱的特点，对致病性真菌几乎都有作用。适用于皮肤癣菌、酵母菌、念珠菌等引起的皮肤、指甲感染，如头癣、手癣、脚癣、体癣、股癣、花斑癣、甲沟炎；阴道或阴茎龟头真菌感染；眼部曲菌或其他真菌感染。本品霜剂广泛用于治疗阴道真菌感染，如念珠菌性阴道炎等。局部应用本品对糜烂或光滑皮肤的真菌感染同样有效。本品的稀释溶液（0.2%～0.5%）可安全地用于膀胱、气管内和创面真菌的冲洗。

常用制剂规格有，针剂：10mg/ml。霜剂、洗剂：硝酸咪康唑2%。阴道栓剂：100mg/栓。

第十四节　抗病毒药

病毒是引起感染性疾病的主要元凶，临床感染性疾病中，大约85%是由病毒感染引起的。包括DNA病毒、RNA病毒、真病毒、亚病毒、细菌病毒、植物病毒、动物病毒、人类免疫缺陷病毒（human immunodeficiency virus，HIV）等。不同的病毒导致不同的疾病。

其中发病率高、危害性大的疾病有病毒性肝炎、普通感冒、甲型流感、病毒性肺炎、新型冠状病毒肺炎等。近年来，病毒感染性疾病的发病率和致死率大大升高。由于病毒性疾病危害性大、影响面广，在科技发达的今天，仍然是医学界面临的重大困惑之一。

抗病毒药是一类用于预防和治疗病毒感染的药物。该类药物通过抑制体外、体内病毒的复制或繁殖，从而发挥作用。

临床使用的抗病毒药物包括如下几类。

1．主要用于治疗呼吸道病毒感染的药物　利巴韦林、金刚烷胺、金刚乙胺、奥司他韦、吗啉胍等。

2．主要用于治疗疱疹病毒感染的药物　阿昔洛韦、伐昔洛韦、泛昔洛韦、更昔洛韦等。

3．主要用于治疗乙肝病毒感染的药物　拉米夫定、干扰素、阿德福韦等。

4．主要用于治疗人类免疫缺陷病毒感染的药物　齐多夫定、二脱氧肌苷、扎西他滨等。

▶知识拓展

病毒感染

根据传播途径和病变部位的不同，常见的病毒感染如下。①病毒性呼吸道感染：如呼吸道合胞病毒感染、流行性感冒、副流感病毒感染等。②胃肠道病毒性疾病：如腺病毒性胃肠炎、冠状病毒性胃肠炎等。③肝脏病毒性疾病：如甲型病毒性肝炎、乙型病毒性肝炎、丙型病毒性肝炎等。④皮肤和黏膜病毒性疾病：如麻疹、风疹、幼儿急疹、水痘及带状疱疹等。

多数病毒性疾病均能自愈，少数严重感染者可致死亡。尚缺乏特效治疗，目前仍以全身支持疗法和对症治疗为主。另外，除隔离传染源、切断传染途径外，免疫预防是重要而有效的措施，如接种疫苗，常能获得持久、有效的预防效果。

利巴韦林 Ribavirin

【别名】 病毒唑、三氮唑核苷。

【性状】 本品为白色或类白色结晶性粉末，无臭。在水中易溶，在乙醇中微溶，在乙醚或二氯甲烷中不溶。

【作用与适应证】 利巴韦林是广谱强效的抗病毒药物，目前广泛应用于病毒性疾病的防治。

临床适用于拉沙热，幼儿呼吸道合胞病毒肺炎，甲型、乙型流感和副流感病毒感染，流行性出血热，单纯疱疹，麻疹，腮腺炎，水痘，带状疱疹等。

【不良反应】 疲倦、虚弱、乏力、胸痛、发热、寒战、流感症状、口渴等，长期大量使用，可致可逆性免疫抑制。低血压。眩晕、头痛、情绪化等精神神经系统症状。对呼吸道疾病患者（慢性阻塞性肺疾病或哮喘患者）可导致呼吸困难、胸痛等。另可见鼻炎等。肌肉痛、关节痛等。

【用药指导】 ①对本品过敏者、妊娠期妇女禁用。②有心脏病史或心脏病患者。③用药期间定期进行血常规检查。④肝肾功能异常者慎用。

【药物商品及其他信息】 片剂：20mg、50mg、100mg、200mg。含片：20mg、50mg、100mg。胶囊剂：0.1g、0.15g。颗粒剂：50mg、0.1g、0.15g。口服溶液：5ml∶0.15g、10ml∶0.3g。滴鼻液：8ml∶40mg、10ml∶50mg。

【贮存】 密封保存。

阿昔洛韦 Aciclovir

【别名】 阿昔洛维、开糖环鸟苷、羟乙氧甲鸟嘌呤、无环鸟嘌呤核苷、无环鸟嘌呤、无环鸟苷。

【性状】 本品为白色结晶性粉末，无臭。本品在冰醋酸或热水中略溶，在乙醚或二氯甲烷中几乎不溶，在氢氧化钠试液中易溶。

【作用与适应证】 本品属于嘌呤核苷酸类第二代广谱抗病毒药。通过干扰病毒DNA聚合酶的作用而抑制病毒DNA的复制。对疱疹病毒作用强，具有强效、速效的特点。

主要用于单纯疱疹病毒所致的各种感染，可用于初发或复发性皮肤、黏膜，外生殖器感染及免疫缺陷者发生的单纯疱疹病毒（herpes simplex virus，HSV）感染。为治疗HSV脑炎的首选药物，减少发病率及降低死亡率均优于阿糖腺苷。还可用于带状疱疹，EB病毒及免疫缺陷者并发水痘等感染。阿昔洛韦的皮肤吸收较少，局部仅用于皮肤感染。

【不良反应】 长期口服本品可出现关节疼痛、腹泻、头痛、恶心、呕吐、晕眩，偶见月经紊乱，少见有痤疮和失眠，用药期间有皮肤瘙痒，长程给药。注射给药时常见轻度头痛，少见多汗。注射部位的炎症或静脉炎、皮肤瘙痒或荨麻疹。特别静脉注射时，少见有急性肾功能不全、血尿和低血压。

【用药指导】 ①静脉给药需缓慢滴注1小时以上或连续缓慢滴注，且要防止药液外漏，以免引起局部炎症。②对本品过敏者、妊娠期、哺乳期妇女慎用。③肾功能不全者、小儿慎用。

【药物商品及其他信息】 片剂：0.1g、0.2g、0.4g。咀嚼片：0.4g。胶囊剂、颗粒剂：0.2g。乳膏剂：3%。滴眼液：0.5ml∶0.5mg、5ml∶5mg、8ml∶8mg；注射剂有0.25g、0.5g。

【贮存】 片剂、胶囊剂、颗粒剂：密封保存。咀嚼片：密封，在干燥处保存。乳膏剂、滴眼液：密封，在凉暗处保存。注射剂：遮光、密闭保存。

伐昔洛韦 Valaciclovir

伐昔洛韦是阿昔洛韦的前体药物，在体内可转化为阿昔洛韦，是鸟嘌呤类似物类抗病毒药物，在临床上用于单纯疱疹病毒和带状疱疹病毒感染的治疗。

更昔洛韦 Ganciclovir

更昔洛韦为抗病毒药。用于免疫损伤引起巨细胞病毒感染的患者。预防可能发生于器官移植受者的巨细胞病毒感染及晚期HIV感染患者的巨细胞病毒感染。

胶囊剂、分散片可预防及治疗免疫功能缺陷患者的巨细胞病毒感染，如艾滋病患者、接受化疗的肿瘤患者及使用免疫抑制剂的器官移植受者。眼用凝胶剂、滴眼液可用于单纯疱疹病毒性角膜炎。注射剂适用于预防器官移植受者的巨细胞病毒感染，还可治疗免疫功能缺陷患者（包括艾滋病患者）的巨细胞病毒性视网膜炎。

拉米夫定 Lamivudine

【别名】 3-TC（核苷类似物）、拉米呋啶、贺普丁。

【性状】 本品为白色或类白色结晶性粉末，在水中溶解，在甲醇中略溶。

【作用与适应证】 拉米夫定是核苷类似物，对病毒DNA链的合成和延长有竞争性抑制作用。

用于伴有丙氨酸氨基转氨酶升高和病毒活动复制的、肝功能代偿的成年慢性乙型肝炎患者的治疗。对HIV也有抑制作用。

【不良反应】 常见的不良反应有不适和乏力，呼吸道感染、头痛、腹部不适和疼痛、恶心、呕吐和腹泻等。另外，有10%的患者有短暂的淀粉酶和脂肪酶升高，长期服用此药会导致耐药性发生。

【用药指导】 ①对拉米夫定或制剂中其他任何成分过敏者禁用。妊娠3个月内的患者不宜使用本品，妊娠3个月以上的患者使用本品需权衡利弊，哺乳期妇女服用本品时暂停哺乳。②与其他抗反转录药物联合使用，治疗HIV感染，③拉米夫定在治疗期间不能防止乙型肝炎病毒通过性接触和血液方式传染给他人。④必须在有乙肝治疗经验的专科医生指导下用药，不能自行停药，并需在治疗中进行定期监测。

【药物商品及其他信息】 片剂：0.1g、0.15g、0.3g。

【贮存】遮光，密封保存。

干扰素　Interferon，IFN

干扰素是一种广谱抗病毒剂，并不直接杀伤或抑制病毒，而主要是通过细胞表面受体作用使细胞产生抗病毒蛋白，从而抑制病毒的复制。本品用于恶性肿瘤、病毒性皮肤病等。目前使用干扰素治疗的主要对象是慢性乙型和丙型肝炎的患者。

齐多夫定　Zidovudine，ZDV

齐多夫定与病毒的DNA聚合酶结合，中止DNA链的增长，从而阻抑病毒的复制。对人的α-DNA聚合酶的影响小而不抑制人体细胞增殖。用于治疗获得性免疫缺陷综合征。患者有合并症（卡氏肺囊虫病或其他感染）时需应用对症的其他药物联合治疗。该药物有骨髓抑制、味觉改变、唇和舌肿胀、口腔溃疡、神经系统毒性等不良反应。

考试知识点总结　　本章小结

协和云课堂……　拓展练习及参考答案

（靳　曼）

教学课件

第四章　抗寄生虫病药

微课：抗寄生虫病药

学习目标

素质目标

（1）具备严谨、负责的职业态度，在使用抗寄生虫病药时，始终将患者健康与安全放在首位。

（2）严格遵循用药规范，坚决杜绝滥用药物行为，保障医疗行为的专业性与规范性。

知识目标

（1）掌握：抗疟药物的分类；青蒿素、氯喹、伯氨喹、乙胺嘧啶的作用、适应证及不良反应；甲硝唑的作用与适应证。

（2）熟悉：吡喹酮的作用、适应证及不良反应。

（3）了解：阿苯达唑、葡萄糖酸锑钠等抗寄生虫病药的作用特点。

能力目标

（1）能根据处方要求指导患者合理使用抗寄生虫病常用药物。

（2）能对抗寄生虫病药的使用提出合理建议，并开展用药指导。

案例导入

【案例】

患者，男，42岁。因寒战、高热等症状周期性发作入院治疗，询问病史时发现该患者发病前曾到非洲旅游。随后在血涂片中查到疟原虫。

【问题】

1．应该首选何药治疗？

2．该患者平时生活中应注意哪些事项？

3．治疗过程中应如何进行用药指导？

·核心知识拆解·

寄生虫（parasite）指具有致病性的低等真核生物，可作为病原体，也可作为媒介传播疾病。寄生虫特征为在宿主（host）体内或附着于体外以获取维持其生存、发育或者繁殖所需的营养或者庇护的一切生物。许多小动物会通过寄生的形式依附在较大动物上，寄生虫通过改变寄主的行为达到自身更好繁殖生存的目的。

寄生虫病主要分为原虫病和蠕虫病，因此抗寄生虫病药主要包括抗原虫药和抗蠕虫药。疟疾、阿米巴病、利什曼病属于原虫病，吸虫病、丝虫病和线虫病属于蠕虫病。

第一节　抗　疟　药

疟疾，是一种由疟原虫感染、雌按蚊传播的传染病。典型的临床表现有规律性、周期性的寒战、高热及汗出热退。寄生于人体的疟原虫主要有四种：间日疟、三日疟、卵形疟及恶性疟，前三者又称良性疟，而恶性疟病情严重，死亡率高。我国以间日疟多见。不同抗疟药作用于疟原虫生活史的环节不同（图4-1），根据抗疟药的作用环节分为以下几类。

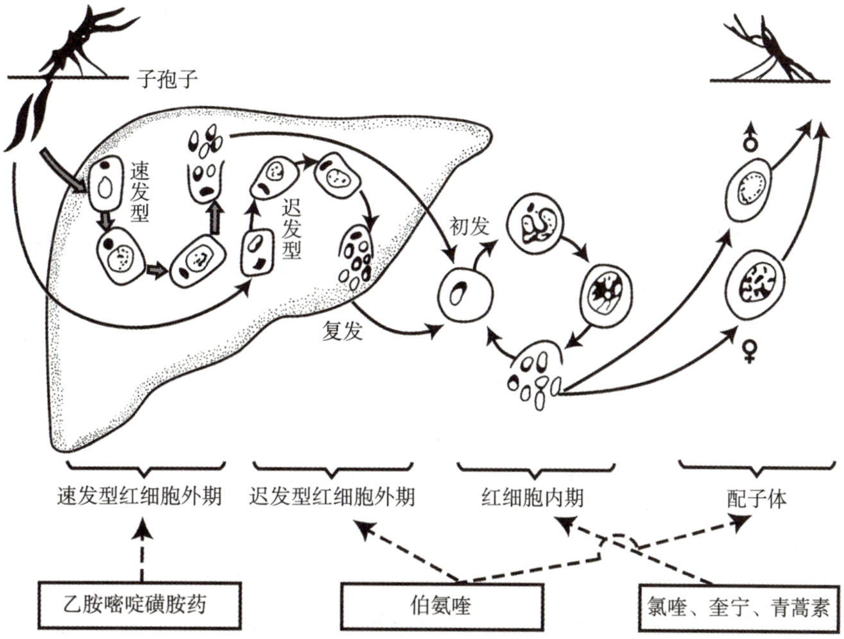

图4-1　疟原虫的生活史和抗疟药的作用环节

1. **主要用于控制疟疾症状的抗疟药**　氯喹、青蒿素及其衍生物、奎宁、甲氟喹。
2. **主要用于控制疟疾复发和传播的抗疟药**　伯氨喹。
3. **主要用于疟疾预防的抗疟药**　乙胺嘧啶、磺胺类。

▶**知识拓展**

疟原虫的生活史

疟原虫的生活史分为在雌性按蚊体内进行的有性生殖阶段和在人体内进行的无性生殖阶段，疟疾主要分为速发型红细胞外期、迟发型红细胞外期、红细胞内期等阶段。

1. 速发型红细胞外期 当人被受感染的按蚊叮咬时，按蚊将唾液中的子孢子输入人体从而侵入肝细胞转化、增殖，接着发育成组织型裂殖体，最终释放出裂殖子并进入红细胞，此间无症状，为疟疾的潜伏期。

2. 迟发型红细胞外期 在原发性红细胞外期，当间日疟和卵形疟释放大量裂殖子进入红细胞后，在肝细胞中仍然会有疟原虫存在，这些迟发性子孢子是引起间日疟复发的主要原因。三日疟和恶性疟感染后，组织型裂殖体会破裂，在肝组织中将不会有疟原虫，因此没有继发性红细胞外期，故无须用药物根治。

3. 红细胞内期 当原发性红细胞外期释放出裂殖子后会进入红细胞，接着发育成滋养体和裂殖体，进一步破坏红细胞并释放裂殖子和代谢产物。裂殖子可再次侵入红细胞，重复红细胞内期的裂体增殖。裂体增殖过程中所产生的代谢产物能刺激机体引发寒战、高热等症状。

一、主要用于控制疟疾症状的抗疟药

氯喹 Chloroquine

【别名】 磷酸氯喹。

【性状】 本品为白色结晶性粉末；无臭，味苦。遇光渐变色；水溶液显酸性反应。在水中易溶，在乙醇、三氯甲烷、乙醚或苯中几乎不溶。

【作用与适应证】 氯喹对各种疟原虫的红细胞内期裂殖体均有较强的杀灭作用，能抑制磷酸掺入疟原虫的DNA与RNA，由于核酸的合成减少，而干扰疟原虫的繁殖。

临床用于治疗间日疟、三日疟，能迅速治愈恶性疟，有效控制间日疟的症状发作，作用强、起效快、疗效持久，是控制疟疾临床症状的首选药物，但近年来发现有某些疟疾对本品产生抗药性，使疗效降低，因而需改用其他抗疟药或采用联合用药。

【不良反应】 不良反应较少，一般能良好耐受，口服偶见头晕、眼花、食欲减退、恶心、腹泻、皮肤瘙痒、皮疹、耳鸣、烦躁等。反应大多较轻，停药后可自行消失；偶可引起窦房结的抑制，导致心律失常，严重时可发生阿-斯综合征；有致畸作用，故妊娠期妇女禁用；肝肾功能不全者慎用。

【用药指导】 ①本品不宜作肌内注射，尤其是儿童；慎用静脉注射。②长期使用可产生耐药性（恶性疟多见），若剂量不足，恶性疟常在2～4周内复燃。③本品对角膜和视网膜有一定损害，故长期服用本品之前，应先做眼部检查排除原有病变，60岁以上患者宜勤检查，以防视力损害。④肝肾功能不全、心脏病、重型多形性红斑、卟啉病、银屑病及精神病患者慎用。

【药物商品及其他信息】 片剂：每片含磷酸氯喹75mg、100mg、250mg。注射剂：每支5ml。

【贮存】 遮光，密闭，阴凉处保存。

青蒿素 Artemisinin

【别名】 双氢青蒿素。

【性状】 本品为无色针状结晶。在丙酮、乙酸乙酯、三氯甲烷中易溶，在甲醇、乙醇、稀乙醇、乙醚及石油醚中溶解，在水中几乎不溶；在冰醋酸中易溶。

【作用与适应证】 本品是继乙胺嘧啶、氯喹、伯氨喹之后最热门的抗疟特效药，尤其是对于脑型疟疾和抗氯喹疟疾，青蒿素具有速效和低毒的特点，对各种疟原虫红细胞内期裂殖体有快速的杀灭作用，48小时内疟原虫从血中消失。

青蒿素能迅速消灭人体内疟原虫，对恶性疟疾有很好的治疗效果。对于体外培养的恶性疟原虫的半数有效量会降低，不仅可以直接对疟原虫起到破坏的作用，而且会损坏红细胞，从而导致疟原虫死亡。青蒿素还具有抗血吸虫的作用，对幼虫期的血吸虫能产生杀灭作用。

【不良反应】 本品不良反应常见有轻度恶心、呕吐及腹泻等，停药即可恢复正常。个别患者可出现一过性氨基转移酶升高及轻度皮疹。

【用药指导】 ①妊娠期妇女慎用。②动物实验发现剂量过大可影响造血系统和引起肝损害，并产生胚胎毒性作用。

【贮存】 遮光，密闭，在冷处保存。

▶知识拓展

屠呦呦与青蒿素

寄生虫病千百年来一直困扰着人类，是全球重大医疗健康问题之一。20世纪60年代，疟疾的传统治疗药物是氯喹或奎宁，但其疗效逐渐降低，使疾病的发病率再次升高。中国科学家屠呦呦从中国典籍《肘后备急方》找到了战胜疟疾的新疗法，成功提取出青蒿素，被誉为“拯救两亿人口”的发现。2015年10月5日，中国科学家屠呦呦获2015年诺贝尔生理学或医学奖，屠呦呦是第一位获得诺贝尔科学奖项的中国本土科学家、第一位获得诺贝尔生理学或医学奖的华人科学家。

二、主要用于控制疟疾复发和传播的抗疟药

伯氨喹 Primaquine

【别名】 磷酸伯氨喹、伯喹、伯氨喹啉。

【性状】 本品为橙红色结晶性粉末，味苦。在水中溶解，在二氯甲烷或乙醇中不溶。

【作用与适应证】 本品属8-氨基喹啉类衍生物，其抗疟作用可能与干扰疟原虫DNA合成有关。对红细胞内期的疟原虫无效，对红细胞外期与配子体有较强的杀灭作用，为阻止复发、中断传播的有效药物。

主要用于根治间日疟，并控制疟疾传播，一般常与氯喹或乙胺嘧啶合用。对红细胞内期作用较弱，对恶性疟红细胞内期完全无效，故不能控制疟疾的症状。对某些疟原虫的红细胞外期也有影响，

但因需用剂量已接近极量，不够安全，故不能作为疟疾病因预防的应用。

【不良反应】 本品的毒性比其他抗疟药大。易发生疲乏、头晕、恶心、呕吐、腹痛、发绀、药物热等症状，停药后可自行恢复。少数红细胞缺乏G6PD的特异质患者可导致急性溶血性贫血和高铁血红蛋白血症，应立即停药。

【用药指导】 ①妊娠期妇女禁用。②肝脏、肾脏及血液系统疾病、糖尿病患者慎用。

【药物商品及其他信息】 片剂：每片含磷酸伯氨喹13.2mg、26.4mg。

【贮存】 遮光，密闭，阴凉处保存。

三、主要用于疟疾预防的抗疟药

乙胺嘧啶　Pyrimethamine

【别名】 息疟定。

【性状】 本品为白色结晶性粉末，无臭，味苦。在乙醇或三氯甲烷中微溶，在水中几乎不溶。

【作用与适应证】 抑制疟原虫的二氢叶酸还原酶，阻止四氢叶酸的合成，阻碍核酸的合成，与二氢叶酸合成酶抑制剂磺胺类或砜类合用，干扰疟原虫叶酸的正常代谢，主要用于恶性疟及间日疟原虫的红细胞前期，故常作为病因性预防用药。对红细胞内期的未成熟裂殖体亦有抑制作用，但不能直接杀灭配子体，含药血液随配子体被按蚊吸入后，能阻止疟原虫在蚊体内的有性生殖，起到控制疟疾传播的作用。

临床用于预防疟疾和休止期抗复发治疗。最近发现本品有抗药性虫株产生，合并应用其他抗疟药及磺胺类或砜类药物可提高其抗疟效果。

【不良反应】 不良反应较少，毒性很低，较为安全。长期较大剂量口服可致叶酸缺乏，从而影响消化道黏膜及骨髓等细胞的增殖功能，导致恶心、呕吐、腹痛等，较严重者会出现巨幼细胞贫血或白细胞减少，故长期用药应定期检查血常规。

【用药指导】 ①本品可透过胎盘屏障进入胎儿导致胎儿畸形，以及叶酸代谢紊乱，故妊娠期和哺乳期妇女禁用。②由于其味微香，为小儿所乐用，故小儿易服用过量导致中毒甚至死亡，应加以注意。③本品有高蓄积性，因此肾功能不全者慎用。

【药物商品及其他信息】 片剂：每片6.25mg。

【贮存】 遮光，密闭保存。

第二节　抗阿米巴病药及抗滴虫病药

人体最常见的阿米巴感染是由溶组织内阿米巴原虫及相关虫种感染引起的阿米巴病。溶组织内阿米巴生活史包括滋养体和包囊两个阶段，包囊具有传染性。人体因摄入被包囊污染的食物和饮水而感染。包囊被人吞食后，滋养体会破囊而出，在人体的肠腔中生活，溶化人体组织并穿入肠黏膜内分裂繁殖，使人体肠壁发生溃疡，最终导致急性或慢性阿米巴痢疾。在环境不适合时，滋养体会变为具有厚囊壁的包囊，接着随粪便排出体外，再传染新的宿主。阿米巴滋养体可进入肠壁血管随血流播散到肝、肺、脑等组织内停留繁殖，引起肠外阿米巴病如肝脓肿、肺脓肿及脑脓肿。

滴虫引起的疾病，总称为毛滴虫病，是由阴道毛滴虫、人毛滴虫及口腔毛滴虫分别寄生于人体泌尿生殖道、肠道及口腔内引起的疾病总称，可通过性行为或生殖器接触传播。其中以阴道毛滴虫引起的阴道滴虫病最为常见。疾病的传染方式有两种，第一种是直接的传染，多通过性行为传播；第二种是间接的传染，患者将病原体带到浴池、游泳池等地，或通过浴盆、马桶、脚盆等进行传播。临床上间接的传染多见。

目前临床上常用的治疗阿米巴病和滴虫病的药物主要有甲硝唑、替硝唑等。

甲硝唑 Metronidazole

【别名】 甲硝基羟乙唑、灭滴灵、灭滴唑。

【性状】 本品为白色至微黄色结晶或结晶性粉末；有微臭，味苦而略咸。在乙醇中略溶，在水和三氯甲烷中微溶，在乙醚中极微溶。

【作用与适应证】

（1）抗阿米巴作用：甲硝唑对组织内的阿米巴滋养体有非常强的杀灭作用，是治疗阿米巴病的首选药物，其中以治疗急性阿米巴痢疾和肠外阿米巴病效果最好。因其在肠道内吸收完全，肠道内的浓度较低，因此治疗阿米巴痢疾时应与抗肠道内阿米巴药物交替使用，以提高疗效，从而降低复发率。

（2）抗滴虫作用：甲硝唑对阴道滴虫有直接杀灭作用，口服后，药物可到达阴道分泌物、精液及尿中，故对男性和女性泌尿生殖系统的滴虫感染都具有良好的疗效，是治疗滴虫病的首选药，治疗量时对阴道正常菌群没有影响。

（3）抗贾第鞭毛虫作用：甲硝唑是目前治疗贾第鞭毛虫病最有效的药物。

（4）抗厌氧菌作用：甲硝唑对所有厌氧球菌、革兰阴性厌氧杆菌和革兰阳性厌氧芽孢梭菌都具有较强的杀灭作用；革兰阳性无芽孢杆菌对其耐受。

【不良反应】 不良反应常见头痛、恶心、呕吐、食欲下降、腹痛、腹泻、皮疹、口中金属味及白细胞暂时性减少等。极少数患者可出现神经系统症状如肢体麻木、感觉异常、共济失调等，如发生以上症状应立即停药。因神经系统的不良反应不易消失，故器质性中枢神经系统疾病患者、血液病患者、妊娠3个月内及哺乳期妇女禁用。因甲硝唑会干扰乙醛的代谢导致双硫仑样反应，产生腹痛、恶心、呕吐、头痛等症状，因此服药期间应禁酒以免出现急性乙醛中毒。

【用药指导】 ①甲硝唑干扰乙醛代谢，导致急性乙醛中毒，出现恶心、呕吐、腹痛、腹泻和头痛等症状，服药期间和停药后不久，应严格禁止饮酒。②妊娠期3个月内和哺乳期妇女、中枢神经疾病及血液病患者禁用。③当出现运动失调和其他中枢神经症状时应停药。④服药期间应每日更换内裤，同时应注意洗涤用具的消毒，防止重复感染。⑤虽然对某些细菌有诱变性，但对人致癌致畸的危险很小。

【药物商品及其他信息】 片剂：100mg、250mg。胶囊剂：200mg、400mg。阴道泡腾片：200mg。栓剂：500mg、1000mg。甲硝唑凝胶：75mg、150mg。注射液：10ml、20ml。

【贮存】 遮光，密闭保存。

第三节　抗血吸虫病药

血吸虫病是一种严重危害人类健康的寄生虫病，主要由日本血吸虫、曼氏血吸虫及埃及血吸虫引起，在我国以日本血吸虫病多见。

当人感染血吸虫后发生急性血吸虫病，可出现发热、寒战、盗汗、乏力、肝脾大及咳痰、咯血等症状，虫卵侵入人脑内甚至可引起癫痫样发作。反复多次感染或治疗不彻底可转变为慢性血吸虫病，主要表现为明显的肝脾大，疾病晚期可出现严重贫血、门静脉高压、黄疸、肝硬化腹水等。

目前该疾病的治疗药物主要是吡喹酮，该药具有高效低毒、疗程短、能口服的优点，在临床上广泛应用。近年发现青蒿素的衍生物青蒿琥酯、蒿甲醚等具有杀灭血吸虫童虫的作用，可预防血吸虫的感染，同时降低感染人群的感染度，因此可作为血吸虫感染的预防药物。

吡喹酮　Praziquantel

【别名】 环吡异喹酮。

【性状】 本品为白色或类白色结晶性粉末；味苦。在三氯甲烷中易溶，在乙醇中溶解，在乙醚和水中不溶。

【作用与适应证】 本品为异喹啉类衍生物的广谱抗寄生虫药，对虫的糖代谢有明显的抑制作用，影响虫体对葡萄糖的摄入，促进虫体内糖原的分解，使糖原明显减少或消失。本品对三种血吸虫均有效，且对日本血吸虫的作用突出，具有疗效高、疗程短及毒性低的优点。

本品为新型的广谱抗吸虫和绦虫药物，主要用于如下治疗。①血吸虫病：吡喹酮对多种血吸虫具有杀灭的作用，对血吸虫的成虫作用强，对童虫亦有作用。临床上可应用于急、慢性血吸虫病的治疗。②抗蠕虫作用：本品对牛肉绦虫、猪肉绦虫、裂头绦虫及短膜壳绦虫病都具有良好疗效。③其他：可用于姜片虫病、华支睾吸虫病、肺吸虫病及肝吸虫病的治疗。

【不良反应】 较多，但较轻微。主要见于神经系统和消化系统，表现为头晕、头痛、多梦、乏力、肌肉震颤及食欲减退、恶心、腹胀等，持续时间短，均可耐受，不需处理。少数患者可出现心电图改变，如T波降低、心律失常等。

【用药指导】 ①严重心、肝、肾病患者及有精神病史者慎用。②眼囊虫病患者禁用。

【药物商品及其他信息】 片剂：200mg、600mg。

【贮存】 遮光，密闭保存。

第四节　驱肠虫药

微课：驱线虫药

驱肠虫药作用于肠道蛔虫、钩虫、蛲虫及绦虫等，能麻痹虫体的神经-肌肉系统，使其失去附着肠壁的能力而被排出体外。近年来，在临床上出现了一些广谱、高效、低毒的驱肠虫药，对多种肠道寄生虫有效，对肠道寄生虫感染的治疗起到重要的作用。目前临床使用的多为咪唑类药物，如盐酸左旋咪唑、阿苯达唑、甲苯达唑等。

阿苯达唑 Albendazole

【别名】 丙硫达唑、丙硫咪唑、肠虫清。

【性状】 本品为白色或类白色粉末；无臭，无味。在丙酮或三氯甲烷中微溶，在乙醇中几乎不溶，在水中不溶，在冰醋酸中溶解。

【作用与适应证】 本品为高效低毒的广谱驱虫药。在体内代谢为亚砜类或砜类后，抑制寄生虫对葡萄糖的吸收，导致虫体糖原耗竭或抑制延胡索酸还原酶系统，阻碍ATP的产生，使寄生虫无法存活和繁殖。可用于驱蛔虫、钩虫、蛲虫、绦虫、鞭虫等，对成虫和虫卵均有较好疗效。是治疗蛲虫病的首选药。

【不良反应】 较轻，常见恶心、呕吐、头晕、腹泻、乏力等。

【用药指导】 ①实验发现本品治疗剂量有致畸作用和胚胎毒性，因此妊娠期、哺乳期妇女及2岁以下小儿禁用。②少数患者服药后在3～10日出现驱虫效果。

【药物商品及其他信息】 片剂：100mg、200mg、400mg。胶囊剂：100mg、200mg。颗粒剂：100mg、200mg。

【贮存】 密闭、干燥处保存。

第五节 抗利什曼原虫病药

利什曼病是由利什曼属原虫引起，传播媒介为白蛉。本病可分为皮肤利什曼病、黏膜利什曼病和内脏利什曼病（又称黑热病）。我国以内脏利什曼病多见。近年来，随着国际交流的增多，输入性皮肤利什曼病有增多趋势。常用抗利什曼原虫药物包括葡萄糖酸锑钠、两性霉素B等。临床已发现对锑剂治疗发生耐药性的利什曼病患者。

葡萄糖酸锑钠 Sodium Stibogluconate

【别名】 葡酸锑钠，斯锑黑克。

【性状】 本品为白色或微显淡黄色的无定形粉末；无臭；水溶液显右旋性。在热水中易溶，在水中溶解，在乙醇或乙醚中不溶。

【作用与适应证】 本品为五价锑，在体内会还原为三价锑，通过选择性细胞内胞饮摄入，进入巨噬细胞的吞噬体，并通过与巯基结合，对利什曼原虫产生抑制作用，最终在网状内皮系统将其消灭。注射本品后，人肝脾中含量最高，药物浓集于脾中，为杀灭利什曼原虫创造了有利条件。

主要用于黑热病的治疗，近期疗效可达99%，2年的复发率低于10%。复发病例可再用本品治疗。

【不良反应】 偶尔出现恶心、呕吐、咳嗽、腹泻等现象，偶见白细胞减少，可停药1～2日，待此类症状消失后再继续注射，其间可出现注射部位疼痛、肌痛、关节僵直，后期可能出现心电图的改变。

【用药指导】 ①肺炎、肺结核及严重心、肝、肾疾病患者应禁用。②病情较重、严重贫血及并发其他感染的应先治疗并发症，并积极给予支持疗法，待一般情况改善后再用锑剂。

【药物商品及其他信息】 注射剂：6ml。

【贮存】 遮光、密闭保存。

—• 考试知识点总结 •—

—• 本章小结 •—

—• 协和云课堂…… 拓展练习及参考答案 •—

（张小东）

第五章　解热镇痛抗炎药和抗痛风药

教学课件

学习目标

素质目标

（1）具备理论与实践相结合的能力，能够正确认识发热疼痛的原因及解热镇痛药的两面性。

（2）积极进行常用药物的科普知识宣传，提高对解热药的正确认识，防止滥用解热镇痛药。

知识目标

（1）掌握：解热镇痛抗炎药的共同作用及特点；阿司匹林、对乙酰氨基酚、布洛芬的药理作用、临床应用及不良反应。

（2）熟悉：双氯芬酸、吲哚美辛、尼美舒利、塞莱希布的作用特点。

（3）了解：其他药物的作用特点及不良反应。

能力目标

（1）能根据疾病的类型，正确指导患者选药。

（2）能判断药物的不良反应，并提出防治措施。

案例导入

【案例】

患者，女，22岁。高烧，伴肌肉酸痛及食欲缺乏，两膝、踝关节红肿疼痛，行走困难，收住入院。查体：体温39℃，脉搏101次/分钟，呼吸23次/分钟，血压正常。两踝关节红肿、运动受限。诊断为急性风湿性关节炎。给予阿司匹林治疗，口服，4次/天，2克/次，同时合用泼尼松。当患者服用阿司匹林总量达6g时，突感双侧耳鸣，1小时后，听力完全丧失。因未查明耳聋原因，又继续服用阿司匹林2g。

音叉试验：双耳表现为重度感音性耳聋。诊断为口服大剂量阿司匹林致耳聋。即停服阿司匹林，静脉滴注碳酸氢钠。次日听力开始好转，至停药后4天完全恢复。

【问题】

1. 阿司匹林发生中毒性耳聋，为什么要静脉滴注碳酸氢钠？

2. 大剂量阿司匹林还可引起哪些严重不良反应？

· 核心知识拆解 ·

解热镇痛抗炎药是一类化学结构不同，但作用机制类似的化学物质，都是通过减少前列腺素（prostaglandin，PG）的合成而发挥解热、镇痛、抗炎作用。由于作用机制与甾体抗炎药相似，但化学结构完全不同，故又将其称为非甾体抗炎药（nonsteroidal anti-inflammatory drug，NSAID），甾体抗炎药和非甾体抗炎药的作用环节见图5-1。

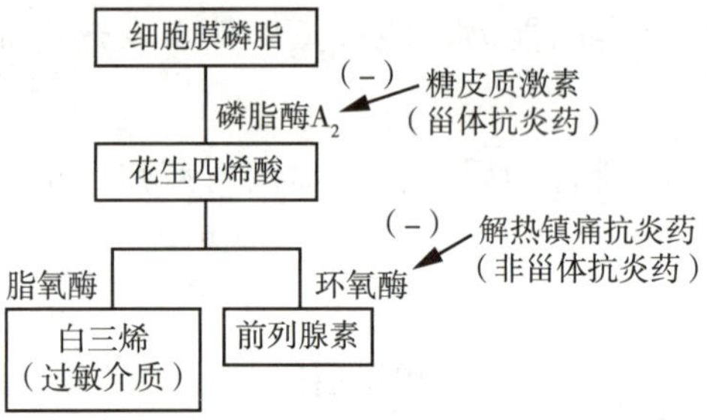

图5-1 甾体抗炎药和非甾体抗炎药的作用环节

根据NSAID化学结构不同，通常可分为水杨酸类、苯胺类、吲哚类、芳基乙酸类、芳基丙酸类、烯醇酸类、吡唑酮类、烷酮类、异丁芬酸类等。NSAID具有相似的药理作用、作用机制和不良反应。

第一节 解热镇痛抗炎药

一、解热镇痛抗炎药的基本作用

解热镇痛抗炎药共同的作用机制：抑制体内环氧合酶（cyclooxygenase，COX，又称前列腺素合成酶），从而减少PG的合成。

1. 解热作用 生理状态下，下丘脑体温调节中枢通过产热和散热来维持机体体温的恒定。当外热原（如病原体及其毒素、致炎物质等）进入机体，可刺激中性粒细胞产生并释放内源性致热源（如白介素-1），白介素-1作用于下丘脑体温调节中枢，刺激下丘脑合成和释放更多的PG，PG使体温调定点升高，此时产热增加、散热减少，从而引起发热。

解热镇痛抗炎药通过抑制下丘脑COX的活性，减少PG的合成，从而使体温调定点恢复正常，体温下降。本类药物只能降低发热患者的体温，对体温正常者没有影响；只是改善症状，应联合对因治疗。

发热是机体的一种防御性反应，同时可作为诊断疾病的重要依据之一，因此不宜见热就解，应首先明确诊断然后合理选解热药。但体温过高或持续低热时，可引起中枢神经系统功能紊乱，出现头痛、失眠，甚至引起惊厥和昏迷，严重者可危及生命，此时应适当应用本类药物缓解症状。对于特殊群体如幼儿、年老体弱患者，应严格掌握剂量，防止因出汗过多导致体温骤降引起虚脱。

2. 镇痛作用　当组织损伤或炎症时，组织会产生和释放致炎致痛物质，如组胺、PG、缓激肽等，此类物质可刺激局部痛觉感受器产生疼痛。本类药物可抑制外周炎症部位COX的活性，减少PG的合成，发挥镇痛作用，尤其对慢性钝痛的镇痛效果较好。

本类药物的镇痛效果弱于吗啡类镇痛药，对慢性钝痛如头痛、牙痛、神经痛、关节痛、肌肉痛及痛经等有较好的镇痛效果，对轻度的癌性疼痛也可具有较好的镇痛效果，是世界卫生组织（WHO）推荐的“癌症三阶梯止痛法”中第一阶梯的主要镇痛药。总之，解热镇痛抗炎药对轻、中度疼痛有效，对剧痛疗效差，对内脏绞痛无效；没有欣快感、成瘾性和耐受性，故临床应用广泛；也主要以缓解疼痛症状为主。

3. 抗炎抗风湿作用　除苯胺类药物外都具有抗炎、抗风湿的作用，能有效减轻炎症的红、肿、热、痛等早期症状，可用于治疗风湿性关节炎、类风湿关节炎。

本类药物能抑制炎症部位的COX，减少PG的合成和释放而发挥抗炎抗风湿的作用，主要用于风湿性关节炎和类风湿关节炎。可有效地缓解炎症引起的临床症状，但对病因没有作用，也不能完全阻止病程发展和并发症的发生。

4. 其他作用　NSAID通过抑制COX而对血小板聚集有强大的、不可逆的抑制作用。研究表明，NSAID还对肿瘤的发生、发展及转移有抑制作用。抗肿瘤作用除与抑制PG的产生有关外，还与其激活半胱天冬蛋白酶-3和半胱天冬蛋白酶-9、诱导肿瘤细胞凋亡、抑制肿瘤细胞增殖，以及抗新生血管形成等有关。此外NSAID尚有预防和延缓阿尔茨海默病发病、延缓角膜老化等作用。

临床常用的NSAID比较如表5-1所示。

表5-1　临床常用的NSAID比较

分类	代表药	主要特点
非选择性COX抑制药		
水杨酸类	阿司匹林	解热、镇痛、抗炎等作用；有胃肠道反应及出血倾向
		有解热镇痛作用，抗炎作用极弱，胃肠道反应常见
苯胺类	对乙酰氨基酚	强效抗炎镇痛作用，不良反应发生率高
		中等强抗炎镇痛药，不良反应发生较低
吲哚类	吲哚美辛	一线药，不良反应发生率低
芳基乙酸类	双氯芬酸	胃肠道不良反应发生约20%，耳鸣、皮疹等
芳基丙酸类	布洛芬	与其他非选择性COX抑制药比较，胃肠道反应轻
烯醇酸类	吡罗昔康	前体药，肝脏激活，不良反应较少，解热作用显著
	美洛昔康	前体药，体内转化为磺基代谢物，不良反应中等程度
烷酮类	萘丁美酮	前体药，需经肝脏活化，胃肠道刺激小，作用时间较长
异丁芬酸类	舒林酸	与食物同服用，可减少胃肠道刺激

续　表

分类	代表药	主要特点
选择性COX-2抑制药		
二芳基吡唑类	塞来昔布	胃肠道毒性显著降低
二芳基呋喃酮类	罗非昔布	胃肠道毒性显著降低

二、常用解热镇痛抗炎药

常用的解热镇痛抗炎药按化学结构可分为水杨酸类、苯胺类及其他有机酸类。

（一）水杨酸类

阿司匹林　Aspirin

【别名】 乙酰水杨酸。

【性状】 为白色粉末状，微带辣酸味，不易溶于水，易溶于乙醇，可溶于氯仿，水溶性呈酸性。

常口服给药，口服吸收迅速，主要吸收部位在小肠上部，小部分在胃。吸收后迅速被酯酶水解为水杨酸发挥作用，广泛分布到机体组织，并可进入关节腔、脑脊液、乳汁和胎儿的血液循环。血浆蛋白结合率为80%～90%。

生成的水杨酸主要在肝内进行代谢，由于不同的剂量消除方式不同，所以血浆半衰期也不同。当口服小于1g时，按照恒比消除的方式消除，半衰期为2～3小时，口服大于等于1g时，按照恒量消除的方式消除，半衰期为15～30小时。

本品主要经肾排泄，由于阿司匹林呈酸性，因此排泄的速度与尿液的pH有关，碱化尿液可促进其排泄。

【作用与适应证】

1. 解热镇痛　阿司匹林有较强的解热镇痛作用，疗效显著，适用于感冒发热、头痛、牙痛、神经痛、痛经、肌肉痛、关节痛等慢性钝痛。

2. 抗炎抗风湿　较大剂量（每日3～5克）的阿司匹林具有较强的抗炎抗风湿作用，疗效迅速确切，适用于急性风湿热和类风湿关节炎。急性风湿热患者用药后24～48小时内可迅速缓解关节的红、肿、热、痛等症状，血沉下降；也可用于急性风湿热的鉴别诊断；对类风湿关节炎患者，可使其症状消退，关节损伤减轻，目前仍是风湿性关节炎、类风湿关节炎和急性风湿热的首选药。

微课：阿斯匹林的抗血栓作用

3. 抑制血栓形成　小剂量的阿司匹林通过抑制COX，减少血小板中血栓素A_2（thromboxane A_2，TXA_2）的生成，抑制血小板聚集及血栓形成。由于高浓度的阿司匹林可以减少血管壁内前列环素（prostaglandin I_2，PGI_2）的形成，PGI_2是TXA_2的对抗剂，PGI_2合成减少导致TXA_2功能增强，反而促进血栓的形成，因此阿司匹林用于抗血栓形成必须小剂量，一般每日40～100mg。临床多用于预防心肌梗死和脑血栓形成；治疗缺血性心脏病，能降低病死率及再梗死率。

▶知识拓展

百年神药阿司匹林的传奇历史

阿司匹林是一种具有百年历史的老药，它的诞生可追溯到约公元前300年前。古希腊人无意间拔开一块柳树皮吃了一口，几天后身上的疼痛竟然消失了，于是柳树皮具有止痛的效果就这样被发现了。同样的，在泥板上，苏美尔人也记载着用柳树叶子治疗关节炎的历史。古埃及最古老的医学文献《埃伯斯纸草文稿》同样记录了埃及人至少在公元前二千多年以前已经知道柳树叶子的止痛功效。据《神农本草经》记载，柳之根、皮、枝、叶均可入药，有祛痰明目，清热解毒，利尿防风之效，外敷可治牙痛。到了1828年，法国药剂师亨利·勒鲁克斯和意大利化学家约瑟夫·布希纳首次从柳树皮中提炼出水杨苷。1897年，德国拜耳公司化学家费利克斯霍夫曼给水杨酸分子加了一个乙酰基，并很快通过了其对疼痛、炎症及发热的临床疗效测试。遗憾的是，乙酰水杨酸合成后并没有受到拜耳公司的重视，但最终在一些科学家的坚持下，在1899年3月6日，费利克斯霍夫曼合成的乙酰水杨酸化合物被正式命名为阿司匹林（Aspirin），并在德国柏林专利局注册。阿司匹林应用已近120年，至今它仍是世界上应用最广泛的解热镇痛抗炎药，也是作为比较和评价其他解热镇痛抗炎药物的标准制剂。

【不良反应】

微课：阿斯匹林的不良反应及防治措施

1. 胃肠道反应　最常见。原因：口服可直接刺激胃黏膜、减少胃黏膜表现PG的合成导致胃酸分泌增加。表现：上腹部不适、恶心、呕吐，较大剂量或长期服用可诱发和加重消化道溃疡和无痛性胃出血。预防措施：饭后服用、服用阿司匹林肠溶片、同服抗酸药和胃黏膜保护药可减轻或避免。消化性溃疡的患者禁用。

2. 凝血障碍　原因：小剂量使用可减少TXA_2的合成，抑制血小板聚集，延长出血时间；大剂量（＞5g/d）或长期使用，减少凝血酶原的形成引起凝血障碍。治疗措施：可用维生素K进行防治。本身有凝血功能障碍的患者禁用，如维生素K缺乏症、血友病、低凝血酶原血症及肝功能障碍等。术前一周应停用以防出血。

3. 过敏反应　原因：阿司匹林抑制COX，使花生四烯酸在脂氧酶的催化下生成过多的过敏介质白三烯。表现：少数患者用药后可出现荨麻疹、血管神经性水肿、过敏性休克；某些患者用药后可诱发哮喘，称为阿司匹林哮喘。治疗措施：首选糖皮质激素缓解症状。

4. 瑞氏综合征　病毒性感染伴有发热的青少年或儿童，使用过阿司匹林以后可能出现严重的肝功能障碍或脑病，这种现象称为瑞氏综合征，虽少见，但预后较差，可致死。

5. 水杨酸反应　原因：大剂量（＞5g/d）可引起毒性反应。表现：头痛、眩晕、恶心、呕吐、耳鸣、视力及听力减退等，该表现称为水杨酸反应，严重者可出现酸碱平衡失调、精神错乱、过度呼吸、昏迷，甚至死亡。治疗措施：一旦发生应立即停药，同时使用碳酸氢钠碱化血液和尿液，促进药物排泄。

【用药指导】①与双香豆素合用，因竞争性蛋白置换作用，使双香豆素的游离型增多，抗凝作用增强，易致出血。②与糖皮质激素合用，可使糖皮质激素游离型增多，同时两者均可抑制胃黏膜表面PG的合成，而使胃酸和胃蛋白酶分泌增多，从而诱发和加重消化性溃疡。③与口服降糖药（甲苯磺丁脲）合用，因竞争性蛋白置换作用，可增强其降血糖作用，易致低血糖反应。④与呋塞米合用，两者可竞争肾小管的分泌系统使水杨酸排泄减少，易致蓄积中毒。

【药物商品及其他信息】 片剂：0.3g、0.5g。泡腾片：0.3g。肠溶片：25mg、50mg、0.1g、0.3g。

【贮存】 密封，在干燥处保存。

（二）苯胺类

对乙酰氨基酚　Paracetamol

【别名】 扑热息痛、醋氨酚。

【性状】 为无色结晶性粉末，无臭，味微苦。在热水或乙醇中易溶，在丙酮中溶解，在水中略溶。

本品口服吸收迅速，30～60分钟血药浓度达高峰。$t_{1/2}$为2～4小时，大部分在肝内与葡萄糖醛酸或硫酸结合而失活，均从尿中排出。

【作用与适应证】 解热作用与阿司匹林相当，镇痛作用较弱，无抗炎抗风湿作用。临床主要用于感冒发热、头痛、牙痛、肌肉痛、痛经等。

【不良反应】 治疗量不良反应少，对胃肠道刺激小，偶见皮疹、药物热等过敏反应，过量可致肝脏损伤，甚至肝坏死。

【用药指导】 由于长期或过量使用可蓄积在肝脏，成人一次性口服10～15mg可直接导致肝脏坏死，因此，不可长期或过量用药。

【药物商品及其他信息】 片剂：0.1g、0.3g、0.5g。注射剂：0.075g∶1ml、0.25g∶2ml。栓剂：0.15g、0.3g、0.6g。

【贮存】 密封，在干燥处保存。

（三）其他有机酸类

布洛芬　Ibuprofen

【别名】 芬必得、美林。

【性状】 为白色结晶粉末，稍微有臭味，在乙醇、丙酮、乙醚中易溶，在水中几乎不溶。

布洛芬口服吸收迅速而完全，1～2小时血药浓度达高峰。主要经肝代谢，90%以代谢物形式从尿中排泄。

【作用与适应证】 解热、镇痛、抗炎抗风湿作用强。主要用于治疗风湿性及类风湿性关节炎，也可用于解热镇痛，疗效与阿司匹林相当。

【不良反应】 胃肠道反应较轻，患者容易耐受，对凝血系统影响较小。偶见视物模糊、头痛、眩晕等，出现视力障碍者应立即停药。

【用药指导】 布洛芬主要以缓解症状为主，症状缓解即可停药，不建议长期用药。

【药物商品及其他信息】 片剂：0.1g、0.2g。

【贮存】 密封保存。

吲哚美辛 Indometacin

吲哚美辛口服吸收较好，约3小时血液浓度达峰值。主要经肝代谢，代谢物从尿、粪便、胆汁排泄。吲哚美辛为最强的PG合成酶抑制药之一，解热镇痛作用与阿司匹林相似，抗炎抗风湿作用比阿司匹林强10～40倍。只对炎性疼痛有效，对非炎性疼痛无效。由于不良反应多，仅用于其他药物不能耐受或疗效差的患者。常见的不良反应包括恶心、呕吐、腹痛、腹泻，诱发或加重消化性溃疡，严重的时候引起胃出血及穿孔等胃肠道反应；头痛、眩晕，甚至精神失常等中枢神经系统反应；还可引起粒细胞减少、血小板减少和再生障碍性贫血等造血系统反应；常可引起皮疹、支气管哮喘，与阿司匹林有交叉过敏反应。

双氯芬酸 Diclofenac

双氯芬酸具有解热、镇痛、抗炎作用，较吲哚美辛强。适用于中等程度疼痛、风湿性关节炎及类风湿关节炎。不良反应轻，与阿司匹林相似，偶见肝功能异常，白细胞减少等。有活动性消化性溃疡禁用，对双氯芬酸或其他非甾体抗炎药过敏者禁用。

尼美舒利 Nimesulide

尼美舒利是一种新型的非甾体抗炎药，具有解热、镇痛和抗炎作用。适用于类风湿关节炎和骨关节炎、手术和急性创伤后的疼痛和炎症、耳鼻咽部炎症引起的疼痛等。胃肠道反应较少而轻，可能出现皮疹、头晕等。建议使用最小有效量、最短的疗程，以减少不良反应的发生。

塞来昔布 Celecoxib

塞来昔布是全球第一个选择性COX-2抑制药，口服吸收好。解热、镇痛和抗炎作用效果好，但无抗血栓形成作用。临床用于急、慢性骨关节炎、风湿性关节炎和类风湿关节炎的治疗。其胃肠道不良反应较非选择性COX抑制药发生率低，但研究表明，长期使用心血管疾病发生的危险性增高。18岁以下的患者和哺乳期妇女不适合使用。禁用于对阿司匹林和磺胺药过敏的患者。

三、癌性疼痛的三阶梯止痛法

我国推荐开展癌症患者三阶梯止痛疗法。

三阶梯止痛疗法的重点是：①按时给药（3～6小时），不要在疼痛时才给药；②按量给药（镇痛药剂量直至患者疼痛消失）；③按阶梯给药。其具体内容是：根据癌症患者疼痛程度分为轻度、中度及重度疼痛。轻度疼痛可选第一阶梯的解热镇痛抗炎药（如阿司匹林、布洛芬等）；中度疼痛选用第二阶梯的弱效阿片类药物（如氨酚待因、可待因等）；重度疼痛选用第三阶梯的强效阿片类药物（如吗啡、哌替啶等）。如一种药物无效，不能换用同一阶梯镇痛药，应选高一阶梯镇痛药。必要时可加用辅助药物，如解痉药。对癌症患者给予充分的止痛治疗，可以提高患者的生活质量。

第二节 抗痛风药

痛风是体内嘌呤代谢紊乱引起的一种疾病，主要表现为高尿酸血症，尿酸盐沉积于关节、肾和结缔组织，引起关节局部粒细胞浸润和炎症反应。应用抗痛风药的目的在于纠正高尿酸血症、控制急性发作、缓解急性关节炎及慢性痛风性关节炎或肾病变。

急性痛风的治疗在于迅速缓解急性关节炎、纠正高尿酸血症等，可用秋水仙碱；慢性痛风的治疗旨在降低血中尿酸浓度，可用别嘌醇和丙磺舒等。

抗痛风药物按药理作用分为以下几类：①抑制尿酸合成的药物，如别嘌醇。②促进尿酸排泄的药物，如丙磺舒、苯磺吡酮、苯溴马隆等。③抑制粒细胞浸润、白细胞游走进入关节的药物，如秋水仙碱等。④一般的解热镇痛抗炎药物，如NSAID等。

一、抑制尿酸合成药物

别嘌醇 Allopurinol

别嘌醇为目前临床唯一能抑制尿酸合成的药物。口服吸收迅速而完全，可减少尿酸生成。临床上用于慢性痛风和痛风性肾病。不良反应少，患者对本品的耐受性较好，偶见皮疹、胃肠反应、转氨酶升高和白细胞减少等。与氨苄西林同用时，皮疹的发生率升高，尤其是伴有高尿酸血症的患者，应加以注意。

二、促进尿酸排泄药物

丙磺舒 Probenecid

丙磺舒口服吸收好，可竞争性抑制尿酸的重吸收，促进尿酸排泄，缓解或防止尿酸盐结晶的生成，减少关节损伤。临床用于慢性痛风治疗。不良反应较轻，胃肠道反应、偶可引起消化性溃疡、白细胞减少、骨髓抑制及肝坏死。

苯溴马隆 Benzbromarone

苯溴马隆（苯溴酮、苯溴香豆素）为白色或淡黄色结晶性粉末，无味。易溶于丙酮及氯仿，微溶于乙醇，不溶于水。本品是苯并呋喃衍生物，具有抑制肾小管对尿酸的再吸收作用，促进尿酸排泄，从而降低血中尿酸的浓度。由于其不会阻挠嘌呤核苷酸代谢，适用于长期性治疗高尿酸血症及痛风。口服易吸收，在肝内去溴离子后以游离型或结合型从胆汁中排出。其代谢产物有效。服药后24小时血中尿酸为服药前的66.5%。本品不良反应较少。少数患者可出现粒细胞减少，故应定期检查血象，极个别病例出现抗药性及持续性腹泻。

三、抑制粒细胞浸润药物

秋水仙碱　Colchicine

【别名】 秋水仙素、舒风灵。

【性状】 为淡黄色粉末，几乎无臭，遇光变暗，与氯仿形成两种结晶化合物。

【作用与适应证】 秋水仙碱可抑制痛风急性发作时的粒细胞浸润，对急性痛风性关节炎有选择性消炎作用。用于急性痛风性关节炎，用药数小时后可迅速缓解红、肿、热、痛等症状，为首选药。对其他类型的关节炎和疼痛无效，无降低血尿酸作用，对慢性痛风无效。

【不良反应】 不良反应较多，常见消化道反应；可致骨髓抑制；中毒时出现水样腹泻及血便、脱水、休克，对肾及骨髓也有损害作用。

【用药指导】 小剂量使用可降低不良反应发生概率，尽量避免静脉注射和长期服用。

【药物商品及其他信息】 片剂：0.5mg。

【贮存】 遮光，密封保存。

—• 考试知识点总结 •—

—• 本章小结 •—

—• 协和云课堂……　拓展练习及参考答案 •—

（袁　莉）

教学课件

第六章　传出神经系统药物

学习目标

素质目标

（1）具备严谨的职业态度和高度的责任感，严格遵循用药规范，确保患者用药安全有效。

（2）具备科学思维与创新意识，通过对传出神经系统药物的深入学习，形成系统的科学思维，并积极探索新的治疗方案和药物应用思路。

知识目标

（1）掌握：传出神经系统药物的作用方式及分类；肾上腺素、去甲肾上腺素、酚妥拉明、毛果芸香碱、新斯的明和阿托品的药理作用、临床应用及不良反应。

（2）熟悉：异丙肾上腺素、多巴胺、麻黄碱、毒扁豆碱、山莨菪碱和东莨菪碱的药理作用、临床应用及不良反应。

（3）了解：各类药品的使用注意事项。

能力目标

（1）能根据患者的临床情况和处方要求，指导患者合理使用传出神经系统药物。

（2）能识别药物的不良反应，并根据患者反馈提供合理的调整建议。

（3）能根据药物的不同剂型为患者提供科学、详细的用药指导，确保患者正确使用药物，达到最佳疗效。

案例导入

【案例】

患者，女68岁，患有高血压和慢性骨关节炎，长期服用降压药和止痛药。最近半年，李阿姨经常感到心跳加速、焦虑不安，尤其是在夜晚。她的睡眠质量下降，还经常感到手脚冰凉，甚至偶尔有头晕的情况。家人很担心，建议她去医院检查。

【问题】

1．哪些原因可能引起李阿姨的心跳加速、焦虑和手脚冰凉的症状？

2．应如何用药缓解这些症状？

3．李阿姨在日常生活中应注意哪些事项，以改善她的症状？

·核心知识拆解·

传出神经系统包括自主神经系统和运动神经系统。自主神经系统进一步分为交感神经系统和副交感神经系统，主要负责调节内脏器官的功能，帮助机体维持内部环境的稳定。交感神经系统在应激状态下起作用，表现为心率加快、瞳孔扩大、血压升高等；而副交感神经系统则在休息状态下活跃，表现为心跳减慢、消化功能增强等。运动神经系统主要负责控制骨骼肌的随意运动，使人能够主动完成如行走、跑步、抬手等动作。运动神经系统通过传导来自中枢神经系统的指令，使骨骼肌收缩，从而实现精确和协调的动作。

传出神经系统药物主要包括作用于交感神经和副交感神经的药物。交感神经药物包括促进交感神经活动的药物（如去甲肾上腺素、肾上腺素）及阻滞交感神经作用的药物（如β受体阻断药），这些药物可以用来调节心率和血压等。副交感神经药物则包括模拟副交感神经作用的药物（如乙酰胆碱受体激动剂）和抑制副交感神经作用的药物（如阿托品），主要用于调节胃肠道及泌尿系统功能。

传出神经系统药物在临床上的应用非常广泛，常用于治疗如高血压、心律失常、哮喘、胃肠痉挛等多种疾病。在使用药物时，需要根据患者的具体情况，并结合交感和副交感神经系统的功能状态进行调整，以达到最优的治疗效果。合理使用传出神经系统药物，可以有效地缓解患者的症状，维持机体内环境的稳定，并减少并发症的发生。

第一节　传出神经系统药物概述

传出神经系统是神经调节的重要组成部分，负责将中枢神经系统的信号传递到效应器官，确保机体的正常生理功能。它包括自主神经系统和运动神经系统。自主神经系统主要通过交感和副交感神经维持内环境的稳定，而运动神经系统则负责骨骼肌的随意运动。传出神经系统的药理学研究集中在不同递质的释放与作用，通过调节这些递质的合成、释放、作用及消除，能够达到治疗各种疾病的效果。

一、按解剖学分类

传出神经系统包括自主神经系统和运动神经系统。自主神经系统分为交感神经和副交感神经，必先在自主神经节交换神经元，然后到达效应器。因此，自主神经系统分为节前纤维和节后纤维。主要支配心脏、平滑肌、腺体等效应器。运动神经系统通过传导来自中枢神经系统的指令，中途不更换神经元，直接支配骨骼肌的随意运动，实现精确的骨骼肌运动（图6-1）。

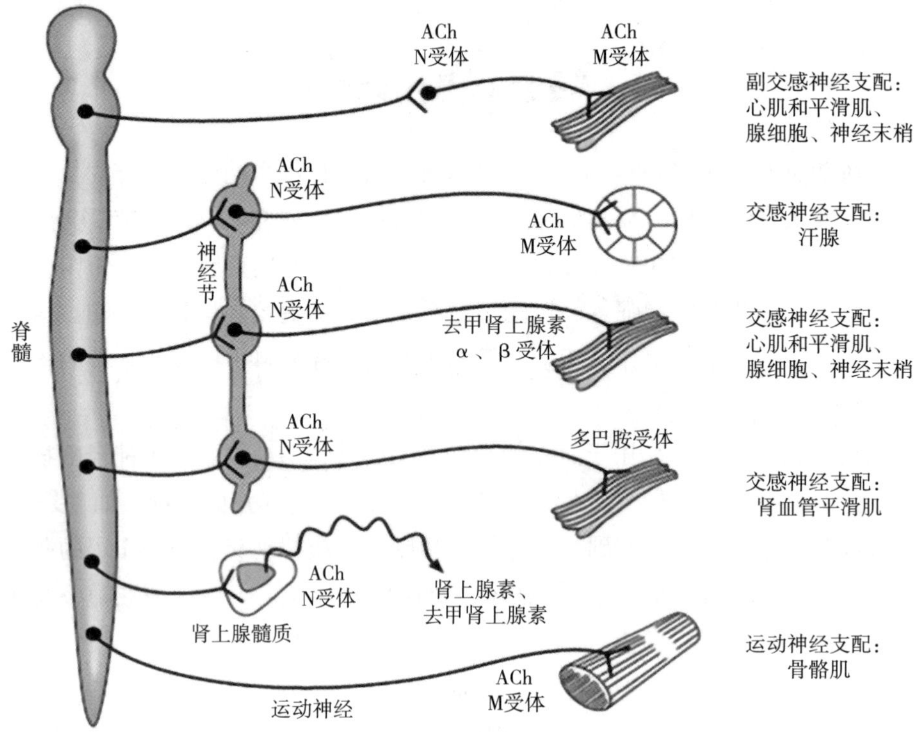

图6-1　传出神经的分类及递质

二、按释放的递质分类

传出神经系统通过其末梢释放的化学物质——神经递质来进行信息传递。根据神经末梢合成与释放的递质不同，可以将传出神经分为以下两类（表6-1）。

表6-1　传出神经分类及递质

分类	相关神经纤维	递质	递质消除方式
去甲肾上腺素能神经	交感神经的节后纤维（多数）	去甲肾上腺素	再摄取、单胺氧化酶或儿茶酚氧位甲基转移酶代谢
	肾上腺髓质（特殊化交感节后纤维）	肾上腺素和去甲肾上腺素	循环中缓慢代谢或被转氨酶分解
胆碱能神经	节前纤维（交感和副交感神经）	乙酰胆碱	胆碱酯酶水解
	副交感神经的节后纤维		
	运动神经纤维（躯体运动神经）		
	交感神经支配汗腺的节后纤维		

1. 去甲肾上腺素能神经　又称为肾上腺素能神经，这类神经兴奋时释放去甲肾上腺素（noradrenaline，NA），绝大多数交感神经的节后纤维属于此类神经。

2. 胆碱能神经 这类神经兴奋时释放乙酰胆碱（acetylcholine，ACh），包括全部交感神经和副交感神经的节前纤维，以及副交感神经的节后纤维。此外，运动神经和少数支配汗腺及骨骼肌血管的交感神经节后纤维也属于胆碱能神经。

此外，在某些效应器中，还存在其他类型的递质，如多巴胺、5-羟色胺或多肽等。

三、传出神经系统的递质

传出神经系统的主要递质包括去甲肾上腺素和乙酰胆碱。

1. 去甲肾上腺素 主要在肾上腺素能神经末梢内合成和储存。去甲肾上腺素在神经冲动到达时释放，与受体结合产生效应，其消除主要通过突触前膜再摄取及代谢酶的降解。

2. 乙酰胆碱 在胆碱能神经末梢合成并储存在囊泡中，当神经冲动到达时，乙酰胆碱通过胞裂外排释放，与突触后膜上的受体结合并迅速被乙酰胆碱酯酶分解，终止其作用。

此外，传出神经系统递质还有肾上腺素（adrenaline，AD）、多巴胺（dopamine，DA）和5-羟色胺（5-hydroxytryptamine，5-HT）等。

四、传出神经系统的受体与效应

传出神经系统通过特定的受体识别和响应递质信号，从而调控身体的各项生理功能。根据受体与递质的作用关系，可将其划分为胆碱受体和肾上腺素受体，此外还有一些由非肾上腺素能非胆碱能（non-adrenergic non-cholinergic，NANC）递质作用的受体。不同类型的受体分布于特定的组织和器官，通过与递质结合，发挥调控平滑肌、心脏、腺体和代谢的作用，受体分布与效应见表6-2。

表6-2 传出神经系统受体分布与效应

受体类型	分布	受体激动后的效应
α_1受体	血管平滑肌（皮肤、黏膜、内脏血管）、瞳孔开大肌、膀胱括约肌、腺体	血管收缩、瞳孔扩大、括约肌收缩、腺体分泌增加
α_2受体	突触前膜、胰岛β细胞	抑制去甲肾上腺素释放、减少胰岛素分泌
β_1受体	心脏（窦房结、房室结、心室肌）、肾小球旁细胞	心脏兴奋、肾素分泌增加
β_2受体	支气管平滑肌、骨骼肌血管、冠状血管、子宫平滑肌	支气管扩张、血管舒张、子宫平滑肌松弛
β_3受体	脂肪细胞、膀胱逼尿肌	脂肪分解、膀胱逼尿肌松弛
M_1受体	胃腺壁细胞	促进胃酸分泌
M_2受体	心肌	心率减慢、心肌收缩力减弱
M_3受体	平滑肌、腺体、瞳孔括约肌	平滑肌收缩、腺体分泌增加、瞳孔缩小

续 表

受体类型	分布	受体激动后的效应
N_N受体	自主神经节和肾上腺髓质	神经节兴奋，肾上腺髓质分泌肾上腺素
N_M受体	骨骼肌	收缩

1. 肾上腺素受体 肾上腺素受体识别去甲肾上腺素和肾上腺素，分为α受体和β受体。

（1）α受体：α_1受体主要分布在皮肤、黏膜和内脏血管的平滑肌，以及括约肌、瞳孔开大肌和腺体中，其激动时表现为血管平滑肌收缩，使皮肤和黏膜血流减少，同时内脏血管收缩；在眼部，通过瞳孔开大肌的收缩导致瞳孔扩大；此外，α_1受体激动还可引起括约肌收缩和腺体分泌增加。α_2受体主要位于突触前膜上，其激动时可通过负反馈机制抑制突触前膜释放去甲肾上腺素，从而减少递质的释放量；这种作用在调控交感神经活动和神经信号传递过程中起重要作用，同时还能减少胰岛素分泌，对代谢产生一定的影响。

（2）β受体：β_1受体主要分布于心脏和肾小球旁细胞中，激动时，在心脏表现为心率加快、心肌收缩力增强和传导速度加快，整体上增强心脏的泵血功能；而在肾小球旁细胞中，β_1受体的激动会促进肾素的释放，从而激活肾素-血管紧张素-醛固酮系统，最终升高血压。β_2受体主要分布在支气管平滑肌、骨骼肌血管和冠状血管中，激动时表现为支气管平滑肌松弛，引起支气管扩张，改善气道通畅；同时，骨骼肌血管和冠状动脉血管扩张，增加局部血流量；此外，β_2受体激动还可以松弛子宫平滑肌，对缓解子宫过度收缩和防止早产具有重要意义。β_3受体主要分布在脂肪细胞和膀胱逼尿肌中。激动时，在脂肪细胞中促进脂肪分解，增加游离脂肪酸的释放，为机体提供更多能量；而在膀胱逼尿肌中，β_3受体的激动能够松弛逼尿肌，增强膀胱储尿能力，用于治疗尿急和尿失禁的临床干预。

2. 胆碱受体 胆碱受体主要识别乙酰胆碱，分为毒蕈碱型受体（M型）和烟碱型受体（N型）。

（1）M受体：M受体能选择性与毒蕈碱结合，主要分布在副交感神经节后纤维支配的效应器官，包括心脏、血管、支气管平滑肌、胃肠平滑肌、瞳孔括约肌及外分泌腺等。其激动所产生的效应被称为M样作用。M受体激动时表现为心脏抑制（如窦房结自律性下降、心率减慢）、平滑肌收缩（如支气管和胃肠平滑肌活动增强）及腺体分泌增加（如唾液腺、胃腺和支气管腺的分泌增强）。M受体进一步分为五种亚型，其中M_1主要存在于胃腺壁细胞，促进胃酸分泌；M_2分布于心肌，调控心脏抑制；M_3分布于平滑肌和腺体，调控平滑肌收缩和腺体分泌；而M_4和M_5的功能尚未完全阐明，可能参与中枢神经系统的信号调节。

（2）N受体：N受体则能选择性与烟碱结合，分为N_N（神经节型）和N_M（肌肉型）。N_N受体主要分布在自主神经节和肾上腺髓质，激动时引发神经节兴奋，进一步通过交感或副交感神经引起效应器如心脏、血管和腺体的功能变化；N_M受体分布在骨骼肌运动终板，激动时引起骨骼肌兴奋和收缩，是躯体运动的重要机制。

五、传出神经系统药物的作用方式及分类

1. 传出神经系统药物的作用方式　传出神经系统药物的作用方式有以下两种。

（1）直接与受体结合：大多数药物能直接作用于受体，通过激动或阻断受体发挥药理效应。当药物激动或阻断肾上腺素受体时，可表现为拟肾上腺素作用或抗肾上腺素作用；同样，药物激动或阻断胆碱受体时，可分别表现为拟胆碱作用或抗胆碱作用。

（2）影响递质的合成、释放与消除：①影响递质的合成，如密胆碱通过阻断胆碱重摄取，减少乙酰胆碱的生成。②影响递质的释放，如麻黄碱和间羟胺可促进去甲肾上腺素从神经末梢的释放，而胍乙啶则抑制去甲肾上腺素的释放。③影响递质的消除，如抗胆碱酯酶药通过抑制胆碱酯酶的活性，延缓乙酰胆碱的水解，从而使乙酰胆碱在突触间隙中堆积，产生拟胆碱作用。

2. 传出神经系统药物的分类　根据药物对受体的选择性和产生的药理作用，将传出神经系统药物分为受体激动药和受体阻断药（表6-3）。

表6-3　传出神经系统药物分类及代表药物

受体激动药	受体阻断药
1. 肾上腺素受体激动药	1. 肾上腺素受体阻断药
（1）α、β受体激动药（肾上腺素）	（1）α、β受体阻断药（拉贝洛尔）
（2）α受体激动药（去甲肾上腺素）	（2）α受体阻断药（酚妥拉明）
（3）$α_1$受体激动药（去氧肾上腺素）	（3）$α_1$受体阻断药（哌唑嗪）
（4）$α_2$受体激动药（可乐定）	（4）$α_2$受体阻断药（育亨宾）
（5）β受体激动药（异丙肾上腺素）	（5）β受体阻断药（普萘洛尔）
（6）$β_1$受体激动药（多巴酚丁胺）	（6）$β_1$受体阻断药（美托洛尔）
（7）$β_2$受体激动药（沙丁胺醇）	
2. 胆碱受体激动药	2. 胆碱受体阻断药
（1）M、N受体激动药（乙酰胆碱）	（1）M受体阻断药（阿托品）
（2）M受体激动药（毛果芸香碱）	（2）N_N受体阻断药（樟磺咪芬）
（3）N受体激动药（烟碱）	（3）N_M受体阻断药（琥珀胆碱）
3. 抗胆碱酯酶药（新斯的明）	3. 胆碱酯酶复活药（碘解磷定）

第二节 拟肾上腺素药与肾上腺素受体阻断药

拟肾上腺素药（adrenergics）是一类化学结构和药理作用与肾上腺素相似的胺类药物，其作用类似于交感神经兴奋的效应，因此也被称为拟交感胺类药（sympathomimetics）。这类药物通过激动肾上腺素受体，调节心血管、呼吸、代谢等多个系统的功能，表现为心率加快、血压变化、支气管扩张及代谢增强。拟肾上腺素药根据是否含有儿茶酚胺基团可分为儿茶酚胺类和非儿茶酚胺类；根据药物对肾上腺素受体亚型的激动选择性，又可分为α、β受体激动药、α受体激动药和β受体激动药。由于其广泛的生理效应，拟肾上腺素药被广泛用于治疗过敏性休克、心搏骤停、支气管哮喘急性发作及低血压等疾病。肾上腺素受体阻断药（adrenergic blockers）则通过抑制交感神经的效应，达到相反的作用。这类药物通过与肾上腺素受体结合，阻止肾上腺素发挥作用，从而抑制交感神经对心血管、呼吸等系统的影响。肾上腺素受体阻断药在临床上广泛应用于治疗高血压、心律不齐、心绞痛等疾病。

一、拟肾上腺素药

（一）α、β受体激动药

微课：身体的紧急反应启动器

肾上腺素 Adrenline

【别名】 副肾。

【性状】 常以盐酸盐形式制成注射液，为无色或微黄色透明液体，易溶于水，遇光或高温易分解。

【作用与适应证】 肾上腺素是一种强效非选择性α、β受体激动药，低剂量主要激动β受体，引起心率加快、心肌收缩力增强（β_1）及支气管扩张、冠脉血管舒张（β_2）；高剂量以激动α受体为主，导致血管收缩、血压升高及瞳孔扩大（α_1）。

临床用于过敏性休克、心搏骤停、支气管哮喘急性发作及局部止血，是过敏性休克的首选药物，可迅速扩张支气管、缓解喉头水肿并升高血压；用于心搏骤停可恢复心跳，在支气管哮喘急性发作中缓解气道痉挛。此外，与利多卡因联合应用可延长局麻效果并减少出血。

【不良反应】 常见心悸、心动过速、心律失常、头痛、眩晕等，剂量过大可致高血压危象、呼吸抑制或组织缺血坏死。静脉注射操作不当可能引起局部坏死，长期使用易耐受性增加。

【用药指导】 ①过敏性休克肌内注射0.3～0.5 mg（推荐大腿外侧）。②心搏骤停时静脉稀释缓慢滴注。③局麻时避免注射至血管以防组织坏死。④老年人、高血压及心血管病患者需谨慎使用。

【药物商品及其他信息】 注射液：1 ml∶1 mg。

【贮存】 遮光，密闭，在阴凉处保存。

多巴胺 Dopamine

【别名】 3-羟基酪胺、儿茶酚乙胺。

【性状】 盐酸多巴胺注射液为无色或微黄色透明液体，溶液呈微酸性，易溶于水，低溶于乙醇，遇光和高温易分解。

【作用与适应证】 多巴胺是一种内源性儿茶酚胺类递质，兼具激动多巴胺受体（D_1、D_2）及肾上腺素受体（β_1、α_1）的作用，其效应与剂量密切相关。低剂量（1 ～ 5 μg/kg · min）激动D_1受体，扩张肾、冠状动脉和肠系膜血管，增加肾血流量和尿量；中等剂量（5 ～ 10 μg/kg · min）激动β_1受体，增强心肌收缩力、提升心输出量；高剂量（10 ～ 20 μg/kg · min）激动α_1受体，导致血管收缩和血压升高。

多巴胺主要用于治疗低血压、心力衰竭和休克，特别是伴肾功能不全的休克患者，还可改善急性心肌梗死或感染性休克中的器官灌注。

【不良反应】 常见不良反应包括恶心、呕吐、心悸、头痛及面部潮红，剂量过大可能引起心律失常、血压过度升高或外周组织缺血。长期滴注可能导致静脉炎，外渗则可能引发组织坏死，过量使用或剂量调整不当可能加重肾功能损害。

【用药指导】 ①多巴胺需稀释后缓慢静脉滴注，低剂量用于改善肾血流，中等剂量用于增强心功能，高剂量用于升压，应根据血流动力学监测结果及时调整滴注速度。②避免与碱性药物混合使用，以防药物失效。③高血压、心律失常或外周血管疾病患者需慎用。

【药物商品及其他信息】 注射液：2 ml : 20 mg。

【贮存】 遮光，密闭保存。

麻黄碱　Ephedrine

【别名】 麻黄素。

【性状】 盐酸盐为白色结晶性粉末，无臭，味微苦，易溶于水和乙醇，性质稳定，不易被单胺氧化酶和儿茶酚氧位甲基转移酶代谢。

【作用与适应证】 麻黄碱通过直接激动肾上腺素受体和间接促进去甲肾上腺素释放，产生中枢兴奋、心血管刺激和平滑肌舒张等作用。其β_2受体作用扩张支气管平滑肌，缓解痉挛；β_1受体作用增加心率和心肌收缩力；α_1受体作用收缩鼻黏膜血管，减轻鼻塞症状。

临床用于缓解支气管哮喘急性发作、鼻塞、药物中毒性低血压及轻度嗜睡或呼吸抑制。

【不良反应】 常见心悸、头痛、失眠、震颤及中枢兴奋导致的焦虑、食欲抑制。长期使用可引发耐药性和依赖性，过量可能导致高血压危象、心律失常或局部缺血坏死。

【用药指导】 ①口服用于鼻塞和支气管哮喘，成人剂量10 ～ 30 mg，每日2 ～ 3次。②静脉注射用于急性低血压或哮喘发作，需缓慢注射。③中枢兴奋剂或高血压患者需谨慎使用，妊娠期及哺乳期妇女禁用。④严格按医嘱使用，防止滥用。

【药物商品及其他信息】 注射液：1ml : 30mg。滴鼻液：1%。麻黄碱为严格监管药物，原料需依法管制。

【贮存】 遮光，密闭保存。

（二）α 受体激动药

去甲肾上腺素 Noradrenaline

【别名】 正肾。

【性状】 盐酸去甲肾上腺素注射液为无色至淡黄色透明液体，易溶于水，溶液呈弱酸性，在碱性条件或光照下易氧化失效。

【作用与适应证】 去甲肾上腺素是以激动α受体为主的拟肾上腺素药，同时对β_1受体也有一定激动作用。激动外周α_1受体引起血管广泛收缩（尤其是皮肤、肾脏和内脏血管），增加外周阻力，快速升高动脉血压；激动β_1受体则增强心肌收缩力和心输出量。其对β_2受体作用较弱，因此对支气管和骨骼肌血管的舒张作用不明显。

主要用于治疗急性低血压、感染性休克及麻醉诱导期血压下降。作为强效升压药，去甲肾上腺素在改善重要器官灌注方面尤为重要，但需谨慎使用以免影响肾血流。

【不良反应】 常见不良反应包括高血压、心律失常、心动过缓或心动过速。血管强烈收缩可能引起局部组织缺血或坏死，长期滴注可导致肢端循环障碍。其他反应包括头痛、恶心、呕吐和焦虑。注射外渗可导致局部组织坏死，需用酚妥拉明注射缓解。

【用药指导】 ①通过静脉滴注使用，起始速度为2 ～ 4 μg/min，最大剂量不超过20 μg/min，需使用输注泵控制速度，密切监测血压、心率和尿量。②避免长期滴注，以防外周循环障碍，严重低血容量未纠正者禁用。③外渗时可注射酚妥拉明缓解局部缺血。

【药物商品及其他信息】 注射液：1 ml∶2 mg、1 ml∶5 mg、2 ml∶10 mg。

【贮存】 遮光，密闭，在阴凉处保存。

（三）α_1受体激动药

去氧肾上腺素 Phenylephrine

【别名】 苯肾上腺素、苯福林。

【性状】 盐酸盐呈白色结晶性粉末，无臭，味微苦，易溶于水和乙醇。

【作用与适应证】 去氧肾上腺素是一种选择性α_1受体激动药，直接激活血管平滑肌α_1受体，导致血管收缩、外周阻力增加和血压升高，对β受体作用较弱，因此对心率和心肌收缩力影响有限。

临床用于治疗麻醉或手术引起的低血压、鼻塞和眼科检查散瞳。作为局部血管收缩剂，常用于缓解鼻炎、鼻窦炎引起的鼻塞，并可与局麻药联合使用以延长麻醉效果。在眼科，去氧肾上腺素通过刺激瞳孔开大肌引起瞳孔扩大，但不影响睫状肌功能。

【不良反应】 常见不良反应包括头痛、头晕、高血压及反射性心动过缓。鼻用制剂长期使用可能导致药物性鼻炎和反跳性鼻塞。过量可能引发高血压危象、外周缺血及心律失常，静脉注射或滴注外渗可致局部组织坏死。

【用药指导】 ①口服、注射或局部使用，具体途径根据适应证选择。②治疗低血压时，静脉滴注起始剂量为50 ～ 100 μg/min，最大不超过200 μg/min；鼻塞时用0.1%滴鼻剂，每侧鼻腔滴1 ～ 2滴，每日不超过4次；散瞳时用2.5%或10%滴眼剂，每次1滴，每日不超过3次。③长期使用需谨慎，特别是高血压、冠心病及老年患者。

【药物商品及其他信息】 注射液：1 ml∶10 mg。滴鼻剂：0.1%。滴眼剂：2.5%、10%。

【贮存】 遮光，密闭储存。

（四）α_2受体激动药

可乐定　Clonidine

【别名】 可乐宁、氯压定、催压降。

【性状】 白色或类白色结晶性粉末，几乎无臭，味微苦，易溶于水和乙醇。

【作用与适应证】 可乐定是一种选择性α_2肾上腺素受体激动药，通过激活中枢神经系统α_2受体，抑制交感神经张力，减少去甲肾上腺素释放，从而降低心输出量和外周血管阻力，实现降血压的作用。此外，可乐定具有镇静、镇痛作用，并可减少交感神经兴奋引起的代谢亢进反应，

主要用于治疗高血压，尤其对中枢交感兴奋亢进的患者疗效显著。它还用于戒毒治疗，通过缓解戒断综合征症状（如心悸、出汗和焦虑），改善患者的不适。可乐定对神经性疼痛、偏头痛和术后寒战也有一定辅助治疗作用。在戒毒治疗中，可乐定常与镇静剂和止痛药联合使用。

【不良反应】 常见不良反应包括口干、嗜睡、头晕和便秘。突然停药可能引起反跳性高血压，表现为血压急剧升高、心悸和头痛，严重者可导致高血压危象。少见不良反应包括抑郁、焦虑、心动过缓或因低血压引起的晕厥。

【用药指导】 ①降压治疗需从小剂量开始，成人起始剂量为口服0.1 mg，每日2次，根据耐受性逐步调整至每日总剂量0.6 mg。②戒毒治疗剂量需根据症状调整，通常每日0.2～0.6 mg，分次服用。③静脉注射需稀释后缓慢滴注，停药时应逐渐减量（2～4天内），以避免反跳性高血压。④肝肾功能不全患者需谨慎调整剂量。

【药物商品及其他信息】 片剂：75 μg、0.1 mg。注射液：1 ml∶0.15 mg。滴眼液：5 ml∶12.5 mg。

【贮存】 遮光，密封保存。

（五）β 受体激动药

异丙肾上腺素　Isoprenaline

【别名】 喘息定、硫酸异丙肾上腺素。

【性状】 盐酸盐或硫酸盐为白色或类白色结晶性粉末，易溶于水和乙醇，溶液呈弱酸性。

【作用与适应证】 异丙肾上腺素是一种非选择性β肾上腺素受体激动药，对β_1和β_2受体均有强烈激动作用，而对α受体无作用。激动β_1受体可增强心肌收缩力、加快心率和增加心输出量，用于急性心功能不全和阿斯综合征（如心动过缓或心脏传导阻滞）；激动β_2受体可引起支气管扩张和血管舒张，用于缓解支气管哮喘和慢性阻塞性肺疾病的急性发作，并改善外周循环。由于其扩张血管的作用，有时用于休克时改善器官灌注，但不作为首选药物。

【不良反应】 主要与强β受体激动作用有关，包括心悸、心动过速、心律失常、头痛、眩晕、面部潮红及恶心。过量可能导致心绞痛或心力衰竭，特别是在冠心病患者中。支气管和血管扩张作用可能引起低血压或反射性心动过速，个别患者出现震颤或呕吐。

【用药指导】①异丙肾上腺素可通过静脉滴注或雾化吸入给药。②治疗急性心功能不全或传导阻滞时，静脉滴注起始速度为0.5～5.0 μg/min，逐步调整至有效剂量，但总剂量不宜过高以免心律失常。雾化吸入治疗支气管痉挛时，每次0.25～0.50mg，每日2～4次。③使用时需监测心率、血压和血氧饱和度，冠心病、甲亢和糖尿病患者需慎用。

【药物商品及其他信息】注射液：2 ml∶1 mg。片剂：10 mg。气雾剂：0.25%（20 ml）。

【贮存】避光，密闭，在凉处保存。

（六）$β_1$受体激动药

多巴酚丁胺　Dobutamine

【别名】强心胺、杜丁胺、丁巴多胺。

【性状】常见为盐酸盐制剂，呈白色或类白色结晶性粉末，易溶于水，水溶液呈微酸性。注射液为无色透明液体，遇光易分解。

【作用与适应证】多巴酚丁胺是一种选择性$β_1$肾上腺素受体激动药，主要增强心肌收缩力，增加心输出量，对心率影响较小。其作用机制通过激动$β_1$受体促进心肌钙离子内流，增强心肌收缩力，同时轻微激动$β_2$受体，引起周围血管轻度扩张，从而改善心脏的后负荷。多巴酚丁胺对$α_1$受体的作用微弱，因此升压作用有限。

临床上主要用于治疗急性心力衰竭、心源性休克、急性心肌梗死导致的低心排综合征，以及术后低心排血量综合征。多巴酚丁胺通过改善心功能和器官灌注，对血压正常或轻度降低患者效果尤为显著。

【不良反应】常见不良反应包括心悸、心动过速和心律失常。由于其正性肌力作用可能增加心肌耗氧量，部分患者可能出现心绞痛，尤其是合并冠心病的患者。其他不良反应包括头痛、恶心、震颤和面部潮红，偶见高血压或低血压反应。长期滴注可能导致耐受性，减弱药效。

【用药指导】①多巴酚丁胺需通过静脉滴注给药，起始剂量为2～5 μg/kg·min，根据患者的血流动力学状态逐步调整剂量，一般最大剂量不超过20 μg/kg·min。②因其药效快、代谢迅速，使用时需密切监测心率、血压及尿量，冠心病患者需谨慎使用以避免心肌缺氧。③与β受体阻断药联合使用时可能降低疗效。④由于多巴酚丁胺容易失效，配制后的溶液需在短时间内使用。

【药物商品及其他信息】注射液：2 ml∶20 mg。

【贮存】遮光，密闭保存。

（七）$β_2$受体激动药

沙丁胺醇　Salbutamol

【别名】舒喘灵、嗽必妥。

【性状】常见为硫酸盐制剂，呈白色或类白色结晶性粉末，无臭，味微苦，易溶于水和乙醇，水溶液呈微酸性。

【作用与适应证】沙丁胺醇是一种选择性$β_2$肾上腺素受体激动药，通过激动支气管平滑肌上的$β_2$受体，提高腺苷酸环化酶的活性，增加环磷酸酰苷（cyclic adenosine monophosphate，cAMP）水平，从而引起支气管平滑肌松弛，达到扩张气道的效果。

临床主要用于缓解支气管哮喘急性发作、预防运动诱发的哮喘及治疗慢性阻塞性肺疾病中的可逆性气道阻塞。沙丁胺醇起效迅速，气雾吸入后5分钟内缓解支气管痉挛，作用持续4～6小时。在高剂量使用时，沙丁胺醇还可松弛子宫平滑肌，降低早产风险，因此在产科用于延缓早产。

【不良反应】 常见不良反应包括手部震颤、心悸、心动过速、头痛和口干。高剂量或频繁使用可能引起低血钾、心律失常或代谢紊乱，部分患者可能出现焦虑、失眠和恶心。长期或过量使用可导致β_2受体下调，减弱药效。

【用药指导】 ①沙丁胺醇常以吸入或口服给药，具体方式根据适应证选择。②吸入剂用于缓解哮喘急性发作时，每次100～200 μg，每日不超过800 μg；预防运动诱发的哮喘，每次吸入100～200 μg，运动前10～15分钟使用。③口服片剂成人常用剂量为2～4 mg，每日3次，儿童酌减。④静脉注射或滴注用于早产时，根据体重和反应调整剂量。使用时避免过量，监测心率和血钾水平，高血压、糖尿病或甲状腺功能亢进患者需谨慎使用。气雾剂为急性支气管哮喘的首选。

【药物商品及其他信息】 吸入气雾剂：溶液型，每罐200揿，每揿含沙丁胺醇0.14 mg；混悬型，每罐200揿，每揿含沙丁胺醇0.10 mg；混悬型，每罐240揿，每揿含沙丁胺醇0.10 mg。吸入粉雾剂：0.2 mg、0.4 mg。口服片剂：0.5 mg、2 mg。注射液：2 ml∶0.4 mg。胶囊：2 mg。

【贮存】 遮光，密闭，在阴凉处保存。

二、肾上腺素受体阻断药

（一）α、β受体阻断药

拉贝洛尔　Labetalol

【别名】 柳安羟胺、拉平地乐。

【性状】 常以盐酸盐形式存在，为白色或类白色结晶性粉末，无臭，味微苦，易溶于水和乙醇，水溶液呈中性或微酸性。

【作用与适应证】 拉贝洛尔是一种非选择性β受体阻断药，同时具有选择性α_1受体阻断作用，其降压机制通过双重受体阻断实现：α_1受体阻断可引起外周血管扩张，降低外周阻力；β_1受体阻断减弱心肌收缩力和心率，减少心输出量。

由于其双重机制，拉贝洛尔能有效降低血压而不显著引起反射性心动过速，常用于治疗高血压和高血压危象，尤其适合妊娠高血压患者。它也用于嗜铬细胞瘤和围术期高血压的控制。此外，因其对冠状动脉血流影响较小，适用于伴有心绞痛或心力衰竭的高血压患者。

【不良反应】 常见不良反应包括头痛、眩晕、疲乏和恶心，部分患者可能出现低血压、心动过缓或心律失常。由于β受体阻断作用，可能诱发或加重支气管痉挛，尤其是在哮喘患者中。长时间使用可能导致体位性低血压或外周水肿，少见肝功能损伤。过量使用可能引发严重低血压或心脏抑制。

【用药指导】 ①拉贝洛尔可口服或静脉注射给药。②口服用于高血压时，起始剂量为100 mg，每日2次，根据疗效逐步增至每日总剂量600～1200 mg；静脉注射用于高血压危象，常用剂量为20 mg缓慢注射，每10分钟追加20～80 mg直至血压控制，总剂量不超过300 mg。③患者用药时需监测血压、心率及肝功能，哮喘、慢性阻塞性肺疾病或心力衰竭患者需谨慎使用，妊娠期和哺乳期妇女用药需遵医嘱。

【药物商品及其他信息】 片剂：50 mg、100 mg、200 mg。注射液：2 ml∶25 mg、10 ml∶50 mg、5 ml：50 mg。

【贮存】 遮光，密闭保存。

（二）α受体阻断药

酚妥拉明　Phentolamine

【别名】 利其丁。

【性状】 呈白色或类白色结晶性粉末，易溶于水，溶液呈弱酸性，易吸湿。

【作用与适应证】 酚妥拉明是一种竞争性非选择性α受体阻断药，通过阻断α_1受体引起血管扩张、外周阻力降低，并通过阻断α_2受体促进去甲肾上腺素释放，可能引起反射性心动过速。其药理作用包括快速降低血压、改善微循环及缓解去甲肾上腺素外渗引起的局部缺血。临床主要用于治疗嗜铬细胞瘤引起的高血压危象、外周血管痉挛性疾病（如雷诺病），以及通过扩张血管改善末梢循环。在去甲肾上腺素或其他血管活性药物外渗时，可注射酚妥拉明以防止局部组织坏死。此外，酚妥拉明还用于诊断嗜铬细胞瘤，通过观察注射后血压快速下降来辅助诊断。

【不良反应】 常见不良反应包括头痛、眩晕、面部潮红、心悸和低血压，特别是体位性低血压较为常见。因α_2受体阻断可能引起反射性心动过速或心律失常，尤其是在高剂量或快速静脉注射情况下。少见恶心、腹泻及鼻塞，个别患者可能出现过敏反应或注射部位疼痛。

【用药指导】 ①酚妥拉明多以静脉或肌内注射给药，用于高血压危象时，成人静脉注射剂量为5～10 mg，缓慢注射；嗜铬细胞瘤术中血压控制时，需根据血压波动调整剂量。②治疗去甲肾上腺素外渗引起的局部缺血时，用5～10 mg稀释于10 ml生理盐水后局部注射。③用药期间需密切监测血压和心率，低血压、冠心病和严重心律失常患者需谨慎使用。

【药物商品及其他信息】 注射液：1 ml∶5 mg、1 ml∶10 mg。片剂：40 mg、50 mg。胶囊：40 mg。酚妥拉明常作为诊断嗜铬细胞瘤的辅助药物，也用于治疗外周血管痉挛性疾病或血管活性药外渗引起的局部缺血。

【贮存】 遮光，密闭保存。

▶知识拓展

嗜铬细胞瘤

嗜铬细胞瘤是一种源于肾上腺髓质嗜铬细胞或副神经节细胞的罕见神经内分泌肿瘤。该肿瘤会分泌过量的儿茶酚胺（如肾上腺素、去甲肾上腺素和多巴胺），导致患者出现高血压、心动过速、头痛、多汗、面色苍白和焦虑等交感神经过度兴奋的症状。其典型表现为阵发性高血压，症状常在情绪激动、体位改变或某些药物作用下诱发。

嗜铬细胞瘤的病因可能与遗传相关，部分患者与多发性内分泌瘤2型、冯·希佩尔-林道综合征或神经纤维瘤病1型等遗传性疾病有关。肿瘤虽多数为良性，但约10%为恶性，可能出现转移。未治疗的嗜铬细胞瘤可导致持续高血压和心血管并发症，严重者甚至危及生命。

诊断嗜铬细胞瘤需通过测定尿液或血浆中儿茶酚胺及其代谢产物（如香草基杏仁酸）的水平，同时通过影像学检查（CT、MRI或放射性核素扫描）明确肿瘤位置。治疗以外科手术切除为主，但在手术前需使用 α 受体阻断药控制血压，避免术中危象的发生。对于恶性病例或无法手术者，可选择化疗或放射治疗控制病情。嗜铬细胞瘤虽然少见，但其病情复杂且潜在危害大，早期诊断和规范治疗对改善预后至关重要。

（三）α_1受体阻断药

哌唑嗪 Prazosin

【别名】 脉宁平。

【性状】 常见为盐酸盐制剂，呈白色或类白色结晶性粉末，无臭，味苦，易溶于水和乙醇，水溶液呈中性或微酸性。

【作用与适应证】 哌唑嗪是一种高选择性α_1肾上腺素受体阻断药，通过抑制外周血管平滑肌的α_1受体，直接引起血管扩张，降低外周阻力和动脉血压，对心率的影响较小。

哌唑嗪主要用于治疗轻度至中度高血压，尤其适用于伴有前列腺增生、糖尿病或高脂血症的高血压患者。此外，哌唑嗪还用于治疗慢性心力衰竭，通过减轻心脏后负荷改善心脏功能，以及用于缓解前列腺增生引起的尿路梗阻症状。哌唑嗪的降压作用温和，可与其他降压药（如β阻滞剂或利尿剂）联合使用，提高疗效。

【不良反应】 常见不良反应包括头晕、乏力、心悸和体位性低血压，首次用药时尤为显著，称为“首剂效应”，可能导致晕厥。此外，还可出现鼻塞、恶心、嗜睡、视物模糊等症状。长期使用可能引发轻微的水钠潴留，个别患者可能发生过敏反应或肝功能异常。

【用药指导】 ①哌唑嗪需从小剂量开始，以降低首剂效应的风险。②成人治疗高血压的起始剂量为1 mg，首次用药建议睡前服用，以减少体位性低血压的发生；维持剂量通常为每日2～5 mg，分2～3次服用。③治疗前列腺增生的推荐剂量为每日2～10 mg，根据症状调整。④用药期间需监测血压变化，特别是体位性位血压，避免低血压患者使用，并注意与其他降压药的联合应用对血压的叠加作用。

【药物商品及其他信息】 片剂：0.5 mg、1 mg、2 mg。

【贮存】 遮光，密封保存。

（四）α_2受体阻断药

育亨宾 Yohimbine

【别名】 萎必治、安慰乐得。

【性状】 常见为盐酸盐制剂，呈白色或类白色结晶性粉末，易溶于水和乙醇，微溶于氯仿，水溶液呈中性或微酸性，稳定性较高。

【作用与适应证】 育亨宾是一种选择性α_2肾上腺素受体阻断药，通过阻断中枢和外周的α_2受体，促进交感神经活动，增加去甲肾上腺素释放，从而引起血管扩张、血流量增加及性功能改善。

育亨宾可增强性欲和改善男性勃起功能障碍，尤其是由于心理性或神经性因素引起的阳痿。此外，育亨宾还用于治疗雷诺病和外周血管痉挛性疾病，通过改善外周循环缓解症状。在某些试验中，育亨宾还显示出调节中枢神经系统的作用，可用于抗抑郁或抗焦虑辅助治疗。

【不良反应】 主要与交感神经兴奋过度有关，常见症状包括心悸、心动过速、头晕、焦虑和高血压。部分患者可能出现恶心、呕吐、面部潮红、震颤或失眠。在高剂量或敏感人群中，可能诱发严重的高血压危象、心律失常或癫痫发作。长期使用可能导致耐受性或依赖性。

【用药指导】 ①育亨宾通常以口服片剂形式给药，治疗男性勃起功能障碍的推荐剂量为5～10 mg，每日1～3次，建议随餐服用以减少胃肠道刺激。②雷诺病或外周血管痉挛性疾病的剂量需根据症状调整，起始剂量宜小，并逐步增量。③使用期间需密切监测血压和心率，高血压、冠心病或肝肾功能不全患者慎用。

【药物商品及其他信息】 片剂：5.4 mg。注射剂：0.5 ml∶10 mg。

【贮存】 遮光，密闭保存。

（五）β受体阻断药

普萘洛尔　Propranolol

【别名】 萘心安、心得安。

【性状】 呈白色或类白色结晶性粉末，无臭，味微苦，易溶于水和乙醇，溶液呈中性或微酸性。

【作用与适应证】 普萘洛尔是一种非选择性β肾上腺素受体阻断药，对β_1和β_2受体均有阻断作用。通过抑制β_1受体，可降低心率、减弱心肌收缩力，减少心输出量和心肌耗氧量，从而降低血压和缓解心绞痛症状。抑制β_2受体则可减少支气管扩张和血管扩张的作用。

普萘洛尔主要用于治疗高血压、心绞痛、快速型心律失常（如室上性心动过速、心房颤动）、肥厚型心肌病及心肌梗死后的二级预防。此外，它还用于缓解甲状腺功能亢进引起的交感神经兴奋症状（如心悸、震颤）及预防偏头痛。普萘洛尔在治疗某些焦虑性疾病中也有辅助作用，可缓解如考试焦虑的症状。

【不良反应】 常见不良反应包括乏力、头晕、心动过缓、低血压及胃肠道不适。由于β_2受体阻断作用，可能引起支气管痉挛（特别是在哮喘或慢性阻塞性肺疾病患者中）及外周血管痉挛。长期使用可能导致肢端寒冷、抑郁、性功能障碍或低血糖症状不明显（尤其是糖尿病患者）。突然停药可能引发反跳性高血压或心绞痛。

【用药指导】 ①普萘洛尔多以口服给药，治疗高血压的初始剂量为10～20 mg，每日2～3次，逐渐增量至有效剂量（通常为每日80～240 mg，分2～3次服用）；心绞痛治疗剂量通常为每日40～120 mg；预防偏头痛的常用剂量为每日80～160 mg。②用药期间需监测心率和血压，避免突然停药，以免出现反跳现象。③哮喘、慢性阻塞性肺疾病患者及重度心衰患者禁用，糖尿病患者需注意监测血糖。

【药物商品及其他信息】 片剂：10 mg。注射液：5 ml∶5 mg。

【贮存】 遮光，密闭保存。

（六）β_1受体阻断药

美托洛尔 Metoprolol

【别名】 美多心安。

【性状】 常见为美托洛尔琥珀酸盐或美托洛尔氯化物制剂。本品为白色结晶性粉末，几乎无臭，易溶于水和乙醇，溶液呈弱酸性。

【作用与适应证】 美托洛尔是一种β_1选择性受体阻断药，通过阻断心脏的β_1受体，减少心脏的交感神经刺激，从而降低心率、减弱心肌收缩力，减少心肌耗氧量，达到降低血压和缓解心绞痛的效果。

美托洛尔主要适用于轻度至中度原发性高血压的治疗，能够有效降低血压。此外，还可用于劳力性心绞痛的治疗，减少心肌缺血的发生风险。在心肌梗死后，美托洛尔常作为二级预防用药，以降低再次心血管事件的发生率。同时，本品亦适用于某些心律失常的治疗，尤其是由交感神经亢进引发的心律异常患者。

【不良反应】 不良反应主要与其β受体阻断作用相关，常见的包括低血压、心动过缓、疲劳、头晕和失眠。由于其对心脏的抑制作用，可能导致心力衰竭、房室传导阻滞或心律失常。部分患者还可能出现胃肠不适、皮疹或性功能障碍。长期使用可能加重呼吸系统疾病，如哮喘或慢性阻塞性肺疾病。停药时应逐渐减少剂量，以防引发反跳性高血压。

【用药指导】 ①美托洛尔通常以口服给药形式使用，治疗高血压的起始剂量为25～50 mg，每日1次，逐渐增至100～200 mg，根据血压反应调整剂量；用于心绞痛的剂量通常为每日50～100 mg，分1～2次服用；心力衰竭患者的治疗起始剂量通常为12.5～25 mg，每日1次，最大剂量可达200 mg。②预防心肌梗死后复发的剂量为每日50 mg，逐步增至100 mg。③用药过程中需定期监测心率、血压及肾功能，避免突然停药，以免引发反跳现象。④对于糖尿病患者，需要密切监测血糖，尤其是在使用期间可能影响低血糖症状的出现。⑤由于其可能引起呼吸系统不良反应，哮喘及慢性阻塞性肺疾病患者应避免使用。⑥在老年人和肝肾功能不全的患者中，需特别注意调整剂量和增加监测频率。

【药物商品及其他信息】 片剂：25 mg、50 mg、100 mg。胶囊：25 mg、50 mg。缓释片：100 mg、150 mg。注射液：2 ml∶酒石酸美托洛尔2 mg与氯化钠18 mg、5 ml∶酒石酸美托洛尔5 mg与氯化钠45 mg。

【贮存】 遮光，密封保存。

第三节 拟胆碱药与抗胆碱药

拟胆碱药（cholinomimetics）是通过模拟神经递质乙酰胆碱的作用，激活胆碱受体，从而增强副交感神经的作用。这类药物通过激动胆碱受体，调节心血管、消化、呼吸等多个系统的功能，表现为降低心率、促进胃肠蠕动、增强分泌等效应。拟胆碱药可用于治疗青光眼、阿尔茨海默病等疾病，帮助改善症状。抗胆碱药（anticholinergic）则通过抑制乙酰胆碱与胆碱受体的结合，减少副交感神经的作用，从而产生相反的效应。这类药物主要通过阻断M型胆碱受体，减少腺体分泌、增加心率、抑制胃肠蠕动等，广泛应用于治疗过度分泌的疾病（如慢性支气管炎）、胃肠功能紊乱（如肠易激综合征）及作为麻醉前给药。

一、拟胆碱药

（一）M受体激动药

毛果芸香碱　Pilocarpine

【别名】 匹鲁卡品。

【性状】 为无色或类白色结晶或结晶性粉末，易溶于水，溶液呈中性或微酸性。常以盐酸盐形式使用，具有一定的光敏感性。

【作用与适应证】 毛果芸香碱直接激动M型胆碱受体，产生M样作用，特别是在眼和腺体上。对眼睛的作用最为显著，能够通过缩瞳作用降低眼内压。局部应用后作用可持续数小时至1天，尤其对急性闭角型青光眼疗效显著。毛果芸香碱能扩展前房角间隙，促进房水回流，从而降低眼内压。除此之外，毛果芸香碱还能通过激动睫状肌上的M受体引发调节痉挛，导致视近物清晰（图6-2）。对腺体的作用则表现为增强分泌，特别是唾液腺和汗腺的分泌。

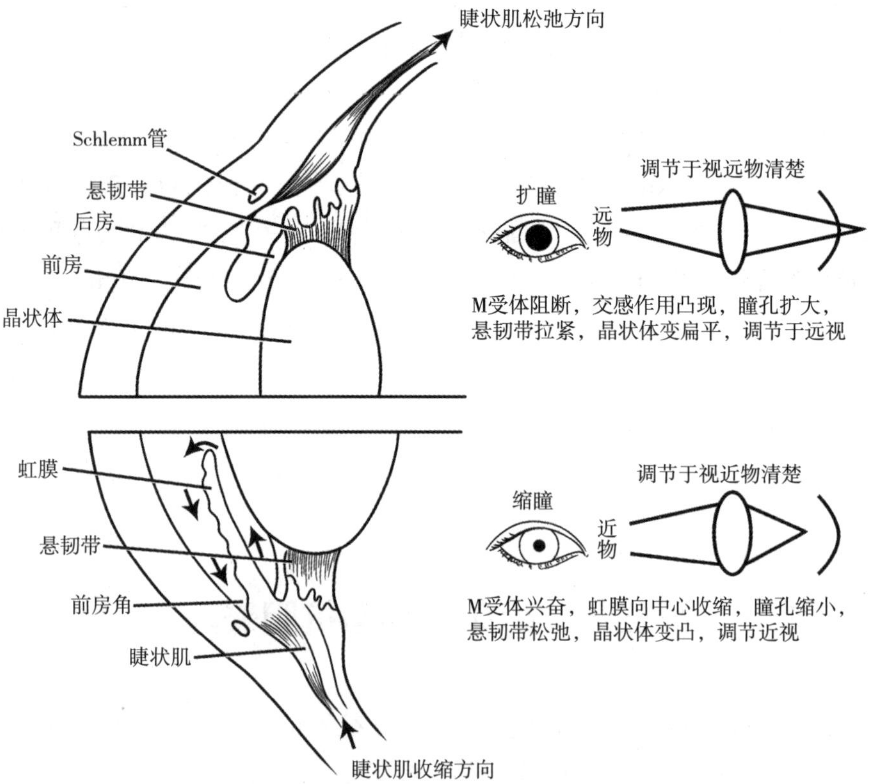

图6-2　M受体激动药和M受体阻断药对眼睛的作用

注：上图示M胆碱受体阻断药的作用；下图示M胆碱受体激动药的作用；箭头表示房水流通和睫状肌收缩及松弛的方向。

常用于治疗青光眼（特别是闭角型青光眼）、虹膜睫状体炎、放疗引起的口腔干燥症，并可作为M受体阻断药中毒的解救药物。

【不良反应】 常见不良反应包括流涎增多、腹痛、腹泻、低血压、支气管痉挛等。过量使用可能导致M受体过度激动的症状。滴眼时若不正确使用，药物可通过鼻腔吸收，导致全身性不良反应。

【用药指导】 ①在滴眼时，应将下眼睑拉成袋状并压迫内眦的鼻泪管开口，以防药液经鼻腔吸收。②对于M受体阻断药物中毒，毛果芸香碱通常以1～2 mg皮下注射的方式使用。③应避免过量使用，尤其是在有支气管哮喘或胃肠病史的患者中。

【药物商品及其他信息】 滴眼液：5 ml∶25 mg、5 ml∶100 mg、10 ml∶50 mg、10 ml∶100mg、10 ml∶200 mg。

【贮存】 遮光，密封，在凉暗处保存。

▶知识拓展

青光眼

青光眼是一种以视神经损伤和视野缺损为主要特征的慢性进行性眼病，其病因主要与眼压异常或视神经对眼压敏感性增加有关。青光眼的典型表现为视野逐渐缩小、视力下降，严重时可致盲。根据发病机制，可分为开角型青光眼和闭角型青光眼，后者发病急骤，常伴剧烈眼痛、头痛、恶心等症状。

青光眼早期症状隐匿，尤其是开角型青光眼，往往在晚期才被发现，因此被称为“视力的小偷”。未及时治疗的青光眼会导致不可逆的视神经损害，是全球第二大致盲原因。近年来，青光眼发病率呈上升趋势，尤其在老年人群中更为常见。

控制青光眼的关键在于早期发现、规范治疗，通过药物、激光或手术降低眼压可延缓病情发展。由于青光眼的不可逆性，定期眼科检查是预防失明的有效措施。

（二）抗胆碱酯酶药

抗胆碱酯酶药，又称胆碱酯酶抑制药，是通过抑制AChE的活性，减少乙酰胆碱ACh的水解，使其在突触间隙内蓄积，从而增强对胆碱受体的激动作用。由于ACh能够同时激动M型和N型胆碱受体，抗胆碱酯酶药因此表现出M样作用（如心率减慢、腺体分泌增加、平滑肌收缩）和N样作用（如增强神经-肌肉接头传递和兴奋自主神经节）。根据其与胆碱酯酶结合后的水解速度，可将本类药物分为易逆性胆碱酯酶抑制药（如新斯的明、毒扁豆碱）和难逆性胆碱酯酶抑制药（如有机磷化合物）。易逆性药物多用于临床治疗，如重症肌无力、术后尿潴留、麻痹性肠梗阻及对抗非去极化肌松药的作用；而难逆性药物主要用于农业杀虫剂或作为战剂毒物。

新斯的明　Neostigmine

【别名】 普洛斯的明、普洛色林。

【性状】 为白色或类白色结晶性粉末，无臭，味苦，易溶于水，微溶于乙醇，不溶于乙醚。在空气中稳定，但对光和热较敏感，其水溶液易分解。

【作用与适应证】 新斯的明是一种可逆性胆碱酯酶抑制剂，通过抑制胆碱酯酶活性，延长乙酰胆碱在突触间隙中的作用时间，从而增强胆碱能神经的功能。新斯的明能够显著增强神经-肌肉接头传递，恢复骨骼肌收缩能力，并增强胃肠道和膀胱平滑肌的张力与蠕动。

临床上主要用于治疗重症肌无力、手术后腹胀及尿潴留。此外，也用于对抗非去极化肌松药（如筒箭毒碱）引起的肌松作用。

【不良反应】 常见不良反应包括流涎、出汗、恶心、呕吐、腹痛、腹泻、心动过缓及呼吸困难等，均为M型胆碱受体过度激活的表现。大剂量使用时可能导致肌肉抽搐、肌无力加重甚至呼吸抑制。此外，新斯的明有时会引起过敏性皮疹或瘙痒等过敏反应。

【用药指导】 ①新斯的明常以注射形式使用，需严格按照医嘱使用剂量。②治疗重症肌无力时，应根据病情调整剂量，避免过量引起肌肉无力加重。③术后尿潴留或腹胀患者使用时，应确认无机械性梗阻。④若出现严重不良反应，可使用阿托品对抗其副作用。

【药物商品及其他信息】 注射液：1ml∶0.5 mg、2 ml∶1 mg。片剂：15 mg。

【贮存】 遮光、密闭保存。

▶知识拓展

重症肌无力

重症肌无力是一种因神经-肌肉接头处传递功能障碍引起的自身免疫性疾病，其主要特征是受累骨骼肌易疲劳，肌力减退。患者的典型症状包括眼睑下垂、复视、声音嘶哑、吞咽困难，以及四肢和面部肌肉无力，症状在活动后加重，休息后有所缓解。严重者可能出现呼吸困难，危及生命。

该病的发病机制与患者体内异常的抗体（如针对乙酰胆碱受体或相关蛋白）破坏神经-肌肉信号传递有关。重症肌无力虽然临床少见，但近年来发病率有上升趋势，且病情进展迅速，约40%的患者会在数月至两年内由局限型发展为全身型，伴随更广泛的肌无力症状。若治疗不及时，患者可能因瘫痪或呼吸衰竭导致严重缺氧甚至死亡。

早期诊断和规范治疗是控制病情的关键。通过药物（如抗胆碱酯酶药物、免疫抑制剂）、胸腺切除术或免疫治疗，可有效改善患者预后。鉴于重症肌无力的不可预测性，患者应定期随访，并在症状加重时及时就医。

毒扁豆碱 Physostigmine

【别名】 依色林、卡拉巴豆碱。

【性状】 为白色或类白色结晶性粉末，易吸湿，微溶于水，易溶于乙醇、氯仿和乙醚。其水溶液在酸性环境中较稳定，但在碱性条件下容易分解，且易受光和热影响。

【作用与适应证】 毒扁豆碱属于易逆性胆碱酯酶抑制药，通过可逆性抑制胆碱酯酶活性，减少乙酰胆碱的水解，从而增强胆碱能神经传递功能。它能够激动M型和N型胆碱受体，产生M样作用和N

样作用。

临床上主要用于治疗青光眼，可通过缩瞳和促进房水流出显著降低眼内压。此外，它还能用于治疗某些抗胆碱药物（如阿托品）中毒，以及某些神经系统疾病（如某些类型的癫痫）的辅助治疗。

【不良反应】 常见的不良反应包括流涎、恶心、呕吐、腹泻、腹痛、心动过缓及头痛等，严重时可能引发支气管痉挛、呼吸困难及肌肉无力。过量使用可能导致胆碱能危象，表现为全身胆碱能过度激动症状。

【用药指导】 ①使用毒扁豆碱治疗时，应严格遵循医嘱，特别是在治疗阿托品中毒时需精确控制剂量，避免药物过量引发毒性反应。②滴眼时应避免药液经鼻黏膜吸收，以防全身性不良反应。③对于支气管哮喘、心血管疾病或胃肠溃疡患者，使用本药需格外谨慎。

【药物商品及其他信息】 注射液：1 ml∶0.5 mg。滴眼液：0.5%。

【贮存】 遮光、密闭保存。

二、抗胆碱药

（一）M受体阻断药

阿托品　Atropine

【别名】 颠茄碱。

【性状】 为白色结晶性粉末，无臭，味苦，易溶于水和乙醇，溶液呈中性或弱酸性。常以硫酸盐形式存在，其水溶液在光照下易分解。

【作用与适应证】 阿托品是一种能阻断乙酰胆碱对M型胆碱受体作用的药物，其药理作用广泛。它能够减少腺体分泌，尤其对唾液腺和汗腺效果显著，小剂量即可引起口干和皮肤干燥，较大剂量时可减少胃酸和呼吸道分泌，常用于麻醉前给药以防止分泌物阻塞呼吸道或导致吸入性肺炎。对眼睛的作用包括扩瞳、调节麻痹和升高眼压，可用于眼底检查、验光配镜及治疗虹膜睫状体炎。本品对平滑肌有松弛作用，能缓解胃肠道、膀胱痉挛所致的内脏绞痛，但对胆道和输尿管效果较弱，通常与镇痛药联合应用。它还可解除迷走神经对心脏的抑制，用于治疗心动过缓或房室传导阻滞，但需控制剂量以避免过度加快心率。此外，大剂量时能舒张血管，改善微循环，临床上用于感染性休克等情况的辅助治疗。作为急救药物，本品可有效缓解有机磷中毒或其他胆碱能药物中毒引起的症状。

【不良反应】 常见不良反应包括口干、心悸、视物模糊、面部潮红及便秘等。大剂量使用可能引起躁动、谵妄、呼吸抑制甚至昏迷。老人及儿童对阿托品更为敏感，可能出现中枢神经系统不良反应，如兴奋和抽搐。

【用药指导】 ①阿托品使用需根据适应证调整剂量，治疗有机磷中毒时常与胆碱酯酶复活剂（如解磷定）联合应用。②滴眼用药时应避免药液经鼻腔吸收，以减少全身不良反应。③对青光眼及前列腺肥大患者，应避免使用阿托品或慎用，以免加重症状。

【药物商品及其他信息】 注射剂：1 ml∶0.5 mg、1 ml∶1 mg、1 ml∶2 mg、1 ml∶5 mg、1 ml∶10 mg、2 ml∶1 mg、2 ml∶5 mg、2 ml∶10 mg、2 ml∶25 mg。眼膏：2 g∶20 mg。片剂：0.3 mg。

【贮存】 避光、密闭保存。

微课：有机磷中毒

▶**知识拓展**

阿托品化

阿托品化是抢救有机磷农药中毒的重要治疗目标，其实现标志着药物剂量已足以控制中毒症状。由于有机磷中毒后患者对阿托品的耐受量显著增加，特别是重度中毒患者需尽早静脉注射足量阿托品，以迅速达到阿托品化，争取快速缓解毒性反应。阿托品化的典型表现包括瞳孔轻度扩大、口干、皮肤干燥、颜面潮红、心率加快及肺部啰音消失，这些指标反映了毒物引起的过度胆碱能效应被抑制，生命体征趋于稳定。

阿托品化的临床意义在于指导用药剂量的调整，一旦达到阿托品化状态，应逐步减量并延长给药间隔时间，以避免因过量用药引起的不良反应，如皮肤过度干燥、心率过快、烦躁不安或幻觉等。通过合理掌握剂量和治疗进程，阿托品化可有效缓解支气管分泌过多、支气管痉挛及心动过缓等中毒症状，显著改善患者预后，是抢救有机磷中毒的重要临床依据。

山莨菪碱　Anisodamine

【别名】 消旋山莨菪碱。

【性状】 为白色或类白色结晶性粉末，无臭，味微苦，易溶于水和乙醇。

【作用与适应证】 山莨菪碱是一种M型胆碱受体阻断药，与阿托品同类，但作用较弱且毒性更低。它能够松弛平滑肌、减少腺体分泌和扩张小血管，对胃肠、胆道及泌尿系统的平滑肌痉挛有缓解作用，同时具有改善微循环的作用。

临床主要用于治疗胃肠道平滑肌痉挛所致的腹痛、胆绞痛、肾绞痛等内脏绞痛；也常用于感染性休克等导致的微循环障碍，能够扩张血管、改善组织灌注，尤其适合有高热、心动过速患者的救治。此外，山莨菪碱对中枢神经系统的作用弱，但可用于抗晕动症和缓解一些神经性症状。

【不良反应】 常见不良反应包括口干、轻度心悸、面部潮红、视物模糊及头晕等，通常较为轻微，停药后可迅速缓解。较大剂量时可能出现瞳孔扩大、排尿困难和心率加快，极少数情况下会引起过敏反应。

【用药指导】 ①山莨菪碱常通过注射方式使用，需严格遵医嘱控制剂量。②治疗感染性休克时，应配合补充血容量，并严密监测患者的生命体征。③对有青光眼、前列腺肥大及心律失常病史的患者，使用本品需特别慎重。

【药物商品及其他信息】 注射液：1 ml∶2 mg、1 ml∶5 mg、1 ml∶10 mg、1 ml∶20 mg、2 ml∶10 mg。片剂：5 mg、10 mg。

【贮存】 遮光，密闭保存。

东莨菪碱　Scopolamine

【别名】 左旋-天仙子胺。

【性状】 为白色或类白色结晶性粉末，无臭，味微苦，易溶于水和乙醇，其水溶液在光照和高温条件下易分解。

【作用与适应证】 东莨菪碱是一种M型胆碱受体阻断药，与阿托品类似，但对中枢神经系统的抑制作用更为显著，尤其对延髓呕吐中枢和前庭功能的调节有明显效果。它能够减少腺体分泌、松弛平滑肌，并具有扩瞳和轻度镇静作用。

临床主要用于预防和治疗晕动病（如晕车、晕船），是常用的抗晕动药物；还可用于手术麻醉前给药，减少呼吸道分泌物，预防麻醉引起的迷走神经反射；此外，也用于缓解胃肠痉挛、胆绞痛、肾绞痛等内脏平滑肌痉挛相关的疼痛症状。

【不良反应】 常见不良反应包括口干、视物模糊、头晕、瞳孔扩大及心悸等。部分患者可能出现嗜睡、记忆力减退或短暂性谵妄等中枢神经症状。大剂量使用时可能导致心动过速、尿潴留和皮肤潮红等，极少数情况下可引起过敏反应。

【用药指导】 ①预防晕动病时，常使用透皮贴剂，将贴剂贴于耳后，每次使用前应清洁皮肤；术前给药或治疗痉挛时需根据具体病情调整剂量。②由于其扩瞳和中枢抑制作用，青光眼患者、前列腺肥大患者和老年人需慎用，驾驶车辆或操作机械时应避免使用本药，以防嗜睡影响操作安全。

【药物商品及其他信息】 胶囊：0.3 mg、10 mg。注射液：1 ml∶0.3 mg、1 ml∶0.5 mg、1 ml∶20 mg。

【贮存】 遮光，密封保存。

（二）N受体阻断药

琥珀胆碱 Suxamethonium

【别名】 琥胆。

【性状】 为白色或类白色结晶性粉末，无臭，味微苦，极易溶于水，微溶于乙醇。其水溶液在室温下稳定，但高温或光照可导致分解。

【作用与适应证】 琥珀胆碱是一种去极化型神经肌肉阻断药，通过模拟乙酰胆碱作用激动骨骼肌终板的N型胆碱受体，引起去极化，从而阻断神经－肌肉传递。其起效迅速，作用时间短（5～10分钟），在手术中能快速诱导肌肉松弛，是气管插管的首选药物之一。琥珀胆碱还可用于短时间内需要完全松弛骨骼肌的其他操作，如骨折复位、支气管镜检查和电休克治疗。由于其代谢主要依赖血浆胆碱酯酶，某些患者（如遗传性胆碱酯酶缺乏症）可能出现药物作用延长。

【不良反应】 常见不良反应包括肌肉疼痛（特别是在用药后数小时到一天内出现）、低血压和心动过缓，少数患者可能发生恶性高热。罕见情况下会引起高钾血症，尤其在大面积烧伤、严重创伤或其他病理状态下。个别患者可能因胆碱酯酶活性低下而出现药效延长，导致呼吸抑制。

【用药指导】 ①琥珀胆碱需由专业医务人员注射使用，并配合充分的呼吸支持。②由于其可能引起严重不良反应，用药前应评估患者病史，包括是否存在胆碱酯酶缺乏、恶性高热家族史或其他高钾血症风险因素。③连续使用时需监测血钾水平和肌肉反应。④若出现恶性高热，应立即停药并给予解毒剂如丹曲林钠。

【药物商品及其他信息】 注射液：1 ml∶50 mg、2 ml∶100 mg。

【贮存】 密闭保存。

（三）胆碱酯酶复活药

碘解磷定　Pralidoxime Iodide

【别名】 碘磷定。

【性状】 为白色或类白色结晶性粉末，无臭，味微苦，易溶于水，溶液呈中性或微碱性，微溶于乙醇，不溶于乙醚。其水溶液在室温下稳定，但受光照或高温影响可能分解。

【作用与适应证】 碘解磷定是一种胆碱酯酶复活剂，能够通过与被有机磷化合物磷酰化的胆碱酯酶结合，解离磷酰基，从而恢复胆碱酯酶的活性，对抗有机磷酸酯类中毒的毒性作用。其解毒机制主要针对中枢神经和外周神经中毒症状，尤其对肌肉强直和呼吸肌麻痹效果显著。

临床主要用于治疗有机磷酸酯类农药（如敌百虫、敌敌畏）中毒，也可用于治疗其他胆碱酯酶抑制药中毒（如氨基甲酸酯类农药）。常与阿托品联合使用，以增强解毒效果。

【不良反应】 碘解磷定通常耐受性良好，但部分患者可能出现头晕、恶心、视物模糊、口干等轻微不良反应，较大剂量时可能引起心动过速、血压升高及注射部位疼痛等。极少数患者可能发生过敏反应或呼吸困难等严重不良反应。

【用药指导】 ①碘解磷定常以注射方式使用，应尽早应用以提高解毒效果，尤其是在中毒后数小时内应用。②对轻中度中毒可采取静脉缓慢注射或肌内注射，严重中毒需联合阿托品快速静脉滴注。③用药期间应严密监测患者生命体征，并根据症状变化调整剂量。

【药物商品及其他信息】 注射液：5 ml∶0.15 g、20 ml∶0.5 g。

【贮存】 遮光，密闭保存。

—• 考试知识点总结 •—

—• 本章小结 •—

—• 协和云课堂……　拓展练习及参考答案 •—

（徐　兴）

第七章　心血管系统药物

教学课件

学习目标

素质目标

（1）树立科学严谨的工作作风和终身学习理念，具备尊重生命和关爱患者的良好职业道德。

（2）正确认识药害事件，不断完善知识结构，保障患者安全合理用药，履行医药工作者的神圣职责。

知识目标

（1）掌握：一线抗高血压药的分类，常用降压药的药理作用、临床应用及主要不良反应；硝酸酯类抗心绞痛作用的特点；他汀类药物的应用；强心苷类的作用和不良反应。

（2）熟悉：非一线抗高血压药的特点；其他调脂药的作用；抗心律失常药的分类及应用；强心苷外的抗心衰药应用；其他常用药物的不良反应和用药指导。

（3）了解：心血管系统疾病特点；药物的别名和性状；心血管系统药物的最新研究进展。

能力目标

（1）能根据疾病特点为患者提供心血管系统药物相关的个体化的用药指导。

（2）能判断出药物的不良反应，并为患者提供合理化用药建议。

案例导入

【案例】

患者，男，48岁，身高170 cm，体重90 kg，平时工作繁忙，没时间运动，有20多年吸烟史，几天前感觉头晕、心慌等不适，到医院测血压为168/100mmHg，心率为103次/分钟，连续多日血压均高于140/90mmHg，诊断为原发性高血压。

【问题】

1. 该患者选用哪种抗高血压药更适合？
2. 使用该类药物有哪些注意事项？
3. 平时生活中应注意哪些事项？

· 核心知识拆解 ·

心血管系统又称循环系统。由心脏、动脉、毛细血管和静脉等组成。它的主要功能是由心脏将血液泵入身体的大血管系统，并通过动脉的分支系统将氧、营养物质、内分泌激素等运输到器官和组织，氧气、养分、代谢产生的废物及细胞外液中的其他物质在毛细血管床中进行交换，经微静脉汇入小静脉后再汇入较大的静脉，最后含氧量较低的血液经腔静脉回流入心脏，同时将组织代谢物运送到排泄器官，以维持机体内环境的稳态和正常的生命活动。

心血管疾病是关于心脏或者血管的疾病，又称循环系统疾病。心血管疾病严重危害患者的身体健康，是我国人群的主要死亡原因，占总死亡的45%以上。主要包括高血压、冠心病、心功能不全、心律失常、心肌病、心包疾病、心脏瓣膜病，以及主动脉疾病、外周动脉疾病和其他心血管和循环系统疾病。临床表现因疾病不同而有差异，包括头晕、晕厥、胸痛、心悸、呼吸困难等。

多种危险因素与心血管系统疾病发生相关，如吸烟、高脂饮食、高低密度脂蛋白胆固醇血症、糖尿病、肥胖等。心血管系统疾病的治疗方法包括药物治疗、手术治疗及生活方式的调整。为了预防心血管疾病，建议保持健康的生活方式，如戒烟、低盐低脂饮食、适量运动等。

第一节　抗高血压药

微课：“药物治疗原则”之高血压

高血压是最常见的心血管疾病。根据诊室血压、家庭血压和动态血压及患者服药情况，高血压的诊断标准如下。在未使用降压药的情况下，非同日3次测量诊室血压≥140/90mmHg；或连续5～7天测量家庭血压≥135/85mmHg；或24小时动态血压≥130/80mmHg，白天血压≥135/85mmHg，夜间血压≥120/70mmHg。患者既往有高血压史，目前使用降压药，血压虽然低于上述诊断界值，仍应诊断为高血压。根据诊室血压水平进行血压分类及高血压分级（表7-1）。

表7-1　基于诊室血压的血压分类和高血压分级

分类	收缩压（mmHg）		舒张压（mmHg）
正常血压	＜120	和	＜80
正常高值	120～139	和/或	80～89
高血压	≥140	和/或	≥90
1级高血压（轻度）	140～159	和/或	90～99
2级高血压（中度）	160～179	和/或	100～109
3级高血压（重度）	≥180	和/或	≥110
单纯收缩期高血压	≥140	和	＜90
单纯舒张期高血压	＜140	和	≥90

注：当收缩压和舒张压分属于不同级别时，以较高的分级为准。

高血压的临床表现各异，通常为非特异性症状。有些患者可能出现头晕、头痛、耳鸣、恶心等，还有患者以夜尿多、无力、发作性软瘫等就诊。长期血压升高会引起的大动脉、小动脉或终末器官（心脏、肾脏、脑和眼）的结构或功能改变，即靶器官损害的表现。

高血压需要综合治疗，包括一般生活方式的调整、药物治疗等，其中药物治疗在高血压中占重要地位，根据危险分层血压控制标准也有所不同，一般高血压患者推荐诊室血压降至140/90mmHg；如能耐受，应进一步降至130/80mmHg。80岁及以上高龄老年人降压目标150/90mmHg，如能耐受，可降至140/90mmHg。

▶**知识拓展**

高血压危险因素

高血压是影响心血管事件发生和预后的最重要的独立危险因素，当合并血压升高以外的危险因素时，心血管风险会进一步升高。高血压危险因素与遗传因素、年龄、体重、性别及多种不良生活方式等多方面密切相关。主要包括以下几点。

1. 高血压（1 ~ 3级）。
2. 男性 > 55岁；女性 > 65岁。
3. 吸烟或被动吸烟。
4. 糖耐量受损（餐后2小时血糖7.8 ~ 11.0mmol/L）和/或空腹血糖异常（6.1 ~ 6.9mmol/L）。
5. 血脂异常（总胆固醇≥5.2mmol/L或低密度脂蛋白胆固醇≥3.4mmol/L或高密度脂蛋白胆固醇 < 1.0mmol/L）。
6. 早发心血管疾病家族史（一级亲属发病年龄 < 50岁）。
7. 腹型肥胖（腰围：男性≥90cm，女性≥85cm）或肥胖（体重指数≥28）。
8. 高同型半胱氨酸血症。
9. 高尿酸血症（血尿酸：男性≥420μmol/L，女性≥360μmol/L）。
10. 心率增快（静息心率 > 80次/分）。

高血压危险因素的评估，对高血压患者心血管风险水平分层有重要意义，是临床启动药物治疗、明确控制目标。

根据作用机制可将抗高血压药分为以下几类（表7-2），目前根据药物的安全性和疗效等可分为常用抗高血压药和其他抗高血压药两类。

表7-2 抗高血压药的分类

类别	代表药物
一、利尿药	
1. 噻嗪类等利尿药	氢氯噻嗪、氯噻酮、吲哒帕胺
2. 袢利尿药	呋塞米、布美他尼
3. 保钾利尿药	螺内酯、氨苯蝶啶
二、钙通道阻滞药	硝苯地平、尼群地平、氨氯地平
三、肾素-血管紧张素系统抑制药	
1. 血管紧张素转化酶抑制药	卡托普利、依那普利、贝那普利
2. 血管紧张素Ⅱ受体阻断药	氯沙坦、缬沙坦、替米沙坦
3. 血管紧张素受体脑激肽酶抑制药	沙库巴曲缬沙坦
4. 肾素抑制药	阿利吉仑
四、交感神经抑制药	
1. 肾上腺素受体阻断药	
(1) α_1受体阻断药	哌唑嗪、特拉唑嗪、多沙唑嗪
(2) β受体阻断药	普萘洛尔、美托洛尔、阿替洛尔
(3) α、β受体阻断药	拉贝洛尔、卡维地洛
2. 中枢性抗高血压药	可乐定、甲基多巴、莫索尼定
3. 神经节阻断药	樟磺咪芬、美加明
4. 去甲肾上腺素能神经末梢阻滞药	利血平、胍乙啶
五、血管扩张药	
1. 直接舒张血管药物	肼屈嗪、硝普钠
2. 钾通道开放药	二氮嗪、吡那地尔、米诺地尔
六、其他	酮色林、波生坦、西氯他宁

一、常用抗高血压药

我国常用抗高血压药包括利尿药、钙通道阻滞药、血管紧张素转化酶抑制药、血管紧张素Ⅱ受体拮抗药、β受体阻断药等，又称为一线抗高血压药。

（一）利尿药

利尿药为基础的抗高血压药，可单用于高血压的治疗，也可以和其他抗高血压药联合使用。目前临床中使用比较多的是氢氯噻嗪和吲达帕胺。

氢氯噻嗪 Hydrochlorothiazide

【别名】 双氢克尿噻，双氢氯噻嗪，双氢氯消疾。

【性状】 为白色结晶性粉末，无臭。在丙酮中溶解，在乙醇中微溶，在水、三氯甲烷或乙醚中不溶，在氢氧化钠试液中溶解。

【作用与适应证】 用药初期通过增加尿钠排泄、减少血容量、细胞外液容量和心输出量来降低血压。长期小剂量服用氢氯噻嗪降压机制可能是因利尿降低体内Na^+浓度，血管平滑肌细胞内Na^+减少，Na^+-Ca^{2+}交换减少，使细胞内Ca^{2+}含量降低，血管平滑肌松弛，血压降低。同时降低了血管平滑肌对去甲肾上腺素等收缩血管物质的反应性等有关。

氢氯噻嗪单用常用于治疗轻度高血压，作为基础降压药，可与其他降压药合用，治疗中度、重度高血压，尤其适用于老年高血压、单纯性收缩期高血压和伴有心功能不全的患者。

【不良反应】 水、电解质紊乱较为常见，低钾血症更易发生，电解质紊乱的常见反应有口渴、口干、恶心、呕吐、心悸、胸闷、肌肉酸痛或抽搐和极度疲乏无力等。还可出现高血糖症、高尿酸血症、过敏反应等。罕见的严重不良反应包括心律失常、湿疹、中毒性表皮坏死、胰腺炎、造血功能障碍、肝毒性、系统性红斑狼疮、肺水肿、闭角型青光眼等。

【用药指导】 ①治疗高血压选择长期小剂量治疗。通常每天只需服用12.5mg就能达到降压效果。②作为单药治疗时，每日剂量一般不应超过25mg。③建议早晨或日间服用，避免夜尿增多影响睡眠。④痛风或高尿酸血症、糖尿病、严重肝功能损害者慎用。⑤与磺胺类或吩噻嗪类药物有交叉反应，磺胺类药物过敏者慎用。⑥因能降低体重，加快兴奋剂的排泄，故运动员慎用。

【药物商品及其他信息】 片剂：10mg、25mg、50mg。

氢氯噻嗪常用于复方降压药中。复方利血平氨苯蝶啶片（北京降压0号）：每片含氢氯噻嗪12.5mg、硫酸双肼屈嗪12.5mg、氨苯蝶啶12.5mg、利血平0.1mg。复方利血平片：每片含利血平0.032mg、氢氯噻嗪3.1mg、维生素B_6 1.0mg、维生素B_1 1.0mg、泛酸钙1.0mg、三硅酸镁30mg、氯化钾30mg、硫酸双肼屈嗪4.2mg、盐酸异丙嗪2.1mg。珍菊降压片：每片含盐酸可乐定0.03mg、氢氯噻嗪5mg、芦丁20mg，还含有野菊花膏粉、珍珠层粉。

【贮存】 遮光，密封保存。

吲达帕胺　Indapamide

吲达帕胺为磺胺类利尿药，二氢吲哚类衍生物，具有利尿和钙通道阻滞作用，是一种强效、长效的降压药。其降压机制主要通过抑制远端肾小管对水和电解质的重吸收，减少体内水钠潴留，进而降低血容量及外周血管阻力。其利尿作用强于氢氯噻嗪。可通过阻滞血管平滑肌钙内流而松弛血管，使外周血管阻力下降，产生降压效应。吲达帕胺对于心脏和肾脏都有保护作用。降压时对心排血量、心率及心律影响较小。长期用药很少影响肾小球滤过率或肾血流量。用于治疗轻、中度高血压，也用于水肿，包括心力衰竭所致水肿。不良反应为剂量依赖性，多数轻而短暂，主要为食欲减退、腹泻等胃肠道反应。少见低血钠、低血钾、低氯性碱中毒。不易引起血脂和血糖的改变。

加大剂量并不能提高本品的抗高血压疗效，只能增加利尿作用。建议初始剂量为每次1.25～2.50mg，每日1次。4周后，如有必要，可加量至每次5mg，每日1次。缓释片用水整片吞服，不要嚼碎。患者在用药期间应定期监测血压及电解质水平，以确保药物的安全有效。由于本品为利尿剂，因此建议早晨服用，以免夜间起夜排尿。对磺胺类药物过敏者，严重的肝肾功能不全及低钾血症等患者禁用。缓释片禁用于先天性半乳糖血症、葡萄糖和半乳糖吸收障碍症或乳糖酶缺乏的患者。妊娠、哺乳期妇女慎用。

（二）钙通道阻滞药

钙通道阻滞药又称钙拮抗药，是选择性作用于钙通道，阻滞细胞外Ca^{2+}流入细胞内，从而影响细胞功能的一类药物。按照化学结构，可将其分为二氢吡啶类，如硝苯地平，氨氯地平、非洛地平等；苯烷胺类，如维拉帕米；苯并硫氮杂䓬类，如地尔硫䓬。二氢吡啶类对血管平滑肌产生选择性作用，可以促进血管扩张，而对心脏影响较小，常用于治疗高血压。此类药物降压作用强，耐受性较好，无绝对禁忌证，适用范围相对广。维拉帕米对心脏的作用强，主要用于治疗心律失常，地尔硫䓬介于两类之间。

硝苯地平 Nifedipine

【别名】 尼非地平、利心平、硝苯啶。

【性状】 黄色结晶固体，无臭，无味，遇光不稳定。在丙酮或氯仿中易溶，在乙醇中略溶，在水中几乎不溶。

【作用与适应证】 抑制Ca^{2+}内流，能扩张周围小动脉，降低外周血管阻力，从而使血压下降。同时作为抗高血压药，没有一般血管扩张药常有的水钠潴留和水肿等不良反应。还能扩张冠状动脉，增加冠脉血流量，提高心肌对缺血的耐受性。

本品用于各种类型的高血压，对顽固性、重度高血压也有较好疗效。尤其适用于单纯收缩期高血压、老年高血压、高血压伴稳定性心绞痛、冠状动脉或颈动脉粥样硬化及周围血管病患者。

【不良反应】 一般较轻，可见头晕、头痛、眼花、心悸、面部潮红、血压下降、踝部水肿等循环系统不良反应。偶尔出现黄疸及天门冬氨酸氨基转移酶（asparate aminotransfetase，AST）、丙氨酸氨基转移酶（alanine aminotransfetase，ALT）升高。个别患者出现麻疹、瘙痒等过敏症状。偶尔出现腹痛、恶心、食欲缺乏、便秘等消化系统症状。还可能出现牙龈增生等症状，个别患者可发生心绞痛，可能与低血压有关。

【用药指导】 ①推荐选用长效制剂，如硝苯地平缓释片或硝苯地平控释片，需整片吞服，不能掰开和嚼碎。②硝苯地平控释片其活性成分被吸收后，空药片完整地经肠道排出，此为正常现象。③从小剂量开始服用，根据血压水平逐渐增加剂量，避免过量服用导致低血压。④心源性休克患者禁用。⑤怀孕20周内和哺乳期妇女禁用。

【药物商品及其他信息】 片剂：5mg、10mg。缓释片：20mg、30mg。控释片：30mg、60mg。

【贮存】 遮光，密闭保存。

▶知识拓展

硝苯地平控释片的结构

硝苯地平控释片是通过微孔型渗透泵的技术使硝苯地平恒速释放。将普通的硝苯地平做成药芯，在外面包上一层半透膜，再采用激光技术在顶端打孔。药片进入人体后，推动层吸水膨胀，推动药物从小孔中定时定量匀速释放，从而达到血药浓度平稳、维持时间长的效果。如果这个“骨架”的材料是不溶性的，药物释放出来以后，骨架的外壳就会从粪便中原样排出体外。尽管排出的药片看起来可能还是“原样”，但实际上里面的活性药物已经释放被人体吸收，排出的只是用来控释药物的“骨架”。

硝苯地平控释片含量大，每片含有硝苯地平30mg，必须整片吞服，绝对不能够掰开或者嚼碎服用的。如果掰开或嚼碎服用，不仅药物的释放速度就会发生变化，加上单剂量增加，可能出现降压过度的风险。类似的控释制剂药物还有格列吡嗪控释片、甲磺酸多沙唑嗪控释片等。

尼莫地平 Nimodipine

尼莫地平作用与硝苯地平相似，但其效力弱于硝苯地平。尼莫地平为选择性地作用于脑血管平滑肌的钙通道阻滞药。呈脂溶性，易通过血－脑脊液屏障，与中枢神经的特异受体结合，扩张脑血管，增加脑血流量，并可拮抗5-HT、花生四烯酸、TXA_2等所致的脑血管痉挛，有效地防止或逆转蛛网膜下腔出血所引起的脑血管痉挛造成的脑组织缺血性损害。对外周血管的作用较小，对缺血性脑损伤有保护作用，尤其对缺血性脑血管痉挛的作用更明显。用于急性脑血管病恢复期的血液循环改善、各种原因的蛛网膜下腔出血后的脑血管痉挛，及其所致的缺血性神经障碍高血压、偏头痛等，也被用作缺血性神经元保护和血管性痴呆的治疗，对突发性耳聋也有一定疗效。常见的不良反应是低血压，其发生与剂量相关，其他不良反应包括水肿、心悸、潮红、出汗等。严重肝功能损害、心源性休克、心肌梗死急性期、妊娠及哺乳期妇女禁用。

尼群地平 Nitrendipine

尼群地平药理作用与硝苯地平类似，舒张血管略强于硝苯地平，但扩张冠状动脉作用不及硝苯地平。目前只有平片，无缓释剂和控释制剂。起效速度较快，可以在短时间内降低血压，降压作用在口服后1～2小时最大，持续6～8小时。不良反应与硝苯地平相似。严重主动脉瓣狭窄者禁用。

非洛地平 Felodipine

非洛地平药理作用与硝苯地平类似，降压较硝苯地平更平稳一些。主要抑制小动脉平滑肌细胞外Ca^{2+}的内流，选择性扩张小动脉，对静脉几乎无影响，使外周血管阻力下降发挥降压作用，降压作用与用药剂量相关，并有伴随反射性心率增加。用于轻、中度原发性高血压的治疗。不良反应与其他钙通道阻滞药相似，常见的有面部潮红、心悸、头晕、踝部水肿和疲乏等。对心肌无明显抑制作用，不易引起体位性低血压。

氨氯地平 Amlodipine

氨氯地平为长效钙通道阻滞药，半衰期为35～50小时，每天服用一次即可维持24小时稳态血药浓度。能更有效降低血压波动性的幅度，使控压更加平稳。对血管平滑肌的选择性较高，主要扩张外周小动脉，降低外周血管阻力。此外还能预防和逆转心肌肥厚。适应证与硝苯地平相同，主要用于治疗各种类型的高血压。

不良反应较轻，且与剂量相关。最常见的不良反应是水肿、头晕、潮红和心悸。严重低血压患者禁用。对于存在严重的主动脉狭窄的患者，服用氨氯地平有可能出现低血压症状。

（三）肾素－血管紧张素系统抑制药

肾素－血管紧张素－醛固酮系统（renin-angiotensin-aldosterone system，RAAS）在调节人体内血压和水盐平衡中发挥重要作用，该系统异常激活时，可引发高血压、心力衰竭等疾病。RAAS抑制药通过抑制这个系统的活性，达到治疗疾病的目的。包括血管紧张素转化酶抑制药、血管紧张素Ⅱ受体阻断药、醛固酮受体拮抗药等。

1. 血管紧张素转化酶抑制药（angiotensin converting enzyme inhibitor，ACEI） 降压

作用主要包括以下途径：①抑制血管紧张素Ⅱ（angiotensin Ⅱ，AngⅡ）的生成：抑制血管紧张素转化酶（ACE），阻止血管紧张素Ⅰ（angiotensin Ⅰ，AngⅠ）转换成血管紧张素Ⅱ，取消AngⅡ的收缩血管、促进心血管细胞肥大增生、刺激醛固酮释放等引起的血压升高和血容量增加，有利于防治高血压、心力衰竭与心血管的重构。②增加缓激肽的水平：ACEI可减少缓激肽的降解，从而保存缓激肽的作用。缓激肽能促进NO生成，并能诱生PGI_2。NO与PGI_2都具有舒张血管、降低血压、预防血小板聚集与抗心血管细胞肥大增生重构作用。

ACEI类药物具有以下特点：①具有良好的预防和逆转心血管重构作用。②降压时不伴有反射性心率加快，对糖、脂代谢无不良影响。③能改善心功能和肾血流量，具有肾脏保护作用，不导致水钠潴留。④可增加机体对胰岛素的敏感性，能改善胰岛素抵抗。

常用药物有卡托普利、依那普利、贝那普利、福辛普利、雷米普利等。许多ACEI为前药，须经生物转化后才有活性。

卡托普利 Captopril

【别名】 开搏通、巯甲丙脯酸、刻甫定。

【性状】 本品为白色或类白色结晶性粉末，有类似蒜的特臭，味咸。在甲醇、乙醇或三氯甲烷中易溶，在水中溶解。

【作用与适应证】 抑制RAAS系统的血管紧张素转换酶，阻止血管紧张素Ⅰ转换成血管紧张素Ⅱ，扩张血管，减少外周阻力，降低血压。并能抑制醛固酮分泌，减少水钠潴留。还能够预防和逆转心血管重构。

本品具有轻至中等强度的降压作用，用于治疗各种类型的高血压症，尤对高肾素型高血压，以及伴有糖尿病、心力衰竭、左室肥厚、急性心肌梗死、肾病的高血压患者疗效较好。与利尿剂合用可增强疗效。也用于急、慢性充血性心衰。

【不良反应】 刺激性干咳最为常见，可能和体内缓激肽增多有关，停药后通常会缓解。剂量过大时可出现低血压。还可出现皮疹、瘙痒等过敏反应，严重者可出现血管神经性水肿。长期应用可导致血钾升高、味觉迟钝等。

【用药指导】 ①因食物可减少本品的吸收，最好于饭前1小时服药。②肾功能障碍而致血钾增高，补钾或与螺内酯、氨苯蝶啶等保钾利尿药合用时应慎重。③当发现有血管性水肿症，应立即停药并就医。④高钾血症、妊娠期妇女、双侧肾动脉狭窄者禁用。

【药物商品及其他信息】 片剂：12.5mg、25mg、50mg。

复方卡托普利片：每片含卡托普利10mg，氢氯噻嗪6mg。

【贮存】 遮光，密闭保存。

▶知识拓展

血管神经性水肿

血管神经性水肿又称“血管性水肿”“巨大荨麻疹”，是因皮下疏松组织或黏膜下的小血管扩张和渗透性增加而引起的局限性水肿。常发生在有过敏体质的人，多种致敏因素可诱发，食物、药物、吸入物及物理因素为最常见的诱因。可引起血管神经性水肿的常见药物有青霉素、阿司匹林、布洛芬、萘普生和卡托普利等血管紧张素转化酶抑制剂类药物。表现为突然发生的局限性水肿，好发于眼睑、口唇、舌、外生殖器及手足肢端等部位。常见症状为局部皮肤突然变厚、肿胀，发红，患者自觉没有痒感或皮肤有轻度烧灼感。若病变累及呼吸道或胃肠道黏膜，可出现呼吸困难、腹痛等相应症状，严重时可引起窒息而危及生命。当皮肤突然变厚、肿胀，持续不消退，需及时到医院就诊以明确病情。如伴有消化道、呼吸道等症状时应警惕病情危险，尤其是出现呼吸困难时应立刻急诊就医治疗，防止窒息死亡。

依那普利　Enalapril

依那普利别名苯酯丙脯酸。是继卡托普利之后世界上第2个上市的ACEI。吸收不受胃肠道内食物的影响，口服后在肝脏内水解成依那普利拉而发挥作用。对血管紧张素转换酶的抑制作用显著强于卡托普利。治疗高血压的作用强于卡托普利，作用缓慢而持久。口服1小时后开始发挥降压作用，4～6小时达高峰，按推荐剂量给药，降压作用可维持24小时以上。降压同时能保持心肌收缩力，不影响心输出量。

本品适用于各种程度原发性高血压、肾性高血压、肾血管性高血压、糖尿病合并高血压病患者的治疗，特别是高肾素、高血钙需要长期用药的高血压患者，还可用于卡托普利不能耐受的患者。不良反应与卡托普利相似但较轻，干咳较常见。

2. 血管紧张素Ⅱ受体阻断药　血管紧张素Ⅱ是由肾素酶级联产生的活性肽类激素，它通过收缩血管、刺激肾上腺醛固酮分泌、增加肾小管钠吸收、激活交感神经系统和增加心脏收缩力来维持血管容量和血压。同时也诱导血管平滑肌细胞生长，增加成纤维细胞胶原的合成，导致血管壁和心肌增厚，并引发纤维化。血管紧张素受体（angiotensin receptor，AT receptor）主要包括1型（AT_1）受体和2型（AT_2）受体。AT_1受体广泛分布在心血管系统中，当血管紧张素Ⅱ与1型受体结合时，可引起血管收缩、血压升高、心肌细胞肥大、促进醛固酮分泌等。临床中用于治疗心血管疾病的血管紧张素Ⅱ受体阻断药（angiotensin receptor blockers，ARB）主要是AT_1受体阻断药。

血管紧张素AT_1受体阻断药与血管紧张素转化酶抑制药，均主要通过降低血管紧张素Ⅱ的作用发挥降压、保护心血管等作用。但因为血管紧张素Ⅱ受体阻断药无抑制缓激肽降解作用，因此不会出现干咳等不良反应。临床常用的药物有氯沙坦、厄贝沙坦、缬沙坦、奥美沙坦、坎地沙坦、替米沙坦等。

氯沙坦　Losartan

【别名】 芦沙坦、洛沙坦。

【性状】 白色或类白色。微溶于水，易溶于乙醇和甲醇。

【作用与适应证】 特异性的阻断血管紧张素Ⅱ的AT_1受体，拮抗循环和局部组织中血管紧张素Ⅱ所产生的各种药理作用，包括动脉血管收缩，醛固酮释放、心肌肥大等作用，产生强力和持久的降压作用。并能延迟或逆转心肌重构，改善左室功能。还具有改善肾血流动力学作用，减轻肾血管阻力，降低蛋白尿，增加肾血流量和肾小球滤过率，保护肾脏而延缓慢性肾功能不全的过程，特别对糖尿病肾病的恶化有逆转作用。氯沙坦具有轻微降低尿酸的作用，主要与扩张肾脏周围血管、抑制尿酸重吸收、改善内皮功能、减轻局部炎性反应、改善肾功能的机制有关。

适用于治疗原发性高血压，尤其是对ACEI不耐受出现干咳的高血压患者。

【不良反应】 副作用较ACEI少，偶见胃肠不适、头痛、肌痛。过敏可出现荨麻疹，瘙痒，血管神经性水肿发生率较ACEI低。过量可引起低血压、肾功能障碍、高血钾等。

【用药指导】 ①通常起始和维持剂量为每天一次50mg。治疗3～6周可达到最大降压效果。②与保钾利尿药、补钾剂等合用时，可导致血钾升高。③肝功能损害病史的患者应使用较低剂量。④高钾血症、双侧肾动脉狭窄者、妊娠期妇女禁用。

【药物商品及其他信息】 片剂：50mg、100mg。胶囊：50mg、100mg。

氯沙坦氢氯噻嗪片：每片含氯沙坦100mg/氢氯噻嗪25mg，氯沙坦50mg/氢氯噻嗪12.5mg。

【贮存】 遮光，密闭保存。

▶知识拓展

微课：沙库巴曲缬沙坦与心血管疾病治疗

一线降压药新成员——ARNI

ARNI是一种血管紧张素受体脑啡肽酶抑制药，首个批准的药物为沙库巴曲缬沙坦钠。缬沙坦是血管紧张素受体的拮抗药，能够抑制肾素-血管紧张素-醛固酮系统，从而起到扩张血管、降低血压、抑制心肌重塑、抑制神经和内分泌系统异常激活等多种作用。沙库巴曲是脑啡肽酶的抑制剂，能够增加内源性的脑钠肽，起到扩张血管、利尿、改善心肌重塑等多种心肌保护作用，二者的结合构成了沙库巴曲缬沙坦钠。缬沙坦的血管紧张素受体阻断作用可避免脑啡肽酶被抑制后对肾素-血管紧张素系统（RAS）的代偿激活，起到协同降压作用。2024年中国高血压防治指南首次将ARNI列为一线抗高血压药。

（四）β受体阻断药

β受体阻断药广泛用于治疗高血压，主要通过阻断心脏和血管中的β_1受体，降低心脏的收缩力和心率，使血管扩张，从而降低血压。还能通过抑制交感神经活、抑制肾素释放等产生间接降压作用。临床中用于治疗高血压的β受体阻断药有普萘洛尔、阿替洛尔、美托洛尔等。此外，还有α、β受体阻断药拉贝洛尔、卡维地洛等。

普萘洛尔　Propranolol

【别名】 心得安，萘心安，恩特来。

【性状】 白色无气味的结晶粉末。无臭，味微甜后苦，易溶于水或乙醇，在氯仿中微溶。

【作用与适应证】 非选择性肾上腺素β受体阻断药。降压机制包括阻断心脏上的β_1和β_2受体、抑制交感神经活性、抑制肾素释放等。降低心脏的收缩功能，减慢心率，从而降低心排出量。同时抑制血管平滑肌收缩，发挥降压作用。

本品用于治疗各型高血压，尤其适用于交感神经异常兴奋、肾素活性偏高和心输出量偏高的高血压患者，如高血压伴有心绞痛、窦性心动过速、甲亢等患者。

【不良反应】可出现眩晕、神志不清、精神抑郁、反应迟钝等中枢神经系统症状。还可出现头晕、晕厥、腹痛、心动过缓、低血压等不良反应。支气管痉挛及呼吸困难、充血性心力衰竭等较少见。

【用药指导】①用量必须个体化。首次用药应从小剂量开始，逐渐增加剂量并密切降压效果和不良反应。②长期服用者撤药须逐渐递减剂量，至少经过3天，一般为2周。③会掩盖糖尿病患者出现低血糖时的心动过速表现，在用药时需要应定期检查血糖。④通过降低心率、抑制交感神经活性，可以帮助运动员稳定情绪，还可以掩盖使用其他兴奋剂时导致的心动过速症状等，运动员慎用。⑤支气管哮喘、窦性心动过缓、重度房室传导阻滞、心源性休克、低血压患者禁用。

【药物商品及其他信息】片剂：10mg。缓释片：40mg。注射液：5ml：5mg。

【贮存】遮光，密闭保存。

拉贝洛尔 Labetalol

【别名】柳胺苄心定、柳安羟胺、降压乐、拉平他乐。

【性状】常用其盐酸盐，为白色粉末或颗粒，溶于水及醇，几乎不溶于乙醚和氯仿。

【作用与适应证】具有非选择性β受体拮抗作用，此外，本品还具有选择性α_1受体拮抗作用，可降低外周血管阻力。口服后α受体拮抗作用和β受体拮抗作用的比例为1∶3，静脉给药后作用比为1∶7。具有某种程度的内在活性和膜稳定作用。其降压强度与剂量有关。口服用于治疗各型高血压，尤其适合妊娠高血压患者。静脉注射可治疗各种类型的高血压急症，如高血压危象、嗜铬细胞瘤危象、先兆子痫、高血压脑病、大面积烧伤引起高血压，伴有冠状动脉疾病或急性心肌梗死高血压和手术后高血压，亦可用于麻醉中控制血压。

【不良反应】偶有头晕、恶心、皮肤刺痛、感觉异常、鼻塞、疲劳等。个别患者有体位性低血压。严重不良反应包括心力衰竭、高钾血症、肝毒性、支气管痉挛等。

【注意事项】①用量必须强调个体化，不同个体、不同疾病用量不同。②当出现如头晕、恶心、乏力、感觉异常、哮喘加重等不良反应时，应停止用药。③不影响胎儿生长发育，可安全有效地用于妊娠高血压。④其他注意事项同普萘洛尔。

【药物商品及其他信息】片剂：50mg、100mg、200mg。注射液：50mg：10ml。

【贮存】遮光，密闭保存。

二、其他抗高血压药

（一）中枢性抗高血压药

可乐定 Clonidine

【别名】可乐宁、氯压定、催压降、血压得平、可乐亭、压泰生。

【性状】白色结晶性粉末，无臭。可溶于水。

【作用与适应证】直接激动下丘脑及延脑突触后膜上的α_2受体，减少中枢交感神经冲动传出，抑制外周交感神经活动。此外，还能激动外周交感神经突触前膜上的α_2受体，使其负反馈作用增强，减少末梢神经释放去甲肾上腺素，从而降低外周血管和肾血管阻力，减慢心率及降低血压。此外，可乐定还具有镇静、镇痛作用。

本品主要用于治疗中、重度高血压，尤适用于伴有青光眼的高血压患者，但不作一线用药。也用于偏头痛、严重痛经、绝经潮热和青光眼。亦可用于阿片类成瘾时的快速戒除。

【不良反应】 大多数不良反应轻并且连续治疗有减轻趋势。最常见的有口干、瞌睡、头晕、便秘、镇静等。过量可出现体位性低血压、眩晕或晕厥、心动过缓等。

【注意事项】 ①长期使用本品治疗后突然停药，可出现反跳性血压增高，应逐渐减量至停药。②避免同时服用含有可乐定的复方降压药。③可乐定可能增强酒精、巴比妥酸盐或其他镇静药的中枢神经系统抑制作用。④精神抑郁史、脑血管病、冠状动脉供血不足、近期心肌梗死、雷诺病等患者慎用。⑤妊娠期、哺乳期妇女、驾驶员慎用。

【药物商品及其他信息】 片剂：0.075mg、0.1mg。注射液，1ml : 0.15mg。

【贮存】 遮光，密闭保存。

莫索尼定　Moxonidine

莫索尼定对咪唑啉I_1受体具有高度亲和力，为咪唑啉I_1受体的选择性激动剂，通过激动延髓咪唑啉I_1受体，使外周交感神经活性降低，血管扩张，外周血管阻力下降，从而降低血压。本品还是α_2受体选择性激动剂，但对α_2受体的亲和力比对咪唑啉I_1受体弱几百倍，其降压作用与激动α_2受体无关，因此降压同时不会减慢心率，也无明显中枢镇静作用。适用于轻、中度原发性高血压。

治疗开始时可出现口干、疲乏和头痛等症状。偶见头晕、失眠和下肢无力感等，通常在服药一周内能自行减退。应采用个体化用药原则。一般从最低剂量开始，即0.2mg，每天1次，于早晨服用。应以三周的间隔进行剂量调整直到获得满意疗效。与β受体阻断药合用时，有较强的反跳现象，如必须中断治疗，应首先停用β受体阻断药，待数日后再停用莫索尼定。肾功能不全患者应遵医嘱减低剂量并监测血压。开车或操纵机器者应谨慎，可能影响其驾驶或操纵能力。妊娠期和哺乳期妇女禁用。

甲基多巴　Methyldopa

甲基多巴为芳香氨酸脱羧酶抑制剂。仅甲基多巴的左旋异构体对人有抗高血压活性。抗高血压作用可能是通过其活性代谢产物甲基去甲肾上腺素刺激中枢的抑制性α_2受体和假性神经递质，减少血浆肾素活性，从而降低动脉血压。用于中度、重度或恶性高血压，尤其适用于肾性高血压。

开始用药和加量时出现镇静、头疼和乏力等，通常为一过性。较常见的不良反应有下肢浮肿、口干、眩晕、腹胀等，偶见粒细胞减少等不良反应。较少见的有药物热、男性乳房发育等。不宜与利血平、优降宁同用。已有的研究显示妊娠期妇女服药后对胎儿未见有害的影响，因此在必要的情况下甲基多巴可用于妊娠期妇女高血压的治疗。

（二）血管扩张药

硝普钠　Sodium Nitroprusside

【别名】 亚硝基铁氰化钠二水合物。

【性状】 红棕色的结晶或粉末；无臭或几乎无臭。易溶于水，在乙醇中微溶。水溶液放置不稳定，光照射下加速分解。

【作用与适应证】 其作用机制与硝酸酯类相同，能使血管内皮细胞释放NO及激活鸟苷酸环化酶，增加细胞内环磷酸鸟苷（cyclic guanosine monophosphate，cGMP）水平，对动脉和静脉都有直接扩张作用。对各种高血压急症如急进型高血压、高血压危象、高血压脑病或高血压合并主动脉剥离，硝普钠均为首选。还可用于急性心力衰竭、肺水肿、难治性心力衰竭等。

【不良反应】 短期适量应用不良反应少。如果血压下降过快，出现眩晕、头痛、大汗、胃痛、肌肉颤搐、焦虑、烦躁、反射性心动过速或心律不齐，症状的发生与静脉滴注给药速度有关，与总量关系不大。过量可引起硫氰酸盐中毒，表现为甲状腺功能减退、头痛、食欲缺乏、恶心、呕吐及无力，严重过量可致昏迷、死亡。

【用药指导】 ①硝普钠需新鲜配制静脉给药并避光使用。②缓慢点滴或使用微量输液泵。③在用药期间，应监测血压，避免血压过低。④与维生素B_{12}合用，可预防硝普钠所致的氰化物中毒反应。⑤脑血管或冠状动脉供血不足、颅内压增高、肝功能损害、甲状腺功能减退、维生素B_{12}缺乏者等慎用。

【药物商品及其他信息】 注射用硝普钠：50mg［按$Na_2Fe(CN)_5NO \cdot 2H_2O$计］。

【贮存】 遮光，密闭保存。

肼屈嗪 Hydralazine

【别名】 肼苯达嗪，肼苯太素，肼太嗪。

【性状】 白色至淡黄色结晶性粉末，无臭。在水中溶解，在乙醇中微溶，在乙醚中极微溶解。

【作用与适应证】 激活鸟苷酸环化酶增加血管平滑肌细胞内的cGMP的含量，使血管平滑肌舒张，减低外周血管阻力，发挥降压作用。肼屈嗪主要扩张小动脉，尤其对冠状动脉、肾、脑和内脏动脉的扩张作用突出，对静脉扩张作用小。

因降低舒张压的作用较收缩压强，多用于肾性高血压及舒张压较高的重度高血压患者。由于长期服用可引起严重不良反应，一般不单独使用，而与其他药物如利血平、β受体阻断药、利尿药等合用，以增加疗效，减少不良反应。

【不良反应】 常见头痛、心悸、恶心、呕吐、腹泻等。少见便秘、低血压、脸潮红、流泪、鼻塞。长期大量（400mg/日以上）应用，可引起皮疹、瘙痒、胸痛、淋巴结肿大、周围神经炎、水肿、红斑性狼疮综合征。

【用药指导】 ①不宜单独使用本品，为抵消其引起的反射性心动过速和水钠潴留，可加用β受体阻断药和利尿剂。②食物可增加其生物利用度，故宜在餐后服用。③用药期间随访检查抗核抗体、血常规，必要时查红斑狼疮。④禁用于冠状动脉病变、脑血管硬化、心动过速及心绞痛患者。

【药物商品及其他信息】 片剂：10mg、25mg、50mg、100mg。注射剂：20mg∶1ml。注射剂（粉）：25mg。

安达血平片：每片含硫酸双肼屈嗪10mg、利血平0.1mg。

安速降压片：每片含硫酸双肼屈嗪4mg、普萘洛尔10mg、呋塞米5mg、黄豆苷元25mg等。

（三）α_1受体阻断药

本类药有特拉唑嗪、哌唑嗪、多沙唑嗪等，除了治疗高血压外，还可用于良性前列腺增生的治疗。

特拉唑嗪 Terazosin

【别名】 降压宁，四喃唑嗪等。

【性状】 白色或类白色结晶性粉末，味微苦，几乎无臭。在水中略溶，在乙醇中微溶。

【作用与适应证】 选择性阻断突触后α_1受体，可松弛血管平滑肌，降低周围血管阻力，降低血压。可通过阻滞膀胱颈、前列腺包膜和腺体的α_1受体，松弛膀胱颈和前列腺平滑肌，减轻前列腺增生患者排尿困难。小剂量特拉唑嗪还能减少总胆固醇、低密度和极低密度脂蛋白水平。

常用于轻、中度高血压的治疗，可单独使用或与其他抗高血压药物如利尿剂或β受体阻断药合用。尤其适用于伴有前列腺增生或高脂血症的高血压患者。

【不良反应】 首次服用可导致患者血压急剧下降，出现眩晕、头痛、嗜睡、心悸、恶心、乏力、体位性低血压等表现，称为"首剂现象"。偶有口干、皮疹、面部水肿，鼻充血、鼻炎、关节炎、肌痛等。

【注意事项】 ①剂量需根据患者降压情况个体化制定。②治疗高血压一日1次，睡前服用。开始剂量1mg，剂量逐渐增加直到出现满意疗效。③出现胸痛、心率过快或不规则、气促、小腿肿胀应立即就医。④前列腺癌患者应该慎用或调整剂量应用。妊娠妇女和过敏者禁用。

【药物商品及其他信息】 片剂或者胶囊剂：1mg、2mg、5mg。

【贮存】 遮光，密闭保存。

（四）去甲肾上腺素能神经末梢阻滞药

利血平 Reserpine

【别名】 利舍平。

【性状】 白色至淡黄褐色的结晶或结晶性粉末，无臭，遇光色渐变深。氯仿、三氯甲烷中易溶，在丙酮中微溶，在水、甲醇、乙醇或乙醚中几乎不溶。

【作用与适应证】 主要通过抑制交感神经末梢囊泡再摄取去甲肾上腺素，使其被单胺氧化酶降解，耗尽神经末梢去甲肾上腺素的贮存。还可耗竭心、脑及其他组织中的儿茶酚胺和5-羟色胺水平，因而使血管舒张、血压下降、心率减慢。利血平还可进入脑内耗竭中枢儿茶酚胺贮存，发挥中枢神经的镇静和抑制作用。

单药可用于轻至中度的早期高血压。因不良反应多，常与其他抗高血压药合用，以增加疗效，减少副作用。静脉注射1小时出现降压作用，可用于高血压危象的治疗。注射剂具有安定作用，因此对于精神紧张的高血压患者疗效显著。

【不良反应】 可能发生嗜睡、头痛、乏力、口干、腹泻、恶心、呕吐、食欲缺乏、鼻黏膜充血和心动过缓等。胃肠道动力加强和分泌增多，可诱发消化性溃疡。长期口服容易出现过度镇静、注意力不集中、抑郁以致自杀。

【注意事项】 ①任何剂量都可能发生精神抑郁，但以大剂量（每天大于12mg）时更常见，一旦发生即应停药，必要时须住院治疗。②与单胺氧化酶合用需谨慎。③高血压急症静脉注射时，须注意观察神志，以免药物所致的神志迟钝。④活动性胃溃疡、溃疡性结肠炎、抑郁症、妊娠期及哺乳期妇女禁用。

【药物商品及其他信息】 片剂：0.1mg，0.25mg。注射剂：1ml：1mg，1ml：2.5mg

【贮存】 遮光，密闭保存。

（五）肾素抑制药

阿利吉仑　aliskiren

【别名】 阿利克仑。

【性状】 白色或类白色。

【作用与适应证】 阿利吉仑是新一代非肽类肾素阻滞药，能在第一环节阻断RASS，降低肾素活性，减少Ang Ⅱ和醛固酮的生成，不影响缓激肽和前列腺素的代谢，起到降血压和治疗心血管疾病的作用。

阿利吉仑是强效、高度选择性、长效的新一代抗高血压药物。临床常用于治疗单纯性高血压、高血压伴肥胖、高血压伴糖尿病等。还具有肾脏保护作用、抗动脉粥样硬化作用、心脏保护作用。

【不良反应】 主要为腹泻、头痛、鼻咽炎、头晕、乏力、上呼吸道感染、背痛和咳嗽。

【注意事项】 ①如发生严重和持续的腹泻、血管性水肿需停药并就医。②严重充血性心衰患者慎用。③重度肾功能不全、肾病综合征、肾血管性高血压、肾动脉狭窄、高钾血症患者慎用。④妊娠中期和晚期（中间3个月和妊娠末3个月）禁用。⑤禁止与环孢素、奎尼丁、维拉帕米等联合使用。

【药物商品及其他信息】 片剂：150mg、300mg。

【贮存】 防潮，30℃以下原包装内保存。

▶知识拓展

高血压患者的用药原则

建议选择有证据支持可降低心血管病发病和死亡风险的抗高血压药。应根据血压水平和心血管风险选择初始单药或联合治疗。

1. 一般患者采用常规剂量。衰弱和高龄老年人初始治疗时通常应采用较小的有效治疗剂量。根据需要，可考虑逐渐增加至足剂量。

2. 优先使用长效抗高血压药，以有效控制24h血压，更有效预防心脑血管并发症。

3. 血压≥160/100 mmHg，高于目标血压20/10 mmHg的高危/很高危患者，或单药治疗未达标的高血压患者应进行联合降压治疗，包括自由联合或单片复方制剂。

4. 对血压≥140/90 mmHg的患者，也可起始小剂量联合治疗。

第二节　抗心绞痛药

心绞痛是由于冠状动脉供血不足，心肌急剧的暂时缺血与缺氧所引起的临床综合征，以发作性胸痛或胸部不适为典型症状。

根据发作状况和机制将心绞痛分为稳定型、不稳定型和变异型3种。①稳定型心绞痛：疼痛通常由体力运动或情绪激动诱发，一般可预测，持续数分钟，休息或使用扩张冠状动脉的药物（如硝酸甘油）疼痛很快消失，一般不超过10分钟。发作的程度、频率、持续时间、性质及诱发因素等在数月内无明显变化。②不稳定型心绞痛：疼痛的出现难以预测，在休息时也会发生。较稳定型心绞痛疼痛程度更重，持续时间更长，数十分钟休息或舌下含服硝酸甘油只能暂时甚至不能缓解症状，可发展为急性心肌梗死，需要紧急就医。③变异型心绞痛：此种类型少见，一般是由冠状动脉痉挛引起的，通常在休息时发生，尤其是夜间，伴心电图暂时性抬高，常伴有出汗，使用心绞痛药物可缓解。

心绞痛的产生机理，主要是由于心肌供氧与耗氧之间失去平衡所致。血液中的脂质成分沉积在冠状动脉血管壁上，形成动脉粥样硬化斑块，导致动脉管腔狭窄、心肌供血供氧不足，是心绞痛的主要病因。抗心绞痛药主要通过降低心肌耗氧或增加心肌供氧。改善心肌代谢和抑制血小板聚集和血栓形成等方式产生作用。常用药物有硝酸酯类、β受体阻断药、钙通道阻滞药、抗血小板药及血管紧张素转化酶抑制剂等。

▶知识拓展

硝酸甘油与诺贝尔奖

1847年，意大利化学家苏布雷罗，将硝酸和丙三醇在一定条件下反应获得了硝酸甘油，并发现对治疗心绞痛有特效。但是他在实验中提高硝酸甘油纯度时发现，硝酸甘油很不稳定，容易爆炸。欧洲工业革命开矿挖山需要大量烈性炸药，开始工业化生产硝酸甘油炸药。1866瑞典科学家诺贝尔发明出了一种使得硝酸甘油稳定的方法，制造出固体安全猛烈炸药“达那马特”。依靠生产炸药，诺贝尔获得了巨大的财富。1895年诺贝尔立嘱将其遗产的大部分（约920万美元）作为基金，将每年所得利息分为5份，设立诺贝尔奖，分为物理学奖、化学奖、生理学或医学奖、文学奖及和平奖5种奖金（1969年瑞典银行增设经济学奖），授予世界各国在这些领域对人类作出重大贡献的人。而今，诺贝尔奖已经成为全世界科学家们一生中能够获得的最高荣誉。

100 多年后，美国三位科学家实验证明了硝酸甘油治理心绞痛的原理。因为硝酸甘油用后在人体会产生一氧化氮，它作为一种信号分子，能舒张血管，有利于血液循环，所以对心血管疾病有治疗作用。这三人因为该理论，获得了1998年诺贝尔生理学或医学奖。

一、硝酸酯类

硝酸酯类药物具有扩血管、抑制血小板聚集和黏附、抗血栓形成的作用。有利于冠状动脉粥样硬化所引起的心绞痛的治疗。临床常见的药物有硝酸甘油、硝酸异山梨酯、单硝酸异山梨酯等。此类药物作用相似，只是显效快慢和维持时间有所不同，其中以硝酸甘油最为常用。

硝酸甘油 Nitroglycerin

【别名】 硝酸甘油酯、三硝酸甘油酯、硝化甘油。

【性状】 微挥发性，无臭，油状液体，具有甜味、芳香味和刺激性。溶于水、乙醇、甲醇，能与乙醚、丙酮、氯仿混溶。

【作用与适应证】 硝酸甘油基本的药理作用是松弛平滑肌，尤以松弛血管平滑肌最显著。其抗心绞痛作用与下列因素有关。①扩张动静脉，降低心肌耗氧量：治疗量时可扩张全身血管，以小静脉及容量血管更明显，降低心脏前、后负荷，使心肌耗氧量降低。②扩张冠状动脉，增加缺血心肌的供血：心绞痛时，缺血区心肌血流阻力相对低于非缺血区。硝酸甘油可扩张较大冠状动脉分支及其侧支血管，增加冠状动脉血流量，使血液较多地流向缺血区，从而改善缺血心肌的供血（图7-1）。③降低心室内压，使冠状动脉血流重新分配：硝酸甘油扩张容量血管，减少回心血量，降低舒张末期左心室内压，使心内膜下血管的压力减轻，冠状动脉灌注压增加，有利于血液从心外膜血管流向缺血的心内膜，增加心内膜下层供血。④保护缺血心肌，减轻缺血损害：硝酸甘油能直接保护心肌，缩小心肌梗死范围，改善左心室重构，还能增强心肌的电稳定性，减少心肌缺血并发症。

舌下含服主要用于预防和迅速缓解因冠状动脉疾病引起的心绞痛发作。透皮贴剂可用于稳定性心绞痛的长期治疗。注射液也可用于降低血压或治疗充血性心力衰竭。

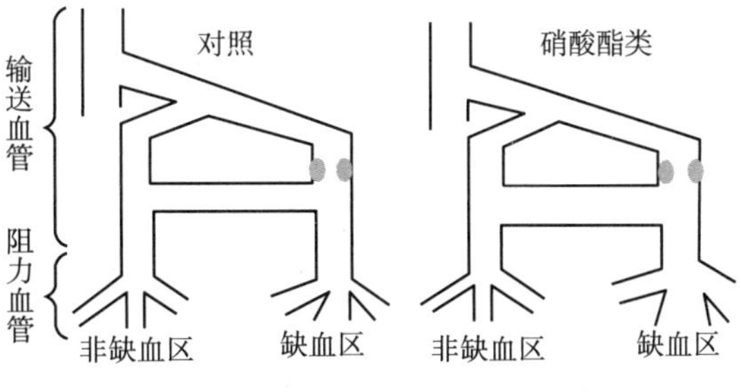

图7-1 硝酸酯类对冠状动脉的作用

【不良反应】 多数不良反应是其血管扩张所致，常见有头痛、心悸、面部潮红等，严重者会出现体位性低血压。眼内血管扩张可升高眼内压，故青光眼患者禁用。长期大量使用可出现高铁血红蛋白血症，表现为恶心、呕吐、口唇及指甲青紫、呼吸困难、意识丧失等，可用亚甲蓝治疗。

【注意事项】 ①应将药片放在舌下或在口腔颊黏膜处含化，不可以咀嚼、压碎或吞服。②成人一次用半片至1片，舌下含服。每5分钟可重复1片，直至疼痛缓解。如果15分钟内总量达3片后疼痛持续存在，应立即就医。③若用药过量，在停药后不良反应持续或发生昏倒，应及时拨打急救电话，前往医院就诊。④硝酸甘油久放可能失效，开封后6个月，未使用的药物应丢弃。⑤长期用药可出现耐药性，可并采用间断用药。出现耐药时，停药一周左右疗效可恢复。⑥不能与西地那非等合用，与其他药合用请咨询医师或药师。

【药物商品及其他信息】 片剂：0.5mg。气雾剂：每瓶含硝酸甘油0.1 g，每瓶200揿，每揿含硝酸甘油0.5mg。注射液：1ml∶1mg、1ml∶2mg、1ml∶5mg、1ml∶10mg。

【贮存】 遮光、密封，阴凉处（避光并不超过20℃）保存。

硝酸异山梨酯 Isosorbide dinitrate

硝酸异山梨酯与硝酸甘油作用相似，主要药理作用是松弛血管平滑肌，使心肌耗氧量减少，供氧量增多，改善心肌代谢。口服作用较持久，服药后15～20分钟起效，30～120分钟血浆血药浓度达高峰，能维持4小时以上。舌下含化血药浓度6分钟达峰值，有效作用时间持续10～60分钟。临床可用于预防和治疗各种类型心绞痛。静脉滴注可用于治疗充血性心衰、各种类型的高血压急症和手术前高血压的控制。不良反应、注意事项等与硝酸甘油相似。

单硝酸异山梨酯 Isosorbide mononitrate

单硝酸异山梨酯为硝酸异山梨酯的活性代谢产物。口服不受肝代谢效应的影响，以原型药物进入全身循环。长效，半衰期长达5h左右，生物利用度高。临床用于心绞痛的预防和治疗。冠心病的长期治疗、预防血管痉挛和混合型心绞痛，也适用于心肌梗死后的治疗和慢性心衰的长期治疗。

二、β受体阻断药

β受体阻断药主要通过阻断心脏上的β_1受体，使心肌收缩力减弱，减慢心率，降低心肌耗氧量，且还能改善缺血区心肌供血和心肌代谢，使患者心绞痛发作次数减少，运动耐量增加，是一线防治心绞痛的药物。β受体阻断药常用的药物有美托洛尔、普萘洛尔、比索洛尔、卡维地洛等。

美托洛尔 Metoprolol

【别名】 美多心安、美多洛尔、甲氧乙心安。

【性状】 常用其酒石酸盐，为白色或类白色的结晶性粉末；无臭，味苦。在水中极易溶解，在乙醇或氯仿中易溶，在无水乙醇中略溶，在丙酮中极微溶解，在乙醚或苯中几乎不溶；在冰醋酸中易溶。

【作用与适应证】 为选择性β_1受体阻断药，对β_2受体阻断作用很弱。无内在拟交感活性和膜稳定作用。其抗心绞痛作用包括：①降低心肌耗氧量：通过阻断心脏β_1受体，使心肌收缩力减弱，心率减慢，从而有效减少心肌耗氧量。但因其抑制心肌收缩力可能增加心室舒张末期容积、延长心脏射血时间，导致心肌耗氧增加，但总效应仍是降低心肌耗氧量。②改善缺血区心肌供血：心率减慢，心室舒张期相对延长，冠状动脉灌注时间延长，有利于血液从心外膜流向易缺血的心内膜。通过阻断冠状动脉β_2受体，使非缺血区冠脉阻力增高，促使血液流向缺血区，代偿性扩张缺血区血管。③改善心肌代谢：通过阻断β_3受体抑制脂肪分解酶活性，降低心肌游离脂肪酸含量，同时减少缺血区心肌对葡萄糖的摄取和利用，改进糖代谢，减少心肌耗氧量。

本品主要用于稳定型心绞痛，也可用于非稳定型心绞痛，尤其适用于伴有窦性心动过速、高血压的患者，还可用于心肌梗死后的Ⅱ级预防，可缩小梗死面积。因会引起冠状动脉收缩，不能用于变异型心绞痛的治疗。

β受体阻断药与硝酸酯类合用，可产生协同作用。其机制在于：①β受体阻断药能对抗硝酸酯类因血压下降引起的反射性心率加快。②硝酸酯类可纠正β受体阻断药所致的心室舒张末期容积增大、心室射血时间延长和冠脉血管收缩的缺点。两类药物合用可以取长补短，降低心肌耗氧量作用不仅增强，可以减少各自用药量，还能抵消各类药物的主要不良反应。但要注意两药合用时应从小剂量开始，逐渐增加剂量，以防血压过低导致冠脉血管灌注压降低，不利于心绞痛缓解。

【不良反应】 与普萘洛尔相似，常见肢端发冷、心动过缓、心悸等循环系统反应。腹痛、恶心、呕吐、腹泻和便秘等胃肠反应。因本品能通过血-脑脊液屏障，脑脊液中的浓度约为血浓度的70%，可引起眩晕、头痛、疲倦、失眠、多梦，对血糖、血脂影响较小。

【用药指导】 ①用量须个体化。首次用时需从小剂量开始，逐渐增加剂量。②定期检查血压、心率、心律。目标静息心率为55～60次/分钟。③长期服用者撤药须逐渐递减剂量。④1型糖尿病患者、肝功能不全者、司机和运动员慎用。⑤支气管哮喘或其他慢性阻塞性肺疾病的患者慎用，使用时必须给予适量的β_2受体激动剂。⑥窦性心动过缓、重度房室传导阻滞、心源性休克、低血压患者禁用。

【药物商品及其他信息】 酒石酸美托洛尔片：25mg、50mg、100mg、150mg。酒石酸美托洛尔缓释片：25mg、50mg、100mg、150mg。琥珀酸美托洛尔缓释片：23.75mg（相当于酒石酸美托洛尔25mg）、47.5mg（相当于酒石酸美托洛尔50mg）、95mg（相当于酒石酸美托洛尔100mg）、190mg（相当于酒石酸美托洛尔200mg）。酒石酸美托洛尔胶囊：25mg、50mg。酒石酸美托洛尔注射剂：2mg∶2ml，5mg∶5ml。

【贮存】 遮光，密封保存。

三、钙通道阻滞药

钙通道阻滞药抑制Ca^{2+}进入细胞，抑制心肌收缩，减少心肌耗氧量，扩张冠状动脉血管，缓解冠状动脉痉挛。也可以降低动脉压力，减少心脏负荷，改善心肌微循环，缓解心绞痛。临床常用的有氨氯地平和硝苯地平等。

氨氯地平　amlodipine

【别名】 安洛地平、阿洛地平。

【性状】 白色或类白色晶体粉末。微溶于水，易溶于甲醇和二氯甲烷。

【作用与适应证】 通过阻滞Ca^{2+}内流扩张外周小动脉，降低外周阻力，减轻后负荷，减少心肌耗氧量。扩张正常和缺血区的冠状动脉，解除冠状动脉痉挛，增加冠状动脉供血，改善心肌缺血。心肌缺血时会引起细胞内Ca^{2+}超载诱导细胞损伤。本品可通过阻滞钙通道，减少细胞内Ca^{2+}超载，对缺血心肌有保护性作用。还可以抑制血小板聚集，预防血栓形成的作用。

本品有很强的扩张冠状动脉作用，可用于各种类型的心绞痛，尤其适用于冠状动脉痉挛引发的变异型心绞痛，以及伴有高血压或心率快的心绞痛患者。可单独使用或与其他抗心绞痛药联合使用。

【不良反应】 常见的有头痛、心悸、水肿、面色潮红和头晕。还可出现疲劳、嗜睡、恶心、腹痛、牙龈增生等。

【用药指导】 ①氨氯地平为长效钙通道阻滞药，每天服用一次即可维持24h稳态血药浓度。②服药后如出现持续性皮肤反应、牙龈增生等应停药。③妊娠期妇女尽量避免使用。④严重低血压患者禁用。

【药物商品及其他信息】 片剂：2.5mg、5mg、10mg。分散片：5mg。胶囊：5mg。滴丸：5mg。

【贮存】 遮光，密闭保存。

第三节　调血脂药及抗动脉粥样硬化药

动脉粥样硬化是一种累及周身动脉的慢性病变。受累动脉内膜局部有脂质积聚、纤维组织增生、出血和钙质沉着，形成斑块，由于在动脉内膜积聚的脂质外观呈黄色粥样，因此称为动脉粥样硬化。动脉粥样硬化会导致动脉血管失去弹性、脆性增加并出现管腔狭窄甚至完全闭塞。它是心脑血管系统疾病中最常见的疾病，主要影响身体内的大中动脉，如冠状动脉、颈动脉、脑动脉、肾动脉等。病因尚不明确，与年龄、血脂异常、高血压、糖尿病等危险因素相关。可通过改变生活方式、药物治疗等控制斑块进展。

一、调血脂药

血脂是指血浆中总胆固醇（total cholesterol，TC）、甘油三酯（triglyceride，TG）、磷脂（phospholipid，PL）和游离脂肪酸（free fatty acid，FFA）等的总称。血脂不溶于水，与不同的载脂蛋白（apoli poprotein，Apo）结合形成脂蛋白（lipoprotein，LP）溶解于血浆，随血液循环转运至全身。根据脂蛋白密度和电泳特性可分为乳糜微粒（chylomicron，CM）、极低密度脂蛋白（very low density lipoprotein，VLDL）、中密度脂蛋白（intermediate density lipoprotein，IDL）、低密度脂蛋白（low density lipoprotein，LDL）和高密度脂蛋白（high density lipoprotein，HDL）等。其中VLDL、IDL和LDL水平高，胆固醇易沉积于动脉管壁，促进动脉粥样硬化的形成，HDL可将胆固醇转运至肝脏排出体外，具有抗动脉粥样硬化的作用。各种脂蛋白在血浆中浓度基本恒定，相互间维持动态平衡。血浆中的胆固醇和/或甘油三酯超过正常水平称高脂血症，亦包括脂蛋白的异常。

调血脂药是降低胆固醇和甘油三酯水平，并将脂蛋白调节在正常范围内的药物，能降低动脉粥样硬化引起的冠心病和脑血管病的发病率和死亡率。

（一）主要降低胆固醇的药物

这类药物的主要作用机制是抑制肝细胞内胆固醇的合成，加速LDL分解代谢或减少肠道内胆固醇的吸收，包括他汀类、胆固醇吸收抑制剂、胆酸螯合剂、前蛋白转化酶枯草溶菌素9抑制剂及其他调脂药（脂必泰、多廿烷醇）等。

1. 他汀类　亦称3-羟基3-甲基戊二酰辅酶A（HMG-CoA）还原酶抑制剂，HMG-CoA还原酶为胆固醇合成限速酶，抑制该酶可以减少胆固醇合成，继而上调细胞表面LDL受体，加速血清LDL分解代谢，还可抑制VLDL合成。因此他汀类能显著降低血清胆固醇、低密度脂蛋白胆固醇（low density lipoprotein cholesterol，LDL-C）和载脂蛋白B（ApoB）水平，也能降低血清胆固醇水平和轻度升高高密度脂蛋白胆固醇（high density lipoprotein cholesterol，HDL-C）水平。目前临床上常用的有辛伐他汀、普伐他汀、氟伐他汀、阿托伐他汀、瑞舒伐他汀、洛伐他汀和匹伐他汀。

辛伐他汀 Simvastatin

【别名】 司伐他汀，西伐斯、塞瓦停，舒降之等。

【性状】 白色至灰白色结晶性粉末。易溶于乙醇、丙酮或乙腈，较难溶于乙醚，几乎不溶于水。

【作用与适应证】 本品是一种前药，给药水解后的活性形式为β-羟基酸，为特异性的HMG-CoA还原酶抑制剂，抑制内源性胆固醇的合成，降低LDL-C、Apo B和TG水平，而且可升高HDL-C水平。

临床用于治疗高脂血症，尤其适用于原发性高胆固醇血症、杂合子家族性高胆固醇血症或混合性高胆固醇血症的患者。用于治疗冠心病，可延缓动脉粥样硬化的进展，还可减少冠心病死亡及非致死性心肌梗死的危险性。

【不良反应】 大部分不良反应轻微且为一过性。部分患者可出现胃肠反应、肌痛、皮肤潮红、头痛等暂时性反应。偶见无症状性血清氨基转移酶升高。长期服用他汀有增加新发糖尿病的危险。严重的不良反应少见，包括横纹肌溶解症、肝炎及血管神经性水肿等。

【用药指导】 ①辛伐他汀片在晚饭后或睡前服用效果最佳。②定期检测氨基转移酶，升高超过正常值3倍以上应予停药。③患者有肌肉不适和（或）无力，且连续检测肌酸激酶呈进行性升高时，应减少他汀类剂量或停药。④辛伐他汀主要经细胞色素P450 3A4酶代谢，与对细胞色素P450 3A4酶有明显抑制作用的药物（如环孢素、伊曲康唑、酮康唑、红霉素、克拉霉素和奈法唑酮）或纤维酸类衍生物、烟酸等合用时，导致横纹肌溶解的危险性增高。⑤不主张盲目增加他汀类药物的剂量，任何一种他汀类药物剂量倍增时，LDL-C进一步降低幅度仅约6%，也就是所谓他汀疗效的6%效应，但是增加剂量，他汀的不良反应发生率会明显提高。

【药物商品及其他信息】 片剂：5mg、10mg、20mg、40mg。胶囊：5mg、10mg、20mg、40mg。

【贮存】 密封、密闭、阴凉处保存。

普伐他汀 Pravastatin

普伐他汀为第一代中效他汀，作用与适应证与辛伐他汀相同。不经过肝药酶代谢，适用于肝或肾功能不全者。与其他药物相互作用发生率最低，半衰期短，一般在睡前服用。

▶知识拓展

拜斯亭事件

1997年西立伐他汀，商品名拜斯亭，进入美国市场，当年开出了200多万张处方。但是，2001年美国食品与药品管理局就接到多起严重不良反应报告，出现了肌肉无力和致死性横纹肌溶解症。患者可有明显肌痛、乏力，出现尿色加深，重者可出现急性肾损伤、心律失常，甚至死亡。2001年8月8日，生产商拜耳公司宣布将西立伐他汀撤出国际市场，药史称之为拜斯亭事件。开始症状为肌肉无力、疼痛，严重的可引起肾脏损害。全球共有五十多例因服用拜斯亭产生横纹肌溶解所致的死亡报告。此事件提示，新药上市前必须经过较长时间的临床药理试验，较大的人群样本量，才能对其安全性进行准确客观的评价。

氟伐他汀 Fluvastatin

氟伐他汀为第二代中效他汀，主要通过肝脏代谢，半衰期较短，一般在晚餐时或睡前服药。主要用于饮食治疗无效的高胆固醇血症。与辛伐他汀和普伐他汀相比，氟伐他汀具有结构相对比较简单、作用具有选择性和不良反应发生率低等优点。

阿托伐他汀 Atorvastatin

阿托伐他汀为第三代强效他汀，主要经肝脏细胞色素P450 3A4酶代谢，肝毒性大于瑞舒伐他汀。而对肾功能影响较小，适用于肾功能不全的患者，半衰期长，固定时间按医嘱口服用药即可。

瑞舒伐他汀 Rosuvastatin

瑞舒伐他汀为第三代强效他汀，降脂作用略强于阿托伐他汀。主要通过细胞色素P450 2C9酶代谢。为亲水性他汀，只有少部分在肝内代谢，因此对肝的损害较小。半衰期长，因此固定时间按医嘱用药即可。不良反应相对较少。瑞舒伐他汀导致肌痛的可能性大于阿托伐他汀。

2. 胆固醇吸收抑制 主要通过抑制肠道内和胆汁中胆固醇的吸收，来达到降低血脂的目的。该类药物上市很少。

依折麦布 Ezetimibe

【别名】 依折替米贝、依替米贝。

【性状】 为白色或类白色。

【作用与适应证】 本品附着于小肠绒毛刷状缘，抑制胆固醇的吸收，降低小肠中的胆固醇向肝脏中的转运，使肝脏胆固醇储备量降低，从而使血液中胆固醇的清除增加。本品不增加胆汁分泌（如胆酸螯合剂），也不抑制胆固醇在肝脏中的合成（如他汀类）。

临床用于治疗原发性（杂合子家族性或非家族性）高胆固醇血症，可降低总胆固醇、低密度脂蛋白胆固醇、ApoB。还可用于治疗纯合子家族性高胆固醇血症和纯合子谷甾醇血症。依折麦布联合中低强度他汀，可以同时抑制胆固醇的吸收和合成，两种机制互补协同增效。

【不良反应】 耐受性好，不良反应轻微且多为一过性。常见头痛、腹痛、腹泻、肠胃气胀、疲倦、肌痛、周身性水肿等。偶见咳嗽、丙氨酸转氨酶和/或天冬氨酸转氨酶升高、感觉异常、肢体疼痛等。

【用药指导】 ①患者在接受本品治疗的过程中，应坚持适当的低脂饮食。②应在服用胆酸螯合剂之前2小时以上或在服用之后4小时以上服用本品。③与他汀联用发生转氨酶增高和肌痛等副作用增加，定期检测肝功能和肌酸激酶。当本品与他汀类联合应用时，治疗前应进行肝功能测定。④禁用于活动性肝病患者、妊娠期和哺乳期妇女。

【药物商品及其他信息】 片剂：10mg。可与辛伐他汀组成复方制剂。依折麦布辛伐他汀片：依折麦布10mg和辛伐他汀10mg。依折麦布10mg和辛伐他汀20mg。

【贮存】 遮光、密闭保存。

3. 胆酸螯合剂 为碱性阴离子交换树脂，可阻断肠道内胆汁酸中胆固醇的重吸收。常用药物有考来烯胺、考来替泊、考来维仑等。

考来烯胺 Colestyramine

【别名】 消胆胺、降胆敏、消胆胺脂。

【性状】 白色至类白色粉末，无臭或稍带胺臭味。有引湿性。在水、乙醇、氯仿或乙醚中不溶。

【作用与适应证】 口服不吸收，在肠道与胆酸结合后随粪便排出，加速肝中胆固醇转化为胆酸，使肝内胆固醇减少。促进肝细胞表面的LDL受体增加或活性增强，使血浆的LDL及TC均降低，对TG浓度无影响或使之轻度升高。

临床主要用于治疗以TC和LDL升高为主的高胆固醇血症，对单纯甘油三酯升高者无效。与他汀类合用，有协同作用。本品还可缓解因胆酸过多而沉积于皮肤所致的瘙痒。

【不良反应】 常见胃部不适、呕吐、便秘。个别有腹泻、食欲缺乏、腹胀、肌肉痉挛。长期或大剂量应用可导致脂肪泻，偶见胰腺炎。

【用药指导】 ①长期服用可使肠内结合胆盐减少，抑制脂溶性维生素的吸收，应适当补充维生素A、维生素D、维生素K等脂溶性维生素及钙盐。②本品味道不佳，可用调味剂伴服。③因本品会影响多种药物吸收，特别是酸性药物，其他药物应在服用本品1小时前或4小时后服用。④妊娠期、哺乳期妇女及便秘患者慎用。⑤完全性肠梗阻、异常β脂蛋白血症和血清TG ＞ 4.5 mmol/L患者禁用。

【药物商品及其他信息】 考来烯胺散（散剂）：5g∶4g（按考来烯胺干燥品计）。

【贮存】 遮光、密封、在干燥处保存。

4. 前蛋白转化酶枯草溶菌素9（proprotein convertase subtilisin/kexin type9，PCSK9）抑制剂 是肝脏合成的分泌型丝氨酸蛋白酶，可与LDL受体结合并使其降解，从而减少LDL受体对血清LDL-C的清除。通过抑制PCSK9，可阻止LDL受体降解，促进LDL-C的清除。

依洛尤单抗 Evolocumab

【性状】 澄清至乳白液体，可带轻微乳光。

【作用与适应证】 依洛尤单抗是一种人单克隆免疫球蛋白G2（IgG2），通过与PCSK9结合，抑制循环中的PCSK9与LDL受体结合，阻止PCSK9介导的LDL受体降解，导致能够清除血液中低密度脂蛋白的LDL受体的数量增加，从而降低LDL-C水平。

本品用于治疗成人原发性高胆固醇血症（杂合子家族性和非家族性）或混合型血脂异常，以及成人或12岁以上青少年的纯合子型家族性高胆固醇血症。在极高危动脉粥样硬化性心血管疾病患者中，降脂治疗不达标时，应用PCSK9抑制剂进行治疗，可以改善患者预后，减少心血管事件发生。

【不良反应】 注射部位疼痛或肿块最常见。还可出现疲劳感、恶心及肌肉疼痛，以及上呼吸道感染、流感、鼻炎等症状。

【用药指导】 ①使用一次性预充式自动注射笔皮下给药。②140mg每两周1次或420 mg每月1次。③不要在同一注射部位同时注射伊洛尤单抗注射液和其他注射药物。每次注射时应轮换使用注射部位。④在使用前需将药物在室温条件下静置30分钟以上。请勿使用其他方法升温。⑤用药期间监测血压、心率、呼吸频率等生命体征。

【药物商品及其他信息】 预充式自动注射笔：1ml/140mg。

【贮存】 2～8℃的冰箱中避光保存。请勿冷冻。请勿振摇。

（二）主要降低甘油三酯的药物

1. 贝特类 常用的有非诺贝特、吉非罗齐、苯扎贝特等，其药理作用和临床应用相似，为治疗TG增高为主的高脂蛋白血症首选药。

非诺贝特 Fenofibrate

【别名】 普鲁脂芬、丙酸异丙酯。

【性状】 白色或类白色结晶性粉末，无臭。在三氯甲烷中极易溶解，在丙酮或乙醚中易溶，在乙醇中略溶，在水中几乎不溶。

【作用与适应证】 贝特类通过激活过氧化物酶体增殖物激活受体α和激活脂蛋白脂肪酶，加速CM及VLDL降解，降低血清TG水平和升高HDL-C水平。此外还有一定的降低TC和LDL-C的作用。

本品适用于治疗高甘油三酯血症及以TG增高为主的混合型高脂血症。

【不良反应】 常见不良反应胃肠道反应，可出现口干、食欲减退、腹痛、大便次数增多等，偶见湿疹、失眠、乏力和性欲减退，停药后可消失。个别病例可出现一过性转氨酶、尿素氮或肌酐升高，一般停药后恢复正常。

【用药指导】 ①与他汀类合用，有增加肌病发生的可能性。②肝肾功能不全者慎用。③妊娠期和哺乳期妇女禁用。

【药物商品及其他信息】 片剂：0.1g、0.2g。胶囊：0.1g、0.2g。

【贮存】 遮光、密闭保存。

2. 烟酸类

烟酸 Nicotinic acid

【别名】 尼克酰胺、维生素B_3、维生素PP、康莱皮病因子。

【性状】 白色结晶性粉末。易溶于沸水、沸乙醇、氢氧化碱和碳酸碱溶液，溶于丙二醇，不溶于乙醚。

【作用与适应证】 烟酸也称作维生素B_3，属于广谱调脂药。抑制脂肪组织中激素敏感脂酶活性降低VLDL合成，从而降低IDL和LDL的水平。还可提高HDL-C和ApoA1。此外，还有扩张周围血管的作用，从而可缓解血管痉挛症状，改善局部供血。

临床用于除Ⅰ型以外的各种高脂蛋白血症的治疗，对Ⅱb和Ⅳ型效果最好。

【不良反应】 最常见的有面部潮红、瘙痒等。治疗剂量可出现胃肠道反应，引起或加重消化性溃疡。大剂量应用可引起肝功能障碍和血糖的升高。其他有肝脏损害、高尿酸血症、高血糖、棘皮症等。

【用药指导】 ①缓释剂型更为常用，建议从小剂量开始，睡前服用。②给药过程中应注意检查肝功能、血糖、尿酸，避免大量饮酒。③糖尿病、高尿酸血症患者应慎用。④慢性活动性肝病、活动性消化性溃疡和严重痛风者禁用。

【药物商品及其他信息】 片剂：50mg、100mg。缓释片250mg、375mg、500mg、750mg、1000mg。注射液：2ml∶20mg、2ml∶100mg、5ml∶50mg。

【贮存】 密闭保存。

阿昔莫司 Acipimox

阿昔莫司为烟酸异构体，作用机制与烟酸相似，但调血脂作用较强而持久，对血浆TG与TC均有降低作用。阿昔莫司可作为替代疗法或辅助疗法，用于降低其他治疗（如他汀类药物或贝特类药物）不能充分缓解患者的甘油三酯水平。不良反应少，对血糖、尿酸影响小。

二、抗氧化剂

过度氧化和氧自由基可以使内皮细胞损伤，对LDL修饰，可促进动脉粥样硬化的形成和发展。抗氧化剂具有防止动脉粥样硬化发生和发展的作用。普罗布考为人工抗氧化剂，降脂作用较弱，而抗氧化作用较强。维生素C、维生素E及黄酮类化合物等也具有抗氧化作用。

普罗布考 Probucol

【别名】 丙丁酚。

【性状】 为白色或类白色的结晶性粉末，有特臭。本品在三氯甲烷中极易溶解，在乙醇中溶解，在水中不溶。

【作用与适应证】 主要通过降低胆固醇合成、促进胆固醇分解，使血胆固醇和低密度脂蛋白降低，还能加强血高密度脂蛋白胆固醇的逆转运。本品有显著的抗脂质过氧化作用，可抑制致炎因子，改善内皮舒张功能，消退或减少动脉粥样硬化斑块形成。还可用于黄色瘤的治疗，减少胆固醇在皮肤的沉积。

本品主要用于治疗高胆固醇血症，长期使用可降低冠心病的发病率。此外，尚可用于跟腱和皮肤黄色瘤的治疗。

【不良反应】 最常见的不良反应为胃肠道不适，腹泻的发生率大约为10%，还有胀气、腹痛、恶心和呕吐。也可引起头晕、头痛、失眠、皮疹等；罕见的严重不良反应有QT间期延长、室性心动过速等。

【用药指导】 ①每次0.5g，每日2次，早、晚餐时服用。②服用本品期间应定期检查心电图QT间期，定期检查肝功能、肌酸激酶、尿酸、尿素氮等指标，注意预防并及时纠正低血钾和低血镁。③服用三环类抗抑郁药、Ⅰ类及Ⅲ类抗心律失常药和吩噻嗪类药物的患者服用本品发生心律失常的危险性大。④有严重室性心律失常、心动过缓者禁用，低血钾、低血镁者禁用。妊娠期妇女禁用。

【药物商品及其他信息】 片剂：0.125g、0.25g。

【贮存】 遮光、密闭保存。

三、多烯脂肪酸类

多烯脂肪酸又称多不饱和脂肪酸（polyunsaturated fatty acid，PUFA），是指双键数目大于两个（包括两个）的脂肪酸，根据第一个不饱和键的位置不同又分为ω-3型多烯脂肪酸、ω-6型多烯脂肪酸、ω-7型多烯脂肪酸、ω-9型多烯脂肪酸，其中，ω-3型多烯脂肪酸和ω-6型多烯脂肪酸在机体各项生理功能调节中发挥着重要作用。

（一）ω-3型多烯脂肪酸

ω-3型多烯脂肪酸主要有α-亚麻酸、二十碳五烯酸和二十二碳六烯酸等。二十碳五烯酸和二十二碳六烯酸主要存在于海洋生物中，如鱼类、虾类、海藻等，尤其在高脂鱼类及海洋哺乳动物中，二十碳五烯酸和二十二碳六烯酸的含量最高。α-亚麻酸主要来源于植物油，如亚麻籽油、胡桃仁油，其中以亚麻籽油含量最高。

ω-3型多烯脂肪酸特别是二十碳五烯酸和二十二碳六烯酸对人类心血管疾病的积极作用，可作为调血脂药的辅助用药，可明显降低血浆TG和VLDL，但血浆TC和LDL水平可能升高。另外，还具有抑制血小板聚集，增加红细胞的变形能力，降低血液黏滞度，抑制血管平滑肌细胞的增殖，预防再狭窄的作用，对抗动脉粥样硬化有效。

临床中使用的高纯度鱼油制剂为此类药物。主要用于治疗高甘油三酯血症。不良反应少见，主要为消化道症状，少数病例出现转氨酶或肌酸激酶轻度升高，偶见出血倾向。长期服用高纯度鱼油制剂能预防动脉粥样硬化的形成，并使斑块消退，可降低心血管疾病发生率。

（二）ω-6型多烯脂肪酸

ω-6型多烯脂肪酸主要有亚油酸、γ-亚麻酸和花生四烯酸等。亚油酸主要存在于植物油中，一般植物油含有30%以上的亚油酸。其中亚油酸含量较高的有葵花籽油、红花籽油、核桃油等。γ-亚麻酸的来源为富含多不饱和脂肪酸的植物油，亚麻酸与亚油酸常存在于同一植物油中，只是不同种类植物油中两者相对比例和含量差别很大。γ-亚麻酸、亚油酸的摄入量与心血管疾病的发生和患者死亡率存在一定联系。

四、保护动脉内皮药

在动脉粥样硬化的发病过程中，血管内皮损伤有重要意义。机械、化学、细菌毒素等因素都可损伤血管内皮，改变其通透性，引起白细胞和血小板黏附，并释放各种活性因子，导致血管内皮进一步损伤，最终促使动脉粥样硬化斑块形成。所以保护血管内皮免受各种因子损伤，是抗动脉粥样硬化的重要措施之一。

目前应用的保护动脉内皮药主要为硫酸多糖类药物，是一类含有硫酸基的多糖，包括肝素、硫酸类肝素、软骨素A、硫酸葡聚糖等，都有抗多种化学物质致动脉内皮损伤的作用。这类物质具有大量阴离子，结合在血管内皮表面，能防止白细胞、血小板及有害因子的黏附，因而有保护作用，对平滑肌细胞增生也有抑制作用。

第四节　抗心律失常药

心律失常是由心脏冲动形成异常或冲动传导障碍而引起的心动节律和频率的异常，与心肌电生理基础（图7-2）紊乱密切相关。很多心律失常患者早期常无任何症状或症状较轻。随着疾病的发生

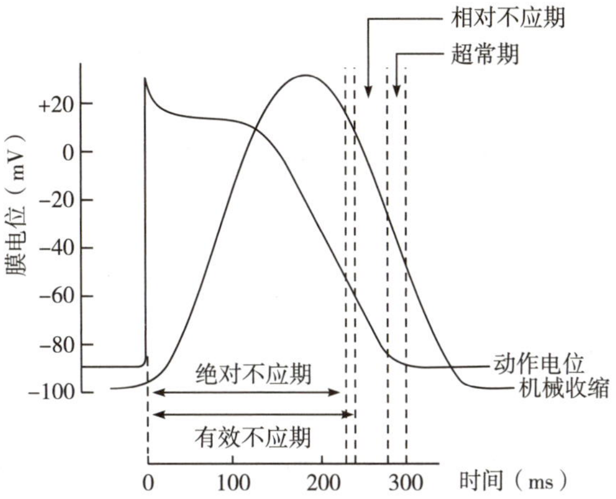

图7-2　心脏电生理基础

发展，早期可有心悸、出汗、乏力、憋气等症状，若进一步发展可导致头晕、晕厥，甚至猝死等。心律失常可按其发作时心率的快慢分为缓慢型和快速型两大类。缓慢型心律失常包括窦性心动过缓、传导阻滞等，一般采用阿托品或异丙肾上腺素等药物治疗。快速型心律失常包括窦性心动过速、阵发性室上性心动过速、房性期前收缩、心房扑动、心房颤动、室性期前收缩、室性心动过速等。本章主要介绍治疗快速型心律失常的药物。

▶**知识拓展**

正常心肌电生理

1. 心肌细胞膜电位　心肌细胞的静息膜电位，膜内负于膜外约-90mV，处于极化状态。当心肌细胞兴奋时，发生除极和复极，形成动作电位。心肌动作电位分为5个时相：①0相为除极期，是Na^+快速内流所致。②1相为快速复极初期，由K^+短暂外流所致。③2相平台期为缓慢复极期，由Ca^{2+}及少量Na^+经慢通道内流与K^+外流所致。④3相为快速复极末期，由K^+快速外流所致。0相至3相的时程合称为动作电位时程（action potential duration，APD）。⑤4相复极完毕为静息期。在钠钾ATP酶的作用下，细胞内泵出Na^+泵入K^+恢复静息电位的离子分布。

2. 快反应和慢反应电活动　心房肌、心室肌和传导系统细胞的膜电位大（负值较大），除极速率快，传导速度也快，呈快反应电活动，其除极由Na^+内流所促成。窦房结和房室结细胞膜电位小（负值较小），除极慢，传导也慢，呈慢反应电活动，除极由Ca^{2+}内流促成。

3. 有效不应期（effective refractory period，ERP）　在除极开始到复极-55mV，Na^+通道由激活变为失活，不论给予多强的刺激，都不会产生动作电位，此期称为绝对不应期。当复极电位在-60 ~ -55mV时，Na^+通道刚刚开始复极，但还没有恢复到激活的备用状态，因而当给予强大的刺激可产生兴奋，但是不能产生动作电位，称为是局部反应期。

一、心律失常发生的电生理学机制

心律失常可由冲动形成障碍和冲动传导障碍或二者兼有引起。

（一）冲动形成障碍

在自律细胞中，窦房结自律性最高，为正常起搏点，其他自律细胞（房室结、希氏束-浦肯野细胞）则为潜在起搏点。当窦房结功能降低或潜在起搏点自律性增强，都可导致冲动形成异常，出现心律失常。

1. 自律性增高 动作电位4相自动除极速率加快、最大舒张电位变小都可以使冲动形成增多，引起快速型心律失常。此外，自律和非自律细胞膜电位减小到-60mV或更小时，就引起4相自发除极而形成冲动，即异常自律性。

2. 后除极及触发活动 后除极指心肌细胞在一个动作电位后产生的一个提前除极。即在0相除极后，发生于复极过程中或复极后的一种除极。后除极包括早期后除极和延迟后除极两种形式。早期后除极（early after-depolarization，EAD）是一种发生在完全复极之前的后除极，常发生在2相、3相复极中，主要由Ca^{2+}内流增加所致，APD过度延长时易发生。延迟后除极（delayed after-depolarization，DAD）发生在完全或接近完全复极后的4相中，与细胞内Ca^{2+}超负荷而引起短暂Na^{+}内流有关。后除极频率快，振幅小，呈震荡波动，膜电位不稳定，一旦达到阈电位，容易引起异常冲动，称为触发活动。

（二）冲动传导障碍

冲动传导障碍包括单纯性传导障碍和折返激动两大类。

1. 单纯性传导障碍 包括传导减慢、完全传导阻滞和单向传导阻滞等。单向传导阻滞的发生可能与邻近细胞不应期差异或病变引起的传导递减有关。

2. 折返激动 正常心脏，一次窦性冲动经心房、房室结和心室传导后消失。当单向传导阻滞时，激动可沿一条途径下传，又可顺着另一环行通路返回，并在心脏不应期结束后再次兴奋心肌，这种现象称为折返激动（图7-3）。折返激动既可发生在心室，也可发生在心房及房室交界组织，引起各种快速型的心律失常。

二、抗心律失常药的作用机制与分类

1. 降低自律性 抗心律失常药可通过抑制快反应细胞4相Na^{+}内流或抑制慢反应细胞4相Ca^{2+}内流，还可促进浦肯野纤维4相K^{+}外流，增大最大舒张电位而降低心室肌细胞自律性。

2. 减少后除极和触发活动 后除极主要与Na^{+}、Ca^{2+}内流过多有关。通过钠通道阻滞药抑制短暂Na^{+}内流，钙通道阻滞药阻滞Ca^{2+}内流而减少后除极和触发活动。

3. 消除折返 可通过加快或减慢传导消除折返。绝对或相对延长有效不应期，使冲动有更多机会落在ERP内，异常冲动则不能产生兴奋而消除折返。还可通过促使相邻心肌细胞ERP趋于均一，使冲动同步下传而消除折返。

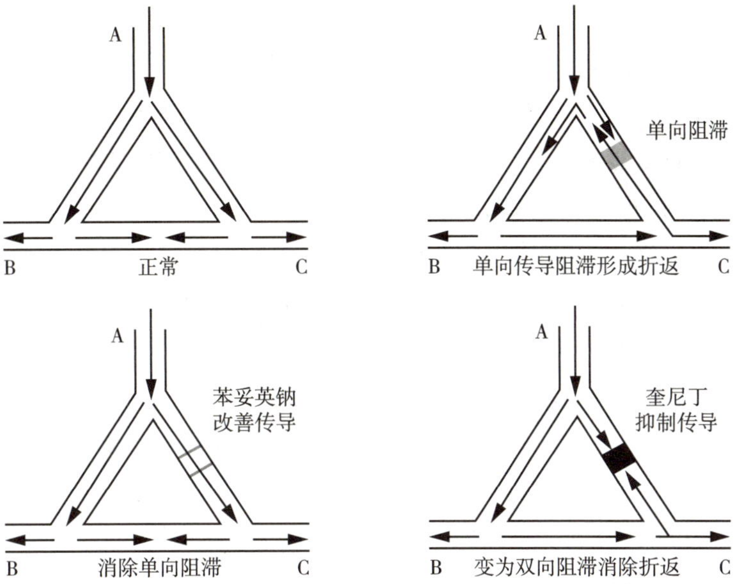

图7-3　折返激动形成机制及抗心律失常药消除折返原理

根据药物对心肌电生理的影响及作用机制，可将治疗快速型心律失常的药物分为四类（表7-3）。

表7-3　抗快速型心律失常药分类及代表药物

类别		代表药物
Ⅰ类　钠通道阻滞药	I_a类　适度阻滞钠通道	奎尼丁、普鲁卡因胺
	I_b类　轻度阻滞钠通道	利多卡因、苯妥英钠
	I_c类　重度阻滞钠通道	普罗帕酮、氟卡尼
Ⅱ类药　β受体阻断药		普萘洛尔、美托洛尔、艾司洛尔
Ⅲ类药　延长动作电位时程药		胺碘酮、索他洛尔
Ⅳ类药　钙通道阻滞药		维拉帕米、地尔硫䓬

三、常用抗心律失常药

（一）Ⅰ类——钠通道阻滞药

1. I_a类　适度阻滞钠通道。

奎尼丁　Quinidine

【别名】 异奎宁、异性金鸡钠碱。

【性状】 常用其硫酸盐，为白色细针状结晶；无臭；味极苦；遇光渐变色；水溶液显右旋性，并显中性或碱性反应。在沸水或乙醇中易溶，在氯仿中溶解，在水中略溶，在乙醚中几乎不溶。

【作用与适应证】 奎尼丁具有适度阻滞心肌细胞膜Na^+内流的作用，同时能轻度抑制K^+外流和Ca^{2+}内流。减少异位起搏细胞4相Na^+内流，降低浦肯野纤维、心房肌、心室肌的自律性。抑制0相Na^+内流，降低动作电位幅度、减慢传导速度和膜反应性，消除折返激动。抑制3期K^+外流，延缓复极过程，延长ERP比APD更显著，利于消除折返激动。抗胆碱作用增加窦性频率，加快房室传导。α受体阻断作用可引起血管扩张、心肌收缩力减弱。

本品为广谱抗心律失常药，可用于各种快速型心律失常的治疗。主要适用于心房颤动或心房扑动经电转复后的维持治疗。对房性期前收缩、阵发性室上性心动过速、预激综合征伴室上性心律失常、室性早搏、室性心动过速等均有效，但由于不良反应较多，目前已少用。

【不良反应】 本品安全性较小，尤其是老人和肝肾功能不良者更易出现。胃肠道反应较常见，可出现恶心、呕吐、腹痛、腹泻等。心血管毒性较强，长期大量用药可出现低血压、心力衰竭、房室传导阻滞、室内传导阻滞、室性心动过速等症状，严重者发生奎尼丁晕厥、心室纤颤甚至死亡。长期用药血浆奎尼丁水平过高可出现恶心、呕吐、头痛、眩晕、耳鸣、视物模糊等症状，称为金鸡纳反应。还可出现发热、血小板减少性紫癜、荨麻疹等过敏反应。

【用药指导】 ①用药前应监测心率、血压及心电图的改变，一旦发现异常应及时停药或减量。②长期用药需监测肝功能、肾功能，若出现严重电解质紊乱或肝肾功能异常时需立即停药。③肝肾功能不全、低血压、心动过缓、严重房室传导阻滞、强心苷中毒患者及哺乳期妇女等禁用。④与其他药物合用请咨询医师或药师。

【药物商品及其他信息】 片剂：0.2g。

【贮存】 遮光，密闭保存。

普鲁卡因胺 Procainamide

【别名】 普鲁卡因酰胺、奴佛卡因胺。

【性状】 常用其盐酸盐，为白色或淡黄色结晶性粉末；无臭；在水中易溶，在乙醇中溶解，在氯仿中微溶，在乙醚中极微溶解。

【作用与适应证】 适度抑制心肌细胞Na^+内流，使动作电位0相上升速度和振幅降低，动作电位时程延长，传导减慢。降低浦肯野纤维0相除极斜率，自律性降低。对心脏自律性、传导性、兴奋性及膜反应作用类似奎尼丁。抗胆碱作用较弱，不阻滞α受体。

本品用于治疗频发期前收缩、房性和室性心动过速、预激综合征并发心房颤动及心房扑动等。

【不良反应】 大剂量口服易出现恶心、呕吐、腹泻等胃肠道反应。可诱发多型性室性心动过速（扭转型室性心动过速）或室颤，但较奎尼丁少见。还可产生严重低血压、室颤、心脏停搏等。长期用药可导致系统性红斑狼疮样综合征。

【用药指导】 ①静脉滴注可使血压下降，发生虚脱，用药期间应严密观察血压、心率和心律变化。②心房颤动及心房扑动的患者，如心室率较快，宜先用洋地黄类强心药，使心室率控制在每分钟70～80次，再用本品或奎尼丁。③用药3天后，如仍未恢复窦性心律或心动过速仍未改善，则应考虑换药。④与神经肌肉阻滞药合用时，神经肌肉接头的阻滞作用增强，时效延长。

【药物商品及其他信息】 注射剂：1ml∶0.1g，2ml∶0.2g，5 ml∶0.5 g，10 ml∶1 g。片剂：0.25 g。

【贮存】 遮光，密闭保存。

2. I_b类 轻度阻滞钠通道。

本类药物包括利多卡因、苯妥英钠、氟卡尼、恩卡尼等

利多卡因　Lidocaine

【别名】 赛罗卡因。

【性状】 白色针状结晶，难溶于水。

【作用与适应证】 利多卡因为酰胺类局麻药和抗心律失常药。本品轻度抑制Na^+内流，促进K^+外流，降低自律性。能同时缩短APD和ERP，但对APD缩短更显著，故ERP相对延长，有利于消除折返。治疗量时对传导无明显影响，大剂量时则减慢传导，甚至出现完全传导阻滞，防止折返激动发生。

利多卡因是治疗室性心律失常的首选药，对室性期前收缩、室性心动过速、心室颤动等均有较好疗效，特别适用于危急病例。但对室上性心律失常无效。

【不良反应】 不良反应与剂量有关。常见心悸、恶心等不适感，经休息即可缓解，不必特殊处理。还可出现头晕、眩晕、倦怠、嗜睡、言语不清、感觉异常及肌肉颤抖等神经系统症状，大剂量时可引起语言障碍、惊厥，甚至呼吸抑制。偶见窦性心动过缓、房室传导阻滞、血压下降等。部分患者可出现皮疹、水肿等过敏反应。

【用药指导】 ①严格掌握浓度和用药总量，超量可引起惊厥和心搏骤停。②用药期间应注意监测心电图，检查血压、心率等，并备有抢救设备。③肝肾功能异常、充血性心力衰竭、严重心肌受损、低血容量及休克患者慎用。④禁用于阿-斯综合征、预激综合征、严重心脏传导阻滞及未控制的癫痫患者。

【药物商品及其他信息】 盐酸利多卡因注射液：2ml∶4mg（溶剂用）、2ml∶20mg、2ml∶40mg、5ml∶50mg、5ml∶100mg、10ml∶200mg、20ml∶400mg。碳酸利多卡因注射液（以利多卡因计）：5ml∶86.5mg、10ml∶173mg。盐酸利多卡因氯化钠注射液：2ml（盐酸利多卡因5mg、氯化钠17mg）。

【贮存】 密封保存

苯妥英钠　Phenytoin Sodium

苯妥英钠的抗心律失常作用与利多卡因相似，能降低心肌自律性，相对延长ERP，同时还有抑制Ca^{2+}内流作用。与强心苷竞争钠钾ATP酶，防止强心苷中毒所引起的延迟后除极和触发活动，并可加快房室传导。临床上主要用于室性心律失常，是强心苷中毒引起的室上性及室性心律失常的首选药。也可用于心导管术、心脏手术、心肌梗死等引发的室性心律失常。

静脉注射过量或过快可引起低血压、心动过缓、传导阻滞，甚至心脏停搏。其他不良反应与用药指导等见第十七章。

3. I_c类 重度阻滞钠通道。

普罗帕酮　Propafenone

【别名】 心律平、悦复隆。

【性状】 常用其盐酸盐，为白色结晶性粉末；无臭，味苦。在乙醇、氯仿或冰醋酸中微溶，在水中极微溶解。

【作用与适应证】 能显著抑制快反应细胞Na^+内流，使0相除极速度降低，从而减慢传导，降低

自律性。对复极过程影响较小，轻度延长ERP和APD。此外还具有膜稳定作用及竞争性β受体阻断作用，尚有微弱的钙拮抗作用和轻度的抑制心肌作用。

普罗帕酮为广谱抗心律失常药。适用于治疗室性期前收缩及阵发性室性心动过速。其次为室上性心律失常，包括房性期前收缩、阵发性室上性心动过速及预激综合征伴室上性心动过速，但纠正心房颤动或心房扑动的效果差。

【不良反应】 有恶心、呕吐、便秘等胃肠道反应，还可出现口干、唇舌麻木、口苦或有金属味、眩晕、头痛、视物模糊、疲劳、嗜睡等。因可引起心脏传导障碍，从而导致心动过缓、心脏传导阻滞及心脏停搏等严重不良反应。还可能诱导或恶化部分患者的心律失常症状。偶见肝功能损害，个别患者发生胆汁淤积性肝炎。

【用药指导】 ①因有局部麻醉作用，可致口舌麻木，宜整片吞服，不得掰开或嚼碎。②用药过程中注意血压、心率及心电的监测。③应避免与奎尼丁、普萘洛尔、胺碘酮、维拉帕米等其他抗心律失常药合用，以免加重不良反应。④心肌损害、窦性心动过缓、Ⅰ度房室传导阻滞、低血压、肝肾功能不全患者慎用。⑤严重心力衰竭、心源性休克、Ⅱ度或Ⅲ度房室传导阻滞患者禁用。

【药物商品及其他信息】 片剂：50mg、100mg、150mg。注射液：5ml∶17.5mg、10ml∶35mg。

【贮存】 遮光、密闭保存。

（二）Ⅱ类——β受体阻断药

β受体阻断药主要通过阻断β受体而发挥作用，同时兼有阻滞钠通道，促进钾通道开放，部分药物还具有延长EPR的作用。β受体阻断药用于抗心律失常的主要有普萘洛尔、美托洛尔、艾司洛尔等。

普萘洛尔 Propranolol

普萘洛尔通过β受体阻断作用，抑制慢反应细胞4相Ca^{2+}内流，降低其自律性，减慢窦性频率。抑制房室结，减慢传导并延长其有效不应期。高浓度时可抑制Na^{+}内流，降低快反应细胞的自律性和传导速度。主要用于室上性心律失常，尤其是窦性心动过速。对因交感神经过度兴奋（如甲状腺功能亢进、情绪激动、嗜铬细胞瘤等）引起的快速型心律失常疗效较好。还可治疗运动或情绪变动所致的室性心律失常，减少肥厚型心肌病所致的心律失常。

美托洛尔 Metoprolol

美托洛尔为选择性β_1受体阻断药，其抗心律失常作用与普萘洛尔相似但较弱，能明显抑制窦房结、房室结的自律性和传导性，还有较弱的膜稳定作用。临床上主要用于室上性心律失常，禁用于病态窦房结综合征、房室传导阻滞、严重心动过缓、心力衰竭等患者，支气管哮喘患者、肝肾功能不全者、运动员慎用。

艾司洛尔 Esmolol

艾司洛尔为起效快速、作用时间短的选择性β_1受体阻断药。主要用于治疗室上性心律失常，包括心房颤动、心房扑动时控制心室率、围手术期高血压及窦性心动过速。大多数不良反应为轻度、一过性。最常见的是心动过缓和低血压。还可出现恶心、腹痛、消化不良、头晕、胸闷等。用药期间需监测血压、心率、心功能变化。气管痉挛患者慎用，一旦出现应立即停药并给予β_2受体激动药。因本品可掩盖低血糖反应，故糖尿病患者慎用。运动员慎用。

（三）Ⅲ类——延长动作电位时程药

胺碘酮 Amiodarone

【别名】 乙胺碘呋酮、胺碘达隆等。

【性状】 白色或类白色的粉末或疏松块状物。在三氯甲烷中易溶，在乙醇中溶解，在丙酮中微溶，在水中几乎不溶。

【作用与适应证】 胺碘酮能阻滞心肌细胞膜上的钾通道、钠通道和钙通道。延长心脏纤维动作电位3相时程，由于ERP的绝对延长而消除折返。降低窦房结自律性。减慢窦房、房内和结区传导，心律快时该作用更明显。还有一定的α受体和β受体阻断作用和舒张血管平滑肌作用，还能扩张冠状动脉、增加冠脉血流量、降低心肌耗氧量。

胺碘酮为广谱抗心律失常药。口服可用于治疗各种室上性和室性心律失常。对心房颤动、心房扑动和室上性心动过速疗效好，但对持续性心房颤动或扑动疗效较差，不及奎尼丁。静脉注射适用于阵发性室上性心动过速，尤其对伴有预激综合征者效果更佳。也用于经利多卡因治疗无效的室性心动过速患者。

【不良反应】 ①消化道刺激症状，如恶心、呕吐、便秘、食欲减退等。②可导致甲状腺功能亢进或甲状腺机能低下。③快速静脉注射可引起低血压、窦性心动过缓、房室传导阻滞等，阿托品不能对抗此反应。④服药3个月以上者在角膜有色素沉着，停药后可渐消失。皮肤和眼睛对强烈日光敏感性增加，应注意防护。⑤长期大量应用最为严重的不良反应是肺间质纤维化。

【用药指导】 ①用药期间需监测血压及心电图。②服用期间应定期检查甲状腺功能和肝功能，对碘过敏、甲状腺功能失调、肝功能损害患者禁用。③低血压、窦性心动过缓、房室传导阻滞患者慎用。④长期大量应用应注意观察咳嗽、胸痛、发热及进行性呼吸困难等肺毒害症状，定期进行肺部影像学检查。⑤本品半衰期长，故停药后换用其他抗心律失常药时应注意相互作用。

【药物商品及其他信息】 片剂/分散片：200mg。胶囊：100mg∶200mg。注射液：2ml∶150mg，3ml∶150mg。注射用：150mg。

【贮存】 遮光、密闭保存。

索他洛尔 Sotalol

【别名】 甲磺酰苯胺、甲磺胺心定。

【性质】 常用盐酸盐。

【作用与适应证】 本品是一种β受体阻断药，兼具有Ⅱ类、Ⅲ类抗心律失常药特性。Ⅱ类β受体阻断作用引起心率减慢和收缩力减弱，降低心肌耗氧。Ⅲ类电生理效应对除极化期无作用，仅通过延长复极相而均一延长心脏动作电位时程。其主要作用为延长心房、心室和旁路的有效不应期。

本品主要用于阵发性室上性心动过速，特别是房室结内折返性心动过速，也可用于预激综合征伴室上性心动过速。还可用于心房颤动、心房扑动。注射液适用于各种危及生命的室性快速型心律失常。

【不良反应】 可出现乏力、气促、眩晕、恶心、呕吐、皮疹等副作用。心动过缓、低血压、支气管痉挛等与β受体阻断作用相关。严重的不良反应是心律失常作用，可表现为原有心律失常加重或出现新增的心律失常，严重时可出现扭转性室性心动过速、多源性室性心动过速、心室颤动，多与用药剂量较大或患者血钾较低、Q-T延长、伴有严重心脏疾病等因素有关。

【用药指导】 ①从小剂量开始，在医生指导下逐渐加量。停药时逐渐减量。②用药可能诱导心律失常，在开始用药及剂量调整时最好住院观察接受心电图等相关监测。③糖尿病、肾功能不全者慎用。④支气管哮喘、窦性心动过缓、病窦综合征，Ⅱ度和Ⅲ度房室阻滞、低血压患者禁用。

【药物商品及其他信息】 片剂：80mg。注射液：2ml∶20mg。注射剂：40mg。

【贮存】 遮光、密闭保存。

（四）Ⅳ类——钙通道阻滞药

维拉帕米 Verapamil

【别名】 异博定。

【性状】 淡黄色油状液体。

【作用与适应证】 通过阻滞心肌细胞膜的钙通道，抑制慢反应细胞Ca^{2+}的内流，从而降低窦房结和房室结的自律性，减慢传导速度，延长窦房结、房室结的ERP，有利于消除折返。此外，尚有扩张冠状动脉、抑制血小板聚集作用。

本品主要用于治疗室上性心律失常。对阵发性室上性心动过速疗效显著，为首选药。对室上性心动过速、心房颤动或心房扑动，可减慢房室传导而控制室性心率。

【不良反应】 口服常见不良反应有恶心、呕吐、便秘、头痛、眩晕、心悸、面部潮红等。静脉注射过快可引起低血压、心动过缓、房室传导阻滞及诱发心力衰竭等。

【用药指导】 ①与降压药物合用时须小心调整该品剂量以免血压过低。不要饮酒。②静脉推注速度不宜过快，否则可致心搏骤停。③心动过缓、中度或重度心力衰竭、肝功能损害、支气管哮喘、肝功能不全者慎用。④严重低血压、重度心力衰竭、重度心源性休克、Ⅱ度或Ⅲ度房室传导阻滞、病窦综合征患者禁用。

【药物商品及其他信息】 片剂：40mg。缓释片剂：240mg。注射剂：2ml∶5ml。

【贮存】 遮光、密闭保存。

第五节 抗心力衰竭药

心力衰竭是多种原因导致心脏结构或功能的异常改变，使心室收缩或舒张功能发生障碍，从而引起的一组复杂临床综合征，主要表现为呼吸困难、疲乏和液体潴留（肺淤血、体循环淤血及外周水肿）等。

对于心力衰竭患者需采取综合治疗，主要包括祛除诱因、针对病因治疗及对症支持治疗。药物治疗是最主要手段，治疗目标为缓解临床症状、延缓疾病进展、改善长期预后、降低病死率与住院率，并尽可能提高患者生活质量。治疗心衰的药物包括利尿药、肾素–血管紧张素–醛固酮系统抑制药、正性肌力药、β受体阻断药、血管扩张药等。

一、利尿药

心力衰竭患者通常存在不同程度的液体潴留。利尿药可以增加排尿量，从而抑制心力衰竭所产生的体液潴留，减轻心力衰竭患者的心脏负担，从而缓解心力衰竭症状。利尿药是唯一可以控制体液潴留的药物，是治疗心衰的基础，有液体潴留证据的心衰患者均应使用利尿剂。常用的利尿药有呋塞米、氢氯噻嗪、螺内酯等。

呋塞米　Furosemide

【别名】 速尿、呋喃苯氨酸。

【性状】 白色或类白色的结晶性粉末，无臭。在丙酮中溶解，在乙醇中略溶，在水中不溶。

【作用与适应证】 呋塞米主要抑制肾小管髓袢升支粗段对Na^+、K^+和Cl^-的重吸收，使肾髓质渗透压降低，管腔内渗透压增大，干扰尿的浓缩过程和稀释过程，产生强大的利尿作用。呋塞米还能扩张肺部容量静脉，降低肺毛细血管通透性，加上其利尿作用，使回心血量减少，右心室舒张末期压力降低，有助于急性右心衰竭的治疗。

用于治疗各种心力衰竭，尤其是严重心衰应用其他利尿药效果不佳时，应用本类药物仍可能有效。静脉注射呋塞米是治疗心衰合并急性肺水肿的首选药，必要时每2小时追加剂量，直至出现满意疗效。

【不良反应】 常见水、电解质紊乱，尤其是大剂量或长期应用时。可能引起耳鸣、听力障碍。还会导致血糖升高、血尿酸升高等。

【用药指导】 ①如一日用药1次，则应早晨给药，以免夜间排尿次数增多。②由于利尿作用迅速、强大，因此要注意用药剂量，防止过度利尿，引起脱水和电解质紊乱。长期大量用药时应注意检查血中电解质水平。③糖尿病、痛风患者慎用。④哺乳期妇女慎用。

【药物商品及其他信息】 片剂：20mg。注射液：20mg∶2ml。粉针剂：20mg、40mg。

【贮存】 遮光，密封，置干燥处保存。

二、肾素–血管紧张素–醛固酮系统抑制药

当心脏射血量降低，肾脏血液会减少，应激性的引起肾素–血管紧张素–醛固酮系统（RAAS）的激活，虽然短期可以增强心肌收缩力，使心排血量增加，但是长期会引起前负荷及后负荷增加，造成心肌损伤，引起心功能衰竭。

（一）血管紧张素Ⅱ受体脑激肽酶抑制药

沙库巴曲缬沙坦　Sacubitril Valsartan

【性状】 紫白色椭圆形薄膜衣片（50mg规格），或淡黄色椭圆形薄膜衣片（100mg规格），或淡粉

色椭圆形薄膜衣片（200mg规格）。

【作用与适应证】 沙库巴曲为前药，在体内经酯酶水解活化为活性代谢产物LBQ657（Sacubitrilat），通过抑制脑啡肽酶（NEP），减少利钠肽（如ANP、BNP）、缓激肽等血管活性肽的降解，从而升高其血浆浓度，发挥扩血管、利尿、抗心肌纤维化等作用。缬沙坦选择性阻断血管紧张素Ⅱ的AT1受体，拮抗其血管收缩、醛固酮释放及促心肌重构效应。

本品主要用于射血分数降低的慢性心力衰竭成人患者，降低心血管死亡和心力衰竭住院的风险。还可代替血管紧张素转化酶抑制剂或血管紧张素Ⅱ受体拮抗剂，与其他心力衰竭治疗药物合用。

【不良反应】 可导致血管性水肿、低血压、肾功能损害、高钾血症等。

【用药指导】 ①有血管性水肿既往史的患者禁用。②禁止与ACEI类药物合用，必须在停止ACEI治疗36小时之后才能服用。③2型糖尿病患者，禁止本品与阿利吉仑合用。④重度肝功能损害、胆汁性肝硬化和胆汁淤积患者禁用。⑤禁用于妊娠中期和晚期患者。

【药物商品及其他信息】 片剂：50mg（沙库巴曲24mg/缬沙坦26mg）、100mg（沙库巴曲 49mg/缬沙坦 51mg）、200mg（沙库巴曲 97mg/缬沙坦 103mg）。

【贮存】 遮光，密封保存。

（二）血管紧张素转化酶抑制剂

血管紧张素转化酶抑制剂（angiotensin converting enzyme inhibitor，ACEI）可抑制血管紧张素转化酶，抑制体循环及局部组织中Ang Ⅰ向Ang Ⅱ的转化，使血液及组织中Ang Ⅱ含量降低，减弱Ang Ⅱ的收缩血管作用和促进心肌细胞重构作用，减少醛固酮的生成。还能抑制缓激肽的降解，使血中缓激肽含量增加，可促进NO和PGI_2生成，发挥扩血管，使外周血管阻力和肺毛细血管楔压降低，从而减轻心脏前、后负荷，改善心排血量，提高患者的运动耐量。还能增加肾血流量，对血糖、尿酸和胆固醇代谢无明显影响。本类药物不仅能缓解心衰症状、逆转心肌肥厚和心室重塑，还能改善预后，降低病死率。常与利尿药、地高辛合用，作为治疗心衰的基础药物。高血压合并心力衰竭患者首选ACEI。常用药物包括卡托普利、贝那普利、雷米普利、福辛普利等。

（三）血管紧张素Ⅱ受体阻断药

血管紧张素Ⅱ受体阻断药对血管紧张素Ⅱ受体（AT_1）具有高度选择性阻断作用。抗心衰作用与ACEI相似，能拮抗Ang Ⅱ对心血管系统的生物学作用，逆转心肌肥厚、左室重构和心肌纤维化。因不影响缓激肽降解，很少有干咳和血管神经性水肿等不良反应。常用药物有氯沙坦、厄贝沙坦等。

（四）醛固酮受体阻断药

心衰患者血中醛固酮的浓度明显升高，过量的醛固酮除了保钠排钾、引起水钠潴留外，还可明显的促进心房、心室及大血管的重构，加速心衰恶化。螺内酯的化学结构与醛固酮类似，与醛固酮竞争受体，拮抗醛固酮的作用。能减轻心衰的症状，预防止或逆转心室重塑，延缓心衰进展。螺内酯还具有防治心律失常、提高心肌收缩力的作用。单用螺内酯抗心衰作用较弱，在ACEI、地高辛、β受体阻断药、利尿药等常规治疗的基础上加用螺内酯，防止左室肥厚时心肌间质纤维化，改善血流动力学和临床症状，可显著降低心衰患者的病死率。

三、正性肌力药

（一）强心苷类

强心苷是一类选择性作用于心脏，增强心肌收缩力的药物，主要从洋地黄类植物中提取，又称洋地黄类药物。强心苷正性肌力作用的机制为选择性的与心肌胞膜上钠钾ATP酶结合并抑制其活性，使Na^+-K^+交换减少，细胞内Na^+含量增加，促进Na^+-Ca^{2+}双向交换机制使细胞Ca^{2+}内流增加，心肌的收缩加强。

常用药物有地高辛、洋地黄毒苷、去乙酰毛花苷和毒毛花苷K。其中地高辛的使用最广。强心苷类药物化学结构相似，药理作用、用途、不良反应也相同。但由于化学结构甾核上羟基数不同，体内过程有很大差异（表7-4）。

表7-4 常用强心苷的分类及药动学特点

分类	药物	吸收率（%）	血浆蛋白结合率（%）	肠肝循环（%）	生物转化（%）	肾排泄（%）	半衰期
长效	洋地黄毒苷	90～100	97	27	70	10	5～7天
中效	地高辛	60～85	25	7	20	60～90	33～36小时
短效	去乙酰毛花苷	20～30	5	少	极少	90～100	23小时
短效	毒毛花苷K	2～5	5	少	0	100	12～19小时

地高辛 Digoxin

【别名】 异羟基洋地黄毒苷、强心素。

【性状】 白色结晶性粉末，无臭，味苦。在吡啶中易溶，在烯醇中微溶，在三氯甲烷中极微溶解，在水或乙醚中不溶。

【作用与适应证】 在治疗时，对心脏的作用表现为正性肌力作用。其特点为使心脏快速而有力收缩，相对延长舒张期时间。对心衰患者的正性肌力作用更强，使心输出量增加，改善肺循环及体循环。增强迷走神经的作用，减慢心率，抑制心肌传导系统。还有扩张血管和利尿等作用。

本品用于各种急性和慢性心力衰竭。尤其是对伴有房颤或心室率快的心衰效果最好，对瓣膜病、高血压和先心病所致的心衰疗效较好，对贫血、甲状腺功能亢进及维生素B_1缺乏等所诱发的心衰疗效差，对严重二尖瓣狭窄和缩窄性心包炎致心衰无效。

还可用于伴有快速心室率的心房颤动、心房扑动和室上性心动过速等。

【不良反应】 ①胃肠道反应最常见，表现为恶心、呕吐、食欲缺乏等。②神经系统症状包括头痛、疲劳、虚弱、头晕、困倦、定向力障碍、精神错乱、梦魇。可能发生视物模糊或色视症等视觉障碍，如黄视、绿视，为中毒的指征。③最严重的不良反应为心脏的反应，引起心律失常，中毒最常见的为室性期前收缩，还可出现窦性心动过缓、房室传导阻滞、室性心动过速、窦性停搏、心室颤动等。

【用药指导】 ①强心苷治疗量和中毒量之间相差很小，患者个体化差异较大，故需根据病情、制剂、疗效及其他因素确定不同患者的最佳剂量。②避免引起强心苷中毒的诱发因素。如低钾血症、低镁血症、高钙血症等，与高效和低效利尿药合用时注意补钾。甲状腺功能减退、严重心肌损害、肝肾功能不全、老年人等也易中毒。③警惕中毒先兆症状，如出现室性期前收缩、窦性心动过缓、视觉障碍等及时停药。④发生中毒及时救治。首先立即停用强心苷。快速心律失常者，应适当补钾（轻者口服，重者静脉滴注），或选用苯妥英钠、利多卡因。缓慢型心律失常选用阿托品治疗。对于危及生命的中毒者，静脉注射地高辛抗体的Fab片段。⑤地高辛与很多药有相互作用，合用其他药物请咨询医师或药师。

【药物商品及其他信息】 片剂：0.25mg。注射液：0.5mg∶2ml。

【贮存】 密闭保存。

（二）非苷类正性肌力药

1. β受体激动药 因心衰患者心输出量降低，代偿性地引起交感神经异常激活，内源性儿茶酚胺类释放增加，导致β_1受体下调和敏感性降低，因此β受体激动药增强心肌收缩力的作用减弱，同时还会引起心率增快而增加心肌耗氧量，因此一般仅在其他药物无效时短期使用。

多巴酚丁胺 Dobutamine

多巴酚丁胺属儿茶酚胺类，为选择性β_1受体激动药。主要作用于β_1受体，对β_2及α受体作用相对较小，对心肌产生正性肌力作用，增强心肌收缩和增加搏出量，使心排血量增加。主要用于难治性心衰。静脉滴注后1～2分钟起效，通常10分钟达作用峰值。用药后可能出现心悸、恶心、头痛、胸痛、气促等副作用。房颤或房扑患者用药后可能出现心室率增快。剂量过大可出现收缩压增加，心率增快，应减量或暂停用药。用药期间应定时或连续监测心电图，评估心率、心律、血压、心排血量等指标，必要时监测肺毛细血管楔压。

2. 磷酸二酯酶抑制药 通过抑制磷酸二酯酶活性，抑制cAMP的裂解，升高细胞内cAMP的浓度，增加Ca^{2+}内流，产生正性肌力的作用，除了正性肌力作用外，磷酸二酯酶抑制药还通过增高血管平滑肌细胞内cAMP的含量而具有扩血管的作用。临床常用的有氨力农、米力农、维司力农等。

氨力农 Amrinone

【别名】 氨联吡啶酮、氨双吡酮、氨吡酮、安联酮、强心隆。

【性状】 淡黄色至淡黄棕色针状结晶或结晶性粉末，无臭，无味，遇光色渐变深。本品在甲醇中微溶，在乙醇中极微溶，在水中几乎不溶，在乳酸中溶解。

【作用与适应证】 兼有正性肌力作用和血管扩张作用。正性肌力作用主要是通过抑制磷酸二酯酶Ⅲ，使心肌细胞内cAMP浓度增高，升高细胞内钙浓度，从而增强心肌的收缩力。血管扩张作用可能是直接松弛血管平滑肌的结果。或心功能改善后减弱交感神经的兴奋而降低心脏前、后负荷。但对平均动脉压和心率无明显影响。静脉注射本品后，还可使每搏量、心指数，每搏作功增加，肺动脉楔压、左心房压、左室舒张末期压下降，周围血管阻力减小，从而有降低心脏前后负荷、降低心肌氧耗和提高运动耐力的作用。

临床适用于治疗各种原因引起的急、慢性心力衰竭。尤其对洋地黄、利尿剂及扩血管药治疗无效的慢性难治性心力衰竭患者疗效较好。因其不增加甚至降低心肌氧耗，因而更适用于心肌梗死并发心力衰竭的治疗。

【不良反应】 可有食欲缺乏、恶心、呕吐等胃肠反应，静脉用药过快可发生低血压、心率增快、室性心律失常等。长期大剂量使用时出现血小板减少，停药后可回升。偶见血清ALT增高，需立即停药。长期口服甚至导致死亡率增加，已不再应用口服制剂。

【用药指导】 ①用药期间应严密观察心率、血压、电解质等变化，必要时调整剂量。②长期用药应定期观察血小板及肝肾功能。③静脉注射液不能用含有右旋糖酐或葡萄糖的溶液稀释。④可能减少冠脉血流量，引起心肌缺血和心律失常，因此，急性心肌梗死或其他急性缺血性心脏病患者慎用。⑤严重低血压、严重主动脉瓣或肺动脉瓣疾病患者禁用。

【药物商品及其他信息】 注射液：5ml∶80mg。

【贮存】 密闭保存。

四、β受体阻断药

β受体阻断药也可用于治疗心力衰竭。通过阻断心脏β受体，拮抗过量儿茶酚胺对心脏的毒性作用。减少肾素释放，抑制肾素－血管紧张素－醛固酮系统，降低外周阻力，改善心肌重构。长期应用还能上调心肌β受体恢复其信号转导能力，改善β受体对儿茶酚胺的敏感性。心衰时应用β受体阻断药，虽然有抑制心肌收缩力作用，可能加重患者的心功障碍，但长期应用可以改善心力衰竭的症状，降低死亡率。目前已被推荐作为治疗慢性心力衰竭的常规用药。常用药物有美托洛尔、比索洛尔、卡维地洛等。卡维地洛兼有阻断α_1受体、抗氧化等作用，表现出较全面的抗交感神经作用，在本类药中效果最突出。

β受体阻断药可应用于心功能比较稳定的Ⅱ～Ⅲ级心衰患者。主要用于扩张型心肌病或缺血性心肌病导致的心衰，其中对扩张型心肌病的疗效更佳。用药早期有心功能降低的征象，长期用药可显著改善心功能、阻止临床症状恶化，降低猝死和心律失常的发生率。

β受体阻断药治疗心衰，应同时联用其他治疗心衰药，如地高辛、利尿药、ACEI和ARNI等。应从小剂量开始，逐渐增加至患者既能够耐受又不加重病情的剂量。心功能改善与治疗时间呈正相关，平均起效时间为3个月，故需长时间用药。应用本类药物不可突然停药，应逐渐减量，以免产生反跳现象，使病情突然恶化，甚至猝死。对严重心动过缓、严重左心室功能减退、重度房室传导阻滞、低血压和支气管哮喘者慎用或禁用。

五、血管扩张药

血管扩张药因迅速降低心脏前、后负荷而明显改善急性心衰患者的症状。扩张小动脉，降低外周血管阻力，降低心脏后负荷，增加心输出量，缓解组织缺血症状。扩张小静脉，使回心血量减少，减轻心脏前负荷，降低肺楔压和左室舒张压，缓解肺部淤血症状。常用血管扩张药有以舒张小静脉为主的硝酸酯类，以舒张小动脉为主的肼屈嗪，哌唑嗪和硝普钠可均衡地舒张小动脉和小静脉。

血管扩张药是治疗心衰的辅助药物，临床主要用于重度心衰及合用强心苷类、利尿药等疗效差的难治性心力衰竭。药物的选择应根据患者的病因、病情而定。舒张小静脉为主的硝酸酯类用于肺静脉压升高、肺淤血明显的患者。舒张小动脉为主的肼屈嗪等用于心输出量明显减少而外周阻力升高者。均衡舒张小动脉和小静脉的硝普钠和哌唑嗪用于心输出量低而肺静脉压升高者。

应用扩血管药物期间密切观察血压、心率变化，随时调整剂量。一般使收缩压不低于100mmHg，舒张压不低于60mmHg水平。当血压降低或心率增加20次/分以上，应停止应用该类药物。血管扩张药会引起体液潴留，应联合应用利尿药。

—• 考试知识点总结 •—

—• 本章小结 •—

—• 协和云课堂…… 拓展练习及参考答案 •—

（王　静）

第八章　抗过敏药物

教学课件

微课：抗过敏药物

学习目标

素质目标

（1）秉持严谨、审慎的态度，严格遵循抗过敏药物用药规范与指南，助力提高公众对过敏性疾病的认知和预防能力。

（2）履行医疗工作者的社会责任，促进全民健康。

知识目标

（1）掌握：H_1受体阻断药的分类、药理作用、临床应用、不良反应和注意事项。

（2）熟悉：氯苯那敏、苯海拉明、氯雷他定、西替利嗪的作用与适应证、不良反应及用药指导。

（3）了解：氯苯那敏、苯海拉明、氯雷他定、西替利嗪的别名、性状、药物商品及其他信息。

能力目标

（1）能根据处方要求指导患者合理使用抗过敏常用药物。

（2）能对抗过敏药物的使用提出合理建议，并开展用药指导。

案例导入

【案例】

患者，女，32岁，近几个月经常皮肤瘙痒，频繁发作，每次发作必须抓挠才能舒服，但是一旦抓挠则瘙痒面积加大，瘙痒加重，难以忍受，必须将瘙痒部位全部快速抓挠后才能缓解，抓挠过的部位出现大量条索状丘疹，诊断为慢性荨麻疹。

【问题】

1. 应该首选哪类药物进行治疗？
2. 治疗过程中应如何进行用药指导？

·核心知识拆解·

微课：
组胺

组胺（histamine）是由组氨酸经特异性的组氨酸脱羧酶脱羧而形成，广泛分布于体内，是自体活性物质之一，具有多种生理活性。通常组胺在体内以无活性的结合型存在于肥大细胞和嗜碱性粒细胞中。当机体发生变态反应或受到其他物理或化学刺激时，肥大细胞脱颗粒，释放有活性的游离型组胺，与靶细胞膜上特异性组胺受体结合，产生生物效应。目前已知组胺受体有H_1、H_2和H_3三种亚型。

根据对受体选择性的不同，组胺受体阻断药可分为H_1受体阻断药、H_2受体阻断药、H_3受体阻断药三类。目前H_1受体阻断药和H_2受体阻断药广泛应用于临床，H_3受体阻断药仅作为实验研究用药。其中H_2受体阻断药在第九章消化系统药物中介绍，本章仅讨论H_1受体阻断药。

一、H_1受体阻断药概述

人工合成的H_1受体阻断药多属乙基胺类，乙基胺与组胺的侧链相似，对H_1受体有较大亲和力，但无内在活性，故能与组胺共同竞争H_1受体而拮抗组胺的作用。

常用的第一代H_1受体阻断药有：氯苯那敏（Chlorphenamine）、苯海拉明（Diphenhydramine）、异丙嗪（Promethazine）、赛庚啶（Cyproheptadine）等。多数第一代H_1受体阻断药口服吸收良好，15～30分钟生效，2～3小时达血药浓度高峰，作用时间持续4～6小时；在体内分布广泛，能透过血脑屏障，主要在肝代谢灭活，经肾排泄。常用的第二代H_1受体阻断药有：氯雷他定（Loratadine）、西替利嗪（Cetirizine）、阿司咪唑（Astemizole）、特非那定（Terfenadine）、阿伐斯汀（Acrivastine）、咪唑斯汀（Mizolastine）等。第二代H_1受体阻断药具有起效快、维持时间长、脂溶性小及不易透过血脑屏障等特点。

（一）药理作用

1. H_1受体阻断作用 H_1受体阻断药对组胺引起的支气管、胃肠道及子宫平滑肌的收缩均有拮抗的作用。对组胺引起的血管扩张、血压下降、毛细血管通透性增加及局部水肿有部分的拮抗作用。

2. 中枢抑制作用 大多数第一代H_1受体阻断药易透过血脑屏障进入中枢，阻断中枢的H_1受体，从而产生不同程度的中枢抑制作用，主要表现为镇静嗜睡，作用强度因个体敏感性和药物品种而异，其中以苯海拉明、异丙嗪最强。第二代H_1受体阻断药因不易透过血脑屏障，故几乎无中枢抑制作用。

3. 抗胆碱作用 中枢抗胆碱作用可产生防晕动病和镇吐的效应，外周抗胆碱作用可产生阿托品样作用，引起口干、便秘、尿潴留、眼压增高等。第一代H_1受体阻断药大多具有抗胆碱作用，而第二代H_1受体阻断药无明显抗胆碱作用。

4. 其他作用 本类药物可产生局部麻醉作用和奎尼丁样作用。

（二）临床应用

1. 治疗皮肤黏膜过敏性疾病 本类药物对组胺释放为主所引起的荨麻疹（图8-1）、血管神经性水肿及过敏性鼻炎等皮肤黏膜过敏性疾病效果良好。对昆虫咬伤引起的皮肤瘙痒和水肿亦有良效。对药疹和接触性皮炎有止痒效果。对支气管哮喘、喉头水肿及过敏性休克的疗效差，几乎无效。

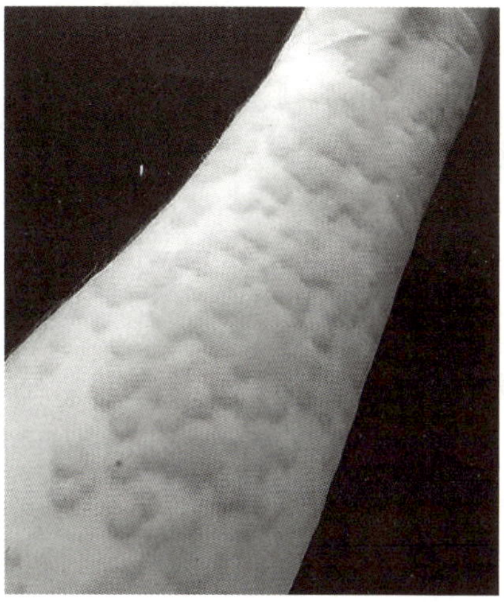

图8-1 荨麻疹

2. 治疗晕动病及呕吐 苯海拉明、异丙嗪、美克洛嗪用于晕动病、放射病、妊娠及药物引起的恶心和呕吐。防晕动病应在乘车、乘船前15～30分钟服用。

3. 治疗失眠症 对中枢有明显抑制作用的异丙嗪、苯海拉明可用于失眠症，尤其适用于治疗超敏反应性疾病所致的焦虑性失眠。

4. 人工冬眠 异丙嗪常与哌替啶、氯丙嗪组成人工冬眠合剂，用于减轻机体的过度应激反应。

（三）不良反应和注意事项

1. 中枢抑制 第一代H_1受体阻断药如苯海拉明、异丙嗪，常引起镇静、嗜睡、乏力等，故服药期间应避免驾驶车、船及高空作业。

2. 胃肠道反应 可引起恶心、呕吐等，餐后服用可减轻。

3. 其他 少数患者有兴奋失眠、烦躁不安等症状，也可引起眼压升高、视物模糊、便秘、尿潴留等。局部外敷可致皮肤过敏。美克洛嗪可致动物畸胎，妊娠早期禁用。阿司咪唑、特非那定可阻断心肌细胞膜的钾通道，引起心律失常。

二、经典的H_1受体阻断药

氯苯那敏 Chlorphenamine

【别名】 马来酸氯苯那敏、扑尔敏、氯苯吡胺、氯屈米通。

【性状】 本品为白色结晶性粉末；无臭，味苦。在水、乙醇及三氯甲烷中易溶、在乙醚中微溶。

【作用与适应证】 本品抗组胺作用强且持久，中枢抑制作用轻，嗜睡反应较轻。

本品主要用于过敏性鼻炎、皮肤黏膜过敏及药物或食物等引起的过敏性疾病。

【不良反应】 不良反应较轻，有时有轻微的口干、眩晕、恶心。服用量过大致急性中毒时，成人常出现中枢抑制，儿童多呈中枢兴奋。

【用药指导】 ①对本品过敏者禁用。②注射剂有刺激性，静脉注射过快可致低血压或中枢神经兴奋。③不宜与氨茶碱作混合注射。④有交叉过敏现象，对其他抗组胺药或麻黄碱、肾上腺素、异丙肾上腺素、去甲肾上腺素及碘过敏者，也可能对本品过敏。

【药物商品及其他信息】 片剂：1mg、4mg。胶囊剂：8mg。注射液：1ml、2ml。

【贮存】 遮光，密闭，阴凉处保存。

苯海拉明 Diphenhydramine

【别名】 盐酸苯海拉明、苯那君、可他敏。

【性状】 本品为白色结晶性粉末；无臭，味苦，随后有麻痹感。在水中极易溶解，在乙醇或三氯甲烷中易溶，在丙酮中略溶，在乙醚或苯中极微溶解，光照条件下缓慢变黑。

【作用与适应证】 本品具有抗组胺作用、镇静作用、防晕动病和镇吐作用。中枢抑制作用显著。

本品主要用于荨麻疹、皮肤瘙痒等皮肤、黏膜过敏性疾病和过敏性鼻炎，也用于缓解支气管平滑肌痉挛，可预防晕动病和治疗妊娠呕吐。

【不良反应】 常见的不良反应为头晕、头痛、嗜睡、口干、恶心、倦乏，停药或减药后可消失。偶可引起皮疹、粒细胞减少，长期应用可引起贫血。

【用药指导】 ①对本品过敏者禁用。②有头晕、嗜睡等副作用，故驾驶员、精密仪器的操作者不宜使用。③药物过量中毒：发生频率和强度与血药浓度密切相关，最常见的表现为意识障碍、精神病症状、抽搐及抗胆碱样症状，同时伴有瞳孔扩大、心动过速、心率加快和呼吸衰竭等。儿童对药物过量更为敏感，特别易导致兴奋、偶可见急性谵妄、幻听和幻视。

【药物商品及其他信息】 片剂：25mg、50mg。注射液：1ml。乳膏：20g。

【贮存】 遮光，密闭保存。

▶知识拓展

苯海拉明过量处理

苯海拉明的毒性主要是中枢神经系统先抑制后兴奋，最后产生衰竭性抑制，严重程度视用量而定。一旦发现误服或过量服用本品时，应立即送医院急救处理，进行催吐、洗胃、导泻、静脉补液，同时进行吸氧和对症治疗。对兴奋期患者，除伴有惊厥外一般不用镇静剂，以免导致中枢抑制。发生惊厥时可给予10%水合氯醛液进行保留灌肠，也可静脉注射硫喷妥钠。当出现抑制现象时，忌用中枢神经系统的兴奋剂，对深度抑制特别是影响呼吸者，应酌情给予呼吸兴奋剂，但应密切观察，以防发生惊厥。

三、非经典的H_1受体阻断药

氯雷他定 Loratadine

【别名】 氯羟他定、诺那他定、克敏能、开瑞坦。

【性状】 本品为白色或类白色结晶性粉末，无臭，在甲醇、乙醇或丙酮易溶，在0.1mol/L盐酸溶液中略溶，在水中几乎不溶。

【作用与适应证】 本品为三环类非镇静性抗组胺药，其抗组胺作用起效快、效强、持久。

本品主要用于过敏性鼻炎、急性或慢性荨麻疹、过敏性结膜炎、花粉症及其他过敏性疾病。

【不良反应】 不良反应较少，偶有口干头痛等。偶见肝功能异常、黄疸、肝炎、肝坏死，肝功能受损者应减量。罕见多形红斑及全身过敏反应。

【用药指导】 ①对本品过敏者禁用。②2岁以下儿童不推荐使用。③妊娠期及哺乳期妇女慎用。

【药物商品及其他信息】 片剂：10mg。胶囊剂：10 mg。颗粒剂：5mg、10mg。糖浆剂：60ml。

【贮存】 遮光，密闭保存。

西替利嗪　Cetirizine

【别名】 仙特敏，赛特赞、疾立静。

【性状】 本品为白色或类白色粉末，极易溶于水。

【作用与适应证】 本品作用强而持久，具有选择性地抗H_1受体的特性，并具有稳定肥大细胞的作用，无明显的中枢抑制作用及抗胆碱作用。

本品主要用于季节性和常年性过敏性鼻炎、结膜炎及过敏反应所致的瘙痒和荨麻疹。

【不良反应】 不良反应较少，偶见焦虑、口干、嗜睡或头痛。

【用药指导】 ①对本品过敏者禁用。②肾功能损害者需减量。③妊娠期及哺乳期妇女应避免使用。④与中枢抑制药合用及饮酒，可引起严重嗜睡。⑤茶碱可增加本品不良反应。

【药物商品及其他信息】 片剂：10mg。胶囊剂：10mg。分散片：10mg。口服液：10ml。

【贮存】 遮光，密闭保存。

—• 考试知识点总结 •—　　—• 本章小结 •—

—• 协和云课堂……　拓展练习及参考答案 •—

（张小东）

教学课件

第九章　消化系统药物

微课：消化系统用药

学习目标

素质目标

（1）具备耐心、爱心、同理心，树立安全用药意识，用专业的知识和技能指导患者用药。

（2）对长期服药患者进行心理疏导，遵循医学伦理原则和相关法律法规，保证患者用药安全性、有效性和依从性。

知识目标

（1）掌握：治疗消化性溃疡的药物分类；抑制胃酸药、黏膜保护药、抗酸药的分类及各类代表药物作用特点；助消化药、止泻药、泻药的分类、药理作用、临床用途、不良反应及防治措施。

（2）熟悉：促胃动力药、解痉药、微生态制剂的分类、药理作用、临床用途和不良反应。

（3）了解：利胆药的药理作用及临床应用。

能力目标

（1）能根据处方要求指导患者合理使用消化系统常用药物。

（2）能够根据患者的病情和症状选择合适的非处方消化系统药物。

案例导入

【案例】

患者，男性，40岁。平时应酬多，经常喝酒，压力大时喜欢抽烟。最近几个月来，他经常感到上腹部疼痛，尤其是在饭后和晚上。临床诊断为慢性胃炎。他还注意到自己食欲缺乏、恶心、呕吐和体重下降。

【问题】

1. 哪些原因可能引起食欲缺乏、恶心、呕吐，应如何用药缓解症状？
2. 患者平时生活中应注意哪些事项？

·核心知识拆解·

消化系统（digestive system）由消化道和消化腺两部分构成。消化道包括：口腔、咽、食管、胃、小肠（十二指肠、空肠、回肠）、大肠（盲肠、阑尾、结肠、直肠、肛管）等部。临床常把口腔到十二指肠的这段称上消化道，空肠及以下的部分称下消化道。消化腺有大消化腺和小消化腺两种。消化系统的生理功能是摄取、转运、消化食物，吸收营养和排泄废物。消化系统的组成如图9-1所示。

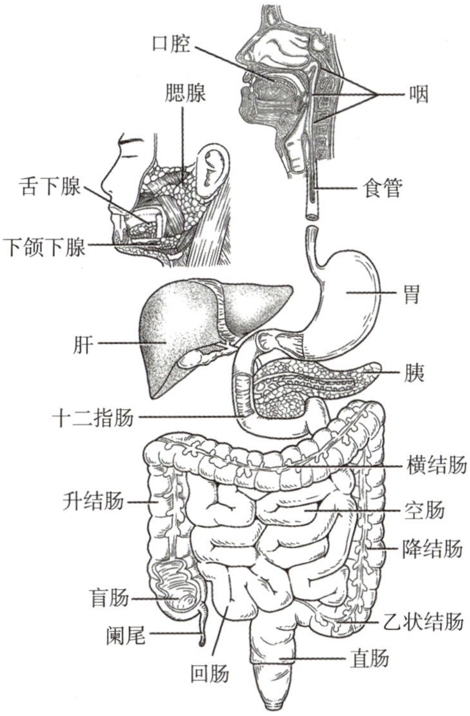

图9-1　消化系统的组成

消化系统疾病包括食管、胃、肠、肝、胆、胰等脏器的器质性和功能性疾病，临床上十分常见。消化系统疾病常见症状包括食欲减退、吞咽困难、恶心呕吐、黄疸、腹胀腹痛等。

消化系统疾病可以通过饮食调整、给予抗生素及抗酸药物、消化酶替代疗法、中药调理等方法进行治疗。常用的药物有很多种，主要包括抗酸药、抗胆碱药、抗胃肠道运动药、消化酶制剂、止泻药、利胆药等。这些药物主要用于治疗胃炎、胃溃疡、胆囊炎、肠炎等常见的消化系统疾病。

第一节　抗消化性溃疡药

消化性溃疡是指胃酸和胃蛋白酶等消化液腐蚀了胃壁或十二指肠壁等部位引起的一类疾病。此类疾病主要包括胃溃疡、十二指肠溃疡、食管溃疡、空肠溃疡等。此类疾病患者可出现中上腹部持续且规律的疼痛、唾液分泌增多、胃灼热、反酸、嗳气、恶心、呕吐等症状。临床上治疗消化性溃疡的方法主要是使用药物治疗。治疗消化性溃疡的药物种类很多，但大体上可分为抑酸药、黏膜保护剂和抗酸药三大类。

一、抑酸药

临床试验显示，溃疡病的产生主要与胃酸分泌过多有关。因此，临床上治疗消化性溃疡的首选药物为抑酸药。目前常用的抑酸药主要有两种，一种是H_2受体阻断药（这类药物名称的结尾都有“替丁”二字，临床上又将它们叫作替丁类药物）。此种药物通过抑制食物等对胃壁的刺激来减少胃酸分泌作用。另一种抑酸药是质子泵抑制药（这类药物名称的结尾都有“拉唑”二字，临床上又将它们叫作拉唑类药物）。此种药物是通过抑制胃壁细胞分泌胃酸过程中的最后一个环节来起到减少胃酸分泌的作用。此种药物的抑酸作用和持久性都明显优于H_2受体阻断药，而且用量小、服用次数少，患者在停用此种药物2天内其胃酸的分泌即可恢复正常。

（一）H_2受体阻断药

常用的药品主要有：西咪替丁（用法：每日服800mg，分1～2次在晚餐后服用）、雷尼替丁（用法：每日服300mg，分1～2次在晚餐后服用）、法莫替丁（用法：每日服40mg，分1～2次在晚餐后服用）。上述药品中，西咪替丁易引起腹泻、腹胀、口干、皮疹、白细胞数量减少等不良反应，因此不适合儿童、老年人、妊娠期妇女及肝、肾功能不全者使用。雷尼替丁及法莫替丁的不良反应较少，适合大部分溃疡患者使用。

西咪替丁　Cimetidine

【别名】 甲氰咪胍、西米替丁、甲腈咪胍、甲腈咪胺。

【性状】 本品为白色或类白色结晶性粉末，味微苦。性质稳定，易溶于水。

【作用与适应证】 本品主要作用于胃壁细胞上的H_2受体，竞争性地抑制组胺，继而抑制胃酸分泌。其抑酸作用较强，能有效地抑制多种因素（如组胺、食物、胃泌素、胰岛素和咖啡因等）刺激引起的胃酸分泌，使分泌胃酸量和酸度均降低，且能防止或减轻乙醇、胆盐、阿司匹林或其他非甾体抗炎药等所致的胃黏膜损伤，对上消化道出血和应激性溃疡均有明显疗效。

本品还有抗雄激素作用，在治疗多毛症方面有显著效果。此外，还能降低免疫抑制细胞活性，增强免疫反应，阻抑肿瘤转移，从而延长肿瘤患者存活期。

【不良反应】 西咪替丁的副作用主要体现在多个系统，包括消化系统、泌尿系统、造血系统、中枢神经系统及心血管系统等。常见症状有腹胀、腹泻、口干、口苦及血清转氨酶轻度升高等。严重情况包括长时间使用或滥用可能导致肝炎、肝坏死等严重反应。此外，还可能引起急性间质性肾炎导致肾衰竭（但通常是可逆的，停药后肾功能一般可以恢复正常）、骨髓抑制（白细胞或粒细胞减少）、神经毒性（头晕、头痛、疲乏、嗜睡等症状）及精神影响（大剂量使用可能导致精神紊乱、焦虑不安、抑郁等）。

【用药指导】 ①在服用西咪替丁期间，患者应避免食用辛辣刺激性食物和油腻食物，以免刺激胃肠道，影响药物的治疗效果。②对西咪替丁过敏的患者应避免服用，以免引起过敏反应。③妊娠期、哺乳期妇女应避免服用，以免影响胎儿的生长发育和乳汁的正常分泌。④在服用西咪替丁期间，患者应避免与其他药物同时服用，以免产生药物相互作用。如需与其他药物合用，应咨询医生。⑤服用西咪替丁期间突然停药后存在反跳现象，可能引起慢性消化性溃疡穿孔，为停用后回跳的高酸度所致。因此完成治疗后仍需继续服药（每晚400mg）3个月。

【药物商品及其他信息】 片剂：200mg。胶囊剂：200mg。粉针剂：每瓶200mg。注射液：2ml∶200mg。

【贮存】 遮光、密封，在干燥处保存。

雷尼替丁　Ranitidine

雷尼替丁为一种结构中没有组胺咪唑环的强效H_2受体阻断药。其能抑制正常人或十二指肠溃疡患者的基础胃酸分泌及由组胺、五肽胃泌素和食物刺激引起的胃酸分泌。其抑制胃酸分泌作用比西咪替丁强5～10倍。抑制胃酸分泌的同时也抑制胃蛋白酶的分泌，但不影响胃泌素等的分泌。本品具有速效和长效的特点，不良反应少。临床用于良性胃溃疡、十二指肠溃疡、反流性食管炎手术后溃疡。也可用于胃泌素瘤、出血性消化性溃疡的复发性出血、预防重症患者应激性溃疡所致胃肠出血，以及全身麻醉时的胃酸反流。

法莫替丁　Famotidine

法莫替丁为H_2受体阻断药，其作用强度远大于西咪替丁及雷尼替丁，其作用时间也比后两者长，但缺乏抗雄激素作用，因此长期大剂量服用也不会造成阳痿、性欲减退等，也无抑制药物代谢酶的作用。临床上用于活动性十二指肠溃疡愈合后的维持治疗，也用于佐林格-埃利森综合征及胃溃疡等。

（二）质子泵抑制药

微课：质子泵抑制药

质子泵抑制药（proton pump inhibitor，PPI）是继H_2受体阻断药后的一类重要的抑制胃酸分泌药，也是抑制胃酸分泌作用最强的一类药物。胃壁细胞分泌胃酸是通过膜上的氢钾ATP酶，以H^+对K^+交换的方式，将细胞内H^+泵出。该类药物吸收入血后，弥散进入胃壁细胞，与氢钾ATP酶共价结合，使泵分子不可逆地失活。在合成新的泵分子并插入细胞膜后，胃酸才重新开始分泌。此类药物抑制胃酸的分泌作用持久且强大，同时可以减少胃蛋白酶的分泌。

奥美拉唑　Omeprazole

【别名】 洛赛克、奥克、奥西康。

【性状】 本品为白色或类白色结晶性粉末，无臭，遇光易变色。

【作用与适应证】 本品为苯并咪唑类化合物，具有独特的抑制胃酸分泌的作用，它作用于胃黏膜壁细胞的氢钾ATP酶系统，使胃壁细胞的H^+不能转运到胃内，以致胃液中胃酸大为减少，而有助于溃疡的愈合。

临床适用于胃、十二指肠溃疡、反流性食管炎及胃泌素瘤的治疗。

【不良反应】 本品不良反应轻微，偶见皮疹，罕见头痛、恶心、腹泻、便秘及胃肠胀气。

【用药指导】①用于胃溃疡、十二指肠溃疡。奥美拉唑与抗生素联合使用的二联和三联用药方案，可用于治疗幽门螺杆菌（Helicobacter pylori，HP）相关的消化性溃疡。②用于反流性食管炎、胃泌素瘤（佐林格-埃利森综合征）。③奥美拉唑静脉注射可用于消化性溃疡急性出血的治疗，如急性胃黏膜病变出血。

【药物商品及其他信息】胶囊剂：20mg。注射液：2ml∶40mg。

【贮存】遮光，密封，在干燥、冷处保存。

▶知识拓展

奥美拉唑肠溶片处方药转换为非处方药

根据《处方药与非处方药分类管理办法（试行）》（国家药品监督管理局令第10号）的规定，经国家药品监督管理局组织论证和审核，奥美拉唑肠溶片由处方药转换为非处方药。品种名单及其非处方药说明书范本一并发布。

相关药品上市许可持有人在2023年5月24日前，依据《药品注册管理办法》等有关规定，向省级药品监督管理部门提交修订说明书备案，并将说明书修订内容及时通知相关医疗机构、药品经营企业等单位。

非处方药说明书范本规定内容之外的说明书其他内容按原批准证明文件执行。药品标签涉及相关内容的，应当一并修订。药品上市许可持有人提交备案之日起生产的药品，不得继续使用原药品说明书。

兰索拉唑 Lansoprazole

兰索拉唑为苯并咪唑类化合物，口服后吸收转移至胃黏膜，酸性条件下转化为活性代谢物，该代谢物特异性地抑制壁细胞的氢钾ATP酶系统，从而阻断胃酸分泌的最后步骤。本品以剂量依赖方式抑制胃酸分泌及在刺激状态下的胃酸分泌。本品对组胺H_2受体及胆碱无拮抗作用。临床上主要用于胃溃疡、十二指肠溃疡、反流性食管炎、胃泌素瘤。

泮托拉唑 Pantoprazole

泮托拉唑为第三代质子泵抑制药，可选择性地作用于胃黏膜壁细胞，抑制壁细胞中氢钾ATP酶的活性，使壁细胞内的H^+不能转运到胃中，从而抑制胃酸的分泌。与奥美拉唑和兰索拉唑相比，泮托拉唑对细胞色素P450依赖酶的抑制作用较弱。此外，泮托拉唑还能减少胃液分泌量并抑制胃蛋白酶的分泌及其活性。泮托拉唑与奥美拉唑疗效类似，但镇痛效果优于奥美拉唑。临床上主要用于十二指肠溃疡、胃溃疡、反流性食管炎和胃泌素瘤，特别是用于溃疡伴出血、呕吐或不能进食及顽固性溃疡和急性胰腺炎。还可用于预防大手术或严重外伤引起的应激性溃疡。

（三）M受体阻断药

哌仑西平 Pirenzepine

哌仑西平为一种选择性的抗胆碱药物，对胃壁细胞的毒蕈碱受体具有高亲和力，而对心肌、平滑肌及唾液腺等的毒蕈碱受体的亲和力较低。一般治疗剂量时，仅能抑制胃酸分泌，对胃肠平滑肌、瞳孔、心脏、唾液腺和膀胱肌等不良反应较少。增加给药剂量可抑制唾液分泌，只有大剂量给药时才能抑制胃肠平滑肌及造成心动过速。

（四）胃泌素受体阻断药

丙谷胺 Proglumide

丙谷胺具有抗胃泌素作用，对胃酸分泌和胃蛋白酶分泌的抑制效果较好；并对胃黏膜有保护和促进愈合作用。可用于治疗十二指肠溃疡、胃溃疡和胃炎等。对消化性溃疡临床症状的改善及溃疡的愈合有较好效果。

二、黏膜保护药

黏膜保护药在进入胃肠道后，能够与胃肠道内及溃疡处的蛋白结合，形成一层坚固的防护膜。这层防护膜能够保护胃肠道黏膜及黏膜上的溃疡，使它们免受胆汁、胃酸、药物或其他物质的伤害，从而促进溃疡的愈合。同时，一些黏膜保护药（如硫糖铝、氢氧化铝等）还具备中和胃酸的功效。有些黏膜保护药还具有不被吸收、不进入血液循环、仅发挥局部作用、极少引起不良反应等优势。

常用的黏膜保护药包括：硫糖铝、胶体果胶铋、枸橼酸铋、氢氧化铝凝胶等。

硫糖铝 Sucralfate

【别名】 胃溃宁、迪先、胃笑、舒克菲。

【性状】 本品为白色或类白色粉末。无臭，无味，有引湿性。在水、三氯甲烷或乙醇中几乎不溶；稀硫酸或稀盐酸中易溶，稀硝酸中略溶。

【作用与适应证】 能与胃蛋白酶络合，抑制胃蛋白酶分解蛋白质，与胃黏膜的黏蛋白络合，形成保护膜，保护溃疡面，促进黏膜再生和溃疡愈合。

本品用于治疗胃溃疡、十二指肠溃疡。

【不良反应】 可发生口干，恶心，剧烈胃痛。

【用药指导】 ①肾功能不全的患者，服用硫糖铝后，血浆中铝的含量增加，虽不能确定长期用药后铝在体内的蓄积情况，但应小心使用。②必须空腹摄入。③连续应用不宜超过8周。④可与适量的抗胆碱药合用。治疗显效后应继续服用数月，以防复发。

【药物商品及其他信息】 片剂：0.25g。

【贮存】 密封，在干燥处保存。

胶体果胶铋　Colloidal Bismuth Pectin

【别名】 果胶铋、胶态果胶铋、U比乐。

【性状】 本品为黄色粉末，在水中膨胀形成稳定的胶体分散系，在胃液中形成凝胶状。本品不溶于丙酮、乙醇、乙醚等。

【作用与适应证】 果胶铋采用生物大分子果胶取代了普通铋制剂中的小分子酸根，如硝酸根、枸橼酸根等，进而改变了胶体铋剂的胶体特性。它能在溃疡表面形成一层保护层，促进溃疡愈合。同时作为铋制剂，对HP具有杀灭效果，因为它沉积在HP细胞壁上，导致细胞内出现不同程度的空泡，造成细胞壁破裂。还能抑制细菌酶的活性，干扰其细胞代谢过程，使它对人体正常防御功能更加敏感，并能直接刺激产生前列腺素和上皮生长因子，使溃疡和糜烂面迅速愈合并止血。

临床用于肠炎、胃炎、胃肠出血、胃及十二指肠溃疡等。

【不良反应】 本品无明显不良反应，大便可呈黑色，为正常现象。

【用药指导】 ①宜在餐前1小时左右服用，以达最佳药效。②不宜与其他铋制剂同时服用，且不宜长期（7日以上）大剂量服用本品。③胶体果胶铋不宜与强力制酸药物同时服用，否则会降低药效。

【药物商品及其他信息】 胶囊剂：50mg。

【贮存】 遮光，密封保存。

三、抗酸药

抗酸药又称胃酸中和药，属于弱碱性化合物。服用后可中和过量胃酸，降低胃内酸度与胃蛋白酶活性，降低胃酸对胃黏膜及溃疡面的腐蚀和刺激，从而缓解疼痛，促进溃疡愈合。同时，因胃内酸度降低，还可促进血小板聚集而加速凝血，有利于止血和预防再出血。此外，有的抗酸药在中和胃酸的同时，可形成胶状物，覆盖于溃疡面上，起保护和收敛作用。

按其效应分为如下两种。①吸收性抗酸药，如碳酸氢钠等。②非吸收性抗酸药，如氢氧化铝（片剂或凝胶）、碳酸钙、氧化镁、三硅酸镁等。具体效应参见表9-1。

表9-1　常用抗酸药的效应

药 物	抗酸作用	保护黏膜	排便影响	收敛作用	碱血症	产生CO_2
碳酸氢钠	弱、快、短	—	改善	—	—	+
氢氧化铝	较强、慢、持久	+	便秘	+	+	—
碳酸钙	强、较快、持久	—	便秘	+	+	+
氧化镁	强、慢、持久	+	轻泻	—	+	—
三硅酸镁	弱、慢、持久	+	轻泻	—	+	—

第二节 助消化药

助消化药是指能增强胃肠消化的药物，且多数是消化液中的核心成分，如盐酸及多种消化酶制剂等，可用于消化道分泌功能不足。也有一些药物通过促进消化液的分泌来达到帮助消化的目的。

助消化药一般分为两类：一类属于消化液内的正常成分，如盐酸及各类消化酶，当消化系统分泌不足时，起到替代、补充治疗的作用；另一类是促进消化液分泌或抑制肠道内过度发酵的药物，用于消化不良的辅助治疗。

干酵母 Saccharomyces Siccum

【别名】 食母生、酵母。

【性状】 本品为淡黄色至淡黄棕色的片剂，具有酵母的特臭，味微苦，不应有异臭。其主要成分是干酵母，富含维生素B_1、维生素B_2和烟酸等。

【作用与适应证】 本品用于营养不良、消化不良、食欲缺乏及B族维生素缺乏症。

【不良反应】 过量服用可致腹泻。

【用药指导】 ①本品不能与碱性药物合用，否则维生素可被破坏。②如与其他药物同时使用可能会发生药物相互作用。

【药物商品及其他信息】 片剂：300mg。本品为麦酒酵母菌的干燥菌体，每克含维生素B_1 0.5mg、维生素B_2 0.15mg、烟酸0.1mg及少量的维生素B_6、维生素B_{12}、叶酸、肌醇等及某些酶。

【贮存】 密闭，在干燥处常温保存。

胰酶 Pancreatin

【别名】 得每通、消得良、胰酵素。

【性状】 本品为白色或类白色或微黄色粉末，微臭，但无腐败的臭气，有引湿性。易溶于水，不溶于乙醇、乙醚。

【作用与适应证】 本品是由健康动物胰脏提取的多种酶混合而成，主要含有胰淀粉酶、胰蛋白酶和胰脂肪酶，能够分解蛋白质，将淀粉转化为麦芽糖或葡萄糖，并具备分解脂肪的功能。

临床上用于治疗消化不良及由胰腺疾病引起的消化障碍和糖尿病患者的消化不良等。

【不良反应】 偶见便秘、腹泻、胃不适感、恶心、皮疹等。

【用药指导】 ①本品在中性或微碱性时效力最好，故宜与碳酸氢钠同服。②忌与酸性药物配伍，服时勿咬碎。

【药物商品及其他信息】 片剂：300mg。胶囊剂：150mg。

【贮存】 密闭，在干燥处常温保存。

胃蛋白酶 Pepsin

【别名】 百布圣、蛋白酵素、胃酶。

【性状】 本品为淡黄色或白色粉末，无霉败臭，微臭，有引湿性。易溶于水。

【作用与适应证】 本品源自健康动物胃黏膜提取的一种含蛋白质分解酶物质，服用后可消化蛋白质，使凝固的蛋白质化解。

与稀盐酸共用治疗胃蛋白酶缺乏或病后消化功能减弱导致的消化不良。亦适用于恶性贫血及胃癌患者。

【不良反应】 恶心、呕吐、胃部不适、腹泻、过敏反应等。

【用药指导】 ①本品常与稀盐酸同服。②本品不宜与抗酸药同服。

【药物商品及其他信息】 片剂：100mg。溶液剂：每100ml溶液5g。

【贮存】 密闭，凉暗处保存。

乳酶生　Lactasinum

乳酶生系活乳酸杆菌的干制剂，在肠道内分解糖类产生乳酸，导致肠内酸度提高，抑制肠道病原体繁殖，从而防止蛋白质发酵。临床上用于肠内异常发酵、消化不良、小儿腹泻及小儿绿便等。

第三节　胃肠解痉药及胃动力药

胃肠痉挛的原因是胆碱神经介质与受体结合，引起胃肠平滑肌强直性收缩，引起患者疼痛。胃肠解痉药亦名抑制胃肠动力药，主要为M受体阻断药，有颠茄生物碱类及其衍生物和人工合成代用品。此类药物阻断胆碱神经介质与受体的结合，缓解胃肠痉挛，松弛胃肠道平滑肌，减轻疼痛，抑制多种腺体（如唾液腺、汗腺、胃腺等）的分泌，从而达到镇痛的目的。此类药物可分为抗M胆碱受体药、季铵类抗胆碱药、罂粟碱衍生物、胃肠道功能调节药等。临床常用药物有颠茄、山莨菪碱、阿托品等。

胃动力是消化道运动所需的胃肠肌肉收缩蠕动力，包括肌肉收缩的力度和频率。精神情绪变化、胃肠分泌紊乱和消化性功能不良都会引起胃肠动力障碍，产生易饱、腹胀、恶心、呕吐等消化不良症状，影响食欲、进食和机体营养吸收，还可导致食物在胃中滞留延长，胃酸分泌增加，进而造成黏膜损害，加重胃炎和减缓胃动力，形成恶性循环。胃动力药是一类能够促进胃肠道蠕动、加快胃排空的药物，常用于治疗胃肠道运动功能障碍性疾病，如功能性消化不良、胃食管反流病等。

一、胃肠解痉药

根据药理作用不同分为如下几种。①抗M胆碱受体药：有松弛胃肠道平滑肌功能，缓解平滑肌痉挛，减轻或消除胃肠道平滑肌痉挛导致的疼痛。大剂量使用可抑制胃酸的分泌，但对胃蛋白酶、胃酸浓度和黏液的影响较小。②季铵类抗胆碱药：是对胃肠道具有高选择性解痉作用的钙通道阻滞药，通过对钙离子流入肠壁平滑肌细胞的阻断防止肌肉过度收缩，从而达到解痉作用，能够消除肠壁平滑肌的高反应性并增加肠道的蠕动，如匹维溴铵。③罂粟碱衍生物：为人工合成罂粟碱衍生物，系一种特异性平滑肌解痉药，对胃肠道、血管、胆道平滑肌均有松弛作用，用于预防或解除神经性或功能性平滑肌痉挛。

（一）抗M胆碱受体药

山莨菪碱 Anisodamine

【别名】654-1、654-2。

【性状】本品常用其氢溴酸盐，为白色结晶，无臭。在水中极易溶解。在乙醇中易溶。

【作用与适应证】本品有明显的外周抗胆碱作用，能对抗乙酰胆碱引起的肠及膀胱平滑肌收缩和血压下降，并能降低胃肠张力，作用强度近似阿托品。

本品主要用于胃溃疡、十二指肠溃疡、胆道痉挛等。还可用于抢救感染中毒性休克等。

【不良反应】面红、口干、视近物模糊、轻度扩瞳等。部分患者有排尿困难或心率加快等，大多在1～3小时内症状消失。

【用药指导】①用量过多时可能出现阿托品样中毒症状，用新斯的明或加兰他敏解除症状。②滴注过程中出现排尿困难，肌内注射甲基硫酸新斯的明0.5～1mg或加兰他敏2.5～5mg。③若口干明显时可口含酸梅或维生素C，症状即可缓解。④脑出血急性期及青光眼患者忌用。

【药物商品及其他信息】片剂：5mg、10mg。注射剂：1ml/5mg、1ml/10mg。

【贮存】遮光、密封、干燥处保存。

颠茄 Belladonna

【别名】山马铃、大丁茄、野颠茄。

【性状】本品为淡绿色或灰绿色粉末，有特殊臭味、微苦。

【作用与适应证】本品主要成分为莨菪碱，并含有颠茄碱、东莨菪碱及去水阿托品等。系阻断M胆碱受体的节后抗胆碱药。其作用为解除平滑肌痉挛，对过度活动或痉挛的内脏平滑肌具有松弛作用。

临床主要用于内脏平滑肌痉挛，如肾、胆、肠绞痛及胃和十二指肠溃疡等。亦可用于镇咳平喘。

【不良反应】常见口干、困意、便秘、出汗减少、皮肤及口鼻咽喉干燥、视物模糊和排尿困难。偶见眼压升高、眼痛、疱疹及过敏性皮疹。

【用药指导】①本品与吸附性止泻药、抗酸药等同用时，吸收减少，疗效降低。共用时，应间隔1小时以上。②美克洛嗪、金刚烷胺、吩噻嗪类药（氯丙嗪、奋乃静）、普鲁卡因胺、阿托品类药及三环类抗抑郁药可使本品不良反应加剧。③青光眼、前列腺增生或心动过速患者禁用。④妊娠期妇女、心脏病、高血压、反流性食管炎、甲状腺功能亢进、胃肠道阻塞性疾病、溃疡性结肠炎患者慎用。

【药物商品及其他信息】片剂：每片含颠茄浸膏10mg。浸膏剂：含生物碱以莨菪碱计为0.95%～1.05%。酊剂：含生物碱以莨菪碱计为0.028%～0.032%。

【贮存】密封保存。

（二）季铵类抗胆碱药

匹维溴铵 Pinaverium Bromide

【别名】得舒特、耐特安。

【性状】 本品为白色结晶性粉末，味苦，无臭。

【作用与适应证】 本品为作用于胃肠道的解痉药，系一种钙通道阻滞药，抑制钙离子流入肠道平滑肌细胞而发挥药效。匹维溴铵无抗胆碱作用，对心血管系统无副作用。

临床主要用于与肠道功能紊乱有关的疼痛、胃肠不适和排便异常。对症治疗与胆道功能紊乱有关的疼痛。为钡灌肠做准备。

【不良反应】 腹泻、腹痛、便秘，偶见皮疹、瘙痒、恶心、口干等。

【用药指导】 ①片剂不宜嚼碎，宜直立体位服用。②匹维溴铵无明显的抗胆碱不良反应，因此可以用于患有尿潴留、前列腺增生和青光眼的肠易激综合征患者。③儿童、妊娠期、哺乳期妇女禁用。

【药物商品及其他信息】 片剂：50mg。

【贮存】 密封保存。

丙胺太林 Propantheline

丙胺太林的外周作用与阿托品类似，对胃肠道M胆碱受体选择性较高，对胃肠平滑肌抑制作用强，不易透过血脑屏障，不良反应较少。主要用于治疗胃及十二指肠溃疡、急慢性胰腺炎、胃炎、多汗症、胆汁排泄障碍、妊娠呕吐等。可快速缓解平滑肌（尤其是胃肠道）痉挛，减轻疼痛，亦可用于遗尿症。

（三）罂粟碱衍生物（维林类）

这类药物是一种特异性平滑肌解痉药，对胃肠道、胆道平滑肌、血管均有松弛作用，用于预防或解除神经性及功能性平滑肌痉挛。代表药物是屈他维林、阿尔维林、美贝维林。

屈他维林 Drotaverine

屈他维林是一种特异性平滑肌解痉药，对血管、支气管、胃肠道及胆道等平滑肌均有松弛作用，用于解除或预防功能性或神经性平滑肌痉挛。屈他维林的解痉作用比同样作用于平滑肌的罂粟碱强很多倍，而且作用持续时间更长。屈他维林只作用于平滑肌而不影响自主神经系统，可用于前列腺增生和抗胆碱类解痉药禁忌的青光眼患者。

阿尔维林 Alverine

阿尔维林是一种选择性平滑肌松弛药，可选择性地作用于泌尿生殖及胃肠道器官的平滑肌。在正常剂量下几乎不对气管和血管平滑肌产生影响。对平滑肌的解痉效果是罂粟碱的2.5～3.0倍，是阿托品的5倍。但其抗胆碱效果仅为阿托品的万分之一。

美贝维林 Mebeverine

美贝维林为亲肌性解痉药，作用于胃肠道平滑肌以解除痉挛症状，并且不影响肠道正常运动。其解痉作用不依赖自主神经系统，无抗胆碱作用。用于肠功能紊乱和肠部不适、肠易激综合征引起的腹痛痉挛，亦可用于器质性疾病引发的肠痉挛。

二、胃动力药

根据药理作用不同，胃动力药主要有两种。①多巴胺受体阻断药：一类通过选择性阻断多巴胺受体（尤其是D_2受体）发挥治疗作用的药物，主要分为中枢性阻断药（抗精神病药、止吐药等）和外周性阻断药（促胃肠动力药）。②5-羟色胺4受体激动药：是一类通过选择性激活胃肠道5-羟色胺4受体，促进乙酰胆碱释放，从而增强胃肠动力、改善消化功能的药物。

（一）多巴胺受体阻断药

多巴胺受体阻断药是一类通过抑制多巴胺受体作用来发挥治疗效果的药物。针对消化系统，该类药物阻断胃肠肌间神经丛多巴胺D_2受体，协调食管和近端小肠的运动，有助于促进胃排空、达到镇吐的作用，可用于治疗胃肠运动障碍导致的恶心、呕吐。

多潘立酮　Domperidone

【别名】 哌双咪酮、吗丁啉、胃得灵。

【性状】 本品为白色或类白色结晶性粉末，无臭。

【作用与适应证】 本品是一种作用较强的多巴胺受体阻断药，有外周阻滞作用，不能通过血脑屏障。静脉注射5mg后，胃排空速率加快，能消除阿扑吗啡引起的胃排空迟缓。胃镜检查显示其可使幽门舒张期直径扩大，但不影响胃分泌和运动功能。易吸收，口服、肌内注射、直肠或静脉注射给药均可。主要在肝脏完成代谢，代谢物和无活性产物随胆汁排出。半衰期为7～8小时。

对痛经、偏头痛、颅外伤、放射治疗、颅内症灶、非甾体抗炎药、左旋多巴等引起呕吐、恶心均有效。本品为强效镇吐药，并可用于胃排空缓慢及食管反流的消化不良等。

【不良反应】 不良反应较少，偶见头晕、头痛、倦怠、神经过敏、嗜睡等。常用剂量极少出现肌肉震颤、惊厥、平衡失调、眩晕、流涎等锥体外系症状。

【用药指导】 ①本品不能与碱性药物合用，否则维生素可被破坏。②如与其他药物同时使用可能会发生药物相互作用。③需整片吞服，禁止咀嚼、折断或压碎药片。

【药物商品及其他信息】 片剂：10mg。胶囊剂：10mg。栓剂：60mg。

【贮存】 遮光，密封保存。

▶知识拓展

多潘立酮制剂非处方药说明书修订要求

《国家药监局关于修订多潘立酮制剂说明书的公告（2022年第93号）》要求该制剂的非处方药说明书修改如下。

一、不良反应

胃肠系统：口干、恶心、呕吐、嗳气、胃灼热、消化不良、胃食道反流、腹痛、腹胀、腹部不适、腹泻、便秘。

神经系统：头晕、头痛、眩晕、嗜睡、震颤、锥体外系反应。

皮肤及皮下组织：皮疹、瘙痒、红斑疹、斑丘疹、荨麻疹、多汗。

精神疾病：失眠、倦怠、神经紧张不安。

全身性疾病：乏力、口渴、发热、疼痛、水肿。

免疫系统：超敏反应、过敏性休克。

心脏器官：心悸、心律失常、心动过速。

生殖系统及乳腺：溢乳、乳房疼痛、乳房肿胀、月经不调、男性乳腺发育。

呼吸系统、胸及纵隔：胸闷、呼吸困难。

泌尿系统：尿频、排尿困难。

肌肉、骨骼：肌痉挛。

代谢及营养类疾病：食欲减退。

二、注意事项

本品不适用于12岁以下儿童（尤其是婴儿）、体重小于35kg的青少年和成人。

甲氧氯普胺 Metoclopramide

【别名】 胃复安、灭吐灵、扑息吐、呕感平。

【性状】 本品为白色结晶性粉末，无臭。溶于三氯甲烷，乙醇或丙酮中略溶，乙醚中极微溶解，水中几乎不溶，酸性溶液中溶解。

【作用与适应证】 具有强效中枢性镇吐作用。其镇吐作用与阻断延髓催吐化学敏感区的多巴胺受体有关，而对前庭器官刺激导致的呕吐无效。

临床上用于缓解各种病因所致的呕吐、恶心、嗳气、胃部胀满、消化不良、胃酸过多等症状。亦适用于胆汁反流性胃炎、反流性食管炎、胃下垂、功能性胃滞留等。还可用于尿毒症、糖尿病性胃轻瘫、硬皮病等胶原性疾病所致的胃排空障碍。

【不良反应】 嗜睡、倦怠、头晕等，剂量过大或反复用药时可致锥体外系反应。注射给药可引起体位性低血压。

【用药指导】 ①长期大剂量应用可能因阻断多巴胺受体，导致胆碱受体亢进而引起锥体外系反应，可出现发音困难、肌震颤、共济失调等。②用药期间出现乳汁增多，是由于催乳素的刺激所致。③胃肠道出血、机械性肠梗阻或穿孔者禁用。④嗜铬细胞瘤可因用药出现高血压危象。⑤对普鲁卡因或普鲁卡因胺过敏者禁用。⑥本品可降低口服西咪替丁的生物利用度，若必须合用两药，间隔时间至少超过1小时。⑦本品遇光变成黄棕色或黄色后，毒性增大。

【药物商品及其他信息】 片剂：5mg、10mg、20mg。注射剂：1ml∶20mg。

【贮存】 密封，避光保存。

（二）5-羟色胺4（5-HT_4）受体激动药

5-HT_4受体激动药是一类能够作用于胃肠道胆碱中间神经元及肠肌间神经丛的5-HT_4受体，促使兴奋性神经元释放乙酰胆碱增加，从而增强食管、胃、十二指肠及小肠协调运动，促进消化系统排空的药物。

莫沙必利 Mosapride

【别名】 美唯宁、贝络纳、加斯清、快力、瑞琪、新络纳。

【性状】 本品为白色结晶性粉末，无臭。在三氯甲烷中溶解，在乙醇或丙酮中略溶，在乙醚中极微溶解，在水中几乎不溶，在酸性溶液中溶解。

【作用与适应证】 本品为选择性5-HT_4受体激动药，促进乙酰胆碱的释放，通过刺激胃肠道来发挥促动力作用，继而改善功能性消化不良患者的胃肠道症状，同时不影响胃酸分泌。本品与大脑神经细胞突触膜上的多巴胺D_2受体、肾上腺素α_1受体、5-HT_1及5-HT_2受体无亲和力，因此不会引起心血管及锥体外系综合征不良反应。

临床上用于功能性消化不良伴有嗳气、胃灼热、呕吐、恶心、早饱、上腹痛、上腹胀等消化道症状。亦可用于糖尿病性胃轻瘫、胃食管反流性疾病及胃部分切除患者的胃功能障碍。

【不良反应】 腹痛、腹泻、皮疹、口干、头晕、倦怠、心悸、呕吐等。

【用药指导】 ①胃肠道出血、机械性肠梗阻或穿孔者禁用。②有心血管病史者或联用抗心律失常药患者应定期做心电图检查。③服用本品一段时间（通常为2周）后，如功能性消化道症状无明显改善，应立即停药。④与可延长QT间期的药物（如奎尼丁、普鲁卡因、索他洛尔、氟卡尼、三环类抗抑郁药等）合用时应谨慎，避免增加心律失常的危险。⑤本品与可引起低钾血症的药物合用时应谨慎，以避免增加心律失常的危险。⑥与抗胆碱药合用时，应有一定的间隔时间。

【药物商品及其他信息】 片剂：5mg。胶囊剂：5mg。注射剂：1ml∶5mg、1ml∶10mg。

【贮存】 密闭，阴凉、干燥处保存。

西沙比利 Cisapride

西沙比利为一种胃肠动力药，能协调并加强胃肠道运动，阻止食物的反流及滞留，因此有镇吐效果。其作用机制为促进肠肌间神经丛中乙酰胆碱的释放。对毒蕈碱及烟碱受体无刺激，对乙酰胆碱酯酶的活性也无抑制作用。治疗量下对多巴胺受体无阻断作用。主要用于功能性消化不良，内镜检查、X线为阴性的上消化道不良。亦可用于轻度反流性食管炎的治疗。

第四节 泻药及止泻药

泻药是能增加肠内水分，促进蠕动，润滑肠道或软化粪便促进排便的药物。按照作用机制可分为三类：容积性泻药、接触性泻药及润滑性泻药。

腹泻是排便次数增多，粪便稀薄或呈水样。常见的原因包括感染、食物中毒、药物反应、肠道疾病等。止泻药是一类用于治疗腹泻的药物。

一、泻药

（一）容积性泻药

硫酸镁　Magnesium Sulfate

【别名】 硫苦、苦盐、泻利盐、泻盐。

【性状】 本品为无色棱柱形小结晶，味苦咸，无臭。易溶化，微溶于乙醇。有风化性。

【作用与适应证】 注射本品可直接舒张周围血管平滑肌，从而引起交感神经节冲动传递障碍，使血管扩张，导致血压下降。口服本品不易吸收，可使肠内渗透压增高、阻止水分吸收、肠内容积增大、刺激肠壁蠕动而排便。

临床注射可用于防治洋地黄中毒性心律失常及其他心律失常。也可用于充血性心力衰竭、心绞痛、心肌梗死等。临床口服主要用于排出肠内毒物，也可用于服驱虫药后的导泻等。

【不良反应】 潮红、出汗、口干、恶心、呕吐、心悸、头晕等，严重者可能出现低钙血症、呼吸抑制、心律失常等。连续使用可引起便秘、麻痹性肠梗阻。

【用药指导】 ①静脉滴注时易引起血镁过高，引起皮肤潮红、低血压、口渴、心动过缓、传导阻滞以致心脏停搏或呼吸抑制。故应严密注意，如出现危象应用10%葡萄糖液10ml静脉注射，以行解救。②本品应用于导泻时，经期、妊娠期妇女、无尿者、急腹症及肠道出血患者禁用。低血压、肾功能不全、呼吸衰竭者慎用。

【药物商品及其他信息】 散剂：10g。注射剂：10ml：1g、20ml：1g、10ml：2.5g。

【贮存】 密封保存。

乳果糖　Lactulose

乳果糖为一合成的双糖，其中含1分子半乳糖和1分子果糖，口服后在上消化道不被分解，在进入结肠后被分解形成甲酸、乙酸、乳酸等低分子有机酸和CO_2，使粪便酸化且容积增大，致肠蠕动增加而引起排便。同时抑制肠道细菌的产氨作用，并阻止肠道吸收氨，所以有降低血氨作用。

（二）接触性泻药

本类药物与肠黏膜接触后，改变肠黏膜的通透性，使电解质和水分向肠腔扩散，肠腔水分增加，肠蠕动增强，引起泻下。常用药品包括大黄、番泻叶、蓖麻油等。

▶知识拓展

《国家药监局关于注销酚酞片和酚酞含片药品注册证书的公告（2021年 第6号）》

根据《中华人民共和国药品管理法》第八十三条规定，国家药品监督管理局组织对酚酞片和酚酞含片进行了上市后评价，评价认为酚酞片和酚酞含片存在严重不良反应，在我国使用风险大于获益，决定自即日起停止酚酞片和酚酞含片在我国的生产、销售和使用，注销药品注册证书（药品批准文号）。已上市销售的酚酞片和酚酞含片由生产企业负责召回，召回产品由企业所在地药品监督管理部门监督销毁。

（三）润滑性泻药

液状石蜡　Liquid Paraffin

液状石蜡的主要成分是矿物油，它是一种无色、无味、透明的液体。矿物油在肠道中不被吸收，可以起到润滑肠道的作用，使粪便更容易排出体外。此外，矿物油还可以在胃黏膜上形成一层保护膜，减少胃酸对胃黏膜的刺激，从而起到保护胃黏膜的作用。

开塞露　Glycerol Enema

开塞露为肛用导泻剂，有两种制剂，一种内含55%的甘油，另一种内含山梨醇50%、硫酸镁10%、尼泊金乙酯0.05%、苯甲酸钠0.1%。二者均为白色稠状液体，装入特制塑料容器内，每支20ml。同时开口后外涂油脂少许，徐徐插入肛门，然后将药液挤入直肠内，即可引起排便。

二、止泻药

地芬诺酯　Diphenoxylate

【别名】 苯乙哌啶、氰苯哌酯、止泻宁。

【性状】 常用其盐酸盐。为白色或类白色结晶性粉末，无臭。易溶于氯仿，略溶于水、乙醇、丙酮。

【作用与适应证】 本品直接作用于肠道平滑肌，通过抑制肠黏膜感受器、消除局部黏膜的蠕动方向来减弱肠蠕动，同时增加肠的节段性收缩，使肠的内容物延迟通过，促进肠内水分的吸收。

临床用于急、慢性功能性腹泻及慢性肠炎等。

【不良反应】 偶可有肠胃不适、口干、嗜睡、失眠、烦躁等反应。减量或停药后可消失。

【用药指导】 ①正在服用成瘾性药物者及肝病患者慎用，大剂量服用（每次40～60mg）可产生欣快感，长期服用可致依赖性。②本品可增强巴比妥类、阿片类及其他中枢抑制药的作用，故不宜合用。③严重溃疡性结肠炎患者有发生中毒性巨结肠的可能，应禁用。④本品不能用作细菌性腹泻的基本治疗药物。⑤有致畸作用，妊娠期妇女禁用；哺乳期妇女亦应慎用；新生儿和幼儿可引起呼吸抑制，故2岁以下小儿禁用。

【药物商品及其他信息】 片剂：2.5mg。复方地芬诺酯：每片含盐酸地芬诺酯2.5mg，硫酸阿托品25μg。

【贮存】 密封保存。

洛哌丁胺 loperamide

洛哌丁胺化学结构与哌替啶和氟哌啶醇类似，但治疗剂量对中枢神经系统无影响。其对肠道平滑肌的作用与地芬诺酯及阿片类药物相似，通过对肠道平滑肌收缩的抑制，减少肠蠕动。还可抑制肠壁神经末梢释放乙酰胆碱，通过胆碱能和非胆碱能神经元局部的相互作用直接抑制蠕动反射。本品可延长食物在小肠的滞留时间，促进水、葡萄糖及电解质的吸收，对霍乱毒素、前列腺素和其他肠毒素引起的肠过度分泌有明显抑制作用，治疗剂量对胃酸的分泌不影响。本品可增大肛门括约肌张力，能抑制大便失禁和便急。

蒙脱石 Smectite

蒙脱石通过在肠道内形成一层保护膜发挥作用。适用于急、慢性腹泻；胃食管反流病、食管炎、胃炎及结肠炎；肠易激综合征的症状治疗；肠道菌群失调。少数患者如出现轻微便秘，可减少剂量继续服用。治疗急性腹泻时，应注意纠正脱水。当本品与其他药物合用时，应在服用本品前1小时服用其他药物。

药用炭 Medicinal Charcoal

药用炭具有巨大的比表面积，能有效地从胃肠道中吸附肌酐、尿酸等毒性物质，使这些毒性物质不在体内循环，而从肠道中排出体外，使体内肌酐、尿酸积存量降低。用于腹泻及胃肠胀气，还用于各种原因引起的急慢性肾衰竭、尿毒症、高尿酸血症、痛风。

第五节 微生态制剂

微生态制剂（microecologics），又称活菌制剂或生菌剂，是利用正常微生物或促进微生物生长的物质制成的活的微生物制剂。由于其能调节肠道功能，快速构建肠道微生态平衡，无论是婴儿还是老人均可用以防止和治疗腹泻，便秘。

地衣芽孢杆菌活菌制剂 Bacillus Licheniformis

地衣芽孢杆菌口服后以活菌形式进入肠道内，对葡萄球菌、酵母样菌有拮抗作用，对双歧杆菌、乳酸杆菌、拟杆菌、消化链球菌生长有促进作用，起到调整肠道菌群，拮抗致病菌的作用。地衣芽孢杆菌为需氧兼厌氧菌，在有氧、微氧和无氧条件下都能迅速生长繁殖，从而促进肠道有益菌群的生长，而抑制大部分肠道需氧致病菌的生长繁殖，恢复肠道微生态平衡，而使菌群失调得以控制。主要用于治疗急、慢性肠炎和腹泻，缓解胀气、消化不良等症状，还可用于功能性便秘的辅助治疗。本品还可预防和治疗抗生素相关性腹泻。

双歧杆菌三联活菌 Live Combined Bifidobacterium

双歧杆菌三联活菌是由双歧杆菌、乳酸杆菌、肠球菌、异乳糖等组成，是一种较好的肠道微生态平衡的调节剂，能直接补充正常生理性细菌、抑制肠道有害菌，调整肠道菌群，改善肠道微生态环境。减少肠源性毒素的产生和吸收，减轻肝脏负担，促进机体对营养分解、吸收，合成机体所需要的维生素，增加机体免疫力。

第六节　肝胆疾病用药

肝胆疾病包括的种类有很多，常见的有两大类，一类是肝脏疾病，一类是胆道疾病。肝脏疾病常见的是肝硬化、肝癌、肝炎、肝脓肿、肝腺瘤、肝血管瘤、转移性肝癌、自身免疫性肝病、肝硬化、病毒性肝炎、脂肪肝等。胆道疾病常见的有胆囊结石、管结石、急性胆囊炎、慢性胆囊炎、梗阻性黄疸、胆管癌、先天性胆道闭锁、急性化脓性胆管炎，还有先天性胆管扩张等。

肝脏疾病用药主要为抗病毒、养肝护肝，胆道疾病用药主要为利胆。

一、肝脏疾病用药

双环醇　Bicyclol

【别名】 百赛诺。

【性状】 本品为白色或类白色结晶性粉末，无臭。在三氯甲烷或丙酮中易溶，在乙腈中溶解，在乙酸乙酯中略溶，在乙醇中微溶，在水中几乎不溶。

【作用与适应证】 本品可以抑制多个炎性调控因子的表达和调控，减轻炎症反应造成的肝细胞损伤。

临床用于轻、中度慢性病毒性肝炎及非病毒性慢性肝炎转氨酶的升高。对于其他肝病，如代偿期肝硬化和肝纤维化、药物性肝炎等也有一定的治疗作用。

【不良反应】 呕吐、恶心、食欲缺乏。偶见头晕、头痛等神经系统症状。少数患者可能会出现皮疹、瘙痒等皮肤过敏反应。

【用药指导】 ①用药期间应密切观察患者临床症状、体征和肝功能变化，疗程结束后也应加强随访。②对于有肝肾疾病或正在接受其他治疗的患者，应在医生指导下使用以确保安全有效。

【药物商品及其他信息】 片剂：25mg。

【贮存】 遮光、密闭保存。

多烯磷脂酰胆碱　Polyene Phosphatidylcholine

多烯磷脂酰胆碱主要成分为多烯磷脂酰胆碱，天然多烯磷脂酰胆碱带有大量的不饱和脂肪酸基（主要为亚油酸、亚麻酸和油酸，亚油酸约占7%）。本品用于辅助改善中毒性肝损伤（如药物、毒物、化学物质和酒精引起的肝损伤等）及脂肪肝和肝炎患者的食欲缺乏、右上腹压迫感。

甘草酸二铵 Diammonium Glycyrrhizinate

甘草酸二铵对慢性乙型病毒性肝炎有改善症状和恢复丙氨酸转氨酶（alanine aminotransferase，ALT）的作用，对胆红素的降低也有一定的效果。临床适用于急慢性病毒性肝炎的治疗，特别对乙型慢性活动性肝炎和丙型慢性活动性肝炎，可明显改善临床症状和肝功能，其疗效优于甘草酸单铵和肾上腺皮质激素。

谷胱甘肽 Glutathione

谷胱甘肽是甘油醛磷酸脱氢酶的辅基，也是乙二醛酶和丙糖脱氢酶的辅酶，参与体内三羧酸循环及糖代谢，使人体获得高能量。它能激活各种酶，从而促进糖类、脂肪及蛋白质代谢，也能影响细胞的代谢过程。临床可用于保护肝脏、抑制脂肪肝的形成、改善肝炎症状。也可用于由于放射线治疗或放射性药物治疗和使用肿瘤药引起的白细胞减少症及由于放射线引起的骨髓组织炎症。可抗过敏及用于重金属氟化物、一氧化碳等的解毒。

二、利胆药

苯丙醇 Phenylpropanol

【别名】 利胆醇、氢化肉桂醇。

【性状】 本品为微黄色或无色的油状液体，味辛甜、微芳香。微溶于水，溶于乙醇、丙二醇。

【作用与适应证】 本品为利胆药，有促进胆汁分泌的作用，服后可减轻恶心腹痛、腹胀及厌油等症状，并有促进消化、增加食欲、排除结石、降低血胆固醇等作用。

临床可用于胆道感染、胆石症、胆囊炎、高胆固醇血症和胆道手术后综合征。

【不良反应】 口服后不良反应轻微，偶可有胃部不适，减量或停药后可消失。

【用药指导】 ①对本品过敏、胆道阻塞性、黄疸患者禁用。②妊娠期前3个月慎用。③第一次使用本品前应咨询医生。治疗期间应定期到医院检查。④应用本品超过3周后，一日剂量不宜超过2粒。

【药物商品及其他信息】 胶囊剂：0.1g。

【贮存】 密封、不超过30℃保存。

熊去氧胆酸 Ursodeoxycholic Acid

【别名】 熊脱氧胆酸。

【性状】 本品为白色结晶性粉末，味苦，无臭。易溶于乙醇，微溶于氯仿，极微溶于乙醚，水中几乎不溶。

【作用与适应证】 服用本品后增加胆汁酸的分泌，导致胆汁酸成分的变化，致使本品在胆汁中含量增加。其还能降低胆汁中胆固醇及胆固醇酯的胆固醇饱和指数和克分子数，有助于结石中胆固醇逐渐溶解。

临床主要用于不宜进行手术的胆固醇型胆结石，并对胆囊炎、中毒性肝障碍、胆汁性消化不良和胆道炎等也有一定疗效。

【不良反应】 不良反应轻微，偶有胃部不适，减量或停药后可消失。

【用药指导】 ①对本品过敏、胆道阻塞、黄疸患者禁用。②妊娠期前3个月慎用。③第一次使用本品前应咨询医生。治疗期间应定期到医院检查。④应用本品超过3周后，一日剂量不宜超过2粒。

【药物商品及其他信息】 片剂：50mg。胶囊剂：250mg。

【贮存】 密封、不超过30℃保存。

考试知识点总结　　**本章小结**

协和云课堂……　拓展练习及参考答案

（王力彬）

教学课件

第十章　呼吸系统药物

学习目标

素质目标

（1）具备风险意识，警惕呼吸系统用药的风险，警惕重复用药导致的毒性叠加，确保安全用药。用专业的技能和科学的态度指导患者正确使用平喘吸入剂，提高患者依从性。

（2）具备耐心和责任心，针对老人、儿童等特殊人群，适时调整沟通方式，用通俗易懂的语言解释沟通，提升个体化服务效果。

知识目标

（1）掌握：各类镇咳药、平喘药的药理作用、临床应用及主要不良反应；祛痰药的代表药物；抗感冒药复方制剂的作用机制。

（2）熟悉：中枢性镇咳药管理的法规要求及使用注意事项；祛痰药的作用机制及临床应用。

（3）了解：平喘药、镇咳药的用药注意事项；抗感冒药复方制剂的使用注意事项。

能力目标

（1）能根据处方要求指导患者合理使用呼吸系统常用药物。

（2）能指导哮喘患者使用吸入剂等特殊剂型的药品。

（3）能根据患者症状，推荐使用抗感冒药复方制剂，并提示用药注意事项及特殊人群用药。

案例导入

【案例】

患者，男，70岁。有30年的吸烟史，喜食辛辣刺激性食物。近5年来，一到冬天就经常咳嗽咳痰，劳累时还会喘息。曾去医院就诊，医生诊断为慢性阻塞性肺疾病。家人劝其戒烟，但患者一直未戒。

【问题】

1．哪些原因可能引起咳嗽、咳痰、喘息，应如何用药缓解症状？

2．患者平时生活中应注意哪些事项？

核心知识拆解

微课：呼吸系统的构成

呼吸系统是人体与外界环境进行气体交换的器官系统。呼吸系统由呼吸道和肺两大部分组成。呼吸道包括鼻腔、咽、喉、气管、支气管。呼吸道是气体进出肺的通道，有清洁、吸收空气等作用。肺是气体交换场所。

呼吸系统疾病是指影响人体呼吸过程的疾病，包括鼻腔、咽、气管、支气管和肺等部位的病变。呼吸系统疾病典型的症状包括咳嗽、咳痰、喘息等，通常情况下，这三大症状同时存在，互为因果。呼吸系统疾病在人群中普遍存在，因不同地区和季节，发病率有所不同。病变轻者多咳嗽、胸痛，重者呼吸困难、缺氧，甚至会引起死亡。呼吸系统的组成如图10-1所示。

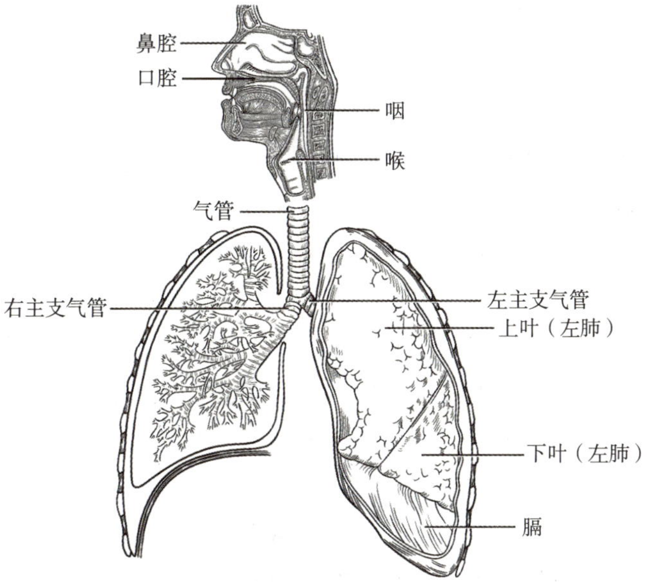

图10-1 呼吸系统的组成

对于呼吸系统疾病的治疗，往往采用对症治疗、对因治疗与非药物治疗相结合的方法。在使用镇咳药、祛痰药、平喘药的基础上，联合使用抗生素，配合氧气治疗、物理治疗、心理治疗、饮食调理等方法，从而有效地改善临床症状和患者的通气功能状态，预防并发症的发生。

微课：呼吸系统疾病的预防

第一节 镇 咳 药

咳嗽是多数呼吸系统疾病的主要症状。一方面，其是人体的一种保护性措施，可以帮助排除自外界侵入呼吸道的异物及呼吸道中的分泌物，消除呼吸道刺激因子，在防御呼吸道感染方面具有重要意义。另一方面，咳嗽也是有害的，它可使呼吸道内的感染扩散，使胸膜腔内压增高，加重心脏负担，对心力衰竭患者不利。轻度咳嗽有利于排痰，无须使用镇咳药。而剧烈咳嗽及刺激性干咳，影响到正常的工作、生活，则需要使用镇咳药，甚至需联合使用祛痰药。

镇咳药作用于咳嗽反射弧的不同环节，根据其作用机制的不同分为中枢性镇咳药和外周性镇咳药，有些药物兼有中枢和外周镇咳作用。

一、中枢性镇咳药

中枢性镇咳药是直接抑制延髓咳嗽中枢发挥镇咳作用的药物。该类药物对延脑中枢具有抑制作用，根据其是否具有成瘾性和麻醉作用又可分为麻醉性和非麻醉性镇咳药。如可待因、福尔可定等因具有成瘾性，又称为麻醉性或成瘾性镇咳药，而喷托维林、氯哌斯汀、普罗吗酯等，则属于非麻醉性或非成瘾性镇咳药。

（一）依赖性镇咳药

可待因　Codeine

【别名】 甲基吗啡、磷酸可待因、磷酸甲基吗啡。

【性状】 常用其磷酸盐，为白色细微的针状结晶性粉末。无臭，有风化性，水溶液呈酸性。在水中易溶，在乙醇中微溶，在三氯甲烷或乙醚中极微溶解。

【作用与适应证】 可待因性质与吗啡相似，是强效中枢性镇咳药，作用强，起效快。治疗量对呼吸中枢无明显抑制，成瘾性小，副作用少。仅适用于无痰性干咳，且兼有镇痛、镇静作用。

临床用于各种原因引起的无痰干咳、剧烈咳嗽和刺激性咳嗽，尤适用于伴有胸痛的剧烈干咳者。作用持续4～6小时。久用也能成瘾，应控制使用。对有少量痰液的剧烈咳嗽，应与祛痰药合用。此外，本品有镇痛作用，可用于缓解轻至中度疼痛。

【不良反应】 偶见恶心、呕吐、嗜睡、口干、便秘等。长时间应用可产生耐受性。超剂量使用时，可出现兴奋、烦躁不安、瞳孔缩小、呼吸抑制、低血压、心率过缓等反应。

【用药指导】 ①妊娠期、哺乳期慎用。②支气管哮喘、急腹症、胆结石等患者慎用。③因该药抑制支气管腺体分泌，使痰液不易咳出，多痰患者禁用，以防大量痰液阻塞呼吸道，继发感染而加重病情。

【药物商品及其他信息】 片剂：15mg、30mg。缓释片剂：45 mg。注射液：1ml/15 mg、1ml/30 mg。糖浆剂：10ml（0.5%）、100ml（0.5%）。

磷酸可待因常用于其他复方镇咳制剂中，如复方磷酸可待因口服溶液：每5ml糖浆含可待因5mg、麻黄碱4mg、氯化铵110mg、氯苯那敏1mg。

【贮存】 遮光，密闭，阴凉处保存。

▶**知识拓展**

警惕麻醉性镇咳药滥用风险

可待因等麻醉性镇咳药一直有被滥用的案例。为进一步加强含可待因复方口服溶液的管理，防止滥用，保障公众用药安全，《关于加强含可待因复方口服溶液管理的通知》（国食药监办〔2008〕684号）指出，药品生产企业不得向无资质的单位或个人销售含可待因复方口服溶液；药品零售企业应当严格凭处方销售含可待因复方口服溶液。对药品批发企业将含可待因复方口服溶液销售给无资质的单位或个人及药品零售企业未严格凭处方销售，造成滥用并导致严重后果的，一律吊销其《药品经营许可证》。

（二）非依赖性镇咳药

喷托维林　Pentoxyverine

【别名】 咳必清、托可拉斯、托克拉斯、枸橼酸维静宁。

【性状】 常用其枸橼酸盐，为白色或类白色的结晶性或颗粒性粉末；无臭，味苦。在水中易溶，在乙醇中溶解，在三氯甲烷中略溶，在乙醚中几乎不溶。熔点88～93℃。

【作用与适应证】 本品对咳嗽中枢有选择性抑制作用，其镇咳作用的强度约为可待因的1/3，能直接抑制延髓咳嗽中枢而起到镇咳效果。用于上呼吸道感染引起的无痰干咳和百日咳及各种原因引起的干咳。

【不良反应】 偶有轻度头晕、口干、嗜睡、恶心、皮肤过敏等不良反应。

【用药指导】 ①本药仅为对症治疗药，如应用7日症状无明显好转，应立即就医。②痰多者宜与祛痰药合用。③服药期间不得驾驶机、车、船，从事高空作业，机械作业及操作精密仪器。

【药物商品及其他信息】 片剂：25mg。滴丸：25mg。复方咳必清糖浆：每100ml内含喷托维林0.2g、氯化铵3g。复方咳必清片：含喷托维林及愈创甘油醚。

【贮存】 遮光，密闭保存。

右美沙芬　Dextromethorphan

【别名】 右甲吗喃。

【性状】 常用氢溴酸右美沙芬。本品为白色或类白色结晶性粉末，无臭。本品在乙醇中易溶，在三氯甲烷中溶解，在水中略溶，在乙醚中不溶。

【作用与适应证】 本品通过抑制延髓咳嗽中枢而发挥中枢性镇咳作用。其镇咳强度与可待因相等或略强。无镇痛作用，一般治疗剂量不抑制呼吸，过量可引起神志不清、支气管痉挛、呼吸抑制等。

本品可用于感冒、急慢性支气管炎、咽喉炎、支气管哮喘、肺结核及其他上呼吸道感染引起的少痰咳嗽。

【不良反应】 偶见轻度口干、头晕、嗳气、恶心、便秘等阿托品样作用，过量可引起兴奋、精神错乱和呼吸抑制。

【用药指导】 ①大量服用有成瘾性和耐受性。②有精神病史者禁用。③黏痰多者慎用或与祛痰药合用。④妊娠期妇女慎用。

【药物商品及其他信息】 胶囊剂：15mg。缓释片：30mg。颗粒剂：15mg、7.5mg。

许多复方感冒药中都含有右美沙芬，如“白加黑（氨酚伪麻美芬片Ⅱ/氨麻苯美片）”中的日用片每片含对乙酰氨基酚325mg，盐酸伪麻黄碱30mg，无水氢溴酸右美沙芬15mg；夜用片每片除上述成分外，添加盐酸苯海拉明25mg。“泰诺”中每毫升含对乙酰氨基酚32mg，盐酸伪麻黄碱3mg，氢溴酸右美沙芬1mg，马来酸氯苯那敏0.2mg。“日夜百服咛”中的日片（氨酚伪麻美芬片）：每片含对乙酰氨基酚500mg，盐酸伪麻黄碱30mg，氢溴酸右美沙芬15 mg；夜片（氨麻美敏片Ⅱ）：除包含上述成分外，另添加马来酸氯苯那敏2mg。

【贮存】 遮光，密封保存。

▶知识拓展

微课：警惕右美沙芬滥用

右美沙芬被列入第二类精神药品目录

2024年7月1日起，右美沙芬被列入第二类精神药品目录。此次列管的对象是右美沙芬单方制剂，最常见的为氢溴酸右美沙芬片。右美沙芬作为吗啡类的衍生物，具有和吗啡相似的特性，大量服用有成瘾性，会出现高度兴奋、感觉异常、幻视幻听等；若继续加大用量，则会出现中枢抑制，如反应及定向力减弱、嗜睡、昏迷、呼吸抑制甚至死亡。按照规定，该药品零售企业应当凭执业医师出具的处方按规定剂量销售，并将处方保存2年备查；禁止超剂量或者无处方销售且不得向未成年人销售。

其起因是部分未成年人滥用右美沙芬。2022年底施行的《药品网络销售禁止清单（第一版）》明确规定，右美沙芬口服单方制剂禁止通过网络零售。2023年2月，国家药品监督管理局等三部门联合印发的《关于进一步加强复方地芬诺酯片等药品管理的通知》指出，我国有的地方出现右美沙芬口服单方制剂等药品的滥用问题，且滥用人群以青少年为主。药品安全关乎人民群众生命健康，特别是未成年人身心健康。

新规落地后，既要采取措施帮助已经用药成瘾的青少年进行戒断，更需要严格药品销售流程，并堵住诱导信息，防范青少年滥用药物。

二、外周性镇咳药

外周性镇咳药通过抑制咳嗽反射弧中的感受器，或抑制传入神经、传出神经的传导而发挥镇咳作用。常用药物有苯丙哌林、苯佐那酯等。

苯丙哌林 Benproperine

【别名】 咳快好、二苯哌丙烷、咳乐福。

【性状】 常用其磷酸盐，为白色或几乎白色粉末；微带特臭，味苦。在水中易溶，在乙醇、氯仿或苯中略溶，在乙醚或丙酮中不溶。

【作用与适应证】 本品为非麻醉性镇咳药，有双重镇咳作用，作用机制主要是阻断肺-胸膜的牵张感受器产生的肺迷走神经反射，同时对呼吸中枢也有抑制作用，故其镇咳作用兼具中枢性和外周性双重机制。其作用较可待因强2～4倍。无抑制呼吸作用，不引起便秘，尚未发现成瘾性。不引起胆道及十二指肠痉挛或收缩。

临床用于治疗急、慢性支气管炎及各种原因引起的干咳，过敏性等因素引起的刺激性咳嗽。

【不良反应】 偶有口干、食欲缺乏、胃灼热、药疹等。

【用药指导】 ①本品对口腔黏膜有麻醉作用，故应整片吞服，切勿嚼碎，以免引起口腔麻木。②本药可引起眼调节障碍、困倦及眩晕。服药者不可驾驶汽车及进行危险性机械操作。③孕妇、哺乳期妇女及小儿未进行安全性评价，最好不要给药。高龄者肝、肾功能多低下，为安全起见，应以10mg/d开始。④对本品过敏者禁用，服药期间若出现皮疹，应停药。

【药物商品及其他信息】 片剂：20mg。胶囊剂：20mg。口服溶液：120ml∶0.1%（以苯丙哌林计），100ml∶0.2g（以苯丙哌林计）。本品尚有双层缓释片剂，为处方药，每片79.2mg（相当于苯丙哌林60mg）。

【贮存】 遮光，密闭保存。

苯佐那酯　Benzonatate

苯佐那酯为丁卡因衍生物，有较强的局部麻醉作用，对肺的牵张感受器及感觉神经末梢有明显的抑制作用。通过抑制肺迷走神经反射，阻断咳嗽反射的传入冲动，产生镇咳作用。苯佐那酯的镇咳作用强度略低于可待因，但对呼吸无抑制，可用于急性支气管炎、支气管哮喘、肺炎、肺癌所引起的刺激性干咳、阵咳，也可用于支气管镜、喉镜检查或支气管造影前咳嗽预防。服用时勿嚼碎，以免引起口腔麻木。

第二节　祛　痰　药

痰是呼吸道受到刺激分泌的液体，痰液量多时，刺激呼吸道黏膜引起咳嗽，亦可诱发哮喘。痰液中有大量病原微生物，如果不及时咳出，可能加重呼吸系统感染。

祛痰药是一类能稀释痰液或降低痰液黏稠度，使之易于咳出的药物，按作用方式可分为以下四类。

1. 恶心性祛痰药　如氯化铵、愈创甘油醚等，口服后由于胃黏膜受到刺激，而引起轻度恶心，反射性地促进呼吸道腺体的分泌增加，稀释黏痰，便于咳出。

2. 刺激性祛痰药　刺激性祛痰药是一些挥发性物质，通过蒸汽吸入后对呼吸道黏膜产生温和的刺激，使黏膜轻度充血，分泌增加，加之蒸汽吸入的湿润作用，使痰液变稀易于咳出。可用于呼吸道疾病痰液黏稠不易咳出者，常用的刺激性祛痰药有桉叶油、安息香酊、松节油及薄荷脑。

3. 痰液溶解剂　如乙酰半胱氨酸，可分解痰液中的黏性成分，使痰液液化，黏滞性降低而易咳出。

4. 黏液调节剂　如盐酸溴己新和羧甲司坦，作用于气管和支气管的黏液产生细胞，降低分泌物黏滞性，痰液变稀而易咳出。

乙酰半胱氨酸　Acetylcysteine

【别名】 莫咳、痰易净、易咳净。

【性状】 本品为白色或类白色结晶性粉末；有类似蒜的臭气，味酸；有引湿性。本品在水或乙醇中易溶。熔点为104～110℃。

【作用与适应证】 本品分子中含巯基（—SH），具有较强的黏液溶解作用，可降低痰液的黏滞性，使痰液易于咳出体外。

本品适用于治疗分泌大量浓稠痰液的呼吸系统感染，包括慢性阻塞性肺疾病急性加重、慢性支气管炎急性发作、肺气肿、支气管扩张等。尚可用于对乙酰氨基酚的解毒。

【不良反应】 恶心、呕吐、呛咳、支气管痉挛等。荨麻疹、支气管痉挛等过敏反应。血小板聚集降低。偶可引起咯血。

【用药指导】 ①老年患者、严重呼吸道阻塞和支气管哮喘患者禁用。②避免同时服用其他强力镇咳药。③糖尿病患者禁用。④服药期间适当多饮水。

【药物商品及其他信息】 喷雾剂：0.5g、1g。颗粒剂：0.1g、0.2g。

【贮存】 遮光、密封，在干燥处保存。喷雾剂应严封，在凉暗处保存。

氨溴索　Ambroxol

【别名】 安布索、溴环己胺醇、沐舒痰。

【性状】 常用其盐酸盐。白色或类白色结晶性粉末，无臭。溶于甲醇，在水或乙醇中微溶。

【作用与适应证】 本品属目前临床上使用最为广泛的祛痰药。能刺激呼吸道界面活性剂的形成及减少黏液滞留，可同时改进呼吸道纤毛区与无纤毛区的消除作用，降低痰液及纤毛的黏着力，进一步使痰容易咳出，且减轻咳嗽的现象。本品效果迅速确实，耐受性良好，可长期服用。

用于各种原因引起痰黏不易咳出者，如急慢性支气管炎、支气管扩张、支气管哮喘、肺结核、术后咳痰困难等。

【不良反应】 不良反应较少，仅少数患者出现轻微的胃部不适和过敏反应。

【用药指导】 ①妊娠妇女、哺乳期妇女禁用。②青光眼患者禁用。③注射剂不宜与pH大于6.3的其他溶液混合。④若出现过敏反应，如皮疹、荨麻疹、瘙痒感，应立即停药。⑤快速静脉注射可引起头痛、腿痛和疲惫感。

【药物商品及其他信息】 片剂：15mg、30mg。分散片：30mg。胶囊剂：每粒30mg。缓释胶囊：75mg。口服溶液剂：5ml∶15mg、10ml∶30mg、60ml∶180mg、100ml∶0.3g、100ml∶0.6g（无糖型）。气雾剂：2ml∶15mg。注射液：2ml∶15mg。

【贮存】 遮光，密闭保存。

溴己新　Bromhexine

【别名】 溴己胺、必嗽平、盐酸溴己新。

【性状】 本品为鸭嘴花碱经结构改造得到的半合成品，常用其盐酸盐。白色或类白色结晶性粉末；无臭，无味。在乙醇或三氯甲烷中微溶，在水中极微溶解。熔点239～243℃。

【作用与适应证】 本品可直接作用于支气管腺体，促使黏液分泌细胞的溶酶体释出，使痰中的粘多糖纤维分化裂解；还可抑制黏液腺和杯状细胞中酸性糖蛋白的合成，使之分泌黏滞性较低的小分子糖蛋白，从而使痰液的黏稠度降低，易于咳出。此外，还可刺激胃黏膜反射性地引起呼吸道腺体分泌增加，使痰液稀释。

本品用于各种支气管炎、肺气肿、支气管扩张等有黏痰不易咳出者。对白色黏痰效果好，对脓性痰应与抗菌药合用。

【不良反应】 偶有恶心、胃部不适，减量或停药后可消失。偶见血清转氨酶升高，较短暂且可自行恢复。

【用药指导】 ①本品宜餐后服用。②胃溃疡患者慎用。③妊娠及哺乳期妇女慎用。④脓性痰患者需加用抗生素控制感染。

【药物商品及其他信息】 片剂：4mg、8mg。注射液：2ml∶4mg。气雾剂：每瓶总量14g，内含盐酸溴己胺0.42g.

【贮存】 密封保存。

羧甲司坦 Carbocysteine

【别名】 强力痰灵、化痰片。

【性状】 本品为白色结晶性粉末；无臭。本品在热水中略溶，在水中极微溶解，在乙醇或丙酮中不溶；在酸或碱溶液中易溶。

【作用与适应证】 本品为黏液调节剂，主要作用于支气管腺体的分泌，使低黏度的唾液黏蛋白分泌增加，降低痰液的黏稠性而易于咳出，增加呼吸道通畅性，提高肺部气体交换效率。

本品用于治疗慢性支气管炎、支气管哮喘等疾病引起的痰液黏稠、咳痰困难患者。

【不良反应】 有消化道刺激症状，可引起恶心、腹泻、胃肠道出血，偶有头晕、皮疹等不良反应。

【用药指导】 ①消化道溃疡患者禁用。②服用羧甲司坦时避免与强镇咳药合用，以免稀化的痰液堵塞气道。③妊娠、哺乳期妇女慎用。

【药物商品及其他信息】 片剂：0.1g、0.25g。口服液：10ml∶0.2g、10ml∶0.5g。颗粒剂：0.2g、0.5g。

【贮存】 遮光，密封，凉处保存。

▶知识拓展

中药止咳化痰药

具有止咳化痰作用的药物叫作止咳化痰药。当呼吸系统疾病具有咳嗽、咳痰两种症状时，人们常选用止咳化痰的中药饮片或中成药来进行治疗。

中医学中，咳嗽有痰常分为寒痰和热痰。“寒痰”是指因感受寒冷之邪所引起的咳痰，痰色清白而稀薄，痰量较多，要采取温化寒痰的治疗原则，选用具有温热性质的中药如半夏、天南星等或通宣理肺丸（口服液）、小青龙颗粒等中成药进行治疗。“热痰”是指因感受火热之邪所引起的咳痰，痰色黄而黏稠，不易咳出，要采取清化热痰的治疗原则，使用具有寒凉性质的中药如贝母、苦杏仁等或小儿肺热咳喘口服液等中成药进行治疗。

此外，常用的止咳化痰药还有枇杷叶膏、治咳枇杷露、蜜炼川贝枇杷膏、祛痰灵口服液、橘红痰咳液等。

第三节 平 喘 药

平喘药是生活中常见的一类药物，具有消除气道慢性炎症、缓解支气管痉挛和收缩作用，可达到舒张支气管、降低气道高反应性等目的。

平喘药根据药物作用机制的不同，分为支气管扩张药、抗炎平喘药和抗过敏药。

平喘药的给药途径是多样的，可以口服、静脉注射、喷雾或吸入给药。

一、支气管扩张药

（一）β_2受体激动药

β_2受体激动药能够与β_2受体结合，激活受体，起到舒张支气管的作用。在治疗哮喘和其他呼吸道疾病中，β_2受体激动药发挥着重要作用。这些药物主要通过舒张支气管平滑肌来缓解哮喘症状，同时还具有抑制炎症细胞和炎症介质释放的抗炎效果。其作用比较强大而且迅速，是目前治疗急性哮喘的一线药物。

选择性β_2受体激动药有沙丁胺醇、特布他林、克仑特罗、沙美特罗、福莫特罗、丙卡特罗、班布特罗、氯丙那林等，是20世纪80年代以来用于临床的平喘药。对支气管平滑肌β_2受体选择性较强，对心脏β_1受体作用较弱，对α受体几乎没有作用。

沙丁胺醇　Salbutamol

【别名】 舒喘灵、喘乐宁、嗽必妥。

【性状】 本品为白色结晶性粉末，无臭，几乎无味。本品在乙醇中溶解，在水中略溶，在乙醚中不溶。熔点154～158℃，熔融时同时分解。

【作用与适应证】 沙丁胺醇选择性激动β_2受体，有较强的支气管扩张作用，能有效地抑制组胺等致敏物质的释放，防止支气管痉挛。适用于缓解支气管哮喘和喘息性支气管炎伴有支气管痉挛的病症。

【不良反应】 常见肌肉震颤，亦可见恶心、心率加快或心律失常。偶见有头晕、头痛、目眩、口舌发干、心烦、高血压、失眠、呕吐、颜面潮红等。

【用药指导】 ①联合应用其他肾上腺素受体激动药者，其作用可增加，不良反应也可能加重。②长期用药可产生耐受性，甚至加重哮喘症状。③对抛射剂氟利昂过敏者禁用本品雾化剂。④并用茶碱类药时，可增加松弛支气管平滑肌的作用，也可能增加不良反应。

【药物商品及其他信息】 其剂型有片剂、胶囊剂、气雾剂及注射剂等。片剂：每片2mg、4mg。胶囊剂：2mg。缓释胶囊：每粒含沙丁胺醇4mg、8mg。气雾剂：①溶液型，每瓶200揿，0.14mg/揿。②混悬型，每瓶200揿，0.10mg/揿；每瓶240揿，0.10mg/揿。注射液：2ml/0.4mg。

【贮存】 遮光，密闭，阴凉处保存。

▶**知识拓展**

瘦肉精

瘦肉精是一类药物的统称，主要是β受体激动药，用于治疗支气管哮喘、慢性支气管炎等呼吸系统疾病。

大剂量用在饲料中可以促进猪的增长，减少脂肪含量，提高瘦肉率，但食用含有瘦肉精的猪肉对人体有害。2002年始，瘦肉精被列为养殖行业违禁药物，瘦肉精在我国已经禁用。

（二）茶碱类

茶碱类，即甲基黄嘌呤衍生物，此类药物抑制磷酸二酯酶，使气道平滑肌松弛，对气道平滑肌有较强的舒张作用和抗气道炎症作用，适用于各种类型哮喘，尤其对控制夜间哮喘作用显著。

氨茶碱 Aminophylline

【别名】 茶碱乙烯双胺、茶碱乙二胺盐、胺非林。

【性状】 本品为白色或微黄色的颗粒或粉末，易结块；微有氨臭，味苦；在空气中吸收CO_2，并分解成茶碱；水溶液呈碱性。本品易溶于水，在乙醇中微溶，不溶于乙醚，熔点为269～274℃。本品为茶碱与乙二胺复盐，乙二胺使其水溶性增强。

【作用与适应证】 氨茶碱的支气管扩张作用是内源性肾上腺素与去甲肾上腺素释放的结果，氨茶碱能对抗腺嘌呤等对呼吸道的收缩作用，增强膈肌收缩力，有益于改善呼吸功能。

本品适用于支气管哮喘、喘息型支气管炎、阻塞性肺气肿等缓解喘息症状；也可用于心源性肺水肿引起的哮喘。

【不良反应】 恶心、呕吐、头痛、烦躁、易激惹、失眠等。本品中毒时表现为心律失常、心率增快、肌肉颤动等。

【用药指导】 ①茶碱类药物有交叉过敏反应，对本品过敏者，可能对其他茶碱类药物也过敏。②早产儿、新生儿、幼儿、哺乳期妇女、老年人慎用。③直肠给药后，吸收延缓，注意观察反应。④空腹口服，吸收快。餐时或餐后给药，可减少对胃肠道的刺激，但吸收慢。⑤急性心肌梗死伴有血压显著下降者忌用。⑥心血管疾病者应用此药，发生心脏毒性反应的危险性增大。⑦呼吸困难者易发生心室颤动。慢性梗阻性肺疾病患者伴有房性或室性心律失常者，用此药时应小心。⑧在哮喘持续状态，常选用氨茶碱与肾上腺皮质激素配伍进行治疗。

【药物商品及其他信息】 片剂：20mg、30mg、0.1g、0.2g。氨茶碱缓释片：0.1g、0.2g。氨茶碱注射液：2ml∶0.125g、2ml∶0.25g、2ml∶0.5g、10ml∶0.25g。栓剂：0.36g。

【贮存】 遮光，密闭保存。栓剂应在30℃以下保存，避免软化、变形。

茶碱 Theophylline

【别名】 1，3-二甲基黄嘌呤。

【性状】 本品为白色结晶性粉末；无臭，味苦。本品在乙醇或三氯甲烷中微溶，在水中极微溶解，在乙醚中几乎不溶；在氢氧化钾溶液或氨溶液中易溶。

【作用与适应证】 本品对呼吸道平滑肌有直接松弛作用。通过抑制磷酸二酯酶，提高细胞内环磷酸腺苷（cAMP）含量。抑制呼吸道肥大细胞释放过敏介质，减少由其引起的气道平滑肌收缩。促进肾上腺髓质释放肾上腺素和去甲肾上腺素，松弛气道平滑肌β受体，增强膈肌收缩力，有益于改善呼吸功能。

本品主要用于治疗支气管哮喘、肺气肿、支气管炎、心源性呼吸困难。

【不良反应】 与氨茶碱相似。

【用药指导】 ①茶碱过敏者、消化道溃疡等患者禁用。②低血压、严重心血管疾病、肝功能不全者慎用。③12岁以下儿童慎用，产妇、妊娠期及哺乳期妇女慎用。④应定期监测血清茶碱浓度。⑤缓（控）释片剂（胶囊）不宜掰开服用，应整片（粒）吞服。

【药物商品及其他信息】 缓释片：100mg。缓释胶囊：50mg、100mg。控释胶囊：100mg。

【贮存】 遮光，密封保存。

（三）M胆碱受体阻断药

目前用于治疗哮喘的M胆碱受体阻断药为阿托品衍生物，能选择性地阻断气道的M_3受体，扩张支气管平滑肌。常用药物有异丙托溴铵、噻托溴铵、氧托溴铵等。

异丙托溴铵　Ipratropium Bromide

【别名】 异丙阿托品。

【性状】 常用其溴化物，为白色结晶性粉末，味苦。溶于水，略溶于乙醇，不溶于其他有机溶剂。熔点232～233℃。

【作用与适应证】 本品是对支气管平滑肌M受体有较高选择性的强效抗胆碱药，松弛支气管平滑肌作用较强，对呼吸道腺体和心血管系统的作用较弱。

本品用于缓解慢性阻塞性肺疾病引起的支气管痉挛、喘息等症状；预防哮喘，尤其是因使用β受体激动药产生肌肉震颤、心动过速等不能耐受患者。

【不良反应】 常见口干、鼻黏膜干燥、咳嗽、震颤。偶见心悸、支气管痉挛、眼干、眼调节障碍、尿潴留。

【用药指导】 ①青光眼、前列腺增生患者慎用。在闭角型青光眼患者，本品与β受体激动药合用可增加青光眼急性发作的危险性。②阿托品类药物过敏者禁用。③与β受体激动药组成复方制剂时，应同时注意二者的禁忌证。④妊娠期妇女慎用。⑤雾化吸入时避免药物进入眼内。

【药物商品及其他信息】 气雾剂：0.04%，4mg（10ml），200揿，每揿20μg。雾化吸入液：0.025%，5mg（20ml）。

【贮存】 遮光，密封保存。气雾剂切勿受热，避免撞击。

噻托溴铵　Tiotropium Bromide

噻托溴铵是一种新型、高效、长效的选择性气道M受体阻断药，与M受体的亲和力是异丙托溴铵的10倍，松弛气道平滑的作用更强。每日吸入给药一次，约30分钟起效，2小时达效能，药效维持时间超过24小时，患者用药的依从性高。临床应用同异丙托溴铵。

二、抗炎平喘药

抗炎平喘药通过抑制气道炎症反应，可以达到长期防止哮喘发作的效果，已成为平喘药中的一线药物。糖皮质激素是抗炎平喘药中抗炎作用最强，并有抗过敏作用的药物。可在发生哮喘和气道炎症过程中的每一个环节，抑制免疫反应，起到平喘的效果。长期应用糖皮质激素治疗哮喘可以改善患者肺功能、降低气道高反应性、降低发作的频率和程度，改善症状，提高生活质量，并可预防哮喘的发作。

哮喘时糖皮质激素有全身用药和吸入给药两种给药方式。由于全身用药不良反应较多，目前最常用的给药方式是吸入给药。

丙酸倍氯米松 Beclometasone Dipropionate

【别名】 安得新、必酮碟、丙酸倍美松。

【性状】 本品为倍氯米松的二丙酸酯。白色或类白色粉末，无臭。在丙酮或三氯甲烷中易溶，在甲醇中溶解，在乙醇中略溶，在水中几乎不溶。

【作用与适应证】 本品为地塞米松的衍生物，是局部吸入给药的糖皮质激素类药物，具有强大的局部抗炎作用。气雾吸入后直接作用于气道发挥抗炎平喘作用，消除支气管黏膜肿胀，解除支气管痉挛。

【不良反应】 吸入有刺激感，偶有声音嘶哑、喉部不适或烧灼感，口腔和咽喉部出现白念珠菌感染。少数患者可出现鼻、咽部干燥、喷嚏或轻微鼻出血等不良反应。

【用药指导】 ①皮肤化脓性感染、二度以上烫伤、冻伤等皮肤疾病不宜使用。②妊娠期妇女及婴儿须慎用。活动性肺结核患者慎用。③本品不可长期使用。④吸入后立即漱口可减轻口腔刺激感。

【药物商品及其他信息】 糖皮质激素的抗炎平喘作用显著，但全身使用糖皮质激素所带来的副作用限制了其在哮喘的临床使用，因此临床上需要局部高效、全身安全的糖皮质激素，而吸入型糖皮质激素就是一个很好的选择。

气雾剂：每瓶200揿，每揿50μg、80μg、100μg、200μg、250μg；每瓶80揿，每揿250μg。粉雾剂：0.1mg、0.2mg。乳膏剂：10g∶2.5 mg。

【贮存】 密闭，在凉暗处保存。气雾剂切勿受热，避免撞击。

丙酸氟替卡松 Fluticasone Propionate

丙酸氟替卡松具有强效的局部抗炎与抗过敏作用。沙美特罗替卡松粉吸入剂将吸入糖皮质激素和长效β_2受体激动药合二为一，药物通过干粉吸入器给予，患者每天只需吸入一次，就能够有效地减少哮喘发作和症状。可用于预防和治疗季节性过敏性鼻炎和常年过敏性鼻炎。本品12岁以下儿童应在医生指导下使用，如需长期使用应定期监测身高。

布地奈德 Budesonide

布地奈德是具有高效局部抗炎作用的糖皮质激素。它能增强内皮细胞、平滑肌细胞和溶酶体膜的稳定性，抑制免疫反应和降低抗体合成，从而使组胺等过敏活性介质的释放减少和活性降低，并且能减轻抗原抗体结合时激发的酶促过程，抑制支气管收缩物质的合成和释放而减轻平滑肌的收缩反应。本品可用于支气管哮喘等慢性可逆性气道阻塞性疾病。当气道有真菌、病毒或结核菌感染时，应慎用布地奈德。6岁以下儿童不推荐使用。吸入后及时漱口。不良反应与其他糖皮质激素类药物相似。

孟鲁司特　Montelukast

孟鲁司特通过抑制白三烯与受体的结合，可缓解支气管炎症和痉挛状态，改善肺功能。本品主要用于预防哮喘发作，对哮喘急性发作无效，故不可骤然使用本品取代吸入型或口服糖皮质激素。还可与其他一些常规用于哮喘预防和长期治疗哮喘及季节性过敏性鼻炎的药物合用。可有轻度的头痛、头晕、胃肠道反应等。妊娠期、哺乳期妇女及幼儿慎用。

三、抗过敏平喘药

过敏反应可致气道平滑肌肥大细胞和嗜酸性粒细胞释放炎症介质，引起气道炎症和平滑肌痉挛，是哮喘发作的重要病因之一。本类药物通过抑制免疫球蛋白E介导的肥大细胞释放介质和抑制巨噬细胞、嗜酸性粒细胞、单核细胞等炎症细胞的活性发挥抗过敏作用和轻度的抗炎作用。根据作用机制不同，分为以下两类。

1. **肥大细胞膜稳定药**　色甘酸钠、酮替酚、曲尼司特。

2. **抗白三烯类药物**　扎鲁司特、孟鲁司特、普仑司特、吡嘧司特、齐留通等。

色甘酸钠　Sodium Cromoglicate

【别名】 咽泰、咳乐钠、色苷酸二钠。

【性状】 本品为白色结晶性粉末；无臭，有引湿性；遇光易变色。本品在水中溶解，在乙醇或三氯甲烷中不溶。

【作用与适应证】 本品能选择性地稳定肥大细胞膜、抑制组胺释放，缓解支气管平滑肌痉挛，预防哮喘的发作。

本品用于预防季节性哮喘发作、过敏性哮喘和过敏性鼻炎的治疗，但起效慢，数日至数周后效果才显现，对正在发作的哮喘无效。对运动性哮喘的疗效较好。滴眼液用于预防过敏性结膜炎。

【不良反应】 少数患者因吸入的干粉刺激，出现口干、咽喉干痒、呛咳，甚至诱发哮喘，同时吸入少量异丙肾上腺素可避免其发生。

【用药指导】 ①使用本品获明显疗效后，可减少给药次数。可逐渐减少剂量，不可突然停药，以防病情反复。②滴眼液使用后应将瓶盖拧紧，以免瓶口污染。③使用滴眼液前应洗净双手。

【药物商品及其他信息】 粉雾剂胶囊：每粒20mg，装于专用喷雾器内吸入。气雾剂：每瓶14g，内含色甘酸钠0.7g（200揿），每揿含药3.5mg；每瓶19.97g，内含色甘酸钠0.7g，每揿含药5mg。滴眼液：8ml/0.16g（2%）。滴鼻剂：10ml∶0.2g。软膏剂：5～10%。

【贮存】 遮光，密闭干燥处保存，注意防潮。

酮替芬 Ketotifen

酮替芬兼有很强的H_1受体阻断作用和抑制过敏介质释放的作用。其抗组胺作用较氯苯那敏约强10倍且具长效。不仅抑制支气管黏膜下肥大细胞释放组胺，而且也抑制血液中嗜碱性粒细胞释放组胺，抗过敏作用较色甘酸钠强。酮替芬兼有过敏反应性疾病的预防及治疗的双重功能。对外源性、内源性和混合性哮喘均有预防发作效果，儿童哮喘的疗效优于成年哮喘。早期妊娠妇女、哺乳妇女及3岁以下儿童禁用，驾驶员、机械操作者、高空作业者慎用。

▶知识拓展

平喘药的给药途径

平喘药的给药途径是多样的，可以口服、静脉注射、喷雾或吸入给药。口服给药适用于严重的支气管哮喘，必要的时候可以采取口服给予糖皮质激素，缓解支气管痉挛。静脉注射作用快，可用于急性发作和哮喘持续状态，但在家庭应用极不方便。喷雾和吸入给药，起效迅速、安全、方便，是哮喘长期治疗的首选药物。因此目前上市的药品较多。

在哮喘急性发作时，雾化吸入支气管扩张药或气雾剂，一次0.1mg，必要时4小时重复1次，或同时口服氨茶碱、二羟丙茶碱，这两类药通过不同环节，均使哮喘症状缓解。

第四节 抗感冒药复方制剂

一、抗感冒药复方制剂的组成

目前临床上使用的普通感冒药都是复方制剂，因为感冒伴有鼻塞、流涕、打喷嚏、发热、头痛、咳嗽等诸多症状，每位患者的临床表现也是不完全一样的，迄今尚无一种药物能够解决所有问题，因此，当采用单一用药不能缓解所有症状时，一般采用复方制剂。抗感冒药复方制剂中常见的单方制剂包括以下几种。

1. 解热镇痛药 通过抑制前列腺素的合成而缓解感冒所致头痛、关节痛及全身肌肉酸痛等症状。例如，对乙酰氨基酚、阿司匹林、布洛芬。

2. 鼻黏膜血管收缩药 选择性地收缩上呼吸道毛细血管，缓解鼻塞等症状。高血压患者慎用。例如，麻黄碱、伪麻黄碱。

3. 镇咳药 通过抑制咳嗽反射弧，并刺激支气管分泌增加，从而降低痰的黏度而产生镇咳祛痰作用。例如，氢溴酸右美沙芬、愈创甘油醚。

4. 抗病毒药 抑制亚洲A型流感病毒活性，抑制病毒核酸脱壳，影响细胞和溶酶体膜，干扰病毒的早期复制，使病毒增殖受到抑制，减轻病毒感染。例如，金刚烷胺。

5. 中枢神经兴奋药 对中枢兴奋作用较弱。可以缓解抗组胺药造成的嗜睡症状。与阿司匹林、对乙酰氨基酚制成复方制剂用于一般性头痛。拮抗抗组胺药的嗜睡作用。例如，咖啡因。

6. 抗组胺药 缓解感冒所致的打喷嚏、流泪、流涕，同时有镇静作用。例如，马来酸氯苯那敏、盐酸苯海拉明。

7. 清热解毒中药 清热解毒，消肿利咽。具有解热、镇静作用。例如，人工牛黄、板蓝根浸膏粉。

在选择治疗病毒性感冒的复方制剂时，可以根据上述成分及其作用，结合患者描述的自身感冒症状，推荐使用合适的药物。

▶知识拓展

普通感冒与流行性感冒

普通感冒，俗称上感，又称急性鼻炎或上呼吸道卡他。主要病原体是病毒，少数是细菌。发病不分年龄、性别、职业和地区，免疫功能低下者易感。主要表现为鼻部症状，如喷嚏、鼻塞、流清水样鼻涕等。通常病情较轻、病程短、可自愈，预后良好。以冬春季节多发，但不会出现大流行。

流行性感冒是由流感病毒引起的一种急性呼吸道传染病，其临床特点为起病急，全身中毒症状明显，如高热、头痛、全身酸痛、软弱无力等，而呼吸道症状较轻。流行性感冒主要通过接触及飞沫传播，传染性强，可引起大流行。轻症患者病程短，常呈自限性，重症患者需进行药物治疗，一般可治愈。

二、常用抗感冒药复方制剂

感冒药品种很多，常用抗感冒药复方制剂品种比较如表10-1所示。

表10-1 常用抗感冒药复方制剂品种信息

药物名称	主要成分	作用与适应证	常见剂型
氨咖黄敏	对乙酰氨基酚250mg、咖啡因15mg、人工牛黄10mg、马来酸氯苯那敏1mg	用于缓解普通感冒或流行性感冒引起的发热、头痛、四肢酸痛、流涕等症状	片剂、胶囊剂、口服液
氨酚咖那敏	对乙酰氨基酚500mg、咖啡因32.5mg、马来酸氯苯那敏2mg	用于缓解普通感冒或流行性感冒引起的发热、头痛、打喷嚏、流涕、鼻塞、咽痛等症状	片剂
复方氨酚秀敏	马来酸溴苯那敏5mg、盐酸溴己新8mg、咖啡因30mg、对乙酰氨基酚280mg、盐酸去氧肾上腺素5mg	用于缓解普通感冒或流行性感冒等引起的发热、肌肉酸痛、鼻塞、头痛、流涕，咽痛、咳痰	胶囊剂

续　表

药物名称	主要成分	作用与适应证	常见剂型
酚麻美敏	对乙酰氨基酚325mg、盐酸伪麻黄碱30mg、氢溴酸右美沙芬15mg、马来酸氯苯那敏2mg	用于普通感冒或流行性感冒引起的发热、头痛、打喷嚏、流涕、鼻塞、咳嗽等症状	口服液、胶囊剂、咀嚼片、片剂
氨麻美敏	对乙酰氨基酚325mg、盐酸伪麻黄碱30mg、氢溴酸右美沙芬10mg、马来酸氯苯那敏2mg	用于普通感冒或流行性感冒引起的发热、头痛、四肢酸痛、打喷嚏、流涕、鼻塞、咳嗽、咽痛等症状	干混悬剂、片剂、胶囊剂
酚咖片	对乙酰氨基酚500mg、咖啡因65mg	用于普通感冒或流行性感冒引起的发热，也用于缓解轻至中度疼痛，如头痛、偏头痛、牙痛等	片剂
氨酚伪麻美芬片Ⅱ/氨麻苯美片	日用片：每片含对乙酰氨基酚325mg、盐酸伪麻黄碱30mg、氢溴酸右美沙芬15mg；夜用片：每片含对乙酰氨基酚325mg、盐酸伪麻黄碱30mg、氢溴酸右美沙芬15mg、盐酸苯海拉明25mg	用于缓解普通感冒或流行性感冒引起的发热、头痛、流涕、鼻塞、咳嗽等症状	片剂
复方锌布颗粒	葡萄糖酸锌0.1g、布洛芬0.15g、马来酸氯苯那敏2mg	用于缓解普通感冒或流行性感冒引起的发热、头痛、四肢酸痛、鼻塞、流涕、打喷嚏等症状	本品为复方制剂，颗粒剂

复方氨酚烷胺　Compound Paracetamol and Amantadine Hydrochloride

【作用与适应证】 本品为复方制剂，每粒含对乙酰氨基酚250mg、盐酸金刚烷胺100mg、人工牛黄10mg、咖啡因15mg、马来酸氯苯那敏2mg。辅料为：淀粉、硬脂酸镁、预胶化淀粉、糊精、蔗糖。

本品用于缓解普通感冒及流行性感冒引起的发热、头痛、打喷嚏、流涕、鼻塞等症状，也可用于流行性感冒的预防和治疗。

【不良反应】 恶心、食欲缺乏、轻度头晕、乏力和皮疹等，停药后可自行恢复。

【用药指导】 ①不能同时服用含有与本品成分相似成分的其他抗感冒药，避免重复用药。②服药期间不得驾驶机、车、船，不得从事高空作业、机械作业及操作精密仪器。③服用本品期间不得饮酒或含有酒精的饮料。④肝功能不全、肾功能不全、脑血管病史、精神病史或癫痫病史患者慎用。⑤前列腺增生、青光眼等患者及老年人应在医生指导下使用。⑥用药3～7天，症状未缓解，请咨询医生或药师。

【药物商品及其他信息】 本品剂型有片剂、胶囊剂、颗粒剂等，均为复方制剂。

【贮存】 密封，置阴凉干燥处。

—• 考试知识点总结 •—

—• 本章小结 •—

—• 协和云课堂…… 拓展练习及参考答案 •—

（徐 娟 靳 曼）

第十一章　泌尿系统药物

教学课件

微课：泌尿系统药物

学习目标

素质目标

（1）具备不断探索的科学精神，能用专业的知识指导患者使用利尿药、脱水药、良性前列腺增生药，保证患者用药安全、有效。

（2）理解患者的心理诉求，提升患者战胜疾病的信心。

知识目标

（1）掌握：利尿药的分类；各类利尿药的药理作用、临床应用及主要不良反应。

（2）熟悉：甘露醇的药理作用及临床应用。

（3）了解：其他利尿药、脱水药的主要特点及临床应用。

能力目标

（1）能根据处方要求指导患者合理使用泌尿系统常用药物。

（2）能指导患者使用特殊剂型的药品。

案例导入

【案例】

患者，男，60岁。有20年的高血压史，最高血压165/98mmHg。一直未曾规律服用药物进行治疗。近3年来，劳累后开始出现双下肢水肿，伴喘息。近1周来，出现双下肢水肿加重，伴心悸、气促，患者就诊后，确诊为原发性高血压2级、慢性心力衰竭。

【问题】

1. 患者可以用什么药物减轻水肿症状？
2. 药物使用中应注意哪些事项？

·核心知识拆解·

泌尿系统包括肾脏、输尿管、膀胱、尿道、男性前列腺及有关的血管、神经，是机体排泄的重要组成部分。由肾脏产生的尿液经输尿管流入膀胱暂时贮存，在尿液达到一定量后，经尿道排出体外。肾脏同时作为内分泌器官，对维持机体内环境起到重要的作用。

泌尿系统疾病如肾小球疾病、肾功能不全、尿路感染、前列腺增生等，是人群的常见疾病，患者临床表现轻重不一，可有水肿、高血压、蛋白尿、血尿、排尿困难等，重者少尿、无尿，甚至会引起死亡。泌尿系统解剖示意如图11-1所示。

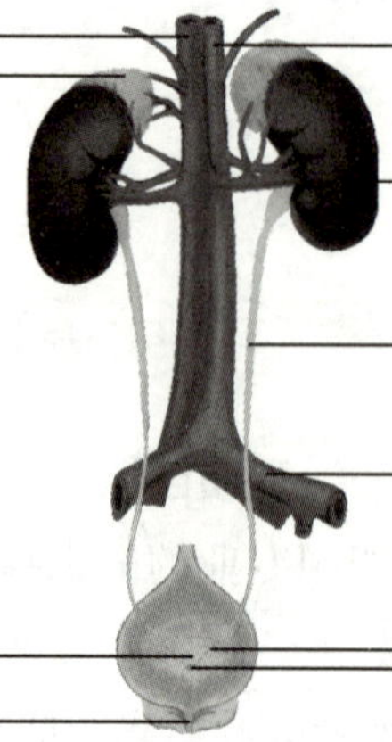

图11-1　泌尿系统解剖示意图

针对泌尿系统疾病的治疗，除对因治疗、及时去除发病诱因、治疗原发病外，应用利尿药去除水肿、增加尿量也是重要的对症治疗措施，可有效改善临床症状，预防并发症的发生。

第一节　利　尿　药

利尿药是一类作用于肾脏，通过影响机体的尿液生成与重吸收过程而使电解质排出增加、尿量增多的药物，临床上主要用于治疗各种原因引起的水肿及高血压等非水肿性疾病。

按照利尿作用的效能高低和作用部位的不同，利尿药可大致分为以下三类。

1. 高效能利尿药　利尿作用快速、强大，主要作用在肾小管髓袢升支粗段皮质部和髓质部的Na^+-K^+-$2Cl^-$共转运体，使得Na^+、K^+、Cl^-排出增多，因此又称髓袢利尿药、Na^+-K^+-$2Cl^-$共转运体抑制药。代表药物：呋塞米、依他尼酸、布美他尼等。

2. 中效能利尿药　利尿作用温和、持久，主要作用部位在远曲小管近端。代表药物：噻嗪类利尿药、氯噻酮等。

3. 低效能利尿药　利尿作用弱、缓慢、持久。主要作用部位在远曲小管末端和集合管，能减少K^+排出。代表药物：螺内酯、氨苯蝶啶、阿米洛利等。

一、利尿药作用的生理学基础

尿液的生成依赖于肾小球滤过、肾小管和集合管的重吸收及分泌的连续过程而实现。利尿药通过作用在肾单位的不同部位（图11-2）、影响离子转运及水的重吸收而产生利尿作用。

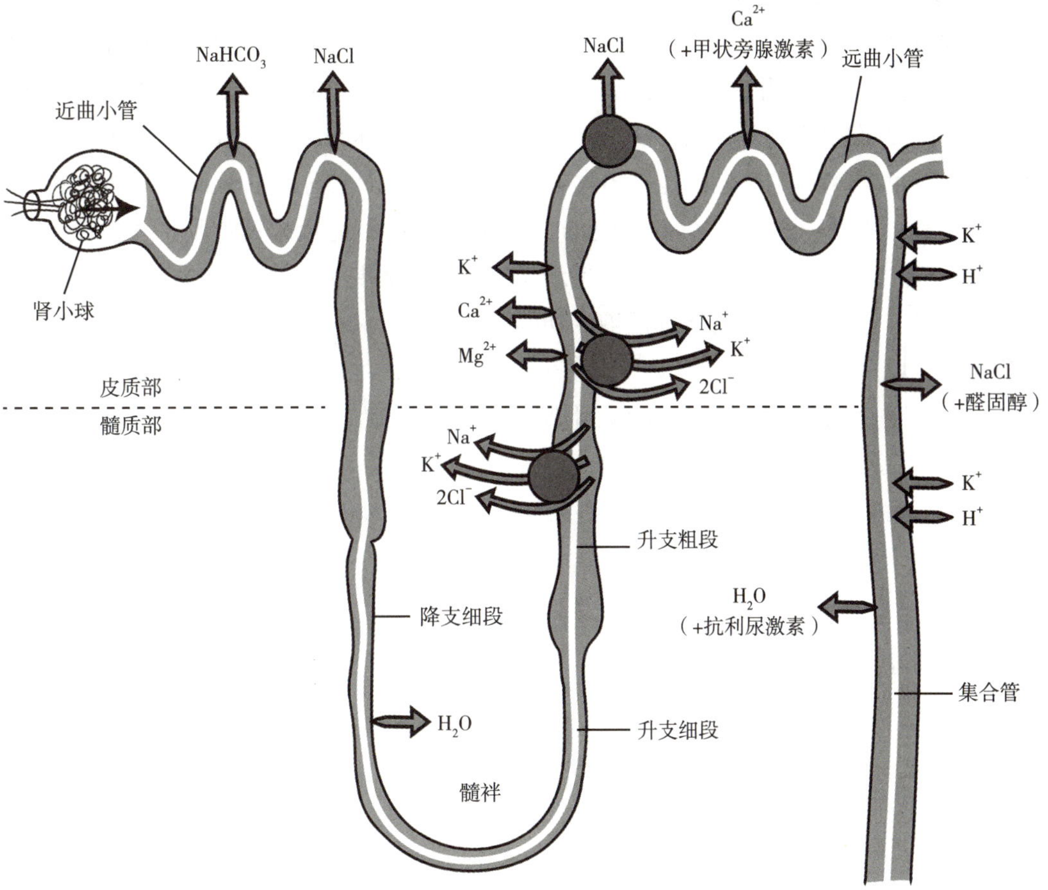

图11-2　肾小管转运系统及利尿药的作用部位

（一）肾小球滤过

血液中除蛋白质和血细胞外的成分均可经肾小球滤过而形成原尿。滤过的动力是肾小球的有效滤过压，滤过的结构基础是滤过膜，滤过膜由肾小球毛细血管的内皮细胞、基膜和肾小囊脏层上皮细胞（又称足细胞）构成。

（二）肾小管重吸收

正常人每日形成的原尿量可达180L，但每日排出的终尿量仅为1～2L，其中约99%的原尿在肾小管被重吸收。因此目前常用的利尿药是通过作用于肾小管，减少其对水、电解质的重吸收，增加终尿尿量而发挥利尿作用。

1. 近曲小管　原尿中60%～70%的Na^+在近曲小管被重吸收，近曲小管上皮细胞内富含碳酸酐酶。以乙酰唑胺为代表的碳酸酐酶抑制药可通过抑制远曲小管的Na^+-H^+交换，减少Na^+重吸收而产生利尿作用。因其利尿作用弱，现已很少使用。

2. 髓袢升支粗段　原尿中20%～35%的Na^+在髓袢升支粗段被重吸收。髓袢升支粗段对NaCl的重吸收依赖于管腔膜上的Na^+-K^+-$2Cl^-$共转运体，该转运体在转运1个Na^+的同时转运1个K^+和2个Cl^-。髓袢升支粗段对水无通透性，生理状态下，此部位的NaCl通过Na^+-K^+-$2Cl^-$共转运体被不断地泵入髓质间质，使髓质的渗透压变高，管腔内的滤液逐渐由高渗变成低渗，此过程即为尿液的稀释。当这些低渗的尿液通过远曲小管和集合管时，在抗利尿激素（antidiuretic hormone，ADH）的作用下，管腔内的水分被大量重吸收回血液，从而使尿液浓缩、尿量减少，此过程即为尿液的浓缩。高效能利尿药通过抑制髓袢升支粗段的Na^+-K^+-$2Cl^-$共转运体，一方面抑制NaCl的重吸收而降低肾的稀释功能，另一方面由于髓质的高渗状态无法维持又阻止了水分的重吸收而降低了肾的浓缩功能，通过影响肾脏对尿液的稀释、浓缩功能排出大量、接近等渗的低渗尿液，从而产生强大的利尿作用。

3. 远曲小管 原尿中约10%的Na^+经远曲小管被重吸收，此段的重吸收主要依赖于Na^+-Cl^-共转运体。与髓袢升支粗段类似，本段相对不透水，噻嗪类利尿药可通过阻断Na^+-Cl^-共转运体，抑制Na^+与Cl^-的重吸收，从而影响肾脏稀释尿液的功能，产生中等利尿作用。

4. 集合管 原尿中2%～5%的Na^+在集合管被重吸收，主要通过Na^+-K^+交换及Na^+-H^+交换完成。醛固酮在此段通过促进Na^+-K^+交换而产生保Na^+排K^+效果，螺内酯则与醛固酮共同竞争醛固酮受体，产生拮抗醛固酮的作用，进而抑制Na^+-K^+交换过程，保K^+排Na^+产生利尿作用。氨苯蝶啶和阿米洛利的抗利尿机制是直接抑制Na^+-K^+交换过程。因抑制Na^+-K^+交换的药物同时有重吸收K^+的作用，故亦被称为留钾或保钾利尿药。

二、常用利尿药

（一）高效能利尿药

呋塞米 Furosemide

【别名】 速尿。

【性状】 白色或类白色的结晶性粉末，无臭，几乎无味。可溶于丙酮、甲醇、二甲基甲酰胺，略溶于乙醇，不溶于水。

【作用与适应证】 呋塞米通过抑制髓袢升支粗段皮质部和髓质部的Na^+-K^+-$2Cl^-$共转运体起效，具有强大、迅速而短暂的利尿作用。

本品用于治疗心源性、肝源性、肾源性的各类水肿，尤其是应用其他利尿药无效的严重水肿患者。也用于治疗急性肺水肿和脑水肿，其中，呋塞米静脉注射后可以通过迅速扩张容量血管、减少回心血量，而在利尿作用发挥之前就发挥缓解急性肺水肿的作用，因此呋塞米是治疗急性肺水肿的首选药物。同时呋塞米因强大的利尿作用，可排出大量低渗液体而使机体血液浓缩、血浆渗透压升高、脑组织脱水，有利于消除脑水肿、降低颅内压，因此对合并心衰的脑水肿也尤为适用。

【不良反应】 ①过度利尿易引起低血钾、低血钠、低血镁、低氯性碱血症、低血容量等水与电解质紊乱表现。其中以低钾血症最为常见，因低血钾状态更易诱发心律失常，与强心苷类药物合用时尤其需要注意。②长期大剂量静脉注射呋塞米，可引起耳毒性反应，患者表现为眩晕、耳鸣、听力减退、一过性耳聋等。肾功能不全患者或与其他有耳毒性的药物（如氨基糖苷类抗生素等）合用时更易发生。③偶见恶心、呕吐等消化系统不适症状，大剂量用药时偶见胃肠出血反应，因此呋塞米在口服使用时更适宜于饭后服用。④患者长期用药时可因尿酸排泄减少，出现高尿酸血症，因此痛风患者禁止使用。⑤少数患者可发生过敏反应，表现为血细胞减少如粒细胞减少、血小板减少等，或间质性肾炎、溶血性贫血等，因此有严重肝、肾功能不全者及妊娠期妇女应慎用本品。

【用药指导】 ①口服时为避免患者出现电解质紊乱，宜从小剂量开始，间歇给药，具体间歇给药方案为：每服药1～3日，停药2～4日。②注射应为每日或隔日一次，肌内注射或稀释后缓慢静脉注射。③呋塞米含有磺胺基团，对磺胺药和噻嗪类利尿药过敏者禁用。④长期使用可能导致电解质紊乱，如低钠、低钾、低钙和低氯性碱中毒，需定期监测电解质水平。

【药物商品及其他信息】 片剂：20mg。注射液：20mg∶2ml。

【贮存】 干燥、阴凉、通风处保存，避免阳光直射和高温。

（二）中效能利尿药

中效能利尿药以噻嗪类为代表在临床广泛应用，是常见的一类口服利尿药和降压药。常用的噻嗪类药物有氢氯噻嗪、苄氟噻嗪（Bendrofluazide）、氢氟噻嗪（Hydroflumethiazide）、环戊噻嗪（Cyclopenthiazide）等。其他如氯噻嗪（Chlorothiazide）等为非噻嗪类药物，但因其药理作用、作用机制、利尿效能等均与噻嗪类相似，也属于中效能利尿药。下面，以噻嗪类药物中最为常用的氢氯噻嗪为中效能利尿药代表予以介绍。

氢氯噻嗪　Hydrochlorothiazide

【别名】 双氢克尿噻。

【性状】 白色结晶性粉末，无臭，味微苦。可溶于丙酮，在乙醇中微溶，而在水、三氯甲烷或乙醚中不溶。

【作用与适应证】 氢氯噻嗪通过抑制肾脏远曲小管近端Na^+-Cl^-共转运体，抑制Na^+、Cl^-的重吸收，增强Na^+、Cl^-、水的排出，产生温和而持久的利尿作用。

本品在临床常用于治疗各类水肿，是轻、中度水肿的首选药物。其中，氢氯噻嗪因对心源性水肿疗效较好，是慢性心功能不全的主要治疗药物之一。

噻嗪类作为临床常用的降压药，是轻度高血压的首选用药。作为一线降压药，常与其他降压药合用，可通过增强其他降压药疗效减少用药剂量、减少药物的副作用。

氢氯噻嗪有抗利尿作用，对于肾性尿崩症及抗利尿激素无效的垂体性尿崩症，可通过减少电解质的排出，明显减少患者尿量、改善患者的口渴症状。

【不良反应】 ①可出现低血钾、低血钠、低血镁、低氯性碱血症等电解质紊乱症状。其中以低钾血症最常见。②因药物增加了近曲小管对尿酸的重吸收，易使患者出现高尿酸血症。对有痛风史者，可诱发或加剧痛风症状。③患者可出现高血糖、高血脂。其中，使血清胆固醇升高、低密度脂蛋白升高、高密度脂蛋白降低。④偶见胃肠道反应、过敏反应等。

【用药指导】 ①与磺胺类药物、呋塞米、布美他尼、碳酸酐酶抑制药有交叉反应，对以上药物过敏的患者慎用氢氯噻嗪。②与肾上腺皮质激素、促肾上腺皮质激素、雌激素等合用，可能降低氢氯噻嗪的利尿作用，并增加发生电解质紊乱的机会。

【药物商品及其他信息】 片剂：10mg、25mg。

【贮存】 阴凉、干燥、避光处保存。

（三）低效能利尿药

螺内酯　Spironolactone

螺内酯作为人工合成的甾体化合物，拥有与醛固酮相似的化学结构，可与醛固酮起竞争性抑制作用。

【别名】 安体舒通。

【性状】 白色或类白色的细微结晶性粉末。有轻微的硫醇臭，味微苦。在三氯甲烷（氯仿）中极易溶解，在苯或乙酸乙酯中易溶，在乙醇中可以溶解，在水中不溶解。

【作用与适应证】 螺内酯在远曲小管和集合管内与醛固酮竞争醛固酮受体，抑制醛固酮的药理作用，通过抑制Na^+的重吸收、减少K^+的分泌、抑制Na^+-K^+交换，表现出排钠、排水、保钾的利尿作用。

临床用于治疗与醛固酮升高有关的顽固性水肿、高血压等。

【不良反应】 最常见的不良反应为高钾血症，肾、肝功能不全或血钾偏高者禁用。偶见性激素样作用，女性可出现月经紊乱、乳房触痛、性功能下降等症状；男性可出现乳房女性化、阳痿等症状。停药后症状可消失。

【用药指导】 ①用于治疗水肿时，建议剂量为每日40～120mg，分2～4次服用，连续服药5日后酌情调整剂量。且螺内酯药物单独使用时效果往往欠佳，常需与噻嗪类中效、排钾利尿药合用，以提高疗效，避免或减少血钾紊乱。②用于治疗高血压时，初始每日剂量建议为40～80mg，分次口服，连续服药2周后再根据患者具体情况酌情调整剂量。本药不宜与ACEI类药物合用，以免增加发生高钾血症的风险。

【药物商品及其他信息】 胶囊或片剂：20mg。

【贮存】 遮光、密封、干燥、温度控制在25℃以下的环境中储存。

氨苯蝶啶　Triamterene

【性状】 白色或类白色的结晶性粉末，无臭，几乎无味。可溶于丙酮、甲醇、二甲基甲酰胺，略溶于乙醇，不溶于水。

【作用与适应证】 氨苯蝶啶通过抑制远曲小管和集合管的Na^+-K^+交换，减少Na^+的重吸收、抑制K^+的分泌，产生排钠、排水、保钾的利尿作用。

临床上常与高效能、中效能利尿药类的排钾利尿药合用，以治疗顽固性水肿。因氨苯蝶啶能促进尿酸排泄，尤其适用于伴有痛风的水肿患者。

【不良反应】 不良反应较少。偶见恶心、呕吐、腹泻等胃肠道症状。长期应用可引起高钾血症，严重肝肾功能不全、有高钾血症者禁用。

【用药指导】 ①随餐服用，以减少胃肠道反应，并可提高本药的生物利用度。②氨苯蝶啶对二氢叶酸还原酶有抑制作用，患者可出现叶酸缺乏。

【药物商品及其他信息】 片剂：50mg。

【贮存】 遮光、干燥、温度控制在2～10℃。

第二节 脱 水 药

脱水药（dehydrant）又称渗透性利尿药，往往有较高的渗透压，经静脉给药后可因迅速提高血浆渗透压而使组织内水分向血浆进行转移，从而出现组织脱水作用，并产生利尿效果。本类药物的共同特征有：①入血后不易透过毛细血管进入组织；②容易经肾小球滤过；③多数药物在体内不被或很少被代谢。临床上常用的脱水药物有浓度为20%的甘露醇、浓度为25%的山梨醇、浓度为50%的高渗葡萄糖等。

甘露醇 Mannitol

【性状】 白色结晶或结晶性粉末，无臭。易溶于水，在乙醚和乙醇中几乎不溶。

【作用与适应证】 临床常用20%甘露醇静脉注射或静脉滴注给药。产生组织脱水、利尿作用。

20%甘露醇是治疗脑水肿、减轻颅内压的首选用药。也可用于治疗青光眼，如在术前使用以降低眼内压或用于急性青光眼的紧急治疗。也可用于预防各种原因引起的急性肾损伤。

【不良反应】 静脉注射药物速度过快时，患者可出现一过性头痛、眩晕、视物模糊等。为避免颅内压迅速下降而加重颅内出血，颅内活动性出血者禁用。为避免循环血量过快增多而导致心脏负担加重，心功能不全者禁用。

【用药指导】 ①每次用药剂量为0.25～2g/kg体重，通常在30～60分钟内输注完毕。②甘露醇遇冷易结晶，使用前应仔细检查。如药品已出现结晶，可将其放置在热水中回温或者对药剂进行用力振荡，等待结晶完全溶解后再使用。③当甘露醇浓度高于15%时，应使用有过滤器的输液器。④为避免局部组织肿胀、坏死，静脉注射时药液切勿漏出血管外。

【药物商品及其他信息】 注射液：20%溶液20g/100ml、20%溶液50g/250 ml。

【贮存】 甘露醇注射液容易受到外界的振动影响从而发生结晶。因此，在存放的时候要尽量避免碰撞或者振动，可以选择稳固的位置放置。避光保存。

山梨醇 Sorbitol

山梨醇为甘露醇的同分异构体，临床常用浓度为25%的山梨醇溶液。

【性状】 白色结晶性粉末，无臭，味略甜，微有引湿性。山梨醇易溶于水，溶于乙醇，微溶于甲醇、醋酸、苯酚等溶剂。

【作用与适应证】 山梨醇进入体内后，部分药物因在肝脏转化为果糖而丧失渗透脱水利尿作用，山梨醇药效降低。其他药理作用、临床应用与甘露醇相似。

【不良反应】 同甘露醇。

【用药指导】 同甘露醇。

【药物商品及其他信息】 注射液：25%溶液100ml : 25g、250ml : 62.5g。

【贮存】 阴凉干燥、避免阳光直射。相对湿度低于60%，以避免山梨醇吸湿。

葡萄糖 Glucose

临床常用浓度为50%的高渗葡萄糖溶液。

【性状】 纯净的葡萄糖为无色晶体，有时也呈现为白色无臭结晶性颗粒或晶粒状粉末。极易溶于水，也可微溶于乙醇，不溶于乙醚。

【作用与适应证】 静脉注射50%高渗葡萄糖溶液可产生渗透性脱水和利尿作用，常用于治疗脑水肿。

【不良反应】 过量使用可能导致血糖急剧升高，引起高血糖非酮症昏迷等严重并发症。

【用药指导】 因葡萄糖可以从血管弥散进入组织，且葡萄糖本身极易被组织摄取、代谢，故葡萄糖高渗液的脱水作用较弱、持续时间较短。因此在治疗脑水肿时，可出现用药后颅内压先降低后回升的反跳现象，故常与甘露醇交替使用以巩固疗效。

【药物商品及其他信息】 注射液：50%溶液20毫升/支。

【贮存】 阴凉、干燥处储存。长时间保存时可将葡萄糖注射液放置在冰箱内冷藏，注意冷藏温度不宜过低，以免葡萄糖结晶析出。

第三节　良性前列腺增生用药

良性前列腺增生（benign prostatic hyperplasia，BPH）是指前列腺组织的良性增生性病变，是中老年男性常见的泌尿系统疾病，主要表现为前列腺体积增大，引起尿频、排尿困难、尿潴留等下尿路症状（lower urinary tract symptom，LUTS）。针对良性前列腺增生的治疗药物，主要有5α-还原酶抑制药、α受体阻断药、M受体阻断药等。

一、5α-还原酶抑制药

5α-还原酶抑制药可通过抑制睾酮转化为双氢睾酮而降低前列腺内双氢睾酮的含量，起到缩小前列腺体积、改善排尿困难的作用。

非那雄胺　Finasteride

【别名】 非那甾胺。

【性状】 白色至灰白色结晶粉末，易溶于氯仿、二甲基亚砜、乙醇、甲醇或正丙醇，难溶于丙二醇或聚乙二醇400，极微溶于0.1mol/L盐酸、0.1mol/L氢氧化钠溶液或水。

【作用与适应证】 非那雄胺为竞争性Ⅱ型5α-还原酶特异性抑制药，通过抑制睾酮转化为双氢睾酮，从而降低体内双氢睾酮水平。临床用于前列腺体积增大并伴有泌尿系统症状的良性前列腺增生患者及雄激素性脱发患者。

【不良反应】 ①生殖系统异常：常见阳痿、性欲减退、睾丸疼痛和乳房不适。这些副作用常随着治疗时间延长而逐渐减少。②过敏反应：可能引起瘙痒、皮疹、唇舌部和面部肿胀等症状。③其他：少数患者可能出现头晕、头痛、低血压、便秘、下肢水肿等症状。

【用药指导】 妊娠期妇女应避免接触破碎的非那雄胺片剂，以免影响胎儿。患有严重肝肾功能不全的患者禁用非那雄胺。

【药物商品及其他信息】 片剂1mg、2.5mg、5mg、10mg。

【贮存】 密封、防潮、避光、阴凉处存储。

▶知识拓展

非那雄胺的意外发现

非那雄胺作为5α-还原酶抑制药的代表药物，从1992年被批准上市后一直用于良性前列腺增生的治疗。在临床观察中，医生们发现部分患者在服用非那雄胺治疗前列腺增生的过程中，原本光秃的头皮上重新生长出了毛发。

经过一系列的研究及药物临床试验验证，非那雄胺可以通过抑制睾酮转化为双氢睾酮而降低患者体内双氢睾酮水平。而双氢睾酮是导致男性出现雄激素性脱发的关键因素之一。

1997年，非那雄胺被正式批准用于雄激素性脱发的治疗。

微课：非那雄胺的意外发现

二、α受体阻断药

α受体阻断药可阻滞分布在前列腺和膀胱颈平滑肌表面的肾上腺素受体（主要为α_1受体），通过松弛平滑肌来缓解膀胱出口的动力性梗阻，改善前列腺增生引起的排尿困难、尿潴留等下尿路症状。代表药物有坦索罗辛、多沙唑嗪、特拉唑嗪等。

坦索罗辛　Tamsulosin

【性状】 白色晶体。可溶于丙酮、甲醇、二甲基甲酰胺，略溶于乙醇，不溶于水。

【作用与适应证】 坦索罗辛是特异性α_1受体阻断药，能够通过松弛尿道平滑肌，改善排尿功能。临床主要用于治疗前列腺增生所致的异常排尿症状，如尿频、夜尿增多、排尿困难等。尤其适用于轻、中度良性前列腺增生患者。

【不良反应】 偶见眩晕、头痛、恶心、呕吐、阳痿、射精量减少等。

【用药指导】 坦索罗辛与其他肾上腺能阻滞药合用可能影响其药代和药效动力学，建议尽量避免合用。与西咪替丁合用时，可能增加坦索罗辛的吸收并减少其清除，应慎重使用。肾功能不全患者禁用。用药期间，应避免从事高空作业、汽车驾驶等伴有危险性的工作。

【药物商品及其他信息】 缓释胶囊：0.2毫升/粒。

【贮存】 密封、阴凉、避光、干燥保存。

三、M受体阻断药

M受体阻断药通过抑制膀胱逼尿肌过度活动，从而改善排尿困难等症状。

奥昔布宁 Oxybutynin

【别名】 尿多灵。

【性状】 白色至灰白色结晶粉末。

【作用与适应证】 为选择性M_3受体阻断药，能够抑制膀胱壁神经反射，通过调节膀胱的舒缩功能，减少不自主的膀胱收缩，从而缓解尿急、尿频、尿失禁等因前列腺增生引起的不适症状。

【不良反应】 偶见口干、少汗、视物模糊、心悸、嗜睡、头晕、恶心、呕吐、便秘、阳痿、抑制泌乳等。少数患者可能出现过敏反应或药物特异反应，如荨麻疹和其他皮肤症状。

【用药指导】 建议患者在睡前使用以减少夜尿次数，但不宜与其他中枢抑制药合用。司机、机器操作工人、高空作业人员及从事危险工作的人员在使用时应特别小心，因为药物可能引发视物模糊或嗜睡等症状。

【药物商品及其他信息】 片剂：10mg/片。

【贮存】 遮光、密闭，在阴凉干燥处保存。

—• 考试知识点总结 •—

—• 本章小结 •—

—• 协和云课堂…… 拓展练习及参考答案 •—

（王 琳）

第十二章　血液及造血系统药物

教学课件

微课：血液及造血系统药物

学习目标

素质目标

（1）具备同理心，理解血液及造血系统疾病患者的心理需求，恰当解释药物使用的必要性与潜在风险，保证患者用药安全性和有效性。

（2）积极宣贯血液及造血系统疾病的预防措施，提升全民健康意识。

知识目标

（1）掌握：常见抗贫血药的药理作用、临床应用及主要不良反应。

（2）熟悉：维生素B_{12}、叶酸、链激酶、抗血小板药的药理作用、临床应用及不良反应。

（3）了解：血容量扩充药的药理作用和临床应用。

能力目标

（1）能够根据处方指导患者正确使用铁剂，提供用药咨询。

（2）能够为不同的患者选择合适的止血药或抗凝药。

案例导入

【案例】

患者，女，45岁。因近3个月来持续感到疲劳无力、面色苍白、头晕目眩，并偶尔伴有心悸、气短而前来就诊。自述这些症状在劳累后尤为明显，且近期记忆力有所下降，工作效率受到严重影响。诊断结果为贫血。患者否认有长期慢性疾病史，但有轻度胃溃疡病史，偶尔服用抗酸药物治疗。家族中无明确贫血遗传史。

【问题】

1. 什么原因引起的贫血，应如何用药缓解症状？
2. 患者平时生活中应注意哪些事项？

·核心知识拆解·

造血系统是指机体内制造血液的整个系统，由造血细胞和造血器官组成，主要包括肝、卵黄囊、肾、脾、胸腺、骨髓和淋巴结。造血细胞均发生于胚胎的中胚层，随胚胎发育过程，造血中心转移。

造血系统疾病又称血液病，是主要累及造血系统和原发于造血系统的疾病。其他系统有血液方面病变者，只能称之为系统疾病的血液学表现。导致造血系统疾病的原因有很多，包括物理因素、化学因素、生物因素、免疫因素、遗传因素等。造血系统疾病的症状与体征多种多样，常见的有出血，贫血，发热，肝、脾、淋巴结肿大。

造血系统疾病的支持治疗包括预防感染、避免出血、纠正贫血、保护肝脏、杜绝接触各类危险因素、正确护理等。主要的对症措施包括输血，使用止血药物、抗纤溶药物、护肝药物或抗生素等。

第一节 抗贫血药

微课：贫血的用药选择

贫血是一种常见的血液疾病，其主要特征是机体外周血中红细胞数量减少，导致组织和器官供氧不足。贫血的诊断标准因人群不同而异，除了受到年龄、性别、海拔等因素的影响，也由临床医生进行具体判断。常见的贫血有以下几类。①缺铁性贫血：病因包括铁摄入不足、丢失过多、吸收障碍或者机体铁需求增加等。②巨幼细胞贫血：发病原因主要是由于叶酸和/或维生素B_{12}缺乏，特点是呈大红细胞性贫血。③再生障碍性贫血：由多种因素导致骨髓造血干细胞缺陷、造血微环境损伤及免疫机制改变，引起骨髓造血功能衰竭，表现为全血细胞减少的疾病。

贫血病因不同，治疗原则不同。针对贫血病因治疗、根除病因是贫血治疗的关键。缺铁性贫血、维生素B_{12}或叶酸缺乏导致的巨幼细胞贫血在补充相应造血元素后，可迅速改善病情。

硫酸亚铁 Ferrous Sulfate

【别名】 绿矾、皂矾、青矾、七水硫酸亚铁。

【性状】 本品为淡蓝绿色柱状结晶，无臭，味咸、涩。不溶于乙醇，易溶于水。

【作用与适应证】 铁为构成血红蛋白的主要成分之一，缺乏时导致缺铁性贫血，口服亚铁盐（二价铁）易于吸收。

临床主要用于缺铁性贫血，因红细胞被大量破坏、长期慢性失血、胃肠道吸收障碍及偏食等原因导致的贫血等。

【不良反应】 胃肠不适、恶心、腹泻偶有便秘、排黑便等。

【用药指导】 ①服用本品期间忌用茶及含鞣酸类药物，以免影响铁的吸收。②不宜与四环素类同服，以防形成不溶性络合物。③在服用的过程中需要定期复查血常规，贫血纠正之后，避免长期服用，以免引起铁负荷过重。④维生素C与硫酸亚铁同服，有利于铁的吸收。

【药物商品及其他信息】 片剂：300mg。复方硫酸亚铁叶酸片：每片含硫酸盐铁50mg、叶酸1mg、干酵母、当归、黄芪、白术。复方硫酸亚铁颗粒：每袋含硫酸盐铁50mg、维生素C 30mg。

【贮存】 密封，干燥处保存。

富马酸亚铁　Ferrous Fumarate

富马酸亚铁为橙红色或红棕色粉末，无臭，几乎不溶于水或乙醇。本品为抗缺铁性贫血药，作用与硫酸亚铁相似，系含铁量较高的有机铁（约32.8%），见效较快。服后偶见呕吐、恶心、便秘等不良反应，但较硫酸亚铁为轻。消化道溃疡、溃疡性结肠炎及对口服铁制剂有过敏反应者禁用。服药期间忌饮茶，也不宜与四环素类同服。

叶酸　Folic acid

【别名】 维生素M、蝶酰谷氨酸、维生素B_9。

【性状】 本品为橙黄色或黄色结晶性粉末，无臭、无味，溶于水、乙醇、丙酮、氯仿或乙醚。

【作用与适应证】 本品为细胞分裂和生长的必需物质，参与体内氨基酸和核酸的合成，与维生素B_{12}共同促进红细胞的成熟和生长。

临床用于各种巨幼细胞贫血，适用于营养不良、妊娠期、婴儿期叶酸需要量增大引起的巨幼细胞贫血。用于恶性贫血治疗时，可纠正异常血象，但不能改善神经损害症状，故治疗应以维生素B_{12}为主、叶酸为辅。

【不良反应】 本品不良反应较少，罕见过敏反应。静脉注射易致不良反应，不宜采用，叶酸大剂量使用能拮抗苯妥英钠等药物的抗癫痫作用，应加以注意。

【用药指导】 ①诊断明确后用药。试验性治疗，应用生理量（一日0.5mg）口服。②营养性巨幼细胞贫血常合并缺铁，应同时补充铁，并补充蛋白质及其他B族维生素。③恶性贫血及疑有维生素B_{12}缺乏的患者，不单独用叶酸，因这样会加重维生素B_{12}的负担和神经系统症状。④静脉注射较易致不良反应，故不宜采用；肌内注射时，不宜与维生素B_1、维生素B_2、维生素C同管注射。

【药物商品及其他信息】 片剂：5mg。注射液：1ml∶0.1mg、1ml∶0.5mg、1ml∶1mg。

【贮存】 遮光，密封保存。

维生素B_{12}　Vitamin B_{12}

【别名】 氰钴胺、钴胺氰、钴钙素。

【性状】 本品为深红色结晶，无臭，无味，引湿性强。略溶于乙醇、水，不溶于乙醚、丙酮、氯仿。水溶液呈红色。

【作用与适应证】 维生素B_{12}是合成核酸过程中的重要辅酶，参与体内胆碱蛋氨酸的合成及蛋白质与脂肪的代谢。当体内缺乏维生素B_{12}时，核酸代谢发生障碍，将导致核酸特别是DNA的合成障碍，核分裂停滞，细胞核成熟迟缓，从而产生巨幼细胞贫血。其对神经系统功能和肝脏也有一定作用。

临床主要用于各类巨幼细胞贫血，药物中毒引起的贫血，还可用于治疗白细胞减少症，再生障碍性贫血，以及神经痛、神经炎，肝硬化、传染性肝炎等。

【不良反应】 本品可有过敏反应，甚至过敏性休克，不可滥用。

【用药指导】 ①维生素B_{12}缺乏并伴有叶酸缺乏时，只用维生素B_{12}治疗，血象虽能改善，但掩盖了叶酸缺乏引起的临床表现；该类患者宜同时补充叶酸，方能取得较好疗效。②用维生素B_{12}治疗巨幼细胞贫血，起始48小时内，应查血钾，以便及时发现可能发生的严重低血钾。③痛风患者若用本品，因为核酸降解加速，血尿酸上升，可致痛风发作，需特别留意。④神经系统损害者，若诊断尚未明确，不宜使用维生素B_{12}，避免掩盖亚急性联合变性的临床表现。

【药物商品及其他信息】 片剂：25μg。注射液：2ml：10mg。

【贮存】 遮光，密封保存。

第二节　抗血小板药

血小板由巨核细胞生成，在初期止血和血栓形成中扮演着关键角色。血小板的活化在动脉血栓和动脉粥样硬化及其他心脑血管疾病的发生发展中起着重要作用，目前抗血小板治疗已成为预防或治疗动脉系统血栓的重要策略。

抗血小板药物主要包括血栓素A_2（thromboxane A_2，TXA_2）抑制药阿司匹林、P2Y12受体阻断药包括噻吩吡啶和非噻吩吡啶类及糖蛋白（glycoprotein，GP）Ⅱb/Ⅲa受体抑制药，以及磷酸二酯酶抑制药。凝血与抗凝机制如图12-1所示。

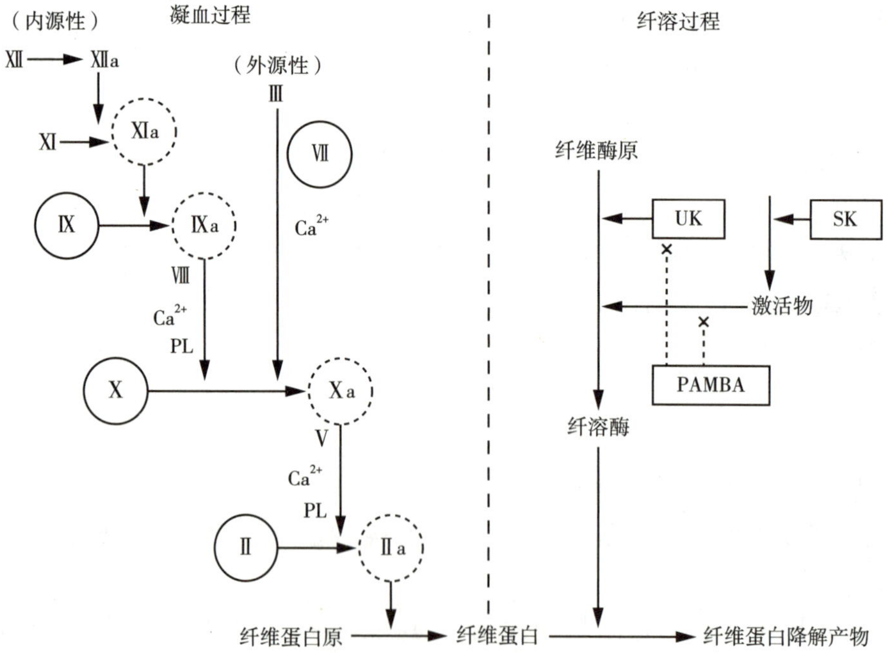

图12-1　凝血与抗凝机制

氯吡格雷　Clopidogrel

【别名】 硫酸氢氯吡格雷、波立维、泰嘉。

【性状】 常用其硫酸盐，本品为白色或类白色结晶性粉末。在水、甲醇中极易溶解。

【作用与适应证】 本品的作用原理是通过选择性地、不可逆地抑制腺苷二磷酸（adenosine

diphosphate，ADP）与其血小板受体结合及继发的ADP介导的GP Ⅱ b/Ⅲ a复合物活化，进而抑制血小板聚集。氯吡格雷亦能阻断ADP释放引起的血小板活化扩增，从而抑制其他激动剂诱导的血小板聚集。本品的药理活性呈剂量性依赖。在口服单次给药2小时后即可观察到药效，在连续给药3～7天后其抑制血小板作用至稳态，最大可达到ADP诱导的聚集抑制作用的40%～60%，可维持3个月以上最大抑制作用，用药停止后聚集参数5天内逐渐回到基线。

本品可单独使用也可与阿司匹林一起使用，用于缺血性中风，心脏病发作，急性冠状动脉综合征、心肌梗死的预防，经皮冠状动脉介入治疗，外周动脉疾病，短暂性脑缺血发作。氯吡格雷还可用于预防外周动脉疾病患者的严重或危及生命的心脏和血管问题。氯吡格雷有时也用于预防心房颤动患者的血凝块。

【不良反应】 出血、胸痛、腹痛、支气管痉挛、味觉异常、瘙痒、过敏反应等。

【用药指导】 ①由于出血和血液学不良反应的危险性，在治疗过程中一旦出现出血的临床症状，就应立即考虑进行血细胞计数和/或其他适当的检查。②对本品过敏者、溃疡病患者及颅内出血患者禁用。③避免氯吡格雷与奥美拉唑或埃索美拉唑同时使用，两者都会显著降低氯吡格雷的抗血小板活性。④应避免中断治疗，如果必须停用氯吡格雷，需尽早恢复用药。过早停用氯吡格雷可能导致心血管事件的风险增加。⑤不建议和华法林等口服抗凝药联合用药，因为这可能会增加出血强度。

【药物商品及其他信息】 片剂：25mg、75mg。氯吡格雷阿司匹林片：每片含氯吡格雷75mg、阿司匹林100mg。

【贮存】 密封，不超过30℃保存。

▶知识拓展

氯吡格雷：抗血小板治疗的里程碑

在心血管疾病的治疗史上，血小板的角色一直是研究的重点。早在1972年，科学家埃洛伊和他的团队在寻求新型抗炎药物的过程中意外发现了噻吩并吡啶类化合物具有抗血小板的特性。随着研究的深入，这类药物被证实能有效地预防血栓形成，从而开启了心血管治疗的新篇章。

氯吡格雷的作用机制独特，它本身是一种无活性的前体药物，需要在体内经过肝脏的细胞色素P450酶系转化为活性代谢物。这一代谢过程是复杂的，涉及多种酶的参与。氯吡格雷的主要作用是通过其活性代谢物不可逆地抑制血小板上的ADP受体，阻止血小板聚集，进而有效预防心肌梗死和中风的发生。

目前氯吡格雷广泛用于治疗及预防心血管疾病，尤其是急性冠脉综合征（acute coronary syndrome，ACS）患者和接受经皮冠状动脉介入治疗（percutaneous coronary intervention，PCI）的患者。然而，个体差异显著影响其疗效，一些患者可能出现抵抗现象，即所谓的“无反应者”。此外，氯吡格雷与其他药物如质子泵抑制药之间存在潜在的相互作用，可能影响其抗血小板效果。因此，优化氯吡格雷的用药策略，包括剂量调整和避免不利的药物相互作用，是提高治疗效果的关键。

随着医学研究的不断进步，未来氯吡格雷的使用可能会更加精细化。研究人员正在探索更多关于遗传背景对氯吡格雷反应的影响，希望能够通过基因检测来更精确地预测患者的反应，从而实现真正意义上的个性化医疗。同时，新的给药方式如注射剂型氯吡格雷的研究也正在进行中，这将为急需抗血小板治疗的急性病例提供更多的灵活性和便利。

双嘧达莫　Dipyridamole

【别名】 哌醇定、潘生丁、双嘧哌胺醇。

【性状】 本品为黄色结晶性粉末，无臭，味微苦。在氯仿中易溶，在乙醇中溶解，在丙酮中微溶，在水中几乎不溶，在稀酸中易溶。

【作用与适应证】 本品原作为扩张冠脉血管药用于冠心病，但因为疗效不确定，故现主要用作抗血小板药。实验表明，本品具有抗血栓形成作用，可抑制血小板的第一相和第二相聚集。在高浓度时（50μg/ml）可抑制血小板的释放反应。该作用的发生可能与人体内存有的前列环素（prostaglandin I_2，PGI_2）有关。如体内缺乏PGI_2或应用了超剂量的阿司匹林则无效。本品抗血栓形成的作用对出血时间无影响。

临床主要用于血栓栓塞性疾病，也可用于冠状动脉供血不足或伴有心绞痛的患者，还可用于防治血栓形成。

【不良反应】 头痛、眩晕、恶心、呕吐、腹泻、皮疹、瘙痒等。

【用药指导】 ①与阿司匹林有协同作用。在与阿司匹林合用时，阿司匹林的剂量减至一日100～200mg。②罕见心绞痛和肝功能不全，不良反应持续或不能耐受者少见，停药后可消除。③与肝素、香豆素类及纤维蛋白溶解药合用，可引起出血倾向。

【药物商品及其他信息】 片剂：25mg。阿司匹林双嘧达莫片：每片含阿司匹林75mg、双嘧达莫25mg。

【贮存】 遮光，密封保存。

噻氯匹定　Ticlopidine

噻氯匹定为强效抗血小板药。对ADP介导的血小板聚集有显著的抑制效果。对凝血酶、胶原、肾上腺素、花生四烯酸及血小板活化因子等介导的血小板聚集均有抑制作用，还能抑制血小板的释放反应，并具有一定的解聚作用。亦可用于脑血管病、缺血性心脏病，能有效降低全血黏滞度。临床上适合用于各种动脉血栓形成、急性血栓性动脉炎，也可用于心绞痛、冠心病并发心肌缺血等的治疗。

第三节　促凝血药

凝血机制包含凝血和抗凝两个方面，二者之间的动态平衡是机体维持体内血液流动状态和避免血液丢失的关键因素。正常机体的止凝血，主要依靠于完整的血管壁功能和结构、血小板的有效数量和质量、血浆凝血因子的正常活性。凝血是血液由流动状态转变为凝胶状态的过程，它是止血功能的关键部分。凝血过程是一系列凝血因子被相继酶解激活的过程，最终合成凝血酶，生成纤维蛋白凝块。

促凝血药（coagulants）是指能加速血液凝固或降低毛细血管通透性，促使出血停止的药物，又称止血药。用于治疗出血性疾病。国内常用的促凝血药（止血药）有20多种，按其作用机制可分为：促进凝血因子生成药、促进血小板生成药、抗纤维蛋白溶解药、其他类。

（一）促进凝血因子生成药

维生素K　Vitamin K

【别名】 凝血维生素、抗出血维生素。

【性状】 本品为黄色晶体，熔点为52～54℃，通常呈油状液体或固体，不溶于水，能溶于油脂及醚等有机溶剂。

【作用与适应证】 本品是具有叶绿醌生物活性的一类物质。有维生素K_1、维生素K_2、维生素K_3、维生素K_4等几种形式，其中维生素K_1、维生素K_2是天然存在的，是脂溶性维生素，维生素K_1是从绿色植物中提取的维生素K_2是由肠道细菌（如大肠埃希菌）合成的。而维生素K_3、维生素K_4是通过人工合成的，是水溶性维生素。最重要的是维生素K_1和维生素K_2。维生素K既是凝血因子γ-羧化酶的辅酶，又是凝血因子2、凝血因子7、凝血因子9、凝血因子10合成的必需物质。人体缺少维生素K，凝血时间会延长，严重者会导致流血不止，甚至死亡。此外本品还有镇痛作用。

临床主要用于维生素K缺乏症，如胆瘘、慢性腹泻、阻塞性黄疸、新生儿、早产儿出血及长期大量服用广谱抗生素或水杨酸类药物等引起的凝血酶原缺乏症。

【不良反应】 呕吐、恶心等胃肠道反应。静脉注射不宜过快，否则可引发面部潮红、胸闷、出汗，甚至血压急剧下降而危及生命。

【用药指导】 ①本品会损害肝功能，肝病患者不宜服用。②维生素K可通过胎盘屏障，故对临产妇应尽量避免使用。③新生儿如大剂量应用维生素K，特别是维生素K_3、维生素K_4，可引起溶血性贫血、高胆红素血症，多发生于母亲或新生儿本人曾接受维生素K治疗者，以及葡萄糖-6-磷酸脱氢酶缺乏、维生素E血浓度低下者。

【药物商品及其他信息】 片剂：4mg。注射剂：2ml∶10mg。

【贮存】 常温，避光保存。

（二）促进血小板生成药

酚磺乙胺　Etamsylate

【别名】 止血敏、羟苯磺乙胺、止血定、氢醌磺乙胺。

【性状】 本品常温下为白色结晶性粉末，无臭，味苦。易溶于水，溶于乙醇，微溶于丙酮，不溶于氯仿、乙醚。有引湿性，遇光易变质。

【作用与适应证】 本品降低毛细血管的通透性，使血管收缩，增强血小板的聚集及黏附，促进凝血因子等活性物质释放，通过缩短凝血时间来达到止血的目的。

临床适用于纤维蛋白溶解活性增高引发的出血，如产后出血，肺、肝、胰、前列腺等术后出血，也可用于链激酶、尿激酶剂量过大引起的出血及继发性弥散性血管内凝血（disseminated intravascular coagulation，DIC）后期出血等。

【不良反应】 头晕、头痛、恶心、呕吐、胸闷等反应。过量可致血栓形成，并可诱发心肌梗死。

【用药指导】 ①本品最好单独注射，不宜与其他药物（如碱性药液）配伍，以免药物氧化、变色而失效。②高分子血容量扩张剂应在本品之后使用，不能在本品之前使用。③与其他类型止血药合用，可增强其止血效果。

【药物商品及其他信息】 片剂：25mg。注射剂：2ml∶500mg。

【贮存】 常温，避光保存。

（三）抗纤维蛋白溶解药

氨甲环酸　Tranexamic Acid

【别名】 传明酸、凝血酸、止血环酸。

【性状】 本品为白色结晶性粉末，无臭，味苦，易溶于水，几乎不溶于乙醇、氯仿。

【作用与适应证】 本品能竞争性拮抗纤溶酶原激活因子的作用，阻止纤溶酶原转变为纤溶酶，并能抑制纤溶酶降解纤维蛋白和纤维原的作用，从而起到止血作用。

临床主要用于防治手术前后及血液、血管因素引起的出血，如血小板减少性紫癜、脑出血、胃肠道出血、泌尿道出血、眼底出血、齿龈出血、鼻出血等。

【不良反应】 偶见头晕、头痛、呕吐、恶心、胸闷等反应。过量可致血栓形成，并诱发心肌梗死。心血管疾病患者慎用或禁用。

【用药指导】 ①静脉注射或滴注：一次0.25～0.50g，一日0.75～2.00g。静脉注射液以25%葡萄糖液稀释，静脉滴注液以5%～10%葡萄糖液稀释。为防止手术前后出血，可参考上述剂量。治疗原发性纤维蛋白溶解所致出血时，剂量可酌情加大。②本品用量过大可致血栓形成，诱发心肌梗死。

【药物商品及其他信息】 片剂：250mg、500mg。注射剂：1ml∶100mg、1ml∶250mg、5ml∶500mg。

【贮存】 密闭，阴凉，干燥处保存。

▶知识拓展

氨甲环酸注射制剂修订说明书

2024年6月18日，国家药品监督管理局发布公告，决定对氨甲环酸注射制剂（包括氨甲环酸注射液、注射用氨甲环酸和氨甲环酸氯化钠注射液）说明书内容进行统一修订。

一、不良反应

胃肠系统：恶心、呕吐、腹部不适、腹胀、腹痛、腹泻、干呕、呃逆、胃食管反流、口干、嗳气、食欲减退、口腔感觉缺失、口腔感觉减退。

神经系统：头晕、眩晕、头痛、头部不适、感觉减退、震颤、晕厥、抽动。

全身性疾病及给药部位反应：寒战、发热、胸痛、疲劳、乏力、注射部位痛、注射部位瘙痒、注射部位肿胀。皮肤及皮下组织：皮疹（荨麻疹、丘疹、斑丘疹、瘙痒性皮疹）、瘙痒、红斑、多汗、冷汗、皮肤变色。

心脏器官：心悸、心慌、心律失常。

呼吸系统、胸及纵隔：呼吸急促、呼吸困难、窒息感、咳嗽。

免疫系统：超敏反应、类过敏反应、过敏性休克。

血管与淋巴管：潮红、苍白、低血压、静脉炎、静脉血栓形成。

眼器官：视物模糊、视力损害、眼睑水肿。

精神病：烦躁不安。

二、注意事项

上市后监测到本品有过敏性休克的病例报告，用药前应当仔细询问患者用药史和过敏史，用药过程中注意观察，一旦出现皮疹、瘙痒、呼吸困难、血压下降等症状和体征，应当立即停药并及时治疗。

三、禁忌

对本品任何组成成分过敏者。

（四）其他类

凝血酶　Thrombin

凝血酶是一种白色至灰白色非结晶物质，一般为冻干粉。临床上主要用于结扎止血困难的毛细血管、小血管及实质性脏器出血的止血。亦用于手术、外伤、口腔、鼻、耳、喉、泌尿、骨科、烧伤、眼科、神经外科、妇产科及消化道等部位出血的止血。凝血酶作用于血液凝固过程的最后一步，促使血浆中的可溶性纤维蛋白原转变为不溶的纤维蛋白，从而实现快速止血的目的。此外，还能促进上皮细胞的有丝分裂，加速创伤愈合，是一种速效的局部止血药。

垂体后叶素　Pituitrin

垂体后叶素为淡黄色或淡灰色无晶形粉末，微有肉臭。能溶于水。本品为牛或猪垂体后叶的水溶性成分，内含缩宫素和抗利尿激素（血管升压素），后者能使毛细血管和小动脉收缩，尤以内脏血管明显，具有升压和止血作用，故其注射剂除用于催产及产后止血等外，还可用于肝出血、食管及胃底静脉曲张破裂出血等的止血。

第四节　抗凝血药及溶栓药

目前应用较多的抗凝血药有肝素和口服抗凝血药两种。肝素作用迅速，但需注射，故多作短期治疗。口服抗凝血药主要有香豆素制剂，这类药物价廉且应用方便，常作长期抗凝血药用。肝素及口服抗凝血药可预防血栓的形成和防止已形成的血栓延伸、扩大，防止栓塞并发症，但不能加速血栓的溶解。对体内已形成的血栓的溶解，仍有赖于生理的纤维蛋白溶解作用，溶栓治疗主要是向体内注射一些促活化素物质如链激酶或尿激酶，促进体内纤维蛋白溶酶原活化为纤维蛋白溶酶，溶解纤维蛋白，以使被栓塞的血管重新畅通。

（一）抗凝血药

肝素　Heparin

【别名】 肝素钠、肝磷脂。

【性状】 本品为白色或类白色结晶粉末，无臭无味，有吸湿性，钠盐易溶于水，不溶于乙醇、丙酮、二氧六环等有机溶剂。

【作用与适应证】 本品最初得自肝脏，现多从猪、牛等肺中提得，是一种黏多糖的多硫酸酯。体内、体外均有抗凝作用。其可激活血浆中的抗凝血酶Ⅲ，加速蛋白水解酶性凝血因子的灭活，对凝血过程的各个阶段均有影响，并能阻止血小板的聚集和破坏。

临床上主要用于血栓栓塞性疾病，预防血栓形成和扩大。亦用于多种手术的抗凝及弥散性血管内凝血早期。本品在体内还有降血脂作用。

【不良反应】 本品毒性较低。偶见过敏反应，如发热、荨麻疹、哮喘、结膜炎、鼻炎等。长期应用可发生骨质疏松及短暂脱发。

【用药指导】 ①应用时要严格注意剂量，过量可导致自发性出血，可静脉注射硫酸鱼精蛋白抢救。②低分子量肝素用后可能引起血小板减少症，注射局部瘀斑较罕见。③有出血倾向疾病者、肝肾功能不全、溃疡病、恶性高血压、亚急性心内膜炎患者和妊娠期妇女、产妇分娩后、先兆流产、外科手术后禁用。

【药物商品及其他信息】 注射剂：2ml∶1000U、2ml∶5000U、2ml∶12500U。

【贮存】 冷藏，避免光照处保存。

华法林　Warfarin

【别名】 华法林钠、苄丙酮香豆素钠、杀鼠灵。

【性状】 本品常用其钠盐，为白色结晶性粉末，无臭，味微苦。在水中极易溶解，在乙醇中易溶，但在氯仿或乙醚中几乎不溶。

【作用与适应证】 本品为香豆素类抗凝血药。抗凝血作用的机制是竞争性地阻断维生素K与肝脏中某些酶蛋白的结合，从而抑制肝细胞中凝血因子Ⅱ、凝血因子Ⅶ、凝血因子Ⅸ和凝血因子Ⅹ和凝血酶原的合成。其在体外无效，在体内需待已合成的上述四种凝血因子耗尽后，方能发挥作用。故早期用药可与肝素并用。

临床可用于预防和治疗血栓栓塞性疾病，防止血栓的形成及发展。如治疗血栓栓塞性静脉炎，降低肺栓塞的死亡率和发病率及减少某些外科手术的静脉血栓发生率等。亦可作为心肌梗死的辅助用药。

【不良反应】 鼻出血、血尿、便血、皮肤瘀斑、溃疡及伤口出血等。

【用药指导】 ①患有各种出血倾向的患者禁用。衰弱、发热、慢性酒精中毒、活动性肺结核、重度高血压、充血性心力衰竭、细菌性心内膜炎、月经过多、先兆流产等慎用。②不能随便停用抗凝药或更换厂家，如需更换厂家请到医院告知医生或药师。③出院后第1个月每周进行一次抗凝监测，平稳后改为每隔周一次，如果国际标准化比值（international normalized ratio，INR）稳定在2.0～3.0，监测次数可减少至每月1次。④阿司匹林、利尿酶、保泰松、氯贝丁酯、奎尼丁、西咪替丁、丙米嗪、甲硝唑、氯霉素及各种广谱抗生素等与本品合用，均可从不同方面增强抗凝作用。利福平、维生素K、考来烯胺、螺内酯等可减弱本品的抗凝作用。

【药物商品及其他信息】 片剂：2.5mg、3mg、5mg。

【贮存】 室温，避光处保存。

▶知识拓展

华法林的安全使用

华法林是全球应用最广泛的口服抗凝血药之一，有60余年的应用历史。华法林被誉为"钢丝上的舞者"，因为华法林治疗如同走钢丝一般，要小心翼翼保持平衡，使用过量时可能导致严重出血，甚至威胁生命安全，而剂量不足形成血栓一样会危及生命。虽然现在新型口服抗凝血药（利伐沙班、达比加群等）使用越来越多，但对于二尖瓣中、重度狭窄和机械瓣置换术后的心房颤动，以及存在新型口服抗凝血药禁忌证的患者，华法林几乎是唯一可选择的口服抗凝血药。

INR可有效监测使用华法林抗凝血的效果。一旦使用华法林就应规律性地监测INR，如同患者应该监测他们的血压值一样。从指尖或静脉取少量血液，检测血液凝固的时间，就可测得INR。中国人群INR值一般应保持在2.0 ~ 3.0之间。

华法林用药应从小剂量开始，根据INR调整剂量。初始剂量1 ~ 3mg。用药2 ~ 3日监测凝血指标，可在2 ~ 4周达到抗凝目标值。如果INR一次升高或降低可以不急于改变剂量而应寻找原因，INR连续测得结果位于目标范围之外再开始调整剂量。INR如超过目标范围，可升高或降低原剂量的5% ~ 20%，调整剂量后注意加强监测。如INR一直稳定，偶尔波动且幅度不超过目标范围上下0.5，可不必调整剂量，酌情复查INR（可数天或1 ~ 2周）。当剂量调整幅度较小时，可以计算每周剂量，这比调整每日剂量更为精确。

（二）溶栓药

链激酶 Streptokinase

【别名】 溶栓酶。

【性状】 本品为白色或类白色冻干物。易溶于水及生理盐水，其稀溶液不稳定。

【作用与适应证】 本品具有增进体内纤维蛋白溶解系统的功效，能使纤维蛋白溶解原激活因子前体物转变为激活因子，而促使纤维蛋白原转变为有活性的纤维蛋白溶酶，使血栓溶解。

临床用于治疗血栓栓塞性疾病。如周围动脉栓塞、急性肺栓塞、深静脉栓塞、血管外科手术后的血栓形成、导管给药所致的血栓形成、视网膜中央动脉堵塞、新鲜心肌梗死、静脉栓塞等。

【不良反应】 用药后少数人可有发热、寒战、头痛等不适症状。出血为主要并发症。

【用药指导】 ①本品为酶制剂，生物碱、蛋白质沉淀剂、消毒灭菌剂等会使本品降低活力，故不宜配伍使用，使用本品前宜先测定凝血状况，正常时方可使用。②为减少不良反应，应于给药前半小时先肌内注射异丙嗪25mg，静脉注射氢化可的松25～50mg，结束治疗可用低分子右旋糖酐作为过渡，以防血栓再度形成。③在使用本品期间，患者需要定期检查凝血功能和血小板计数等指标，以确保安全有效。④2周内有手术、出血、心肺复苏、不能实施压迫止血的血管穿刺或外伤史、有食管静脉曲张、溃疡出血病史、出血性视网膜病变或溃疡性结肠炎禁用本品。⑤使用链激酶有出血发生的可能，如穿刺部位出血、皮肤瘀点瘀斑，呼吸道、泌尿道或胃肠道出血，严重者可出现脑出血等重要器官出血，严重时应补充全血。

【药物商品及其他信息】 注射剂：每瓶10万单位、每瓶20万单位、每瓶30万单位。

【贮存】 粉针剂：储存在15～30℃的避光干燥环境中。冻干粉末：-18℃冻存。

尿激酶　Urokinase

尿激酶是从健康人尿中提得的一种蛋白水解酶，亦可由人肾细胞培养制取，无抗原性，可直接使纤维蛋白溶酶原转变为纤维蛋白溶酶，因而可溶解血栓。静脉注射后半衰期约为15分钟。临床可用于脑血管栓塞、肺栓塞、周围动脉或静脉栓塞、急性心肌梗死、视网膜动脉或静脉栓塞等，也可用于外伤性组织水肿、眼部炎症、血肿等。其主要不良反应是出血，使用中应测定凝血情况。若发现有出血倾向应立即停药，并给予抗纤维蛋白溶解药。少数患者可有过敏反应，如头痛、呕吐、恶心、厌食等，若发生立即停药。低纤维蛋白原血症、严重肝功能障碍及出血倾向者禁用。

第五节　血容量扩充药

大量失血或大面积烧伤可使血容量降低，严重者可导致休克。迅速扩充血容量是治疗低血容量性休克的基本疗法。除全血和血浆外，也可应用人工合成的血容量扩充药来补充血容量并维持血液胶体渗透压，以改善微循环。

血容量扩充药又称血浆代用品、代血浆，主要用于大量失血、失血浆及大面积烧伤等所致的血容量降低、休克等应急情况，用以扩充血容量、改善微循环。

右旋糖酐　Dextran

【别名】 葡聚糖、右聚糖。

【性状】 本品为白色或类白色无定形粉末，无臭，无味。易溶于热水，不溶于乙醇，其水溶液为无色或微带乳光的澄明液体。

【作用与适应证】 根据分子量和取代度的不同，本品可以分为以下几种。中分子右旋糖酐（右旋糖酐70）：平均分子量为70 000。低分子右旋糖酐（右旋糖酐40）：平均分子量为40 000。小分子右旋糖酐（右旋糖酐10）：平均分子量为10 000。

本品分子量较大，不易穿透血管壁，能增大血浆胶体渗透压，进而扩充血容量，维持血压。其作用强度与维持时间依中、低、小分子量而逐渐减少。小分子和低分子右旋糖酐能抑制红细胞和血小板聚集，降低血液黏滞性，并对凝血因子Ⅱ具有抑制效果，因此能改善微循环和预防血栓形成。此类药物还具有渗透性利尿作用。

各类右旋糖酐主要用于低血容量性休克，包括创伤、烧伤性休克及急性失血。低分子右旋糖酐抗休克效应更好，能改善微循环。低、小分子右旋糖酐也可用于弥散性血管内凝血，血栓形成性疾病，如心肌梗死、脑血栓形成、心绞痛、视网膜动静脉血栓、血管闭塞性脉管炎等。

【不良反应】 少数患者用药后出现皮肤过敏，极少数患者出现过敏性休克。

【用药指导】 ①首次用药应严密观察5～10分钟，如发现症状，应立即停药，及时抢救。②充血性心力衰竭和有出血性疾病者禁用，肝、肾不良者慎用。③勿与卡那霉素、庆大霉素等合用，因可增加肾毒性。与潘生丁和维生素B_{12}混合可发生变化。④用量过大可出现凝血障碍。

【药物商品及其他信息】 右旋糖酐70：6%中分子右旋糖酐氯化钠注射液（或10%中分子右旋糖酐氯化钠注射液），每瓶250ml、500ml；6%中分子右旋糖酐葡萄糖注射液，每瓶250ml、500ml。

右旋糖酐40：6%低分子右旋糖酐氯化钠注射液（或10%低分子右旋糖酐氯化钠注射液，又名通脉液），每瓶100ml、250ml、500ml；6%低分子右旋糖酐葡萄糖注射液（或10%低分子右旋糖酐葡萄糖注射液），每瓶100ml、250ml、500ml。

右旋糖酐10：10%小分子右旋糖酐葡萄糖注射液，每瓶250ml、500ml。

【贮存】 冷藏、密闭、避光保存。

考试知识点总结

本章小结

协和云课堂……　拓展练习及参考答案

（王力彬）

教学课件

第十三章　激素及调节内分泌功能类药物

微课：激素及调节内分泌系统药物

学习目标

素质目标

（1）具备严谨扎实的工作态度，牢固树立安全用药意识，能用专业的知识指导患者合理使用糖皮质激素类药物、糖尿病用药、甲状腺激素及抗甲状腺药，保证患者用药安全性和有效性。

（2）树立全局意识，合理解释激素类药物的作用与不良反应，避免滥用。

知识目标

（1）掌握：糖皮质激素类药物、胰岛素、硫脲类及碘与碘化合物的药理作用、临床应用、不良反应及禁忌证。

（2）熟悉：口服降糖药、甲状腺激素的药理作用及临床应用。

（3）了解：下丘脑垂体激素、雄激素、雌激素、孕激素的主要特点及临床应用。

能力目标

（1）能根据处方要求指导患者合理使用激素及调节内分泌功能类常用药物。

（2）能指导某病患者使用胰岛素等特殊剂型的药品。

案例导入

【案例】

患者，男，46岁。2型糖尿病史3年，主要表现为口干、多饮、多尿，每日饮水量约2.5L，尿量约2300ml。偶有四肢麻木的症状。接受二甲双胍治疗后症状有所缓解，但仍有反复发作。近半月来，上述症状加剧，伴头晕、视物模糊。门诊检测随机血糖为26.1mmol/L，尿酮体+++。以“2型糖尿病”收治入院。

【问题】

1. 患者可以用什么药物降低血糖？
2. 药物使用中应注意哪些事项？

·核心知识拆解·

内分泌系统（图13-1）主要包括垂体、甲状腺、甲状旁腺、肾上腺、胰岛、性腺（睾丸或卵巢）、松果体等内分泌腺和散在于消化道黏膜、心、肾、肺、皮肤、胎盘等部位的内分泌细胞。它与神经系统密切联系，相互配合，共同调节机体的各种功能活动，在促进生长发育、调节代谢、维持内环境稳定、调节生殖功能等方面发挥重要的作用（图13-2）。

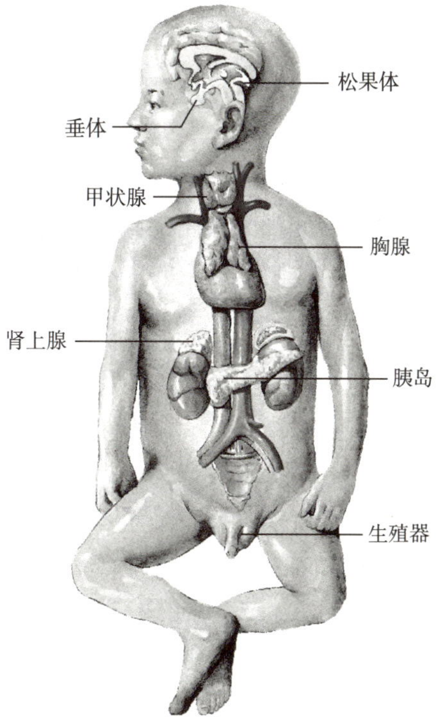

图13-1　内分泌系统示意图

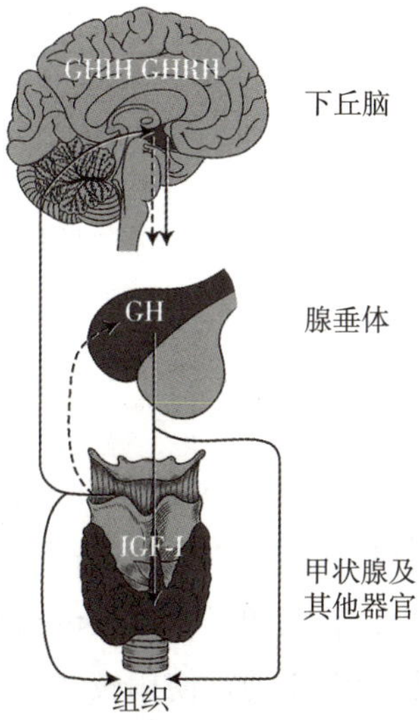

图13-2　下丘脑-垂体-腺体内分泌系统激素的调节

内分泌系统疾病如单纯性甲状腺肿、甲状腺功能亢进、糖尿病等，是人群的常见疾病，患者临床表现不一而足，可有多饮、多食、多尿，代谢增加、心率加快、突眼等，重者视网膜脱落、坏疽，甚至会引起休克、心力衰竭、多器官功能衰竭等。

内分泌系统疾病的治疗，以使用激素替代疗法或使用有效改善临床症状、预防并发症发生的各类药物为主。

第一节　下丘脑垂体激素及其类似物

一、下丘脑垂体激素

下丘脑垂体激素是由下丘脑不同类型的神经核团细胞产生的一系列激素的总称。其通过有效调控垂体前叶各种激素的合成和分泌，从而控制全身主要内分泌腺的激素，如促甲状腺激素、促肾上腺皮质激素、促性腺激素、生长激素、催乳素等激素的生成和释放。常见的下丘脑垂体激素包括：促甲状腺激素释放激素、促肾上腺皮质激素释放激素、促性腺激素释放激素、生长激素释放激素等。

1. 促甲状腺激素释放激素（thyrotropin releasing hormone，TRH） 由下丘脑分泌，负责调节垂体的促甲状腺激素和催乳素的释放，同时受促甲状腺激素及甲状腺激素的双向负反馈调节。

2. 促肾上腺皮质激素释放激素（corticotropin releasing hormone，CRH） 由下丘脑合成，可促进腺垂体合成、释放促肾上腺皮质激素。

3. 促性腺激素释放激素（gonadotropin-releasing hormone，GnRH） 由下丘脑分泌，可刺激或抑制垂体促性腺激素的分泌。

4. 生长激素释放激素（growth hormone-releasing hormone，GHRH） 人的GHRH为四十四肽酰胺，主要功能为刺激垂体前叶释放生长激素。临床常使用从猪、羊、鼠的下丘脑中分离的生长激素释放激素，用于调节身体生长。

二、下丘脑垂体激素类似物

下丘脑垂体激素类似物是指与下丘脑垂体激素具有相似结构和功能的人工合成物质。其在医疗领域具有广泛的应用，常被用于治疗内分泌疾病、促进生长发育。

（一）促性腺激素释放激素类似物

促性腺激素释放激素类似物（gonadotrophin releasing hormone analogue，GnRHa）是一种人工合成的促性腺激素释放激素，包括促性腺激素释放激素激动剂（gonadotropin releasing hormone agonist，GnRHa）和促性腺激素释放激素拮抗剂（gonadotropin releasing hormone antagonist GnRHA）两类。目前在临床上以促性腺激素释放激素激动剂使用较多，常用于治疗两性功能不全所致的疾病，也适用于抗肿瘤治疗及小儿性早熟。

亮丙瑞林　Leuprorelin

【性状】 绒毛状固体。

【作用与适应证】 亮丙瑞林对蛋白分解酶的抵抗力和对垂体GnRH受体的亲和力均强于GnRH，能有效地抑制垂体-性腺系统的功能。临床上主要用于治疗子宫内膜异位症、伴有月经过多等症状的子宫肌瘤、绝经前乳腺癌（雌激素受体阳性患者）、前列腺癌及中枢性性早熟症等疾病。

【不良反应】 最常见的副作用为卵巢过度刺激综合征，主要表现为腹胀、腹痛、恶心、呕吐等症状。偶见潮热、阴道干涩、骨密度降低、关节疼痛、恶心呕吐等不良反应。长期使用可能会对肝脏造成损害。

【用药指导】 醋酸亮丙瑞林口服无效，仅供皮下注射，不得静脉注射。首次注射亮丙瑞林前先使用雄激素拮抗剂1周，以减轻骨痛等不良反应。原因不明的阴道出血者、妊娠期和哺乳期妇女禁用。

【药物商品及其他信息】 针剂：1.88毫克/支、3.75毫克/支、11.25毫克/支。

【贮存】 2～8℃冷藏、干燥、密封、避光保存。

（二）生长激素类似物

生长激素类似物主要药物为重组人生长激素，是通过基因重组大肠埃希菌分泌型表达技术生产的，在氨基酸含量、序列和蛋白质结构上与人垂体生长激素完全一致。与天然生长激素具有相同的生物特性和促进生长作用。

重组人生长激素　Recombinant Human Growth Hormone

【性状】 为白色粉末，无特殊气味，易于与水溶液相溶。

【作用与适应证】 重组人生长激素主要用于治疗生长激素缺乏症、肢端肥大症、因内源性生长激素缺乏所引起的儿童生长缓慢、重度烧伤及下丘脑-垂体疾病所致的生长激素缺乏症等。

【不良反应】 可有头痛、恶心、呕吐、注射部位局部反应（如疼痛、发麻、红肿等）及体液潴留的症状（如外周水肿、关节痛或肌痛）等。

【用药指导】 妊娠期及哺乳期妇女不宜使用。同时使用皮质激素会抑制生长激素的促生长作用，因此，促肾上腺皮质激素（adrenocortic hormone，ACTH）缺乏患者应适当调整其皮质激素的用量。同时使用糖皮质激素可能抑制激素的反应，故在生长激素治疗中糖皮质激素用量通常不得超过一定范围。

【药物商品及其他信息】 注射液：2.5IU/（0.85mg/1.0ml）、4.0IU/（1.33mg/1.0ml）、4.5IU/（1.7mg/1.0ml）、10IU/（3.7mg/1.0ml）、12IU/（4.0mg/1.0ml）、15IU/（5mg/3ml）、30IU/（10mg/3ml）。

【贮存】 在2～8℃的低温环境中避光保存。

第二节　肾上腺皮质激素类药物

肾上腺皮质激素是肾上腺皮质所分泌的各类激素的总称，因具有共同的甾核化学结构，又称为甾体激素。肾上腺的皮质由外至内可分为三层，依次为：球状带（约占皮质的15%）、束状带（约占皮质的78%）、网状带（约占皮质的7%）。肾上腺皮质激素的分泌和调节受促肾上腺皮质激素的影响，而促肾上腺皮质激素由垂体分泌，其分泌与调节受下丘脑影响，具有昼夜节律性。

按照分泌部位及自身化学结构、药理特性的不同，将肾上腺皮质激素分为三类。①糖皮质激素，如可的松等，由肾上腺皮质的束状带分泌。②盐皮质激素，如醛固酮等，由肾上腺皮质的球状带分泌。③性激素，如雄激素、雌激素等，由肾上腺皮质的网状带分泌。通常所说的肾上腺皮质激素往往不包括性激素，仅指糖皮质激素与盐皮质激素，而临床常用的肾上腺皮质激素一般是糖皮质激素。

一、糖皮质激素

临床上常用的糖皮质激素类药物有泼尼松、泼尼松龙、可的松、氢化可的松、地塞米松等。根据其半衰期长短不同，分为短效、中效、长效三类，详见表13-1。

表13-1　糖皮质激素类药物的分类及特点

	药物	抗炎作用（比值）	糖代谢（比值）	水盐代谢（比值）	等效剂量（mg）	作用持续时间（小时）	半衰期（分钟）
短效	氢化可的松（hydrocortisone）	1.0	1.0	1.0	20	8～12	90
	可的松（cortisone）	0.8	0.8	0.8	25	8～12	30
中效	泼尼松（prednisone）	3.5	3.5	0.6	5	12～36	60
	泼尼松龙（prednisolone）	4.0	4.0	0.6	5	12～36	200
	甲泼尼龙（methylprednisolone）	5.0	5.0	0.5	4	12～36	180
	曲安西龙（triamcinolone）	5.0	5.0	0	4	12～36	200
长效	地塞米松（dexamethasone）	30	30	0	0.75	36～54	100～300
	倍他米松（betamethasone）	25～35	30～35	0	0.6	36～54	100～300

注：与氢化可的松比较的相对强度。

其中，可的松、泼尼松需在肝内分别转化为氢化可的松、泼尼松龙才具有药理活性，故严重肝功能不全患者宜直接应用氢化可的松或泼尼松龙。

1. 糖皮质激素在生理剂量下起生理作用，主要表现为对三大营养物质、水和电解质代谢的影响。

（1）糖代谢：糖皮质激素是体内调节糖代谢的主要激素之一。能够促进糖异生，增加肝糖原、肌糖原的含量；减少组织对葡萄糖的利用，升高血糖。

（2）蛋白质代谢：能促进肌肉、皮肤、骨等组织的蛋白质分解、增加尿氮排泄、大剂量时抑制蛋白质合成，造成负氮平衡。久用可出现肌肉消瘦、皮肤变薄、骨质疏松等。

（3）脂肪代谢：短期用药对脂肪代谢无明显影响。大剂量长期用药可引起脂肪的重新分布，四肢脂肪重新分布于颜面部、腹部、臀部等处，形成向心性肥胖，表现为“满月脸、水牛背、西瓜腹、麻秆腿”等。

（4）水和电解质代谢：糖皮质激素具有较弱的盐皮质激素样保钠保水排钾作用，长期大量应用可出现水钠潴留、低血钾。长期应用可出现骨质脱钙，引起骨质疏松。

2. 糖皮质激素在药理剂量（超生理剂量）下起生理作用及药理作用，其中，药理作用主要如下。

（1）抗炎作用：糖皮质激素拥有快速、强大、非特异性的抗炎作用，对各种原因引起的炎症及炎症的各个阶段均可起效。在炎症早期可改善炎症的红、肿、热、痛症状；炎症后期可减少或防止瘢痕、粘连出现，减轻后遗症。

（2）免疫抑制与抗过敏作用：糖皮质激素对免疫过程的多个环节均有抑制作用。小剂量主要抑制细胞免疫，大剂量则可抑制体液免疫。

糖皮质激素能够减少组胺等过敏介质的生成，抑制过敏介质导致的病理变化，从而解除或减轻过敏症状。

（3）抗休克作用：大剂量糖皮质激素有广泛的抗休克作用，常用于严重休克，尤其是感染性休克的治疗。

（4）抗毒素作用：糖皮质激素可增强机体对内毒素的耐受力，但对内毒素无中和作用，且对外毒素无效。

3. 临床上主要用于治疗如下疾病。

（1）严重急性感染：糖皮质激素可通过提高机体对有害刺激的耐受力而减轻中毒症状，保护重要脏器，帮助患者度过危险期。需注意，因糖皮质激素同时具有免疫抑制作用，因此需要在合用足量有效抗菌药的前提下使用，且停药时应先停用糖皮质激素，后停用抗菌药。一般不用于无特效药物的病毒感染等。当适应证与禁忌证同时存在时，应权衡利弊，可在解除危及生命的紧急情况后停用激素。

（2）炎症：炎症若发生在人体重要器官如脑膜炎、心包炎等，可由于炎性损害或瘢痕、粘连产生功能障碍。早期使用糖皮质激素可减少炎性渗出，减轻纤维增生，防止粘连的发生。

（3）自身免疫性疾病、器官排斥反应、过敏反应等：利用糖皮质激素的免疫抑制作用及抗过敏作用，可缓解系统性红斑狼疮等自身免疫性疾病患者的症状，但对疾病本身无治疗作用。与环孢素等免疫抑制剂合用时可用于防止器官移植术后排斥反应的发生，减少环孢素等免疫抑制剂的用量。

（4）休克：可在休克早期，短时间、大剂量突击使用，一旦脱离休克状态则及时停药。是感染性休克治疗的首选。对过敏性休克患者，可与其首选药物肾上腺素合用。

（5）血液系统疾病：对于儿童急性淋巴细胞白血病患者，可与抗肿瘤药物联合使用。对再生障碍性贫血、过敏性紫癜等亦有一定的疗效。

（6）局部应用：对湿疹、肛门瘙痒、接触性皮炎等患者，可用乳膏外涂或洗剂、霜剂局部使用。出现肌肉、韧带、关节局部劳损时，可用糖皮质激素进行局部肌内注射或韧带压痛点、关节腔内注射，消炎镇痛。

糖皮质激素长期大剂量用药，因可刺激胃酸等消化液分泌、降低胃肠黏膜的抵抗力，而诱发或加重溃疡等消化系统并发症；可因免疫抑制作用而诱发或加重感染；可因脂质代谢及水盐代谢的紊乱，使长期用药患者出现医源性肾上腺皮质功能亢进，患者出现向心性肥胖，表现为“满月脸、水牛背”、水肿、多毛、皮肤变薄、高血压等一系列症状，停药后症状可自行消失；可因负氮平衡作用及脱钙作用，出现骨质疏松、伤口愈合延缓等；若长期用药患者突然停药或减量过快，可出现停药反跳，表现为原病复发、恶化；因长期外源性的糖皮质激素应用，可导致肾上腺皮质萎缩，若患者突然停药或减量过快，在车祸、外伤等应激情况下，可出现医源性肾上腺皮质功能不全，表现为恶心、乏力、低血压、休克等。

泼尼松 Prednisone

【别名】 强的松。

【性状】 白色或类白色结晶性粉末，无臭、味苦。易溶于氯仿，微溶于乙醇，不溶于水。

【作用与适应证】 泼尼松作为一种糖皮质激素，药理剂量下出现对代谢的影响及抗炎、抗过敏、抗休克、抗免疫作用。临床用于严重的支气管哮喘；各种急性严重细菌感染；血液系统疾病如系统性红斑狼疮、急性淋巴性白血病、血小板减少性紫癜、粒细胞减少症；剥脱性皮炎、神经性皮炎、湿疹等严重皮肤病；器官移植的抗排斥反应等。

【不良反应】 长期用药可出现如高血脂、高血压、高血糖、向心性肥胖等代谢异常；骨质疏松；免疫系统功能下降，诱发或加重感染；恶心、呕吐、消化性溃疡等消化系统问题；眼压升高，诱发青光眼或白内障等眼科疾病。

【用药指导】 ①泼尼松需在肝内转化为泼尼松龙才具有药理活性，故严重肝功能不全者宜选用泼尼松龙。②泼尼松及其他糖皮质激素类药物可透过胎盘或进入乳汁，妊娠期及哺乳期妇女慎用。③长期用药后需要减药或停药时，应按照适当的减量方案，采用长期减量或下台阶式减量法逐渐减少药量，最后采用隔日顿服法，再逐渐停药。④活动性溃疡、严重高血压、糖尿病、重症精神病等患者禁止使用泼尼松。

【药物商品及其他信息】 片剂：5mg、10mg。

【贮存】 干燥、密封、避光、阴凉保存。

甲泼尼龙 Methylprednisolone

【别名】 甲基泼尼松龙。

【性状】 白色或几乎白色的结晶性粉末，无臭，初无味而后苦。溶于无水乙醇和氯仿，但几乎不溶于水。

【作用与适应证】 甲泼尼龙作为一种人工合成的强效糖皮质激素类药物，可口服，也可通过肌内注射、静脉注射或关节注射进行用药。临床常用于治疗多种自身免疫性疾病、皮肤炎症、过敏性疾病、呼吸系统疾病、肾脏疾病、血液系统疾病、神经系统疾病及一些过敏反应等。

【不良反应】 部分患者在使用甲泼尼龙期间可能出现精神症状，如兴奋、失眠、抑郁等。可引起胃肠道不良反应，如胃溃疡、出血等。可导致血糖、血压升高，血脂异常等。

【用药指导】 ①长期使用甲泼尼龙可抑制免疫系统，增加感染的风险。②长期使用甲泼尼龙可引起骨质疏松，增加骨折的风险。③长期使用甲泼尼龙后，不能突然停药，应逐渐减量，否则可能出现肾上腺皮质功能不全等停药反应。

【药物商品及其他信息】 片剂：4mg；注射剂：1ml∶20mg、1ml∶40mg。

【贮存】 避光、防潮、常温、密封保存。

地塞米松　Dexamethasone

【性状】 为白色或类白色的结晶性粉末，无臭。在水中几乎不溶，略溶于甲醇、乙醇、丙酮或二氧六环，微溶于三氯甲烷，在乙醚中极微溶解。

【作用与适应证】 地塞米松作为一种广泛使用的长效糖皮质激素药物，临床用于治疗多种炎症和免疫相关疾病，如严重的过敏反应、类风湿关节炎、哮喘、某些类型的癌症、脑水肿、过敏性休克等。

【不良反应】 常见副作用包括体重增加、水肿、高血糖、胃溃疡、精神症状等，严重副作用有心力衰竭、骨折或严重感染等。

【用药指导】 ①服药期间应避免饮酒，减少高糖、高盐、高脂肪食物的摄入，同时避免食用辛辣、油腻、刺激性食物，以防影响药效或加重不良反应。②老年患者由于代谢功能减退，建议使用较低的初始剂量，并密切监测。③长期用药时，应逐渐减少剂量以防止突然停药引起的副作用。

【药物商品及其他信息】 片剂：0.75mg。注射剂：0.5mg∶1ml、1mg∶1ml、2mg∶1ml、5mg∶1ml。

【贮存】 常温、干燥、避光、密闭储存。

二、盐皮质激素

盐皮质激素主要调节体内的水盐代谢，主要作用部位在肾远曲小管，通过促进其对水和Na^+、Cl^-的重吸收、促进K^+、H^+的排出，起保钠保水排钾作用，对维持血容量稳定、调节机体水盐平衡具有重要意义。代表药物有醛固酮、脱氧皮质酮等。

三、性激素

性激素包括雌激素、雄激素、孕激素等，详见本章第五节、第六节。

第三节　胰岛素和其他影响血糖药物

糖尿病作为一种代谢性疾病，已成为全球性的公共卫生难题，我国糖尿病的患病率呈显著攀升态势，已成为继心血管疾病和肿瘤之后威胁居民健康的第三大杀手。

糖尿病主要分为1型糖尿病和2型糖尿病两种类型。其中，1型糖尿病也被称为胰岛素依赖性糖尿病或遗传性糖尿病，主要由胰岛素分泌绝对不足引起，其治疗方案为终身胰岛素注射治疗。2型糖尿病是糖尿病中最常见的类型，其发病普遍被认为与胰岛素抵抗、胰岛素分泌障碍有关，药物治疗方案以口服降糖药为主。

一、胰岛素

天然胰岛素是由胰岛β细胞所分泌的一种多肽类激素，拥有A、B两条肽链，是机体内唯一降低血糖的激素。药用胰岛素多从猪、牛的胰腺当中提取纯化获得，可引起过敏反应；也可通过DNA重组技术利用大肠埃希菌等进行人工合成；其中，人胰岛素可经猪胰岛素B链的改造制得。

胰岛素口服易被消化酶破坏失效，多采取注射方式给药，一般使用皮下注射方式，少数情况下也可予静脉注射；极少数采取吸入方式给药。天然胰岛素半衰期约10分钟，作用仅持续数小时，因此临床常在天然胰岛素基础上加入碱性蛋白质延长作用时间、加入锌制成更加长效的胰岛素制剂，如珠蛋白锌胰岛素、精蛋白锌胰岛素等（表13-2）。

表13-2 胰岛素的分类及特点

分类	药物	注射途径	作用时间/h			给药时间
			开始	高峰	维持	
短效	胰岛素（Insulin）	静脉	立即	0.5	2	急救
		皮下	0.5～1.0	2～3	6～8	餐前0.5小时，每日3～4次
中效	低精蛋白胰岛素（Isophane Insulin）	皮下	2～4	8～12	18～24	早餐或晚餐前1小时，每日1～2次
	珠蛋白锌胰岛素（Insulin Zinc Globin）	皮下	2～4	6～10	12～18	早餐或晚餐前1小时，每日1～2次
长效	精蛋白锌胰岛素（Insulin Zinc Protamine）	皮下	3～6	16～18	24～36	早餐或晚餐前1小时，每日1～2次
	甘精胰岛素（Glargine Insulin）	皮下	2～4	6～10	20～24	每日任意时间给药一次，尽量于相同时间点给药

胰岛素 Insulin

【别名】 普通胰岛素。

【性状】 通常为无色透明液体针剂。

【作用与适应证】 胰岛素能够促进血液循环中葡萄糖进入肝细胞、肌细胞、脂肪细胞及其他组织细胞，抑制肝糖原分解及糖异生作用，从而降低血糖。临床适用于1型糖尿病患者；经饮食、运动及口服降糖药物治疗后，血糖仍控制不佳的2型糖尿病患者；妊娠糖尿病患者；以及发生感染、创伤、手术等应激情况或出现酮症酸中毒、高渗性昏迷的糖尿病患者。

【不良反应】 最常见的不良反应为低血糖，患者可出现头晕、乏力、出汗等低血糖症状；部分患者可能出现体重增加；少数患者可出现过敏，如注射部位红斑、瘙痒、硬结或荨麻疹、过敏性紫癜等，应更换为更纯的药剂或人胰岛素；使用非纯化胰岛素或长期在一个部位注射时，可出现注射部位的皮下脂肪萎缩或增生。

【用药指导】 ①初始剂量应从小剂量开始，逐渐调整至最佳剂量。②一般用药时间为饭前半小时。③在使用胰岛素笔以皮下注射方式给药时，注射前需确保已排尽笔芯内的空气，并检查胰岛素的性状正常。胰岛素笔和针头应为一次性使用，避免重复使用导致感染或药物污染。应定期更换注射部位，避免出现局部硬结、脂肪萎缩等。

【药物商品及其他信息】 针剂：400单位/10ml、300单位/3ml（笔芯）等。

【贮存】 冷藏、避光、密封保存。

二、口服降糖药

口服降血糖药与胰岛素比较，可口服、应用方便，但作用慢而弱，用于轻、中度糖尿病的治疗。主要有双胍类、磺酰脲类促胰岛素分泌药、非磺酰脲类促胰岛素分泌药、α-葡萄糖苷酶抑制药、胰岛素增效药、胰高血糖素样肽-1（glucagon-like peptide-1，GLP-1）受体激动药及DDP-4抑制药等。

（一）双胍类

双胍类药物的降血糖作用不依赖胰岛功能的完整，对于胰岛功能完全丧失的糖尿病患者仍有降血糖作用。因此广泛应用于2型糖尿病的口服降糖单药及联合用药治疗，以及使用胰岛素治疗的1型、2型糖尿病患者中。主要的降糖机制有：促进葡萄糖在肝中无氧酵解和利用、增强机体对胰岛素的敏感性、抑制胰高血糖素的分泌、降低食欲等。主要药物有二甲双胍、苯乙双胍等。其中，苯乙双胍因乳酸中毒的不良反应较大，已很少使用，临床用药以二甲双胍为主。

二甲双胍 Metformin

【别名】 甲福明。

【性状】 为白色结晶或结晶性粉末，无臭味。在水中易溶，在甲醇中溶解，在乙醇中微溶，而在氯仿或乙醚中不溶。

【作用与适应证】 二甲双胍作为临床常用的双胍类口服降糖药，是2型糖尿病患者的首选药之一。其主要通过抑制肝糖原异生、改善胰岛素抵抗等方面发挥降血糖作用。尤其适用于伴有肥胖、超重的2型糖尿病患者。也可用于单独使用磺酰脲类降糖药物治疗效果不佳或无效的患者，作为联合药物使用。近年来，二甲双胍因其在降低血糖之外所发挥出的其他作用而广受关注，又因其只降低糖尿病患者血糖而对血糖正常者基本不产生降糖作用的特点，被广泛应用于多囊卵巢综合征（poly cystic ovary syndrome，PCOS）等疾病的辅助治疗中。

【不良反应】 最常见的不良反应为消化道反应如恶心、呕吐、腹泻、食欲下降、味觉异常、胃胀、消化不良、腹部不适等；长期大剂量使用时可出现乳酸酸中毒，表现为乏力、呼吸急促、呕吐、腹泻或肌痉挛等；少数患者可能会出现皮疹、呼吸困难、喉水肿等过敏反应。

【用药指导】 二甲双胍缓释片建议在进食时或饭后服用。通常从小剂量开始使用（如每日2次，每次250mg），而后逐渐增加剂量，以达到最佳疗效并减少不良反应（最大剂量不超过每日2000mg）。服用二甲双胍时为避免发生低血糖昏迷等不良反应，建议禁止饮酒。长期使用二甲双胍者可出现维生素B_{12}缺乏，从而引发营养不良和神经系统病变，建议患者在用药期间定期监测维生素水平，必要时及时进行补充。

【药物商品及其他信息】 片剂：0.25g、0.5g和0.85g等。缓释片剂：0.25g、0.5g和0.75g等。肠溶片剂：0.25g、0.5g和0.85g。胶囊：0.25g。

【贮存】 常温、干燥、避光保存。

▶知识拓展

微课：二甲双胍的新进展

二甲双胍应用的新进展

二甲双胍作为双胍类口服降糖药物的代表，从1994年被批准上市后一直被广泛应用于临床，近年来更被认为是伴有肥胖的2型糖尿病患者的一线用药。近年来，多项研究也显示二甲双胍在医学领域有了除降糖之外的更多新用途。

二甲双胍对于血糖高的患者展现降糖作用，对血糖正常的人群则基本不产生降糖效果的特点，使得它在医学领域实现更多应用成为可能。

长期服用二甲双胍降低血糖的糖尿病患者，阿尔茨海默病、卵巢癌等多种疾病患病风险降低；而鉴于二甲双胍在体外及动物实验时所发挥出的抗肿瘤细胞、抑制肿瘤生长的特性，研究二甲双胍与抗肿瘤药物联合使用，抑制多种恶性肿瘤如脑瘤、乳腺癌的进展成了肿瘤学的热门话题。

（二）磺酰脲类促胰岛素分泌药

磺酰脲类药物（sulfonylurea，SU）是最早被应用于临床的口服降糖药，主要通过刺激胰岛β细胞分泌胰岛素、增强胰岛素与靶目标的结合能力起到降低血糖的作用。因此对正常人的血糖也有降低作用，但对1型糖尿病患者及胰岛功能不全（胰岛功能30%以下）的2型糖尿病患者无效。磺酰脲类药物现在已发展到第三代。临床常用药有格列喹酮（糖适平）、格列齐特（达美康）、格列本脲（优降糖）、格列吡嗪（美吡达）、格列美脲（亚莫利）等。

格列美脲　Glimepiride

【别名】 亚莫利。

【性状】 为白色或类白色粉末，也可呈现为白色水晶般的固体。在三氯甲烷中溶解，在乙醇中极微溶解，在水或0.1mol/L盐酸溶液中几乎不溶，在0.1mol/L氢氧化钠溶液中极微溶解。

【作用与适应证】 格列美脲为第三代磺酰脲类药物，与一代、二代药物相比，具有一定改善胰岛素抵抗、减少胰岛素用量的特点。同时半衰期长、用药间隔时间长、低剂量起效，因此临床广泛应用于糖尿病患者。可作为口服降糖药单独使用，也可与其他口服降糖药或胰岛素联合使用。对于血糖控制不理想的患者，联合用药可以进一步提高降糖效果；而格列美脲与胰岛素合用可防止胰岛细胞功能进一步减低。

【不良反应】 最常见的不良反应是低血糖反应。患者可出现心悸、出汗、头晕、乏力、嗜睡、注意力不集中等低血糖症状，严重时出现低血糖昏迷，甚至危及生命。也可出现恶心、呕吐、腹痛等消化道反应。可有皮肤瘙痒、红斑等过敏反应。

【用药指导】 格列美脲的起始剂量通常为每日1mg，每日一次，与当天的第一餐一起服用。患者如需增加剂量，建议以每1～2周为单位逐步增加，每次增加1mg，最大剂量通常不超过每日6mg。老年、体弱、不规则进食、饮酒或肝肾功能损害的患者，在治疗的最初几周易出现低血糖现象。与乙酰唑胺、巴比妥类、皮质类固醇等药物合用可引起高血糖。

【药物商品及其他信息】 片剂：1mg、2mg。

【贮存】 常温、干燥、避光保存。

（三）非磺酰脲类促胰岛素分泌药

非磺酰脲类药物降血糖作用机制与磺酰脲类相似，主要通过与胰岛β细胞膜上ATP-依赖性钾离子通道结合，抑制细胞内K^+外流，使细胞膜去极化，引起钙离子通道开放，Ca^{2+}内流，促进胰岛素分泌而起作用。口服吸收迅速，1小时内血浆药物浓度达峰值，血浆半衰期约为1小时，这个特点允许多次餐前用药。本品突出的优点是可以模拟胰岛素的生理性分泌，有效控制餐后高血糖，可有效改善餐后高血糖，被称为“餐时血糖调节剂”。

瑞格列奈　Repaglinide

【别名】 诺和龙。

【性状】 本品为白色或类白色结晶性粉末；无臭。本品在氯仿中易溶，在乙醇或丙酮中略溶，在水中几乎不溶。

【作用与适应证】 本品适用于饮食控制、降低体重及运动锻炼不能有效控制高血糖的2型糖尿病（非胰岛素依赖型）患者。瑞格列奈可与二甲双胍合用。与各自单独使用相比，二者合用对控制血糖有协同作用。

【不良反应】 常见不良反应为低血糖；视觉异常；胃肠道反应，如腹痛、腹泻、恶心、呕吐和便秘；肝功酶指标升高，多数病例为轻度和暂时性；过敏反应，如皮肤瘙痒、发红、荨麻疹。

【药物商品及其他信息】 瑞格列奈片：每片：0.5mg、1mg、2mg，口服。

【贮存】 遮光、密闭保存。

（四）α-葡萄糖苷酶抑制药

α-葡萄糖苷酶抑制药在口服后可对小肠黏膜刷状缘的α-葡萄糖苷酶起到竞争性抑制的作用，减慢淀粉类物质水解及转化为葡萄糖的速度，延缓并减少葡萄糖在肠道的吸收，从而降低餐后高血糖。常用的α-葡萄糖苷酶抑制药有阿卡波糖、伏格列波糖等。

阿卡波糖 Acarbose

【别名】 拜唐苹。

【性状】 为白色至淡黄色的固体粉末。在水中极易溶解，在甲醇中溶解，但在乙醇中溶解度较低，且在丙酮或乙腈中不溶。

【作用与适应证】 阿卡波糖通过抑制α-葡萄糖苷酶的活性，减缓淀粉和糖的降解，减慢葡萄糖降解和吸收入血速度，达到降低餐后血糖的效果。临床常用于治疗2型糖尿病患者的餐后高血糖，尤其适用于老年患者。

【不良反应】 最常见的不良反应为胀气、腹胀、腹痛、腹泻、排气增多等胃肠道反应。少数患者会出现皮肤瘙痒、红斑、丘疹等过敏现象。偶见长期用药患者出现肝功能损害、血液系统异常。

【用药指导】 在餐前整片吞服或与每一餐的前几口食物一起咀嚼服用。与磺脲类药物或胰岛素合用时，可能会进一步降低血糖，增加低血糖的风险。若服药患者发生急性低血糖反应，应使用含有葡萄糖成分的食物或药物来纠正低血糖反应。

【药物商品及其他信息】 片剂：50毫克/片。胶囊：50毫克/粒。

【贮存】 阴凉、干燥、避光储存。

（五）胰岛素增敏药

许多2型糖尿病患者存在胰岛素分泌量偏高，高血胰岛素同时伴有高血糖状态，考虑与体内出现胰岛素抵抗有关。本类药物可提高机体对胰岛素的敏感性，使得同样剂量的胰岛素获得更佳降糖效果。既可降低注射胰岛素的用量，又可保护患者的胰岛功能。常用的药物为噻唑烷二酮类化合物（thiazolidinediones，TZDs），即格列酮类，临床常用药有罗格列酮、吡格列酮、赛格列酮、恩格列酮等。

罗格列酮 Rosiglitazone

【性状】 通常为白色或类白色的粉末。可溶于二甲基亚砜（dimethyl sulfoxide，DMSO）等有机溶剂，也可溶于甲醇，微溶于水。

【作用与适应证】 罗格列酮作为噻唑烷二酮类胰岛素增敏药，主要通过增加组织对胰岛素的敏感性，改善胰岛素抵抗，起到降低血糖的作用。适用于经饮食、运动治疗后血糖控制仍不理想的2型糖尿病患者。

【不良反应】 可引起下肢或全身性轻、中度水肿；偶见红肿、水疱、脱皮、皮肤瘙痒、皮疹等过敏反应；部分患者出现体重增加、肝功能异常等。

【用药指导】 与其他降糖药物联合使用时，可增加低血糖的风险。长期服用罗格列酮的患者，骨折发生风险增加。

【药物商品及其他信息】 片剂：4毫克/片；复合制剂，如二甲双胍马来酸罗格列酮片，常含罗格列酮2毫克/片。

【贮存】 常温、干燥、避光储存。

（六）GLP-1受体激动药

胰高血糖素样肽-1（GLP-1）受体激动药是近年来的新型降糖药，通过激活GLP-1受体，以葡萄糖浓度依赖的方式增强胰岛素分泌，抑制胰高血糖素分泌，并能够延缓胃排空，通过中枢性的食欲抑制减少进食量，从而达到降低血糖、控制体重等作用。目前我国已上市的GLP-1受体激动药主要有艾塞那肽、利拉鲁肽、度拉糖肽、贝那鲁肽、司美鲁肽等。

司美鲁肽 Semaglutide

【别名】 索马鲁肽。

【性状】 为白色或类白色粉末。在水中的溶解度较高，在二甲基亚砜等有机溶剂中也具有一定的溶解度。

【作用与适应证】 司美鲁肽主要用于成人2型糖尿病患者的血糖控制，降低伴有心血管疾病的2型糖尿病患者的主要心血管不良事件风险。

【不良反应】 常见恶心、呕吐、腹泻等消化道症状；可能引起头晕、头痛等神经系统不良反应；极偶见发热、荨麻疹等过敏反应；长期用药者可诱发糖尿病视网膜病变、引起肝功能异常等。

【用药指导】 司美鲁肽通常每周皮下注射一次，起始剂量为0.25mg，用药后若无明显不适症状，可根据自身血糖状态，以0.5mg剂量为增量，以至少4周为周期进行性增加，但每周的最大剂量不建议超过1mg。每次注射前，应将药品慢慢旋转，使其均匀混合。若出现用药遗漏，应在遗漏后5天内尽快给药；但如遗漏用药已超过5天，则应略过遗漏的剂量，在正常的计划用药日期时接受正常剂量用药。与胰岛素、磺脲类药物合用，可能会出现低血糖的情况。

【药物商品及其他信息】 片剂：3毫克/片、7毫克/片、14毫克/片；针剂：2毫克/1.5ml，4毫克/3ml等。

【贮存】 冷藏、避光、密封储存。

（七）DDP-4抑制药

DPP-4抑制药即二肽基肽酶4抑制药，可通过提高GLP-1的水平来促进胰岛β细胞释放胰岛素、抑制胰岛α细胞分泌胰高血糖素，从而降低患者血糖。目前已上市的DPP-4抑制药有西格列汀、维格列汀、沙格列汀、阿格列汀、利格列汀等。

西格列汀 Sitagliptin

【性状】 为白色或类白色的固体粉末。可溶于水和N,N-二甲基甲酰胺（N,N-Dimethylformamide，DMF），微溶于甲醇、乙醇、丙酮和乙腈，不溶于异丙醇和乙酸异丙酯。

【作用与适应证】 适用于经饮食、运动等生活方式干预后血糖仍无法达标的2型糖尿病患者。

【不良反应】 与磺酰脲类等其他降糖药物联合使用时，可出现心悸、手抖、冷汗等低血糖反应；少数出现瘙痒、皮疹等过敏反应；可出现恶心、腹泻等消化道不适症状；长期用药患者极偶见肝功损害。

【用药指导】 西格列汀主要通过肾脏排泄，因此建议长期用药患者定期进行肾功能检查。妊娠期、哺乳期妇女、严重肝功能不全者应避免用药。

【药物商品及其他信息】 片剂：25mg、50mg、100mg等。

【贮存】 阴凉、密封、避光储存。

第四节 甲状腺激素及抗甲状腺药

甲状腺激素由甲状腺分泌产生，是碘化络氨酸的衍生物，对维持机体正常代谢、促进生长发育起到重要作用，主要包括三碘甲状腺原氨酸（triiodo thyronine，T_3）和甲状腺素（四碘甲状腺原氨酸，thyroxine，T_4）。正常成人T_3每日分泌量为15～30μg，T_4每日分泌量为70～90μg。

甲状腺激素分泌量过少，会引起甲状腺功能减退，需补充甲状腺激素进行治疗；甲状腺激素分泌量过多，会引起甲状腺功能亢进，可用抗甲状腺激素药物进行治疗，也可用手术等方式治疗。

一、甲状腺激素

药用甲状腺激素主要由猪、牛、羊等家畜的甲状腺研磨提取获得，有T_3和T_4，以T_4为主。口服易吸收，血浆蛋白结合率高，生物利用度较高。药物可通过胎盘，也可进入乳汁，妊娠、哺乳妇女慎用。临床常用药物为人工合成的左甲状腺素、碘塞罗宁等。

左甲状腺素 Levothyroxine

【别名】 优甲乐。

【性状】 为白色或米色粉末。不易溶于水或其他常见溶剂，在碱性条件下，溶解度显著增加。

【作用与适应证】 左甲状腺素为人工合成的T_4，作用较T_3弱而作用持续时间长。在维持正常生长发育、促进代谢等方面发挥作用。主要用于甲状腺功能减退的替代治疗。如治疗呆小症、黏液性水肿、单纯性甲状腺肿等。

【不良反应】 过量服药可出现体重减轻、烦躁不安、心悸、手抖等甲亢症状；严重者可出现腹泻、呕吐，甚至心力衰竭、痉挛等症状。一旦出现，应立即停药并使用β受体阻断药进行对抗治疗。

【用药指导】 ①建议空腹服用，最佳时间为早餐前半小时到1小时，每天服药一次。②考来烯胺、考来替泊等药物会抑制左甲状腺素钠的吸收，需与左甲状腺素间隔4～5小时服用。牛奶、大豆蛋白、咖啡等食物会影响左甲状腺素的吸收，应避免在服药前后食用，可间隔2个小时以上。③老年患者对甲状腺激素比较敏感，剂量应比年轻人低25%左右，并缓慢增加服用剂量，定期监测血甲状腺素水平。③若患者出现漏服，可在第二天服用双倍剂量补回。若漏服不止一天，应连续多日服用双倍剂量，直到整体剂量补足。

【药物商品及其他信息】 片剂：25μg、50μg、0.1mg。针剂（钠盐）：1mg/10ml。

【贮存】 干燥、避光、阴凉储存。

二、抗甲状腺药

抗甲状腺药指能够暂时或长期消除甲状腺功能亢进症状的药物。临床上常用的抗甲状腺药有硫脲类、碘及碘化物、放射性碘和β受体阻断药四类。

（一）硫脲类

硫脲类药物是最常用的抗甲状腺药，可分为硫氧嘧啶类和咪唑类两种。

其中，硫氧嘧啶类包括甲硫氧嘧啶（Methylthiouracil，MTU）、丙硫氧嘧啶（Propylthiouracil，PTU）；咪唑类有甲巯咪唑（Thiamazole）、卡比马唑（Carbimazole）等。

硫脲类药物主要通过抑制甲状腺过氧化物酶来抑制酪氨酸的碘化及耦联，减少T_3和T_4的合成。但对已合成的甲状腺激素无破坏作用，需等待体内储存的甲状腺激素消耗后才能显效，显效较慢。

丙硫氧嘧啶　Propylthiouracil

【性状】 为白色或类白色结晶或结晶性粉末，无臭，味苦。在乙醇中略溶，在水中极微溶解，但在氢氧化钠试液或氨试液中能够溶解。

【作用与适应证】 丙硫氧嘧啶作为硫脲类药物，除能减少T_3和T_4的合成外，还可抑制外周组织中低活性的T_4转化为高活性的T_3，在重症甲亢、甲状腺危象时作为首选药物。也适用于轻症和不宜手术或放射性碘治疗者及甲状腺手术的术前准备。

【不良反应】 ①不良反应多发生在服药开始后的前2个月，最常见的是皮肤瘙痒、皮疹等过敏现象，可停药或减量或换用其他制剂，但一般不停药也可消失。②粒细胞缺乏症是最严重的不良反应，发生率为0.3%～6%，老年人更易发生。③长期用药患者可因甲状腺激素水平下降引起反馈性促甲状腺激素（thyroid-stimulating hormone，TSH）升高，引起甲状腺增生、肿大。④长期用药患者可出现甲状腺功能减退，应当注意检测激素量，及时停药。

【用药指导】 ①服用丙硫氧嘧啶期间，应避免摄入海带、紫菜等高碘食物，以免影响药效。②肝功能异常患者慎用。肾功能不全者应减量，轻微至中度肾损伤时，剂量减少至25%；重度肾损伤时，剂量减少50%。③丙硫氧嘧啶会使抗凝血药作用降低，合用时需注意增加抗凝血药剂量。④使用硫脲类药物后因腺体增生、充血，不利于手术，需在术前2周加服大剂量碘，使腺体缩小变韧。

【药物商品及其他信息】 片剂：50mg、100mg。

【贮存】 阴凉、干燥、避光保存。

甲巯咪唑　Thiamazole

【别名】 他巴唑。

【性状】 为白色或黄白色结晶粉末，微有特臭，稍有苦味。易溶于水，也溶于乙醇和氯仿，微溶于乙醚、石油醚和苯。

【作用与适应证】 甲巯咪唑作为咪唑类抗甲状腺药物。主要通过抑制甲状腺内过氧化物酶，阻碍碘化物氧化、络氨酸的偶联，以阻碍T_3和T_4的合成。临床用于甲亢的内科治疗、甲状腺术前准备、甲状腺危象的治疗等。

【不良反应】 同丙硫氧嘧啶。

【用药指导】 同丙硫氧嘧啶。

【药物商品及其他信息】 片剂：5mg、10mg、20mg。

【贮存】 常温、干燥、避光保存。

（二）碘及碘化物

碘是合成甲状腺激素的必备原料，成人每日需碘100～150μg。常用药有含碘5%的复方碘溶液（卢戈液）、10%碘化钾等。

小剂量碘促进甲状腺激素的合成；大剂量（＞6mg/D）碘可通过抑制甲状腺激素释放、减少甲状腺激素合成，产生抗甲状腺作用。此外，大剂量的碘剂能通过负反馈调节使甲状腺缩小、变硬、血管减少，利于手术操作。

抗甲状腺作用强、起效快，但长期用药会致使甲亢症状复发，甚至加重。因此临床现已不单独使用碘及碘化物作为甲亢治疗药物。

少数对碘过敏的患者在用药后几小时内可发生皮疹、药物热等过敏反应，严重者可出现喉头水肿、窒息。一般停药可消退。长期用药者可出现口腔铜腥味、咽喉烧灼感等慢性碘中毒症状。

（三）放射性碘

临床常用的放射性碘一般为^{131}I，其半衰期约为8天。^{131}I被甲状腺摄取后，释放出两种射线：β射线（占约99%）和γ射线（占约1%）。

其中，β射线在组织内的射程为0.5～2.0mm，辐射作用只限于甲状腺内，可破坏甲状腺实质，起到类似于手术切除的作用。适用于不宜手术、手术后复发或其他药物无效及过敏患者。

γ射线射程远，在体外可测得，小剂量^{131}I可用于测定甲状腺摄碘功能。

^{131}I剂量过大易致甲状腺功能减退，20岁以下患者、妊娠或哺乳期妇女及严重肝肾功能不全者不宜使用。

（四）β受体阻断药

普萘洛尔（Propranolol）、阿替洛尔（Atenolol）、美托洛尔（Metoprolol）等β受体阻断药是甲亢及甲状腺危象的辅助治疗药物。本类药物可通过阻断β受体而改善甲亢所致的心率加快、心肌收缩力增强、焦虑等交感神经兴奋症状，也可抑制外周组织T_4转化为T_3。单独用药时控制症状的作用有限，但与硫脲类药物合用疗效迅速而显著。静脉注射给药可帮助甲状腺危象患者度过危险期。

第五节　雄激素及同化激素

一、雄激素

雄激素是性激素的一种，因具有甾核化学结构，也称为甾体化合物。天然雄激素以睾酮为主，大部分由性腺（如睾丸）分泌，少量由肾上腺皮质、卵巢等部位分泌。临床多用人工合成的睾酮衍生物，如丙酸睾酮、甲基睾酮等。

丙酸睾酮　Testosterone Propionate

【别名】 丙酸睾丸素。

【性状】 为白色至灰白色结晶性粉末，无臭。在三氯甲烷中极易溶解，在甲醇、乙醇或乙醚中易溶，在乙酸乙酯中溶解，在植物油中略溶，但在水中不溶。

【作用与适应证】 丙酸睾酮作为一种雄激素类药，在体内先转化为5α-双氢睾酮，再与细胞受体结合，进入细胞核激活RNA多聚酶，产生促进蛋白质合成和细胞代谢的作用。丙酸睾酮还可通过红细胞生成素刺激红细胞的生成和分化。临床适用于无睾症、隐睾症、男性性腺功能减退症，以及月经过多、子宫肌瘤等妇科疾病及再生障碍性贫血等。

【不良反应】 因药物主要通过肝、肾代谢，会造成肝、肾损害，肝、肾功能不全者禁用。可出现水钠潴留、皮脂溢出、良性前列腺增生等现象。大剂量应用时可引起女性男性化、心血管负担加重等。

【用药指导】 ①丙酸睾酮注射液为油剂，如有结晶析出，可加温溶解后注射；需深部肌内注射，不可静脉注射。②青春期前儿童应用时应减量，且每隔6个月测1次骨龄。③合用氨基酸制剂、维生素D等可促进蛋白质合成的药物，可增强激素的作用。

【药物商品及其他信息】 片剂：2mg、5mg、10mg。注射剂（油溶液）：10mg∶1ml、25mg∶1ml、50mg∶1ml、50mg∶2ml等。

【贮存】 避光、冷藏、密封储存。

二、同化激素

雄激素本身具有较强的同化作用，但因同时亦具有较强的男性化作用（如女性患者用药后出现男性化等现象）而在临床使用中受到较大限制。同化激素（anabolic hormone）也称蛋白同化激素，是以蛋白同化活性作用为主，而男性化作用较弱的一类睾酮衍生药物。临床常用的药物有司坦唑醇、美雄酮等。

司坦唑醇　Stanozolol

【别名】 康力龙。

【性状】 为白色至淡黄色结晶性粉末，无臭，略有引湿性。在乙醇或三氯甲烷中略溶，在乙酸乙酯或丙酮中微溶，在苯中极微溶解，在水或甲醇中几乎不溶。

【作用与适应证】 司坦唑醇作为临床应用较多的同化激素药，能明显促进蛋白质合成（同化作用）、抑制蛋白质异生（异化作用）；也能降低血胆固醇和三酰甘油、促使钙磷沉积等，从而促进肌肉增长、体重增加，调节血脂、强健骨骼。临床用于治疗营养不良、严重烧伤、恶性肿瘤等各种原因引起的慢性消耗性疾病、骨质疏松等。还可用于防治长期使用肾上腺皮质激素引起的肾上腺皮质功能减退症。

【不良反应】 女性患者用药，可引起月经紊乱、多毛、长胡须、声音变粗、痤疮等男性化现象，停药后症状一般可逐渐消退。男性患者长期用药，可引起睾丸萎缩、阳痿。儿童长期用药后易出现早熟、加速骨骺闭合而严重影响生长发育。

【用药指导】 ①与盐皮质激素合用时，可增加水肿的危险性；与促肾上腺皮质激素或糖皮质激素合用时，可加速患者痤疮的产生。②与巴比妥类、卡马西平、保泰松、利福平等药物合用会降低雌激素活性。

【药物商品及其他信息】 片剂：2毫克/片。

【贮存】 2～8℃冷藏、避光、干燥、密封储存。

第六节　雌激素及孕激素

一、雌激素

雌激素（estrogen）主要由卵巢分泌产生。其受体广泛分布在子宫、乳房、膀胱、尿道、骨骼等部位，因此雌激素有着广泛的作用，除能促进和维持女性生殖器官和第二性征外，还对内分泌系统、心血管系统、物质代谢、骨骼的生长等均产生明显影响。卵巢分泌产生的天然雌激素主要是雌二醇，其他雌激素如雌酮、雌三醇等多为雌激素的肝脏代谢产物。因天然的雌二醇激素活性较低，临床上常用的雌激素类药物多是以雌二醇为母体、人工合成的雌二醇高效衍生物，主要有戊酸雌二醇、炔雌醇、炔雌醚、妊马雌酮等。

戊酸雌二醇　Estradiol Valerate

【性状】 为白色或类白色的结晶性粉末，无臭。在乙醇、丙酮或三氯甲烷等有机溶剂中易溶，在甲醇中溶解，但在植物油中微溶，几乎不溶于水。

【作用与适应证】 戊酸雌二醇作为临床常用的人工合成雌二醇高效衍生物，具有较高的雌激素活性，可用于治疗自然或人工绝经相关的雌激素缺乏、卵巢功能不全、绝经期症状，生殖泌尿道营养性疾病及精神性疾病；与孕激素合用可避孕。

【不良反应】 患者用药后可能出现恶心、呕吐、食欲缺乏等胃肠道不适症状。可能导致乳房胀痛、白带增多，长期使用或过量使用还可能引起子宫内膜过度增生，伴有激素的撤退性出血（如子宫出血），以及性欲的改变。可能导致体重增加。少数患者可能出现头痛、精神抑郁等症状。

【用药指导】 服药期间应避免长时间阳光直射，做好防晒措施。应保持良好的生活习惯，包括合理饮食、戒烟限酒、适量运动、保证充足的睡眠等。

【药物商品及其他信息】 片剂：2mg。常与孕激素制成复合包装使用，如戊酸雌二醇片/雌二醇环丙孕酮片复合包装（商品名：克龄蒙），内含戊酸雌二醇片剂，每片含量2mg。

【贮存】 阴凉（30℃以下）、干燥处储存。

二、孕激素

孕激素（progestogen）主要由卵巢黄体细胞分泌产生，天然孕激素为黄体酮，又称孕酮。因活性低且口服无效，临床一般使用其人工合成的衍生物。孕激素类药物按照化学结构不同可分为以炔诺酮为代表的19-去甲睾丸酮类、以甲地孕酮为代表的17α-羟孕酮类两种。

炔诺酮　Norethindrone

【别名】 妇康片。

【性状】 为白色或类白色结晶性粉末，无臭。不溶于水，微溶于乙醇，略溶于丙酮，溶于氯仿。

【作用与适应证】 炔诺酮作为最早应用的19-去甲睾丸酮类孕激素，属于孕激素类药，孕激素作用较强，同时具有微弱的雄性化作用及雌激素活性。临床常用复合口服药作避孕药物，也可用以治疗功能性子宫出血、痛经、闭经、子宫内膜异位症、子宫内膜增生过度等疾病。

【不良反应】 偶发恶心、呕吐、头晕、乏力、嗜睡等类早孕反应；部分患者会出现不规则阴道出血、闭经、乳房胀、体重变化等，一般可自行消失。

【用药指导】 为减少心血管疾病发病风险，用药患者应停止吸烟。长期用药者需注意肝功能复查及定期的乳房检查。哺乳期妇女服用后可出现乳汁减少，故应于产后半年开始服用。人工流产者应在来第1次月经第5天开始服用。利福平、氯霉素、氨苄西林、苯巴比妥、苯妥英钠、对乙酰氨基酚等药物是炔诺酮的肝药酶诱导剂，同服可加速炔诺酮在体内的代谢。长期服用可能增加乳腺癌的风险，需注意观察乳房变化。

【药物商品及其他信息】 片剂：0.625mg、2mg、5mg等。

【贮存】 阴凉、干燥处储存。

考试知识点总结

本章小结

协和云课堂……　拓展练习及参考答案

（王　琳）

教学课件

第十四章　维生素类与营养液类药物

微课：维生素类与营养液类药物

学习目标

素质目标

（1）始终遵循循证医学原则，严格依据患者个体情况与临床指南选用维生素类与营养液类药物，精准判断用药适应证、剂量及疗程。

（2）坚决杜绝经验主义和随意用药，确保治疗方案的科学性与规范性。

知识目标

（1）掌握：维生素类药物的分类；维生素A、维生素B_1、维生素B_6、维生素C、维生素D、维生素E的作用、适应证及不良反应；营养液类药物的分类。

（2）熟悉：肠内营养液和肠外营养液药物的作用、适应证及不良反应。

（3）了解：维生素类药物和营养液类药物的性状、用药指导及贮存条件。

能力目标

（1）能根据处方要求指导患者合理使用维生素类与营养液类常用药物。

（2）能对维生素类与营养液类药物的使用提出合理建议，并开展用药指导。

案例导入

【案例】

患儿，男，1岁3个月。近期因生长发育迟缓伴有多汗，惊厥发作入院。体检时有骨骼畸形改变，实验室检查见血钙降低。

【问题】

1. 该患儿可能罹患何种病症？
2. 对于患儿出现惊厥作何解释？
3. 针对患儿可采取何种药物开展治疗？

·核心知识拆解·

维生素是机体维持正常代谢和功能所必需的一类低分子化合物。它是人体六大营养要素（糖、脂肪、蛋白质、盐类、维生素和水）之一，大多数必须从食物中获得，仅少数可在体内合成或由肠道细菌产生。人体每日对维生素的需要量甚微，但缺乏时，可引起维生素缺乏症。由于食物中缺乏维生素或用餐量过少，致摄入的维生素不足，可引起原发性维生素缺乏症。机体吸收维生素的能力发生障碍、机体维生素的需要量增加或一些药物的干扰作用都能导致继发性维生素缺乏症。根据溶解性不同，维生素分为脂溶性与水溶性两大类。常用的脂溶性维生素有维生素A、维生素D、维生素E、维生素K等；水溶性维生素有B族维生素、烟酸、烟酰胺及维生素C等。

第一节　水溶性维生素

微课：维生素类药物

水溶性维生素易溶于水，难溶于大多数有机溶剂。常用的水溶性维生素有维生素B_1、维生素B_2、烟酸、维生素B_6、维生素B_{12}、维生素C、烟酰胺等。

维生素B_1　Vitamin B_1

【别名】 硫胺。

【性状】 本品为白色结晶或结晶性粉末；有微弱的特臭，味苦。在水中易溶，在乙醇中微溶，在乙醚中不溶。

【作用与适应证】 维生素B_1在体内参与碳水化合物的代谢。作为α-酮酸氧化脱氢酶的辅酶，参与糖代谢，还能维持胆碱能神经系统、血管系统及消化系统的功能。

本品主要用于防治脚气病；也可作为感染、高热、甲状腺功能亢进症、心肌炎、神经炎、营养不良等的补充治疗。

【不良反应】 正常剂量的维生素B_1几乎无毒性，但大剂量可出现头痛、疲倦、烦躁、食欲缺乏、腹泻、水肿等症状。注射给药偶见过敏反应，静脉注射偶可致过敏性休克，一般不宜静脉注射，肌内注射应预先做皮试。

【用药指导】 ①注射时偶见过敏反应，个别甚至可发生过敏性休克，故除急需补充的情况外很少采用注射给药。②增大药物的口服剂量时，并不增加吸收量。

【药物商品及其他信息】 片剂：5 mg、10 mg。注射剂：2 ml∶50 mg、2 ml∶100 mg。

【贮存】 遮光，密闭保存。

维生素B_6　Vitamin B_6

【别名】 吡多辛。

【性状】 本品为白色结晶性粉末，无臭，味酸苦。易溶于水，微溶于乙醇。高温、碱性溶液中及遇光均易破坏。

【作用与适应证】 在体内与ATP经酶作用生成具有生理活性的磷酸吡多醛和磷酸吡多胺。磷酸吡多醛可参与亚油酸转变为花生四烯酸的过程。动物缺乏维生素B_6时可致动脉粥样硬化病变。

本品可用于防治因大量或长期服用异烟肼、肼屈嗪等引起的周围神经炎、失眠、不安；减轻抗癌药和放射治疗引起的恶心、呕吐或妊娠呕吐等。治疗婴儿惊厥或给妊娠期妇女服用以预防婴儿惊厥。局部涂搽治疗痤疮、酒渣鼻、脂溢性湿疹等。

【不良反应】 罕见发生过敏性反应。

【用药指导】 与左旋多巴合用可使左旋多巴的药效降低。

【药物商品及其他信息】 片剂：10 mg。缓释片：50 mg。注射剂：1 ml∶25 mg、1 ml∶50 mg、2 ml∶50 mg、2 ml∶0.1 g、5 ml∶0.2 g。霜剂：0.12 g。

【贮存】 遮光，密闭保存。

维生素C　Vitamin C

【别名】 抗坏血酸、维生素丙、丙种维生素、丙素。

【性状】 本品为白色结晶或结晶性粉末；无臭，味酸；久置色渐变微黄；水溶液显酸性反应。本品在水中易溶，在乙醇中略溶，在三氯甲烷或乙醚不溶。

【作用与适应证】 本品参与氨基酸代谢、神经递质的合成、胶原蛋白和组织细胞间质的合成，可降低毛细血管的通透性，加速血液的凝固。刺激凝血功能，促进铁在肠内吸收、促使血脂下降，增加对感染的抵抗力，参与解毒功能，且有抗组胺的作用及阻止致癌物质（亚硝胺）生成的作用。

本品适用于防治坏血病，也可用于各种急慢性传染病及紫癜等辅助治疗；大剂量静脉注射用于克山病，心源性休克时抢救，亦可用于慢性铁中毒的治疗、特发性高铁血红蛋白血症的治疗和其他疾病对维生素C需要增加的补充治疗。

【不良反应】 本品推荐剂量未见不良反应。过量服用可引起腹泻、头痛、尿频、恶心呕吐、胃部不适等反应。若长期服用2～3 g/d，可引起停药后坏血病；长期过量服用，偶可引起尿酸盐、半胱氨酸或草酸盐性泌尿系统结石。

【用药指导】 ①不宜与碱性药物（如氨茶碱碳酸氢钠、谷氨酸钠等）、核黄素、三氯叔丁醇、铜、铁离子（微量）的溶液配伍，以免影响疗效。②过量服用可引起腹泻、皮疹、胃酸增多、胃液反流等。③大量长期服用突然停药，有可能出现维生素C缺乏症的症状，故宜逐渐减量停药。④制剂色泽变黄后不可应用。

【药物商品及其他信息】 片剂：20 mg、25 mg、50 mg、100 mg、250 mg。泡腾片：0.5 g、1 g。丸剂：50 mg、100 mg。注射剂：1 ml∶0.25 g、2 ml∶0.1 g、2 ml∶0.25 g、2 ml∶0.5 g、2 ml∶1 g、2.5 ml∶1 g、5 ml∶0.5 g、5 ml∶1 g、10 ml∶1 g、10 ml∶2 g、20 ml∶2 g、20 ml∶2.5 g。

【贮存】 遮光，密闭保存。

▶知识拓展

坏血病——一个关于维生素C的故事

坏血病在历史上曾是严重威胁人类健康的一种疾病。过去几百年间曾在海员、探险家及军队中广为流行，特别是在远航海员中尤为严重，故有“水手恐惧”和“海上凶神”之称。

在伟大的航海家麦哲伦的船员中，有2/3的人曾因为坏血病而死亡，这个数据比哥伦布的船队还凄惨。一直到18世纪，事情有了转机，有一个名叫林特的船医，他发现坏血病都发生在一般船员身上，而包含他自己在内的船上干部，却没有人得坏血病。原来一般船员的伙食，只有面包与腌肉，而他们干部，却有蔬菜水果可以吃。所以林特医生认为，新鲜蔬果可以治疗坏血病。

到了20世纪，预防坏血病的物质终于被研究出来，命名为抗坏血酸，也就是维生素C。到了21世纪的今天，维生素C仍然是科学家积极研究的对象之一。

第二节　脂溶性维生素

脂溶性维生素不溶于水，易溶于大多数有机溶剂，在食物中常与脂类共存，脂类吸收不良时其吸收亦减少，甚至发生缺乏症状。常用的脂溶性维生素有维生素A、维生素D、维生素E、维生素K等。

维生素A　Vitamin A

【别名】 维生素甲、视黄醇、甲种维生素。

【性状】 本品为淡黄色油溶液或结晶与油的混合物；无臭；在空气中易氧化，遇光易变质。

【作用与适应证】 维生素A醋酸酯在体内经酶水解成维生素A，进一步氧化为视黄醛，后者与视蛋白结合成视紫红质，以维持弱光中人的视觉。维生素A具有诱导控制上皮组织的分化和生长的作用，为维持其正常功能和结构必需。此外，还具有抗氧化作用。

本品用于因维生素A缺乏引起的夜盲症、眼干燥症、结膜炎、角膜软化，皮肤干燥、粗糙及黏膜抗感染能力降低的治疗。也用于妊娠、哺乳期妇女和婴儿适量补充。对于上皮癌与食管癌，有一定的防治意义。

【不良反应】 长期大剂量服用，导致维生素A过多，甚至发生急性中毒或慢性中毒，表现为食欲缺乏、皮肤发痒、毛发干枯、脱发、口唇开裂，烦躁、颅内压增高，婴儿前囟隆起，低热、高钙血症、骨痛等。过量服用可导致肝、肾损害，妊娠期妇女服用可致胎儿畸形。

【用药指导】 妊娠期妇女的维生素A用量每日不超过5000单位。

【药物商品及其他信息】 胶丸剂：5000单位。

【贮存】 遮光，密闭保存。

维生素D　Vitamin D

【别名】 钙化醇。

【性状】 本品为无色针状结晶或白色结晶性粉末，无臭，遇光或空气均易变质。极易溶于丙酮、乙醇、三氯甲烷，略溶于植物油中，不溶于水。

【作用与适应证】 本品主要促进小肠黏膜对钙、磷的吸收，增加肾小管对钙、磷重吸收。对维持体内血钙、血磷平衡也有作用。

本品主要用于佝偻病（图14-1）、骨软化症、婴儿手足抽搐及老年性骨质疏松症等。

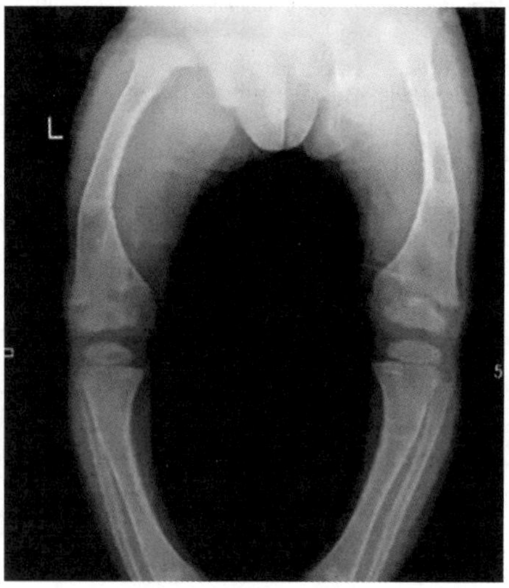

图14-1 佝偻病

【不良反应】 长期过量服用，可出现高钙血症、软骨组织钙化和胃肠道反应等。

【用药指导】 ①大量久服，可引起高血钙、食欲缺乏、呕吐、腹泻甚至软组织异位骨化等。若肾功能受损，可出现多尿、蛋白尿、肾功能减退等，应及时停用本品及钙剂。②妊娠期妇女使用过量，可使胎儿出现心脏瓣膜损伤、主动脉狭窄、甲状旁腺功能抑制，故应予注意。③市售鱼肝油制剂含大量维生素A，长期大量使用，易引起维生素A慢性中毒，故治疗佝偻病时宜用纯维生素D制剂。④大量含磷药物与本品同用，可发生高磷血症。

【药物商品及其他信息】 维生素D_2软胶囊：400 U、5000 U、10 000 U。维生素D_2片：5000 U、10 000 U。维生素D_2注射液：1 ml∶5 mg、1 ml∶10 mg。维生素D_3注射液：0.5 ml∶3.75 mg、1 ml∶7.5 mg、1 ml∶15 mg。

【贮存】 遮光，密闭，阴凉处保存。

维生素E Vitamin E

【别名】 生育酚。

【性状】 本品为微黄色至黄色或黄绿色澄清的黏稠液体；几乎无臭；遇光色渐变深。在无水乙醇、丙酮、乙醚或植物油中易溶，在水中不溶。

【作用与适应证】 本品具有清除体内含氧自由基功能和抗氧化作用，维持正常生育功能，并改善脂质代谢。

本品用于习惯性流产、先兆流产、不育症；进行性肌营养不良症、防治动脉粥样硬化；早产儿溶血性贫血治疗；外用于冻疮、多形红斑、色素性紫癜性皮肤病等。

【不良反应】 较少，大量应用可引起视物模糊、腹泻、头晕、头痛、恶心及胃痉挛、乏力软弱，并可导致血小板聚集及血栓形成。妇女可致月经过多或闭经等，停药后消失。

【用药指导】 ①与维生素K_3合用，两者疗效减弱或消失。②与肝素或华法林合用，凝血酶原时间缩短。

【药物商品及其他信息】 片剂：5 mg、10 mg、100 mg。胶丸：5 mg、10 mg、50 mg、100 mg、200 mg。注射液：1 ml∶5 mg、1 ml∶50 mg。

【贮存】 遮光，密闭，阴凉处保存。

第三节　肠内营养液

临床上对某些患者给予营养支持是非常重要的措施。营养支持不仅供给氮（蛋白质和氨基酸）和能量（糖和脂肪），且对液体、电解质和维生素等也能满足需要。它一般用于严重营养不良和严重创伤及长时期不能较好进食的患者。营养支持的途径有肠内和肠外两种。消化道功能正常者，主要采用口服；昏迷或其他不能进食患者，可采用管饲；口服或管饲都有困难或不能满足营养要求时，采用肠外营养支持。

肠内营养液是对有正常或部分正常肠道功能的患者进行基本营养补充及营养治疗，该类制剂可分为通用型和疾病特异型两大类。

一、通用型肠内营养液

通用型肠内营养液也称为一般营养型肠内营养液，包括含或不含膳食纤维、含或不含中链甘油三酯的不同类型营养液。

肠内营养粉剂（TP）　Enteral Nutritional Powder（TP）

【别名】 安素。

【作用与适应证】 本品与水混合后为低渣流质，可作为日常营养补充或完全饮食替代，口服或管饲后能提供均衡的营养。

本品用于乳糖不耐受患者，无法进行固体饮食的外伤、慢性病、年老体弱、产妇、术前术后及某些必须限制饮食的患者等。适用于成人及4岁或4岁以上儿童，可口服或管饲。

【不良反应】 少部分患者会出现恶心、嗳气、腹泻、呕吐、腹痛、腹部饱胀感等不良反应。

【用药指导】 肠内营养粉剂不能胃肠外注射或静脉注射。

【药物商品及其他信息】 粉剂：400 g。

【贮存】 置阴凉干燥处，不得冷冻。

二、疾病特异型肠内营养液

疾病特异型肠内营养液包含糖尿病型、肿瘤型、肺病型、免疫增强型、蛋白过敏型、胃肠功能障碍型、低蛋白血症型、创伤型等。

肠内营养乳剂（TPF-D） Enteral Nutritional Emulsion（TPF-D）

【别名】 瑞代。

【作用与适应证】 糖尿病型肠内营养乳，配方符合国际糖尿病协会的推荐和要求，提供的营养物质符合糖尿病患者的代谢特点，处方中主要是碳水化合物，来源于木薯淀粉和谷物淀粉，能减少糖尿病患者与糖耐受不良患者的葡萄糖负荷。所含膳食纤维有助于维持胃肠道功能。体内消化吸收过程同正常食物。

本品用于糖尿病患者，或糖耐量异常合并营养不良，有肠道功能而又不能正常进食的患者。

【不良反应】 给药速度过快或过量时，会发生恶心、呕吐或腹泻。

【用药指导】 ①禁用于胃肠张力下降、急性胰腺炎、严重消化和吸收障碍、肝肾功能不全及对本品所含成分有先天性代谢障碍者。②对糖尿病患者应适当调节降糖药用量或将每天用量分成几小部分给予。

【药物商品及其他信息】 乳剂：500 ml。

【贮存】 12～25℃，密闭保存。

第四节　肠外营养液

肠外营养（parenteral nutrition，PN）是从静脉供给营养作为手术前后及危重患者的营养支持，其中包括氨基酸、糖、脂肪、维生素和微量元素等，使不能正常进食或超高代谢及危重患者仍能维持一般营养状态，帮助渡过危重病程，纠正负氮平衡，促进伤口愈合，提高抵抗力和存活率。

肠外营养液种类很多，内含成分、量及渗透压各有差异，应根据患者病情选择使用。本节介绍氨基酸类制剂和脂肪乳制剂。

一、氨基酸类制剂

复方氨基酸注射液（18AA） Compound Amino Acid Injection（18AA）

【别名】 普洛氨。

【作用与适应证】 含有合成人体蛋白质所需的18种必需和非必需氨基酸，能维持营养不良患者的正氮平衡。

本品用于营养不良或有发生营养不良危险的患者，分解代谢旺盛疾病的营养支持和蛋白质消耗或丢失过多或合成障碍引起的低蛋白血症。

【不良反应】 本品可致疹样过敏反应，一旦发生应停止用药。偶有恶心、呕吐、胸闷、心悸、发冷、发热或头痛等。

【用药指导】 ①对本品所含成分过敏者、肝性脑病或有向其发展的患者、严重肾衰竭及对氨基酸有代谢障碍者禁用。②滴注过快可引起恶心、呕吐、发热及头痛；也可导致血栓性静脉炎。

【药物商品及其他信息】 注射剂：250 ml∶12.5 g、500 ml∶25 g、250 ml∶30 g。

【贮存】 密闭，置凉暗处（避光并不超过20℃）保存。

复方氨基酸注射液（9AA） Compound Amino Acid Injection（9AA）

【别名】 肾必安

【作用与适应证】 可补充体内必需氨基酸，使蛋白质合成显著增加而改善营养状况。

本品用于急性和慢性肾功能不全患者的肠外营养支持；大手术、外伤或脓毒血症引起的严重肾衰竭及急性和慢性肾衰竭。

【不良反应】 静脉滴注速度过快能引起恶心、呕吐、心悸、寒战等反应。应及时减慢给药速度（静脉滴注每分钟15滴为宜），老年人和危重患者尤要注意。

【用药指导】 ①氨基酸代谢紊乱、严重肝功能损害、心功能不全、水肿、低血钾、低血钠患者禁用。②除可与葡萄糖注射液混合滴注外，不宜与其他药物混合。③尿毒症性心包炎、尿毒症脑病、无尿、高钾血症等应首先用透析治疗。

【药物商品及其他信息】 注射剂：250 ml∶13.98 g。

【贮存】 密闭，置凉暗处（避光并不超过20℃）保存。

复方氨基酸注射液（6AA） Compound Amino Acid Injection（6AA）

【别名】 六合氨基酸注射液、肝醒灵注射液。

【作用与适应证】 含亮氨酸、异亮氨酸及缬氨酸3种支链氨基酸，可补给支链氨基酸，调节肝病患者氨基酸代谢紊乱及支链氨基酸与芳香族氨基酸比例失调引起的假性神经递质出现的肝性脑病。

本品用于慢性肝性脑病、慢性迁延性肝炎、慢性活动性肝炎及亚急性与慢性重型肝炎引起的氨基酸代谢紊乱。

【不良反应】 输注速度过快可引起恶心、呕吐、头痛和发热等反应，尤其对危重和老年患者多见；当再次使用时可引起过敏反应，临床表现为发热、恶心、呕吐、低血压、少尿、胸闷、呼吸急促、口唇发绀、腹泻及皮疹，严重者可致过敏性休克，发生率低，但很难纠正。

【用药指导】 ①使用前应检查药液，如有浑浊、包装破裂等切勿使用。输注后剩余药液切勿保留，不能再用。②高度腹水、胸腔积液时，应注意水和电解质的平衡，避免输入量过多。③本品遇冷易析出结晶，可微温溶解后再使用。

【药物商品及其他信息】 注射剂：250 ml∶21.1 g。

【贮存】 密闭，置凉暗处保存，切勿横卧或倒置。

二、脂肪乳制剂

脂肪乳注射液（$C_{14\sim24}$） Fat Emulsion Injection（$C_{14\sim24}$）

【别名】 英特利匹特、乐可仙、力能、力基。

【作用与适应证】 本品为一种静脉应用的营养液，提供营养所需的热量和必需脂肪酸。在氧供给充足的情况下，脂肪酸在体内分解成CO_2和H_2O并释出大量能量，以ATP形式供机体利用。

脂肪乳注射液（$C_{14\sim24}$）是肠外营养的组成部分之一，为机体提供能量和必需脂肪酸，用于胃肠外营养补充能量及必需脂肪酸，预防和治疗人体必需脂肪酸缺乏症，也为经口服途径不能维持和恢复正常必需脂肪酸水平的患者提供必需脂肪酸。

【不良反应】 体温升高、面部潮红，偶见发冷、畏寒及恶心、呕吐、腹泻、嗜睡、静脉炎等。

【用药指导】 ①严重急性肝损害及严重代谢紊乱特别是脂肪代谢紊乱患者禁用。②长期使用应注意脂肪排泄量及肝功能，每周做血象、凝血功能、红细胞沉降率、血小板计数等检验。③使用本品时不可将电解质溶液直接加入脂肪乳剂，以防乳剂破坏而使凝聚脂肪进入血液。④使用前应先检查是否有变色或沉淀，启封后应一次用完，如瓶内出现油、水分离，则不能使用。

【药物商品及其他信息】 注射乳剂有如下几种。100 ml∶10 g（大豆油）∶1.2 g（卵磷脂）、250 ml∶25 g（大豆油）∶3 g（卵磷脂）、500 ml∶50 g（大豆油）∶6 g（卵磷脂）、100 ml∶20 g（大豆油）∶1.2 g（卵磷脂）、250 ml∶50 g（大豆油）∶3 g（卵磷脂）、500 ml∶100 g（大豆油）∶6 g（卵磷脂）、100 ml∶30 g（大豆油）∶1.2 g（卵磷脂）、250 ml∶75 g（大豆油）∶3 g（卵磷脂）、250 ml∶25 g（大豆油）∶1.5 g（卵磷脂）、500 ml∶50 g（大豆油）∶3 g（卵磷脂）。

【贮存】 在25℃以下保存，不得冷冻。

—• 考试知识点总结 •—

—• 本章小结 •—

—• 协和云课堂······ 拓展练习及参考答案 •—

（张小东）

第十五章　糖类、盐类与酸碱平衡调节药物

教学课件

微课：糖类、盐类与酸碱平衡调节药物

学习目标

素质目标

（1）以专业严谨的态度守护患者健康，针对患者年龄、病情、营养状况等差异个体化选择用药，精准制定用药方案，杜绝盲目用药。

（2）保持终身学习的理念，提高自身的职业素养。

知识目标

（1）掌握：葡萄糖、氯化钠、氯化钾、氯化钙的作用、适应证及不良反应。

（2）熟悉：果糖、门冬氨酸钾镁、乳酸钠的作用、适应证及不良反应。

（3）了解：糖类、盐类与酸碱平衡调节药物的性状、用药指导及贮存条件。

能力目标

（1）能根据处方要求指导患者合理使用糖类、盐类与酸碱平衡调节常用药物。

（2）能对糖类、盐类与酸碱平衡调节药物的使用提出合理建议，并开展用药指导。

案例导入

【案例】

患者，女，42岁。因剧烈腹泻、呕吐导致体内损失大量水分，期间未能及时摄取食物和水分，出现口干、头晕、心悸、乏力、手抖、尿少等症状。紧急就医后，经检查，该患者脱水、电解质紊乱，血糖过低。

【问题】

1. 应该选用何药治疗？
2. 治疗过程中应如何进行用药指导？

· 核心知识拆解 ·

水、电解质和酸碱平衡是人体细胞进行正常代谢所必需的条件，也是维持生命和各脏器生理功

能所必要的条件。因疾病、创伤、感染、物理化学因素及不恰当的治疗而使平衡失调时，如果机体调节能力差或超过了机体的代偿能力将会出现水、电解质和酸碱平衡紊乱。水、电解质和酸碱平衡紊乱一旦发生，除了调整失衡，还须针对其原发病进行治疗，但是当疾病发展到一定阶段，水、电解质和酸碱平衡紊乱成为威胁生命的主要因素，则必须及早发现并纠正以挽救患者的生命。

▶知识拓展

水、电解质紊乱

水和电解质紊乱是指体内水、钠、钾、钙等电解质的含量或分布异常，导致机体功能失调的一组病症。常出现口渴、尿少、乏力、心律失常、肌肉抽搐等，严重时可影响心、脑、肾等重要器官功能，甚至危及生命。治疗需根据具体紊乱类型，通过补液、调整电解质摄入或使用药物纠正平衡。常见类型：水代谢紊乱、钠代谢紊乱和钾代谢紊乱。

第一节 糖　类

葡萄糖 Glucose

【别名】 右旋糖。

【性状】 本品为无色结晶、白色结晶性或颗粒性粉末，无臭，味甜。有吸湿性。易溶于水，微溶于乙醇。水溶液呈中性。

【作用与适应证】 本品是机体所需能量的主要来源，在体内被氧化成二氧化碳和水并同时供给热量，或以糖原形式贮存。对肝脏具有保护作用。此外，静脉注射20%以上高渗葡萄糖溶液可提高血液渗透压，使组织脱水及具短暂利尿作用。当葡萄糖和胰岛素一起静脉滴注时，糖原的合成需要K^+，促使K^+进入细胞内，血钾浓度降低。

本品用于腹泻、呕吐、重伤大失血等体内损失大量水分的情况，也用于不能摄取食物的重病患者，可注射本品或灌肠，以补充营养。血糖过低或胰岛素过量，静脉注射50%溶液40～100ml以保护肝脏。对糖尿病酮症酸中毒治疗时须与胰岛素同用。

【不良反应】 口服葡萄糖可能导致血糖升高、水钠潴留、腹胀、腹泻及恶心等副作用。

【用药指导】 ①葡萄糖有引湿性，且易发霉，为细菌的良好培养基，故在配制注射液时，必须特别注意；夏季细菌易于繁殖，尤其注意消毒。②冬季注射前须先将安瓿加热至与体温相同的温度，再徐徐注入静脉，可避免痉挛。③高渗溶液应缓慢注射。

【药物商品及其他信息】 粉剂：250g、500g。注射液：10ml、20ml、250ml、500 ml、1000 ml。

【贮存】 遮光，阴凉处保存。

果糖 Fructose

【性状】 本品为无色或白色结晶或结晶性粉末，无臭，味甜。在水中极易溶解，在乙醇中微溶，在乙醚中不溶。

【作用与适应证】 本品作用基本与葡萄糖相同，具有直接供给热能、补充体液及营养全身的功效，但本品在从血液中移出、转化成肝糖原等方面比葡萄糖快，并能在无胰岛素情况下转化成糖原，因此比葡萄糖容易吸收、利用。

本品用于为糖尿病、肝病患者供给能量、补充体液。此外，本品能加速乙醇代谢，用于急性中毒的辅助治疗。

【不良反应】 适量食用果糖不会有危害，过量食用可能会引起胃肠不适、肥胖、龋齿等。

【用药指导】 ①对果糖或其任何成分过敏的患者禁用。②患有遗传性果糖不耐受症的患者禁用。③严重的肝功能障碍患者慎用。

【贮存】 遮光，阴凉处保存。

第二节　盐　类

微课：盐类药物

氯化钠　Sodium Chloride

【性状】 本品为无色透明立方形结晶或白色结晶粉末，无臭，味咸。难溶于醇类溶液，水溶液呈中性。

【作用与适应证】 机体内恒定的渗透压为维持生命所必需，细胞外液中Na^+占阳离子含量的90%，故钠是保持细胞外液渗透压和容量的重要成分。此外，钠还以碳酸氢钠形式构成缓冲系统，对调节体液的酸碱平衡具有重要作用。

氯化钠注射液可补充血容量和Na^+，用于各种缺盐性失水（如大面积烧伤、严重呕吐腹泻、大量发汗、使用强利尿药、出血等引起）。在大量出血而又无法进行输血时，可输入氯化钠注射液以维持血容量进行急救，还用于慢性肾上腺皮质功能不全治疗过程中补充氯化钠。此外，生理盐水可用于冲洗伤口、洗眼、洗鼻及产科水囊引产等。

【不良反应】 可导致水肿、电解质紊乱、高血压、心力衰竭和血管内皮损伤等。

【用药指导】 ①肺水肿患者禁用。②脑、肾、心脏功能不全及血浆蛋白过低者慎用。③静脉滴注时要注意无菌操作，严防污染。开瓶后24小时，不宜再继续使用。④如发生输液反应，应及时检查及对症处理，输入过量可引起组织水肿。

【药物商品及其他信息】 注射液：2ml、10ml、250ml、500ml、1000ml。

【贮存】 遮光，阴凉处保存。

氯化钾　Potassium Chloride

【性状】 本品为无色长菱形或立方形结晶或白色结晶粉末，无臭，味咸涩。水中易溶，不溶于乙醇或乙醚。

【作用与适应证】 钾参与糖、蛋白质的合成及二磷酸腺苷转化为三磷酸腺苷的能量代谢。钾也参与神经冲动传导和神经递质乙酰胆碱的合成。缺钾时心肌兴奋性增高，钾过多时则抑制心肌的自律性、传导性和兴奋性，因而钾浓度变化影响洋地黄对心脏的作用。钾摄入量不足，排出量增多或在体内分布异常可引起低钾血症。

本品可用于低钾血症（多由严重吐泻不能进食、长期应用排钾利尿药或肾上腺皮质激素所引起）的防治，亦可用于强心苷中毒引起的阵发性心动过速或频发室性期前收缩。

【不良反应】 可出现疲乏、肌张力减低、反射消失、周围循环衰竭、心率减慢，甚至心脏骤停等不良反应。

【用药指导】 ①肾功能严重减退者、尿少时慎用，无尿或血钾过高时禁用。②静脉滴注过量时可出现疲乏、肌张力减低、反射消失、周围循环衰竭、心率减慢甚至心搏骤停。③静脉滴注时，速度宜慢，溶液不可太浓，否则不仅引起局部剧痛，且可导致心脏骤停。

【药物商品及其他信息】 片剂：0.25g、0.5g。缓释片：0.5g。注射液：10ml。

【贮存】 遮光，阴凉处保存。

氯化钙　Calcium Chloride

【性状】 本品为白色半透明的坚硬碎块或颗粒，极易潮解，无臭，味稍苦。极易溶于水，易溶于乙醇。

【作用与适应证】 钙盐促进骨骼和牙齿的钙化形成，防治慢性钙缺乏症，降低毛细血管通透性，增加毛细血管壁的致密性。与Mg^{2+}有竞争性拮抗作用，可解救镁盐中毒。高浓度的钙可引起心律失常，并可使心脏骤停于收缩期。

本品可用于血钙降低引起的手足搐搦症及肠绞痛、输尿管绞痛，荨麻疹、渗出性水肿、瘙痒性皮肤病，镁盐中毒，佝偻病、软骨病、妊娠期妇女及哺乳期妇女钙盐补充，高钾血症等。

【不良反应】 可出现高钙血症，早期表现为便秘、嗜睡、持续头痛、食欲缺乏、口中有金属味、异常口干等，静脉注射可有全身发热，静脉注射过快可产生恶心、呕吐、心律失常甚至心脏骤停。

【用药指导】 ①在应用强心苷期间或停药后7日以内，禁用本品。②注射宜缓慢，因钙盐兴奋心脏，注射过快会使血内浓度突然增高，引起心律失常，甚至心搏骤停。③本品有强烈刺激性，其5%溶液不可直接静脉注射，应在注射前以等量葡萄糖液稀释，亦不宜作皮下注射或肌内注射。④注射液不可漏于血管之外，否则导致剧痛及组织坏死。如有外漏，应立即用0.5%普鲁卡因液作局部封闭。

【药物商品及其他信息】 注射液：10ml、20ml。

【贮存】 遮光，阴凉处保存。

门冬氨酸钾镁　Potassium Magnesium Aspartate

【别名】 L-天门冬氨酸钾镁盐、脉安定、潘南金。

【作用与适应证】 本品为门冬酸钾盐和镁盐的混合物。门冬氨酸是体内草酰乙酸的前体，在三羧酸循环中起重要作用，与细胞有很强的亲和力，可作为K^+的载体，使K^+进入细胞内，促进细胞除极化和细胞代谢，维持其正常功能。Mg^{2+}是生成糖原及高能磷酸酯不可缺少的物质，可增强门冬氨酸钾盐的疗效。Mg^{2+}和K^+是细胞内重要的阳离子，它们对许多酶的功能起着重要的作用，能结合大分子到亚细胞结构上，并与肌肉收缩的机制有关。

本品主要用于低钾血症、低钾及洋地黄中毒引起的心律失常、病毒性肝炎、肝硬化和肝性脑病的治疗。

【不良反应】 滴注过快可能引起高钾血症和高镁血症，还可出现恶心、呕吐、颜面潮红、胸闷、血压下降，偶见血管刺激性疼痛。大剂量可能引致腹泻。

【用药指导】 ①不能肌内注射和静脉推注，需经稀释后缓慢滴注。②肾功能损害、房室传导阻滞患者慎用。③有电解质紊乱的患者应常规检查血 K^+、Mg^{2+} 浓度。

【药物商品及其他信息】 注射液：10ml（钾114mg、镁42mg）、20ml（钾228mg、镁84mg）。口服溶液：5ml（钾103mg、镁34mg）、10ml（钾103mg、镁34mg）。

【贮存】 遮光，阴凉处保存。

第三节　酸碱平衡调节药

乳酸钠　Sodium Lactate

【性状】 本品为无色或几乎无色澄明黏稠液体。能与水、乙醇或甘油任意混合。

【作用与适应证】 本品为纠正酸血症的药物，其高渗溶液注入体内后，在有氧条件下经肝脏氧化、代谢，转化成 CO_3^{2-}，纠正血中过高的酸度。

可用于纠正代谢性酸血症，由于作用不及碳酸氢钠迅速，现已渐少用。但在高钾血症或普鲁卡因胺等引起的心律失常伴有酸血症者，仍以应用本品为宜。

【不良反应】 部分患者可能会出现皮肤瘙痒、红肿、呼吸困难等过敏反应，严重时还可能会出现休克的情况。

【用药指导】 ①肝病、休克缺氧、心功能不全者禁用。②过量可导致碱血症。③在一般情况下，不宜用0.9%氯化钠注射液或其他含氯化钠溶液稀释本品，以免成为高渗溶液。

【药物商品及其他信息】 注射液：10ml、20ml、50ml。

【贮存】 遮光，阴凉处保存。

—• 考试知识点总结 •—

—• 本章小结 •—

—• 协和云课堂……　拓展练习及参考答案 •—

（张小东）

教学课件

第十六章　抗肿瘤药物

微课：抗肿瘤药物

学习目标

素质目标

（1）具备关爱患者的医者仁心，帮助患者积极面对疾病，避免疾病带来的消极情绪。指导患者正确使用抗肿瘤药物并正确认识抗肿瘤药物所带来的不良反应。

（2）能够独立查阅文献，熟悉最新的肿瘤治疗原则及药物，及时更新知识储备。

知识目标

（1）掌握：常用抗肿瘤药物的药理作用、临床应用及不良反应。

（2）熟悉：抗肿瘤药物的临床用药原则。

（3）了解：抗肿瘤药物的作用机制。

能力目标

（1）具备正确使用抗肿瘤药物的能力。

（2）能观察抗肿瘤药物的疗效及药物不良反应。

案例导入

【案例】

患儿，男，13岁。鼻腔反复出血8天就诊。检查发现牙龈增生似海绵状，胸骨有压痛。血红蛋白58g/L，血小板20×10^9/L，骨髓检查显示：原始细胞0.9，过氧化物酶染色POX（－），糖原染色PAS阳性呈粗颗粒状，非特异性酯酶（－），血清溶菌酶正常。诊断为急性淋巴细胞白血病。

【问题】

1. 联合应用抗肿瘤药物应考虑什么问题？
2. 抗肿瘤药的应用原则有哪些？

· 核心知识拆解 ·

微课：抗肿瘤药物的发展史

肿瘤是目前世界上常见且死亡率较高的疾病。由于发病原因、发病机制没有完全研究清楚，目前多采用保守治疗，如化疗药物治疗、免疫治疗、放射治疗等，除此之外也可采用手术治疗，能够起到一定的缓解症状和延长生命的作用。近二十年来随着科学技术的发展，尤其是分子生物学的进展，科研人员对恶性肿瘤的发病机制有了进一步的认识，通过对治疗药物的作用机制、耐药机制的研究，发现了一系列化疗药物新的作用靶点，出现了生物反应调节药、细胞分化诱导药、血管生成抑制药、细胞因子、单克隆抗体和基因治疗等肿瘤生物学治疗药物与方法。随着肿瘤治疗新靶点和新方法的诞生，抗肿瘤药物将发生革命性的变化。

▶ **知识拓展**

靶向作用

药物的靶向作用是指药物能特异性作用于病变部位（如肿瘤细胞、异常免疫细胞），减少对正常组织的影响。其核心是利用病变细胞特有的分子标志物（如肿瘤表面抗原、突变基因产物）作为靶点，药物通过化学键结合、受体识别等方式精准定位。

例如，抗肿瘤靶向药可识别癌细胞过度表达的EGFR受体，阻断其信号传导以抑制增殖；自身免疫病药物能靶向结合炎症因子（如TNF-α），阻断其致病作用。相比传统药物，靶向药物疗效更专一，不良反应（如骨髓抑制、胃肠道反应）更轻，但易因靶点变异产生耐药性，常需联合用药优化效果。

第一节　烷化剂抗肿瘤药

烷化剂（alkylating agent）可分为双功能基团烷化剂和单功能基团烷化剂。化学结构中的烷基可与细胞内DNA、RNA、蛋白质分子上的亲核基团发生烷化反应，阻止DNA的复制，并破坏细胞的有丝分裂，也可引起碱基配对错误，导致细胞死亡。烷化剂为周期非特异性药物，其杀灭作用对快速增殖的细胞更强。烷化剂有致突变和致癌作用，长期应用可引起其他恶性肿瘤如急性白血病的发生，也可引起不育。

环磷酰胺　Cyclophosphamide

【性状】 白色结晶性粉末，在乙醇中易溶，在水或丙酮中溶解。

环磷酰胺在体外无活性，在体内经肝细胞色素P-450酶系水解为中间产物醛磷酰胺（aldophosphamide），然后在肿瘤细胞内，分解出有强效的磷酰胺氮芥（phosphamide mustard），才与DNA发生烷化，形成交叉联结，抑制肿瘤细胞的生长繁殖。

【作用与适应证】 环磷酰胺抗瘤谱较广，对恶性淋巴瘤疗效显著。对多发性骨髓瘤、急性淋巴细胞白血病、卵巢癌、乳腺癌、小细胞肺癌等也有效。同时还具有免疫抑制作用，可以治疗各种自身免疫性疾病。

【不良反应】 胃肠道反应较轻，大剂量静脉注射时较常见；脱发发生率较其他烷化剂高30%～60%，多发生于服药3～4周后；骨髓抑制，对粒细胞的影响更明显；刺激膀胱黏膜可致血尿、蛋白尿；偶可影响肝功能，导致黄疸；还致凝血酶原减少；久用可致闭经或精子减少。

【用药指导】 对本药过敏者、妊娠期及哺乳期妇女禁用。感染、肝肾功能损害者禁用或慎用。

【药物商品及其他信息】 片剂：50mg。粉针剂：100mg、200mg。

【贮存】 遮光，密闭，在30℃以下保存。

塞替派　Thiotepa

【别名】 息安的宾、三胺硫磷。

【性状】 为无色黏稠澄明液体，其结构中的3个乙烯亚胺基能够形成有活性的碳三离子，并与细胞内DNA的碱基结合，影响瘤细胞的分裂。

【作用与适应证】 塞替派属于抗肿瘤谱较广的药物，主要用于乳腺癌、卵巢癌、肝癌和恶性黑色素瘤等。可以静脉注射、肌内注射，也可以动脉内给药与胸（腹）腔内给药。

【不良反应】 可抑制骨髓，引起白细胞和血小板减少，但较氮芥轻。胃肠道反应发生率低，局部刺激小。

【用药指导】 有痛风史、感染、肿瘤细胞浸润骨髓、泌尿系统结石者应慎用。用药期间应检查血象。稀释后若混浊，即不能用。

【药物商品及其他信息】 注射剂：10mg∶1ml。

【贮存】 遮光，密闭，在冷处保存。

白消安　Busulfan

【别名】 马利兰。

【性状】 为白色结晶性粉末，不溶于水。

药理作用与氮芥类似，是烷基磺酸酯类烷化剂。可经胃肠道吸收，口服给药吸收较好。经肝代谢，代谢产物经肾脏排出。具有选择性地抑制骨髓的作用，可明显抑制粒细胞生成，而对淋巴系统的抑制作用较弱。

【作用与适应证】 适用于慢性粒细胞白血病，可以减轻白细胞增多和脾大。

【不良反应】 主要不良反应是抑制骨髓，长期应用可致肺纤维化、闭经、睾丸萎缩等。

【用药指导】 本品可抑制骨髓造血，因此，急性白血病、再生障碍性贫血或其他出血性疾病患者禁用。

【药物商品及其他信息】 片剂：0.5mg、2mg。

【贮存】 密封保存。

氮芥　Chlormethine

氮芥有很强的局部刺激性，因此必须静脉注射。起效快但维持时间短暂（数分钟），抑制骨髓的不良反应持续较久。目前主要利用其起效快的特点，作为纵隔压迫症状明显的恶性淋巴瘤的化学治疗。主要用于治疗霍奇金淋巴瘤、非霍奇金淋巴瘤等。可有胃肠道反应、眩晕、视力减退、脱发、黄疸、月经失调和皮疹等不良反应。本品胃肠道反应较明显，因此，用药前可使用镇吐药，以减轻胃肠道反应。

卡莫司汀 Carmustine

卡莫司汀是脂溶性高的亚硝脲类烷化剂。由于脂溶性高，口服给药吸收较好，易透过血脑屏障，可以迅速进入脑脊液，在脑脊液的药物浓度可以达到血浆药物浓度的50% ～ 70%。临床常用于脑部原发肿瘤（星形胶质细胞瘤和室管膜瘤等）、颅内转移瘤和脑膜白血病。与其他药物合用治疗淋巴瘤和某些实体瘤。主要不良反应为迟发性骨髓抑制、消化道反应和肝肾毒性。用药期间应注意检查血常规、血小板、肝肾功能和肺功能。

第二节 抗代谢类抗肿瘤药

抗代谢类抗肿瘤药与体内生理代谢物的结构类似，可干扰正常代谢物的功能，在核酸合成的水平上加以阻断。缺点是在抑制癌细胞生长的同时，对生长旺盛的正常细胞也有较强的毒性，且易产生抗药性而失去疗效。

甲氨蝶呤 Methotrexate

【别名】 氨甲叶酸。

【性状】 为黄色结晶性粉末，几乎不溶于水，易溶于稀碱、酸溶液，微溶于稀盐酸。

【作用与适应证】 甲氨蝶呤化学结构与叶酸相似，通过竞争性抑制二氢叶酸还原酶（dihydrofolate reductase，DHFR），阻止二氢叶酸（Dihydrofolate，FH2）还原成四氢叶酸（tetrahydrofolic acid，THFA），从而阻碍肿瘤细胞的合成，抑制肿瘤细胞的生长与增殖（图16-1）。另外，甲氨蝶呤在细胞内可形成多聚谷氨酸盐，增加了它的体积及所带的负电荷数目，使甲氨蝶呤长期滞留于特定细胞内。因此，有该反应能力的细胞（如淋巴母细胞）可能对甲氨蝶呤的杀细胞作用更敏感。

本品主要与其他化疗药物联合用于治疗急性淋巴细胞白血病、淋巴瘤、绒毛膜上皮癌、乳腺癌、宫颈癌、头颈部癌和膀胱癌。此外，尚可用于银屑病、类风湿关节炎、骨髓移植和器官移植等。

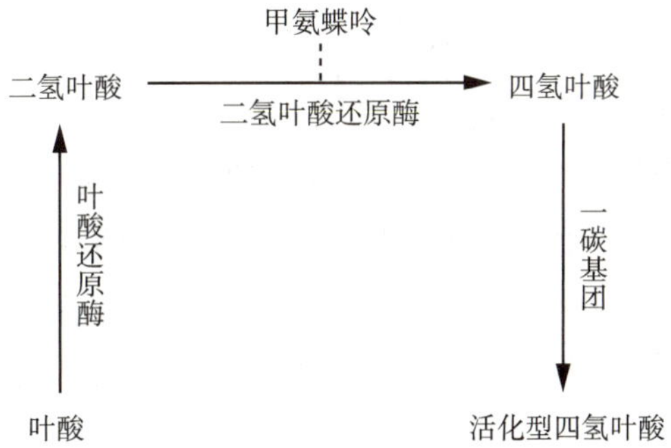

图16-1 甲氨蝶呤的作用部位

【不良反应】

1. 一般反应 白细胞和血小板减少等骨髓抑制，口腔炎、胃炎、腹泻等胃肠道毒性，还有脱发、皮疹和红斑等。多数不良反应可以通过甲酰四氢叶酸预防。

2. 肾毒性 大剂量应用本品时可致血尿、蛋白尿、氮质血症等，用药期间应注意碱化和水化尿液，同时监测血药浓度以避免严重的肾损害。

3. 肝毒性 大剂量使用可致血清丙氨酸氨基转移酶升高。小剂量长期应用可能引起肝纤维化和肝硬化。注意监测肝功能。

4. 肺毒性 应用本品的儿童可能出现咳嗽、呼吸困难、发热及发绀。停药可逆转。

【用药指导】 妊娠早期使用可致胎儿畸形，妊娠期妇女慎用。

【药物商品及其他信息】 片剂：2.5mg。注射剂：5mg。

【贮存】 遮光，密封，在阴凉处保存。

氟尿嘧啶 Fluorouracil

【别名】 5-氟尿嘧啶。

【性状】 为白色至几乎白色结晶粉末，溶于水，微溶于乙醇，在氯仿中几乎不溶，在稀盐酸或氢氧化钠溶液中可溶解。

【作用与适应证】 本品是常用的尿嘧啶抗代谢药，本身无抗肿瘤活性，需在体内转化为5-氟尿嘧啶脱氧核苷酸才能发挥作用。5-氟尿嘧啶脱氧核苷酸使脱氧尿苷酸不能生成脱氧胸苷酸，使DNA合成减少。此外，还可在体内转变成氟尿嘧啶核苷酸掺入RNA分子中，影响RNA及蛋白质的合成及功能，最终使细胞死亡。

本品主要用于治疗实体瘤，如结肠直肠癌、乳腺癌、卵巢癌、胰腺癌、肝癌、胃癌及头颈部癌等。局部应用治疗皮肤过度角化症和表皮基底细胞癌。

【不良反应】 常见不良反应：①胃肠道反应，如恶心、呕吐、腹泻、厌食、胃肠道及口腔黏膜溃疡等。②脱发及骨髓抑制。③长期注射可致静脉炎或动脉内膜炎。④全身给药可见“手足综合征”，表现为手掌和足底部红斑及脱屑。肝动脉内注射给药的不良反应是短暂的肝毒性，偶尔引起胆管硬化。

【用药指导】 氟尿嘧啶可抑制骨髓造血，用药期间应严格检查血象。

【药物商品及其他信息】 注射剂：0.25g : 10ml。

【贮存】 遮光，密封保存。

阿糖胞苷 Cytarabine

阿糖胞苷是嘧啶类抗代谢药，在细胞内经脱氧胞苷激酶作用转化为三磷酸胞苷和二磷酸胞苷。三磷酸胞苷可以抑制DNA聚合酶（DNA polymerase）的合成，也可直接以代谢物形式掺入DNA分子，终止核苷酸链的延长。它还抑制胞嘧啶核苷酸还原成脱氧胞嘧啶核苷酸。阿糖胞苷主要用于急性白血病的治疗，对急性粒细胞白血病效果最好，也可用于治疗急性单核细胞白血病和急性淋巴细胞白血病。主要不良反应为恶心、呕吐、腹泻和严重的骨髓抑制。偶见肝功能障碍。大剂量应用或鞘内注射可引起癫痫。

第三节　抗生素类抗肿瘤药

抗生素类抗肿瘤药主要通过抑制DNA 和RNA的合成，作用于细胞周期的不同时相。缺点是毒性较大。

博来霉素　Bleomycin

【别名】 争光霉素。

【性状】 白色至淡黄色疏松块状物。

【作用与适应证】 通过攻击DNA分子的磷酸二酯键，使DNA双链或单链断裂。本品对G_2期细胞杀伤作用最强，属于周期特异性药物。

临床可多途径给药，如静脉、肌内、皮下注射等，主要用于鳞状上皮癌，也可与其他药物联合用于霍奇金病、非霍奇金淋巴瘤和睾丸癌。

【不良反应】 肺毒性是最严重的不良反应，表现为肺部啰音、咳嗽、渗出及肺纤维化等；皮肤反应有红斑、角化过度和溃疡；连续应用还可发生指甲改变和脱发；过敏反应也较常见，骨髓抑制较少见。

【用药指导】 用药期间注意检查肺部，如出现肺炎样病变应停药。

【药物商品及其他信息】 粉针剂：15mg、30mg。注射用盐酸博来霉素：1.5万博来霉素单位（相当于15个USP博来霉素单位）。

【贮存】 密封、在阴凉（不超过20℃）干燥处保存。

丝裂霉素C　Mitomycin C

【别名】 自力霉素。

【性状】 蓝紫色结晶性粉末，溶于水、甲醇、丙酮等有机溶剂，微溶于乙醚和四氯化碳。

【作用与适应证】 需要在体内转化为活性分子，具有烷化作用，能使DNA双链交叉联结，也能使部分DNA链断裂。属于周期非特异性药物。用于肝癌、肺癌、胃癌、直肠癌和头颈部癌等肿瘤治疗。

【不良反应】 常见不良反应有恶心、呕吐和明显的骨髓抑制，以及肝功能障碍、间质性肺炎和肾毒性（血尿、蛋白尿等）。偶见心脏毒性。

【用药指导】 注射时药物外渗可引起严重的组织损伤，注射时谨防外漏。

【药物商品及其他信息】 片剂：1mg。粉针剂：2mg、4mg。

【贮存】 在干燥凉暗（1～30℃）处保存，密封容器。

放线菌素D　Dactinomycin

放线菌素D分子中含有苯氧环结构，可以连接两个等位的环状肽链。此肽链可与DNA分子的脱氧鸟嘌呤发挥相互作用，使放线菌素D嵌入DNA双螺旋的小沟中，与DNA形成复合体，阻碍RNA聚合酶的功能，抑制mRNA的合成。属于周期非特异性药物。抗瘤谱较窄，临床主要用于肾母细胞瘤、绒毛膜上皮癌、横纹肌肉瘤和神经母细胞瘤等。常见不良反应有恶心、呕吐、口腔炎和胃炎等，骨髓抑制较明显，偶见脱发和严重的皮肤毒性。注射时药物外渗可引起蜂窝织炎和疼痛，注射时谨防外漏。

多柔比星 Doxorubicin

多柔比星能直接嵌入DNA分子，破坏DNA的模板功能，阻止转录过程，抑制DNA复制和RNA合成。属周期非特异性药物，对S期细胞作用最强。本药为广谱抗恶性肿瘤药，疗效高，主要用于对常用抗恶性肿瘤药耐药的急性淋巴细胞白血病或粒细胞白血病、恶性淋巴肉瘤及多种实体瘤如乳腺癌、肺癌、肝癌等。最严重的毒性反应为心肌退行性病变和心肌间质水肿，此外还有骨髓抑制、消化道反应、脱发、皮肤色素沉着等。严重心脏病患者、妊娠及哺乳期妇女禁用。

第四节　天然来源抗肿瘤药

天然来源抗肿瘤药主要从植物提取，通过抑制RNA的合成，尤其是与细胞微管蛋白结合，能阻止微管蛋白的装配，进而干扰纺锤体的生成，使细胞停留在分裂间期。缺点是神经系统的毒性较大。

长春新碱 Vincristine、长春碱 Vinblastine

【性状】 为白色结晶性粉末。

【作用与适应证】 通过与微管蛋白结合，抑制微管蛋白装配成纺锤体，使细胞停止于有丝分裂中期，无法进行复制，而发挥其细胞毒性作用。

长春新碱用于治疗儿童急性淋巴细胞白血病、肾母细胞瘤、尤文氏软组织肉瘤、霍奇金病和非霍奇金淋巴瘤及其他快速增殖的肿瘤。长春碱用于治疗睾丸癌、膀胱癌、霍奇金病和非霍奇金淋巴瘤。

【不良反应】 常见不良反应有骨髓抑制、神经毒性、胃肠道反应、脱发及注射的局部毒性。

【用药指导】 局部注射有组织刺激作用，药液不能外漏，否则可引起局部坏死。

【药物商品及其他信息】 长春新碱粉针剂：1mg。长春碱粉针剂：10mg。

【贮存】 遮光，密闭，在冷处保存。

高三尖杉酯碱 Homoharringtonine

【性状】 为白色无定形固体，难溶于水，溶于乙醇。

【作用与适应证】 本品是从三尖杉属植物的枝叶和树皮中提取的一种生物碱。可抑制真核细胞蛋白质合成的起始阶段，使多核蛋白体解聚，释放出新生肽链，使蛋白质合成停止，由此减少癌细胞的有丝分裂。

主要用于急性粒细胞白血病，对单核细胞白血病也有效。

【不良反应】 不良反应为胃肠道反应和骨髓抑制，偶有脱发。大剂量应用可引起血压下降、心悸，部分患者有心肌损害。应静脉缓慢滴注，不可直接静脉推注和肌内注射。

【用药指导】 静脉滴注剂量应根据体表面积或体重计算，需由医护人员指导。

【药物商品及其他信息】 注射剂：1mg∶1ml、2mg∶1ml。

【贮存】 遮光，密闭，在阴凉处保存。

—• 考试知识点总结 •—

—• 本章小结 •—

—• 协和云课堂……　拓展练习及参考答案 •—

（袁　莉）

教学课件

第十七章 中枢神经系统药物

学习目标

素质目标

（1）提升对心理因素所致失眠患者的心理疏导意识，避免患者因过早使用药物产生耐受性和依赖性。

（2）关注失眠、癫痫患者的心理健康，正确宣传睡眠对人体的重要性。

知识目标

（1）掌握：吗啡、地西泮、氯丙嗪、左旋多巴的药理作用、临床应用及不良反应。

（2）熟悉：哌替啶、芬太尼、巴比妥类药物的作用特点。

（3）了解：其他抗精神失常药、抗帕金森病药的作用特点及应用。

能力目标

（1）能根据处方要求指导患者合理使用中枢神经系统药物。

（2）能根据失眠的类型，正确指导失眠患者选药；能根据疼痛的分级，正确指导患者选用不同阶梯的镇痛药。

案例导入

【案例】

患者，女，36岁。因与家人争吵，一次性口服50片地西泮，约1小时后出现恶心、呕吐、意识丧失等症状，被送入医院抢救。查体：体温36.5℃，脉搏115次/分，呼吸12次/分，血压85/60mmHg，患者一直处于昏迷状态，对光反射、四肢腱反射均减弱。

【问题】

1. 患者发生了何种不良反应？
2. 应如何抢救，有无特效解救药？

· 核心知识拆解 ·

中枢神经系统通过神经体液性调节维持内环境稳定，并对外环境及时作出反应。同时，它还主宰着人类的高度智能及复杂的行为，其结构和功能远比外周神经复杂。作用于中枢神经系统的药物，其作用部位为中枢神经系统，容易通过血脑屏障是其共同特点，通过增强原有功能或者降低原有功能来发挥作用。同一种药物对不同脑区可以产生相同或不同的药理作用，常用药物包括镇痛药、镇静催眠药、抗癫痫药和抗惊厥药。

第一节　镇　痛　药

疼痛是多种原因引起的一种常见症状，是中枢接收到伤害性刺激后发出的保护性反应。疼痛常伴随着不愉快情绪，剧烈的疼痛不仅给患者带来痛苦，还可引起机体生理功能紊乱，因此正确选用镇痛药十分必要。机体也存在疼痛管理系统，疼痛发生不能见痛就止，疼痛的性质与部位也可作为诊断疾病的重要依据，因此在明确诊断之前应慎用镇痛药，以免掩盖病情，贻误诊断。

镇痛药（analgesic）是指作用于中枢神经系统，通过激动阿片受体，在不影响意识和其他感觉的情况下，选择性地抑制痛觉，消除或缓解疼痛的药物。本类药物主要用于急性剧痛，但多数药物反复使用易产生依赖性，故又称为麻醉性镇痛药、成瘾性镇痛药，属麻醉药品管理范畴，应严格管理和使用。目前临床常用的镇痛药，根据来源不同分三类：①阿片生物碱类镇痛药；②人工合成镇痛药；③其他镇痛药。

一、阿片生物碱类镇痛药

阿片为罂粟科植物罂粟未成熟果浆汁的干燥物，内含有20余种生物碱，如吗啡类生物碱、罂粟碱类生物碱、盐酸那可丁类生物碱等。

吗啡　Morphine

微课：吗啡的镇痛机制

【别名】 吗啡碱。

【性状】 为无色结晶或白色结晶性粉末，无臭，遇光易变质，难溶于水。

本品可经鼻黏膜、胃肠道黏膜及肺等部位吸收，但口服给药有明显的首关消除效应，生物利用度低，约为25%，故常采用注射给药。脂溶性较低，仅有少量透过血脑屏障，但足以发挥强大的中枢性药理作用。可通过胎盘进入胎儿体内。主要在肝内与葡萄糖醛酸结合，经肾排泄，少量经乳汁排泄，故妊娠期和哺乳期妇女禁用。$t_{1/2}$为2～3小时。

【作用与适应证】

1. 中枢神经系统

（1）镇痛：吗啡具有强大的镇痛作用，对各种疼痛都有效，对慢性钝痛的镇痛作用强于间断性锐痛。镇痛同时还伴有明显的镇静作用，可消除由疼痛所引起的紧张、焦虑、恐惧等不良情绪反应，部分患者可出现欣快感，这是成瘾的基础。

（2）抑制呼吸：治疗量可直接抑制呼吸中枢，降低呼吸中枢对CO_2的敏感性，使呼吸频率减慢；随着用药剂量增大，抑制作用增强。急性中毒时出现呼吸的深度抑制，甚至可引起呼吸停止而导致死亡。与麻醉药、镇静催眠药、乙醇等合用，可加重其呼吸抑制作用。

（3）镇咳：吗啡作用于延髓孤束核，抑制咳嗽中枢，产生强大的镇咳作用，对各种原因引起的咳嗽均有效，但因其易成瘾，临床常用可待因替代。

（4）其他：吗啡可兴奋动眼神经缩瞳核，使瞳孔缩小，针尖样瞳孔为其中毒特征；吗啡可兴奋延髓催吐化学感受区而致恶心、呕吐。

2. 心血管系统 治疗量的吗啡可抑制血管运动中枢，又可促进组胺释放，扩张血管，可引起体位性低血压。吗啡抑制呼吸使体内CO_2蓄积，从而导致脑血管扩张，颅内压升高。

3. 平滑肌

（1）兴奋胃肠道平滑肌：吗啡可提高胃肠道平滑肌张力，减慢胃肠蠕动，减少消化液分泌，又能抑制排便中枢，可致便秘，也可用于止泻。

（2）兴奋胆道平滑肌：治疗量的吗啡可引起胆道奥狄括约肌痉挛性收缩，使胆道排空受阻，胆囊内压明显升高，易诱发胆绞痛，阿托品可缓解。

（3）其他：吗啡可提高膀胱括约肌张力，引起排尿困难、尿潴留；大剂量吗啡可收缩支气管平滑肌，诱发或加重哮喘；吗啡可降低子宫平滑肌对缩宫素的敏感性，降低子宫平滑肌张力、收缩频率和收缩幅度，可延长产程。

吗啡可用于各种急性剧痛，对各种疼痛均有效，但因久用易成瘾，一般仅短期用于其他镇痛药无效的急性锐痛，如严重创伤、大面积的烧伤和烫伤、战伤手术等引起的剧痛，可长期用于晚期癌症疼痛；心肌梗死引起的剧痛，若血压正常，可用吗啡镇痛。

可用于心源性哮喘。急性左心衰竭患者突发肺水肿所导致的呼吸困难称为心源性哮喘，除应用强心苷、氨茶碱及吸氧外，静脉注射吗啡可产生良好疗效。其作用机制是：①降低呼吸中枢对CO_2的敏感性，可缓解患者急促浅表的呼吸。②扩张外周血管，可减轻心脏前、后负荷。③镇静作用，有利于消除患者紧张、焦虑、烦躁、恐惧等情绪。但伴有昏迷、休克、严重肺功能不全、痰液过多者禁用。

可用于消耗性腹泻。常用阿片酊或复方樟脑酊。如伴有细菌感染的腹泻，应同时使用抗菌药。

【不良反应】

1. 一般反应 治疗量吗啡可引起眩晕、嗜睡、恶心、呕吐、便秘、排尿困难、胆绞痛、呼吸抑制、体位性低血压等。

2. 耐受性和依赖性 反复应用易产生耐受性和依赖性。连续用药1～2周即可产生耐受性及成瘾性。一旦停药即出现戒断症状，表现为烦躁不安、失眠、流泪、流涕、肌肉震颤、疼痛、呕吐、腹泻、出汗、打哈欠等，甚至虚脱、意识丧失。除晚期癌症剧痛外，临床上一般仅急性剧痛短期使用，慢性钝痛不宜应用。

3. 急性中毒　过量可导致急性中毒，表现为昏迷、针尖样瞳孔、呼吸深度抑制（3～4次/分），又称吗啡中毒三联征。常伴有发绀、少尿、血压下降甚至休克，其致死的主要原因为呼吸麻痹。抢救措施为吸氧、人工呼吸、静脉注射阿片受体阻断药纳洛酮，还可使用呼吸中枢兴奋药尼可刹米等进行抢救。

【用药指导】 ①吗啡为强效麻醉性镇痛药，有欣快感和成瘾性，易产生耐受性，不建议长期用药。②分娩镇痛及哺乳期妇女、支气管哮喘、肺源性心脏病、颅内压增高、肝功能严重减退者、新生儿及婴儿等禁用。

【药物商品及其他信息】 片剂：5mg、10mg。注射剂：5mg : 0.5ml、10mg : 1ml。盐酸吗啡缓释片：10mg、30mg。

【贮存】 遮光，密闭保存。

二、人工合成镇痛药

哌替啶　Pethidine

【别名】 度冷丁。

【性状】 为甲基哌啶衍生物，白色结晶性粉末，易溶于水，味微苦，无臭。

【作用与适应证】 本品中枢神经系统作用与吗啡相似，镇痛作用为吗啡的1/10倍，维持时间较吗啡短；镇静作用明显，可消除患者紧张、焦虑及烦躁等情绪；等效镇痛剂量时抑制呼吸及催吐作用与吗啡相似；无镇咳、缩瞳作用。心血管作用与吗啡相似，但哌替啶对内脏平滑肌的影响较小。

由于依赖性小，临床多用本品替代吗啡用于各种剧痛，缓解内脏绞痛需合用解痉药阿托品。可用于心源性哮喘，作用机制与吗啡类似。麻醉前用药既能消除患者术前紧张、恐惧情绪，又可减少麻醉药用量。哌替啶常与氯丙嗪、异丙嗪合用组成冬眠合剂，用于人工冬眠。

【不良反应】 治疗量时不良反应与吗啡相似，如眩晕、恶心、呕吐等；剂量过大可明显抑制呼吸；久用亦可产生耐受性和依赖性。

【用药指导】 禁忌证与吗啡相同。新生儿对哌替啶的呼吸抑制作用极为敏感，故临产前2～4小时内不宜使用。不宜用于慢性钝痛。

【药物商品及其他信息】 片剂：25mg、50mg。注射剂：50mg : 1ml、100mg : 2ml。

【贮存】 密闭保存。

芬太尼　Fentanyl

【性状】 其注射剂为无色澄明液体。

【作用与适应证】 本品镇痛作用强，为强效镇痛药，镇痛作用强度为吗啡的100倍。15分钟起效，维持1～2小时；静脉注射1分钟起效，5分钟达峰值，维持10分钟。呼吸抑制作用较吗啡轻。

本品可用于各种剧痛、麻醉前用药，与氟哌利多合用用于神经安定镇痛术。

【不良反应】 眩晕、恶心、呕吐及胆道括约肌痉挛；静脉注射过快或剂量过大可引起肌肉僵直，纳洛酮能对抗；静脉注射过快易抑制呼吸；依赖性较轻。

【用药指导】 支气管哮喘、颅脑外伤或脑肿瘤引起昏迷的患者及2岁以下小儿应禁用。

【药物商品及其他信息】 注射剂：0.1mg∶2ml、0.5mg∶10ml。

【贮存】 需遮光，密封保存。

美沙酮　Methadone

【性状】 其盐酸盐为无色或白色的结晶形粉末，无臭、味苦，易溶于水。

【作用与适应证】 本品镇痛作用强度和作用机制与吗啡相似，但持续时间较长，镇静、呼吸抑制、缩瞳、便秘及升高胆囊内压力等作用均较吗啡弱。优点是口服与注射均有效，耐受性和成瘾性发生较慢，戒断症状较轻且易于治疗。

本品适用于各种剧痛，还可用于吗啡、海洛因等成瘾的脱瘾治疗。

【不良反应】 常见恶心、呕吐、便秘、头晕，长期用药也会产生耐受性和成瘾性。

【用药指导】 美沙酮不建议静脉注射，尤其是脱毒治疗时禁止注射给药；用于疼痛治疗时，可口服、肌内注射或皮下注射。

【药物商品及其他信息】 片剂：2.5mg、7.5mg、10mg。注射剂：5mg∶1ml、7.5mg∶2ml。

【贮存】 遮光，密闭保存。

喷他佐辛　Pentazocine

喷他佐辛为阿片受体部分激动药，口服、皮下和肌内注射均吸收良好，但口服首关效应明显，仅20%进入体循环，为减少不良反应的发生，临床应用常口服给药，作用可持续4～5小时。用于各种慢性疼痛，对剧痛的镇痛效果不及吗啡。常见不良反应为嗜睡、眩晕、恶心、呕吐、出汗；大剂量可引起呼吸抑制、血压升高、心率增快、精神症状（如焦虑、幻觉、思维障碍）和发音困难等症状。由于依赖性小，戒断症状轻，属于非麻醉药品管理。

三、其他镇痛药

罗通定　Rotundine

罗通定是延胡索乙素的左旋体。镇痛作用较哌替啶弱，但较解热镇痛药强，镇痛作用与阿片受体无关，无耐受性和依赖性。临床适用于胃肠、肝胆系统疾病引起的钝痛、头痛，也可用于痛经及分娩镇痛，对产程及胎儿均无不良影响。本品不但有镇痛作用还具有活血化瘀的功能，因此可作为痛经的首选药。口服吸收良好，因有镇静催眠作用，尤其适用于因疼痛而失眠的患者。治疗量一般无不良反应，偶见恶心、呕吐、眩晕、乏力、锥体外系反应，大剂量可抑制呼吸。

第二节　镇静催眠药

镇静催眠药是一类选择性抑制中枢神经系统，产生抗焦虑、镇静及催眠作用的药物。此类药物对中枢神经系统的抑制作用有剂量依赖性。小剂量表现为镇静、抗焦虑作用，抑制患者烦躁不安、兴奋、激动等症状，并能改善焦虑、紧张的精神状态；中等剂量可引起催眠作用；大剂量则可以抗惊厥，甚至产生麻醉作用，剂量过大可致中枢性呼吸衰竭而死亡。本类药物中大部分可导致药物依赖性，属于特殊管理的精神药品。

根据化学结构的不同，本类药物可分为：苯二氮䓬类（benzodiazepine）、巴比妥类和其他类。其中苯二氮䓬类具有良好的抗焦虑、镇静催眠、抗惊厥、抗癫痫作用，且安全范围大，大剂量也不引起麻醉，现已取代巴比妥类等传统药物成为临床常用的镇静催眠药。

一、苯二氮䓬类

微课：苯二氮䓬类药物的特点

苯二氮䓬类是20世纪60年代后研发上市的药物，均为苯二氮䓬衍生物，药理作用相似，但抗焦虑、镇静催眠、抗惊厥、中枢性肌肉松弛作用各有侧重。本类药物根据作用持续时间可分为三类（表17-1）。

表17-1　常用苯二氮䓬类药物的比较

分类	药物名称	半衰期（小时）	主要用途
长效类	地西泮（Diazepam，安定）	20～80	焦虑症、各型失眠症、惊厥等
	氟西泮（Flurazepam，氟安定）	50～100	各型失眠症
	氯氮䓬（Chlordiazepoxide，利眠宁）	5～15	焦虑症、失眠症、癫痫
中效类	阿普唑仑（Alprazolam，佳静安定）	10～12	失眠症、癫痫
	艾司唑仑（Estazolam，舒乐安定）	10～30	焦虑症、失眠症、癫痫
	硝西泮（Nitrazepam，硝基安定）	21～30	各型失眠症、惊厥、癫痫等
	氟硝西泮（Flunitrazepam，氟硝安定）	16～35	各型失眠症、静脉麻醉
	劳拉西泮（Lorazepam，氯羟安定）	10～18	焦虑症、失眠症
短效类	三唑仑（Triazolam，三唑安定）	2～4	各型失眠症
	奥沙西泮（Oxazepam，舒宁）	5～10	焦虑症、失眠症、癫痫
	咪达唑仑（Midazolam，速眠安）	1.5～2.5	各型失眠症、麻醉辅助用药

地西泮　Diazepam

【别名】 安定。

【性状】 为白色或类白色结晶性粉末，极微溶于水，易溶于丙酮、氯仿、石油醚，溶于乙醇。

【作用与适应证】 本品口服吸收迅速而完全，肌内注射吸收慢而不规则，故少用，静脉注射显效快。药物与血浆蛋白质结合较高，如地西泮与血浆蛋白质结合率达99%，但药物脂溶性高，服用后迅速分布于脑组织，随后进行再分布而蓄积于脂肪和肌肉组织，也可通过胎盘屏障和进入乳汁。可在肝脏代谢为去甲西泮、奥沙西泮等活性产物，最后与葡萄糖醛酸结合从肾脏排出。其作用如下。

1. 抗焦虑 焦虑症是一种常见的精神障碍性疾病，表现为无明显原因的恐惧、紧张、忧虑、情绪障碍。苯二氮䓬类在小于镇静剂量时，就对多种原因引起的焦虑均有显著疗效，主要用于焦虑症，常选用地西泮、阿普唑仑和三唑仑。地西泮是临床治疗焦虑症的首选药。

2. 镇静催眠 随着用药剂量的增加，小剂量可产生镇静作用，较大剂量可产生催眠作用。镇静作用快而确切，且可引起短暂性记忆缺失。催眠作用可缩短入睡时间，减少觉醒次数，延长睡眠时间。主要通过影响非快速眼动睡眠来发挥作用（图17-1）。

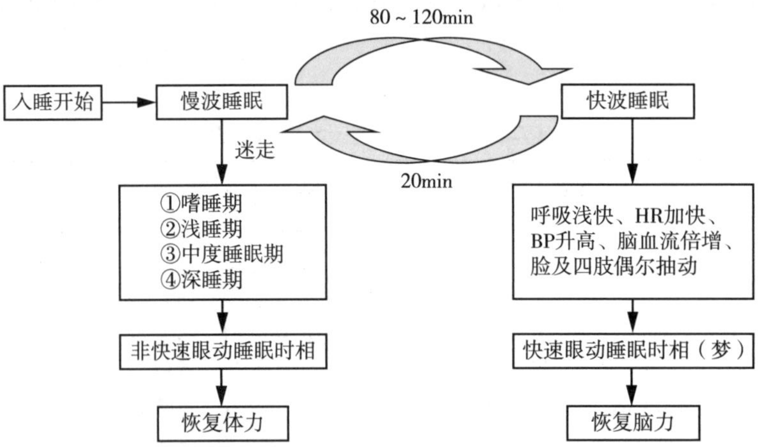

图17-1 生理性睡眠过程

这类药物镇静催眠的优点在于：①治疗指数高，安全范围大，不引起麻醉。②相对巴比妥类，对快速眼动睡眠影响较小，反跳现象较轻，可减少多梦、噩梦现象。③耐受性、依赖性较巴比妥类轻。④对肝药酶无诱导作用，联合用药不易产生相互作用。

临床上用于各型失眠症、麻醉前给药、心脏电击复律或内镜检查前给药。

3. 抗惊厥、抗癫痫 惊厥是中枢神经系统过度兴奋的一种症状，表现为骨骼肌痉挛性收缩。镇静催眠药均有抗惊厥作用，其中地西泮和三唑仑的抗惊厥作用明显。临床上用于治疗破伤风、子痫、药物中毒性惊厥，地西泮静脉注射也是癫痫持续状态的首选抢救方式。

4. 中枢性肌肉松弛 有较强的肌松作用和降低肌张力作用。能缓解大脑麻痹患者的肌强直。临床上用于缓解中枢神经病变（脑血管意外、脊髓损伤等）引起的各种肌强直、肌痉挛。

苯二氮䓬类药物是苯二氮䓬受体的激动药，受体兴奋后，可促进γ-氨基丁酸（r-aminobutyric acid，GABA）与其受体的结合，增加Cl^-通道开放的频率，使Cl^-内流增多，突触后膜超极化，从而增强r-氨基丁酸能神经元等中枢抑制性神经元的功能，呈现不同的中枢抑制效应。

【不良反应】 最常见的不良反应是眩晕和困倦、头晕、乏力和精细运动不协调等；大剂量偶致共济失调、语言含糊不清、运动功能障碍等。偶见超敏反应，如皮疹、白细胞减少等。静脉注射过快可致昏迷和呼吸抑制，可用苯二氮䓬受体阻断药氟吗西尼（Flumazenil）对抗。久用也会产生依赖性，但较巴比妥类轻。

【用药指导】 老年患者，肝、肾和呼吸功能不全者，青光眼和重症肌无力者慎用。妊娠期妇女忌用。

【药物商品及其他信息】 片剂：2.5mg、5mg。注射剂：10mg∶2ml。

【贮存】 密封保存。

▶知识拓展

生理性睡眠

依据对脑电图、肌电和眼球运动等的观察，将睡眠（图17-1）分为非快速眼动睡眠（non-rapid eye movement sleep，NREMS）和快速眼动睡眠（rapid eye movement sleep，REMS）。NREMS呼吸、循环稳定，无眼球的运动，有助于体力恢复和生长发育，可分为四期（瞌睡期、浅睡期、中度与深度睡眠时期），其中第二期占50%的时间，进入第三、四期脑电图呈现大而慢的 δ 波，故又称为慢波睡眠（slow wave sleep，SWS）。梦游症及夜惊症多发生在第三、四期。REMS的脑电图呈去同步化低幅快波，眼球快速运动，骨骼肌进一步松弛，呼吸、循环功能加强，翻身、手足徐动、多梦，有利于智力恢复和发育，也称快波睡眠（fast wave sleep，FWS），梦境多发生在此阶段。

如果药物影响REMS时相，久用停药则可出现REMS时相延长，即出现反跳现象，致使噩梦不断发生。

二、巴比妥类

巴比妥类药物为巴比妥酸的衍生物，难溶于水，常用其钠盐。取代基团不同，脂溶性及作用维持时间不同。目前临床上主要用于抗惊厥、抗癫痫及麻醉，催眠已基本被苯二氮䓬类药物取代。根据作用出现的快慢、维持时间长短，将本类药物分为长效、中效、短效、超短效4类（表17-2）。

表17-2　巴比妥类药物的分类、作用和应用

分类	药物名称	半衰期（小时）	显效时间（分钟）	持续时间（小时）	主要用途
长效类	苯巴比妥	24～96	30～60	6～8	镇静、催眠、抗惊厥、抗癫痫
中效类	戊巴比妥	21～42	15～30	3～6	镇静、催眠、抗惊厥
	异戊巴比妥	14～42	15～30	3～6	镇静、催眠、抗惊厥
短效类	司可巴比妥	20～28	15	2～3	催眠、抗惊厥
超短效类	硫喷妥	3～8	静脉注射，立即	0.25	静脉麻醉

苯巴比妥　Phenobarbital

【性状】 为白色结晶性粉末，不溶于水，溶于乙醇、氯仿和乙醚。

【作用与适应证】 口服、肌内注射都易吸收，吸收后迅速分布于全身，也易通过胎盘屏障分布到胎儿体内。脂溶性高的药物，如司可巴比妥主要在肝中代谢而失效，故作用维持时间短；脂溶性低的药物，如苯巴比妥大部分以原型经肾排泄而消除，故作用维持时间较长。尿液pH对苯巴比妥的排泄影响较大。碱化尿液时，解离增多，肾小管重吸收减少，促进药物的排泄，是临床上解救苯巴比妥中毒的重要措施。

苯巴比妥呈明显的剂量依赖性，剂量增大，中枢抑制程度加强，严重可致中毒甚至死亡。其作用如下。

1. 镇静催眠　由于毒性大，治疗失眠已少用。

2. 抗惊厥、抗癫痫　用于小儿高热、破伤风、子痫、脑膜炎、脑炎及中枢兴奋药中毒引起的惊厥。惊厥急救时可选用异戊巴比妥静脉注射，预防惊厥可选用苯巴比妥。苯巴比妥可用于治疗癫痫大发作及癫痫持续状态。

3. 麻醉　产生麻醉作用已接近中毒量，因此，临床上仅硫喷妥钠用于静脉复合麻醉。

【不良反应】

1. 宿醉反应　服药次晨可出现“宿醉”现象，表现为头晕、乏力、困倦、嗜睡、恶心、呕吐及定向障碍等，长效药物多见。

2. 耐受性、依赖性　长期反复应用可产生耐受性，其原因可能是药物诱导肝药酶，加速自身代谢所致。长期应用巴比妥类可使患者产生依赖性，停药可产生严重的戒断症状，兴奋、焦虑、失眠，甚至惊厥，应避免滥用。

3. 超敏反应　以皮疹多见，严重者可出现粒细胞减少。

4. 急性中毒　一次大量使用药物（5～10倍催眠量）或静脉注射过快，都可引起急性中毒。主要表现为深度昏迷、呼吸抑制、反射减弱或消失、血压降低，甚至休克。呼吸衰竭是主要致死原因。静脉滴注碳酸氢钠或乳酸钠，以碱化血液和尿液，促使巴比妥类药物由神经组织向血液转移，并减少在肾小管的重吸收，加速药物排泄。

【用药指导】 对本品过敏、严重肝肾功能不全、支气管哮喘及呼吸抑制患者禁用。

【药物商品及其他信息】 片剂：15mg、30mg、100mg。注射剂：100mg∶1ml、200mg∶2ml。

【贮存】 密封保存。

三、其他类

水合氯醛　Chloral Hydrate

水合氯醛口服易吸收，但胃肠道刺激性大，需稀释后口服或灌肠。一般15分钟后起效，1小时后作用达高峰，维持6～8小时。催眠作用快速而可靠，作用持久，可引起接近正常的生理睡眠，不缩短REMS时相，停药后无反跳现象，无后遗效应。主要用于顽固性失眠及其他催眠药无效的失眠。有抗惊厥作用，可用于对抗破伤风、子痫、小儿高热等造成的惊厥。胃炎、消化性溃疡和严重心、肝、肾病患者禁用。久用也可产生耐受性、依赖性。

唑吡坦　Zolpidem

唑吡坦为咪唑吡啶类镇静催眠药，药理作用与苯二氮䓬类相似，具有较强的镇静催眠作用，还具有强镇痛作用，但抗焦虑、抗惊厥和中枢性肌肉松弛作用较弱。口服吸收迅速，起效快，半衰期短（约2小时）。唑吡坦能显著缩短入睡时间，减少夜间觉醒次数，延长总睡眠时间，改善睡眠质量；次晨无明显后遗效应，极少产生“宿醉”现象，也不影响次晨的精神活动和动作的机敏度；久服无成瘾性，停药后很少产生反跳性失眠，已逐步取代苯二氮䓬类药物。唑吡坦的不良反应呈现剂量相关性，剂量10mg以下时常见的不良反应有嗜睡、头晕、头痛、恶心、腹泻和眩晕等，应在医生的指导下用药。唑吡坦中毒时可用氟吗西尼解救。15岁以下的儿童、妊娠期和哺乳期妇女禁用。

佐匹克隆　Zopiclone

佐匹克隆是较新型的非苯二氮䓬类超短效快速催眠药，通过增强GABA的作用而产生抗焦虑、镇静催眠、抗惊厥和中枢性肌肉松弛作用。此药在缩短入睡时间、减少觉醒次数、提高睡眠质量等方面较苯二氮䓬类更为理想，且无成瘾性和依赖性。常见的不良反应有口干、口苦、肌无力及嗜睡等，对生殖系统和性功能也有不良影响。婴幼儿、妊娠期及哺乳期妇女、肌无力患者禁用本品，服用本品时，应避免饮酒。驾驶员、其他机械操作人员及高空作业者慎用。

右佐匹克隆　Dexzopiclone

右佐匹克隆是新近上市的药物，为佐匹克隆的右旋异构体，药效是母体的2倍，但毒性仅为母体的一半。临床已广泛用于镇静催眠。

第三节　抗癫痫药和抗惊厥药

一、抗癫痫药

癫痫（epilepsy）是一种由大脑神经元异常高频放电所引起的以短暂中枢神经系统功能失常为特征的慢性神经系统疾病，其发作特点为突然性、短暂性和反复发作，表现为运动、感觉、意识或精神障碍。根据发作时的临床表现和脑电图的变化，将癫痫分为部分发作和全身发作两大类（表17-3）。

表17-3　癫痫发作的类型及特征

发作类型		发作特征	治疗药物
部分发作	简单部分发作	发作不超过1分钟，一般不影响意识，仅表现为局部肢体或肌群的运行或感觉异常	卡马西平、苯妥英钠、苯巴比妥、丙戊酸钠
	复杂部分发作（精神运动性发作）	行为异常，经常影响意识，出现无意识的运动	苯妥英钠、卡马西平、苯巴比妥、丙戊酸钠
全身发作	强直阵挛发作（大发作）	强烈的惊厥，全身肌肉产生严重的强直阵挛性抽搐，突然意识丧失，面色青紫，口吐白沫，持续数分钟	苯巴比妥、丙戊酸钠
全身发作	失神发作（小发作）	多见于儿童，突然意识丧失，动作和语言中断，不倒地抽搐，一般持续5～30秒后恢复，自身不能回忆	乙琥胺、氯硝西泮、丙戊酸钠
	癫痫持续状态	大发作持续状态，患者大发作频繁，间歇期短或无，持续昏迷	地西泮、苯妥英钠、苯巴比妥
	肌阵挛发作	根据年龄可分为婴儿、儿童和青春期肌阵挛，部分肌群发生短暂的抽动，约1秒	丙戊酸钠、氯硝西泮

癫痫目前尚不能根治，以控制发作为主，预防或减少癫痫的发生。抗癫痫药（antiepileptic drug，AED）主要抑制病灶神经元的异常放电或阻止异常放电向正常组织的扩散。

（一）常用治疗药物

常用治疗药物有苯妥英钠、卡马西平等，具体介绍如下。另外，苯二氮䓬类也有抗癫痫作用，临床常用的药物有地西泮、氯硝西泮、硝西泮等。静脉注射地西泮是治疗癫痫持续状态的首选药，显效快且较其他药物安全。氯硝西泮是广谱抗癫痫药物，对失神发作疗效优于地西泮，静脉注射也可治疗癫痫持续状态，对肌阵挛发作亦有效。硝西泮主要用于癫痫小发作。

苯妥英钠　Phenytoin Sodium

【别名】 大仑丁。

【性状】 白色粉末，可溶于水。

【作用与适应证】 本品刺激性强，不宜肌内注射，可静脉给药，口服吸收慢且不规则，一次用药12小时作用达峰值，用药6～10天达稳态血药浓度，血浆蛋白质结合率90%，分布可达全身组织，脂溶性高，易透过血脑屏障，可在脂肪、肌肉、肝等组织中储存。主要经肝药酶代谢，肾排泄。常用剂量时个体差异较大，应进行血药浓度监测，并注意药物相互作用。苯妥英钠通过膜稳定作用及增强GABA的中枢抑制作用（减少GABA的再摄取、促进GABA受体增生）可阻止病灶放电向周围组织的扩散，但是对癫痫病灶本身高频放电的抑制作用较轻。

1. 抗癫痫　对癫痫大发作、单纯部分性发作疗效佳，是首选药物，具有疗效高、无催眠作用等优点；对癫痫持续状态和复杂发作有效；对失神发作和肌阵挛发作无效。

2. 治疗外周神经痛　苯妥英钠对三叉神经痛疗效较好，对舌咽神经痛和坐骨神经痛也有一定疗效。镇痛作用可能与膜稳定作用有关。服药1～2天见效，疼痛减轻，发作次数减少。

3. 抗心律失常 可作为强心苷中毒引起的室性心律失常的首选药，对其他室性心律失常也有效。

【不良反应】 长期服用苯妥英钠可引起多种不良反应，与用药途径、剂量和长期用药有关。血药浓度大致平行。

1. 局部刺激 与用药途径有关。本品为强碱性，对胃黏膜有刺激性，口服可致食欲缺乏、恶心、呕吐甚至胃炎等胃肠反应，饭后服药可减轻胃肠刺激。静脉注射可引起静脉炎等。

2. 急性毒性 与剂量有关，苯妥英钠的有效控制量为10μg/ml，一般20μg/ml即可出现毒性反应。血药浓度达到20μg/ml时，出现眼球震颤、共济失调、眩晕、复视等，超过40μg/ml时可出现精神错乱，超过50μg/ml时出现昏睡、昏迷。

3. 慢性毒性 由于长期用药所致，可引起牙龈增生（发生率20%），以儿童、青少年多见，可能与苯妥英钠刺激胶原组织增生有关，注意口腔卫生、经常按摩齿龈可延缓。久服可抑制二氢叶酸还原酶，减少四氢叶酸的生成，致巨幼红细胞贫血。由于苯妥英钠可诱导肝药酶，加速维生素D代谢，导致维生素D缺乏，可致低钙血症、软骨病及佝偻病，患者自觉骨痛，与苯巴比妥合用更显著。

4. 超敏反应 部分患者可出现超敏反应，表现为皮肤瘙痒伴高热、血小板减少，偶见剥脱性皮炎、系统性红斑狼疮和致死性肝坏死。发现后应立即停药，定期检查血常规和肝功能。

5. 其他反应 女性多毛症、男性乳房增大。妊娠早期使用偶致畸胎，故妊娠期妇女慎用。

【用药指导】 苯妥英钠对失神发作无效，甚至会加重失神发作，因此，失神发作禁用。

【药物商品及其他信息】 片剂：50mg、100mg。注射剂：100mg、250mg。

【贮存】 密封（供口服用）或严封（供注射用），遮光保存。

卡马西平 Carbamazepine

【性状】 白色或类白色结晶性粉末，不溶于水，溶于乙醇、丙酮、丙二醇。

【作用与适应证】 卡马西平结构与丙米嗪相似。口服吸收不规则，一般2～6小时血药浓度达峰值，个体差异较大。血浆蛋白质结合率70%～80%，主要分布于肝、肾、脑等器官。在体内代谢产物仍有抗癫痫作用。因有肝药酶诱导作用，可加速自身代谢，多次用药后血浆半衰期缩短。

本品为广谱抗癫痫药，对复杂部分发作效果最好，对强直阵挛发作也有效，为首选药物之一。对失神发作效果较差。可治疗外周神经痛，效果优于苯妥英钠。

【不良反应】 常见中枢神经系统症状，如恶心、呕吐、可逆性视物模糊、复视，少数患者出现共济失调。也可出现皮疹及心血管反应，但一般较轻。偶见粒细胞缺乏、骨软化及叶酸缺乏。

【用药指导】 与对乙酰氨基酚合用，可引起肝中毒，应谨慎合用。

【药物商品及其他信息】 片剂：100mg、200mg。胶囊剂：200mg。

【贮存】 遮光，密封保存。

丙戊酸钠 Sodium Valproate

【别名】 2-丙基戊酸钠。

【性状】 白色结晶性粉末，易溶于水和乙醇，几乎不溶于乙醚、石油醚、丙酮等。

丙戊酸钠口服吸收完全，生物利用度在80%以上，血药浓度1～4小时达峰值，血浆半衰期为

13小时，3～4天达到稳态血药浓度。主要分布于肝、肾、胃、肠及脑组织，脑脊液浓度为血药浓度的10%～20%。在体内代谢为丙戊二酸，由肾排泄。

【作用与适应证】 为广谱抗癫痫药，对各型癫痫均有不同程度的疗效。对失神发作疗效好，优于乙琥胺，但肝毒性较大；对肌阵挛发作疗效较好，对强直阵挛发作也有效，虽疗效不如苯妥英钠，但苯妥英钠无效的患者使用丙戊酸钠仍有效；对复杂部分发作疗效与卡马西平类似。

【不良反应】 不良反应常见，一般较轻，偶有恶心、呕吐、嗜睡、视物模糊、震颤等。

【用药指导】 严重毒性为肝损害，故应定期检查肝功能。妊娠期妇女慎用。

【药物商品及其他信息】 片剂：100mg、200mg。

【贮存】 密封，在干燥处保存。

乙琥胺　Ethosuximide

乙琥胺常作为失神发作的首选药，其疗效虽不如氯硝西泮，但不良反应少，对其他癫痫无效。常见的不良反应有胃肠道反应，如恶心、呕吐、厌食、呃逆等。中枢症状表现为焦虑、抑郁、攻击行为、多动、头痛、嗜睡等。贫血、肝功能损害和严重肾功能不全患者，用药应慎重。

（二）抗癫痫药的应用原则

癫痫是一种慢性疾病，除少数患者能针对病因施以手术治疗外，绝大多数患者需要长期甚至终身服药。用药时应遵循以下原则。

1. 正确选药　首先应明确诊断，确定癫痫类型，根据癫痫类型选药。单纯型癫痫选用一种有效药即可，而对于一种药物无效或混合型癫痫患者，常需合并用药。

2. 个体化给药　不同患者对药物反应的差异较大，用药应从小剂量开始，一般每隔一周调整一次，逐渐增量直至产生较好疗效而无严重不良反应为止。

3. 长期规律用药　指导患者长期规律用药。避免漏服，有发作规律的可在发作前集中服用，一般需持续用药2～3年。改换药物应有过渡期。强直阵挛发作完全控制2年以上、失神发作完全控制1年以上可考虑减量，症状得到控制后以维持量治疗，不可随意停药，以免症状复发。

4. 用药注意　定期检查血常规、肝功能等有关指标。联合用药要注意药物相互作用，作用与毒性相似的药物不宜联用。

二、抗惊厥药

惊厥是由多种原因引起的中枢神经系统过度兴奋的一种症状，表现为全身骨骼肌不自主地强直性收缩，常见原因为高热、子痫、破伤风、癫痫强直阵挛发作和中枢兴奋药中毒等。常用的抗惊厥药包括苯二氮䓬类、巴比妥类、水合氯醛和硫酸镁。

硫酸镁　Magnesium Sulfate

【别名】 泻盐。

【性状】 为白色晶体或白色粉末，咸、苦口味，易溶于水，微溶于乙醇、甘油，不溶于丙酮。

【作用与适应证】 硫酸镁因给药途径不同可产生不同的药理作用。口服不易吸收，有导泻和利胆的作用，临床可用于清空肠道内毒物、寄生虫及内容物等，也可用于梗阻性黄疸和慢性胆囊炎。静脉或肌内注射可产生中枢抑制、骨骼肌松弛和扩血管降压的作用，临床可用于子痫、破伤风等各种原因引起的惊厥，尤其对子痫疗效较好，可作为首选药。也可用于高血压危象的治疗。

硫酸镁注射给药，进入血液后可提高血液内Mg^{2+}的浓度，而Mg^{2+}与Ca^{2+}化学性质相似，可特异性拮抗Ca^{2+}作用，使外周运动神经乙酰胆碱释放减少，骨骼肌松弛；同时还可作用于血管平滑肌，由此扩张血管，降低血压。

【用药指导】 硫酸镁安全范围较窄，如果注射剂量过大或速度过快可抑制延髓呼吸中枢和血管运动中枢，引起呼吸抑制、血压下降、心搏骤停而死亡。一旦发生急性中毒，应立即进行人工呼吸，缓慢静脉注射钙剂对抗治疗。硫酸镁中毒的先兆症状为肌腱反射减弱或消失，因此在注射使用时应反复检查肌腱反射，控制好剂量与给药速度。

【药物商品及其他信息】 注射剂：1g∶10ml、2.5g∶10ml。散剂：50g、100g。

【贮存】 遮光，密闭保存。

考试知识点总结

本章小结

协和云课堂…… 拓展练习及参考答案

（袁　莉）

教学课件

第十八章　局部麻醉药

微课：局部麻醉药

学习目标

素质目标

（1）严格遵循操作规范和流程，精准掌握局部麻醉药剂量、注射部位与方法，仔细核对患者信息及过敏史。

（2）注重自我提升，杜绝因操作不当引发的医疗事故，以严谨的态度保障麻醉过程安全、有效。

知识目标

（1）掌握：普鲁卡因、丁卡因、利多卡因的作用与适应证、不良反应及用药指导。

（2）熟悉：局部麻醉药的局部麻醉作用、吸收作用及给药方法。

（3）了解：布比卡因、罗哌卡因的作用与适应证、不良反应及用药指导。

能力目标

能对局部麻醉药的使用提出合理建议，并开展用药指导。

案例导入

【案例】

患者，女，40岁。近期接受了局部麻醉下乳房良性肿瘤切除术，局部麻醉药局部浸润麻醉5分钟后，出现烦躁不安、寒战、呼吸急促、胸闷，继而出现四肢抽搐、惊厥。

【问题】

1. 患者为什么会出现上述症状？
2. 该使用何种局部麻醉药？

·核心知识拆解·

局部麻醉药（简称局麻药）是一类以适当浓度局部应用于神经末梢或神经干周围，能暂时、完全和可逆性地阻断神经冲动产生和传导的药物，在意识清醒的条件下可使局部痛觉等感觉暂时消失，局麻作用消失后，神经功能可完全恢复。根据结构不同可将局麻药分为酯类及酰胺类，前者主要包括普鲁卡因和丁卡因；后者主要包括利多卡因、布比卡因、罗哌卡因。

▶知识拓展

麻沸散

东汉时期，我国著名医学家华佗发明了“麻沸散”辅助外科手术。《后汉书·华佗传》载：“若疾发结于内，针药所不能及者，乃令先以酒服麻沸散，既醉无所觉，因刳破腹背，抽割积聚。”华佗以创麻沸散、行剖腹术闻名于世，比西方医学家使用乙醚、一氧化二氮等麻醉剂进行手术还要早约1600年，对外科学发展起到了极大的推动作用，华佗因此被后世尊称为“外科鼻祖”。

一、局麻药的作用

1. 局麻作用　局麻药的作用与神经纤维直径大小和神经组织的解剖特点有关。神经纤维末梢、神经节及中枢神经系统的突触部位对局麻药最为敏感，细神经纤维比粗神经纤维更易被阻断。对无髓鞘的交感、副交感神经节后纤维在低浓度即可显效，对有髓鞘的感觉和运动神经纤维则需高浓度才能产生作用。对混合神经产生作用时，痛觉先消失，继而冷觉、温觉、触觉和压觉依次消失，最后发生运动麻痹。进行蛛网膜下腔麻醉时，首先阻断自主神经，继而按上述顺序产生麻醉作用。神经冲动传导的恢复按相反的顺序进行。

2. 吸收作用

（1）中枢神经系统作用：局麻药对中枢神经系统的作用是先兴奋后抑制，表现为烦躁不安、头痛、恶心、呕吐、惊厥，最后转入昏迷、呼吸麻痹。一般认为，局麻作用越强，越容易引起惊厥。由于中枢神经抑制性神经元对局麻药比较敏感，故最先被局麻药抑制，引起脱抑制而出现兴奋现象。

（2）心血管系统作用：局麻药对心血管系统有直接抑制的作用，表现为心肌收缩力减弱，不应期延长，传导减慢及血管平滑肌松弛等。通常在血药浓度较高时才发生心血管反应，但有少数人应用小剂量局麻药作浸润麻醉时即可引起心血管毒性反应，甚至死亡。药物误注入血管内更易发生心脏抑制和血管扩张，使血压下降。

局麻药引起的吸收作用多因用量过大或误将药物直接注入血管内所致。为预防局麻药吸收作用引发的中毒反应，应采用分次小剂量注射的给药方法，还可加入少量肾上腺素收缩局部血管，延缓局麻药的吸收，延长局麻药的作用时间。在耳郭、手指、足趾及阴茎等末梢部位用药时，禁止加肾上腺素，以免引发局部组织坏死。小儿、妊娠期妇女、肝肾功能不全患者应适当减量。

二、局麻药的给药方法

微课：局麻药的给药方法

1. 表面麻醉　将穿透性强的局麻药涂布于黏膜表面，导致黏膜下神经末梢麻醉。可用于鼻、口腔、喉、气管、支气管、食管、泌尿生殖道等黏膜部位的浅表手术。常选用丁卡因。

2. 浸润麻醉 将局麻药溶液注射于手术野皮下或手术区各层组织中，使局部的神经末梢受药物浸润而麻醉。可用于静脉切开、皮下肿瘤切除等小手术。常选用穿透力小、毒性低的普鲁卡因。

3. 神经阻滞麻醉 将局麻药溶液注射到外周神经干或神经丛附近，阻断神经冲动传导，使该神经分布的区域麻醉。适用于四肢的外伤处理及小手术。常选用普鲁卡因或利多卡因。

4. 蛛网膜下腔麻醉（腰麻） 将局麻药溶液注入蛛网膜下腔，使脊神经所支配的区域产生麻醉，麻醉范围较广。适用于下腹部及下肢的手术。常选用普鲁卡因。为防止蛛网膜下腔麻醉导致的血压下降，可预先使用麻黄碱预防。

5. 硬膜外隙麻醉 将药液注入硬膜外隙，麻醉附近的脊神经根。可用于颈部到下肢的手术，特别适用于上腹部手术。常选用利多卡因。

局麻药的给药方法见图18-1。

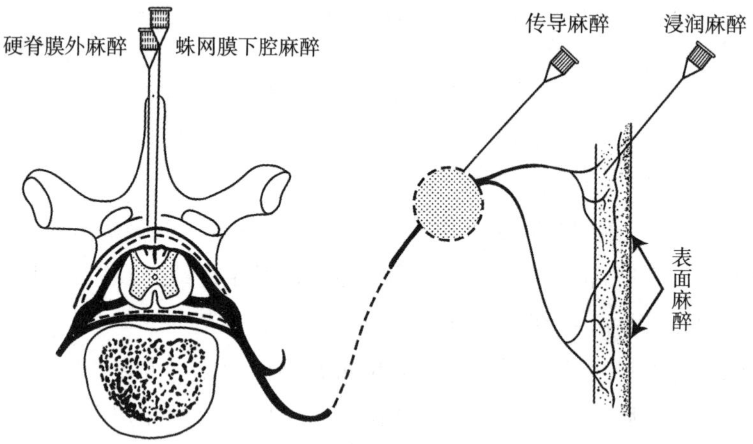

图18-1 局麻药的给药方法

三、常用局麻药

普鲁卡因 Procaine

【别名】 盐酸普鲁卡因、奴佛卡因。

【性状】 本品为白色结晶或结晶性粉末；无臭，味微苦，舌尝有麻痹感。在水中易溶，在乙醇中略溶，在三氯甲烷中微溶，在乙醚中几乎不溶。

【作用与适应证】 具有良好的局麻作用，但因对皮肤、黏膜穿透力弱，不适于表面麻醉。

本品主要用于浸润麻醉、蛛网膜下腔阻滞麻醉、神经传导阻滞麻醉和用于治疗某些损伤和炎症，可使发炎损伤部位的症状得到一定的缓解。还可用于纠正四肢血管舒缩功能障碍。

【不良反应】 极少数患者用药后可发生皮疹、喉头水肿、哮喘，用量过大或误入血管时发生吸收作用后，可出现中枢神经系统反应和心血管系统毒性反应。

【用药指导】 ①用量过大或用浓溶液快速注入血管时，可能引起恶心、出汗、脉速、呼吸困难、颜面潮红、谵妄、兴奋、惊厥。惊厥时可静脉注射异戊巴比妥解救。②蛛网膜下腔麻醉时常出现血压下降，可在麻醉前肌内注射麻黄碱15～20mg以预防。③有时出现过敏性休克，用药前应询问患者过敏史，对过敏性体质患者应作皮内试验（0.25%的普鲁卡因0.1ml皮内注射）。④不宜与葡萄糖液配伍，因其可使局麻作用降低。

【药物商品及其他信息】 注射剂：10ml、20ml。

【贮存】 遮光，密闭保存。

丁卡因 Tetracaine

【别名】 盐酸丁卡因、地卡因、潘托卡因、四卡因。

【性状】 本品为白色结晶性粉末；无臭，味苦，舌尝有麻痹感。在水中极易溶解，在乙醇或三氯甲烷中易溶，在丙酮中略溶，在乙醚或苯中极微溶解，光照条件下缓慢变黑。

【作用与适应证】 局麻作用比普鲁卡因强，毒性亦较大，能透过黏膜，故可用于黏膜麻醉。作用迅速，1～3分钟即生效，维持20～40分钟。

本品可用于黏膜表面麻醉、神经阻滞麻醉、硬膜外麻醉和蛛网膜下腔麻醉。因毒性较大且易吸收入血，一般不用于浸润麻醉。

【不良反应】 毒性反应发生率比普鲁卡因高，常由于剂量大、吸收快或操作不当引起，中毒症状表现为头晕、目眩、寒战、震颤、恐慌、惊厥、昏迷，并出现呼吸衰竭和血压下降。

【用药指导】 丁卡因主要在肝脏代谢，但转化、降解速度较慢，易发生毒性反应。

【药物商品及其他信息】 注射剂：5ml。凝胶剂：70mg。

【贮存】 遮光，密闭保存。

利多卡因 Lidocaine

【别名】 盐酸利多卡因、赛罗卡因。

【性状】 本品为白色结晶性粉末；无臭，味苦，舌尝有麻痹感。在水或乙醇中易溶，在三氯甲烷中溶解，在乙醚中不溶。

【作用与适应证】 本品穿透性、扩散性强。局部麻醉作用较普鲁卡因强，维持时间比普鲁卡因长1倍，毒性也相应加大。尚具有抗心律失常作用，详见抗心律失常药。

本品主要用于阻滞麻醉及硬膜外麻醉。也可用于室性心律失常，如室性心动过速及频发室性期前收缩。

【不良反应】 多数不良反应与剂量有关，剂量过大可引起头晕、眩晕、恶心、呕吐、肌肉颤抖、惊厥、神志不清及呼吸抑制。

【用药指导】 ①静脉注射时可有麻醉样感觉，头晕、黑朦，若静脉滴注可减轻此症状。②心、肝功能不全者，应适当减量。③应用本品的外用制剂时注意是否为无菌制剂，应严格按说明书使用。

【药物商品及其他信息】 注射剂：5ml、20ml。气雾剂：2%、4%。

【贮存】 遮光，密闭保存。

布比卡因 Bupivacaine

【别名】 盐酸布比卡因、丁吡卡因、麻卡因。

【性状】 本品为白色结晶性粉末；无臭、味苦。在乙醇中易溶，在水中溶解，在三氯甲烷中微溶，在乙醚中几乎不溶。

【作用与适应证】 局麻作用强于利多卡因。由于本品在血液内浓度低，体内蓄积少，作用持续时间长，故为较安全的长效局麻药。

本品可用于局部浸润麻醉、周围神经阻滞及椎管内阻滞。

【不良反应】 少数患者可出现头痛、恶心、呕吐、尿潴留及心率减慢等。如果出现严重不良反应，可静脉注射麻黄碱或阿托品。

【用药指导】 有用于产妇硬膜外麻醉时导致难以复苏的心搏骤停或死亡的报道，故不推荐用于产科麻醉。

【药物商品及其他信息】 注射剂：5ml。

【贮存】 遮光，密闭保存。

罗哌卡因 Ropivacaine

【别名】 盐酸罗哌卡因。

【性状】 本品为白色粉末；无臭无味，易溶于水。

【作用与适应证】 为长效酰胺类局麻药，对感觉神经阻滞作用较好，几乎无阻滞运动神经的作用。

用于区域阻滞麻醉和硬膜外麻醉；也可用于区域阻滞镇痛，如硬膜外术后或分娩镇痛。

【不良反应】 偶可出现低血压、恶心、呕吐、心动过缓、感觉异常、体温升高、头痛、头晕等。

【用药指导】 ①硬膜外麻醉时可出现低血压、心动过缓、恶心和焦虑。②本品血药浓度过高时，对中枢神经系统有抑制和兴奋双相作用；对心血管系统有抑制心传导和心肌收缩力作用。③严重肝病患者慎用。

【药物商品及其他信息】 注射剂：10ml、20ml。

【贮存】 遮光，密闭保存。

—• 考试知识点总结 •—

—• 本章小结 •—

—• 协和云课堂…… 拓展练习及参考答案 •—

（张小东）

第十九章　常用专科药物

教学课件

学习目标

素质目标

（1）具备高度的责任心和严谨细致的工作态度，恰当介绍不同剂型外用药的作用及使用方法。

（2）树立大健康理念，在指导患者用药的同时，宣传健康常识，提高公众的健康意识，帮助公众在一定程度上预防疾病。

知识目标

（1）掌握：皮肤科用药、眼科用药、耳鼻喉科及口腔科用药、妇产科用药、计划生育用药的常用品种、作用、不良反应。

（2）熟悉：不同剂型药物的使用方法。

（3）了解：皮肤科、眼科、耳鼻喉科及口腔科等的疾病知识。

能力目标

（1）能解释不同药物的作用机制。

（2）能解释不同剂型药物的作用特点。

案例导入

【案例】

患者，男，28岁。休息时喜欢健身，酷爱游泳，每周至少游2次，近一年来总是自觉足痒、足臭，有时足趾间有糜烂，有时双足边缘有水疱。患者平时喜食快餐，尤其喜欢奶茶、油炸食品、火锅等。经医生检查，患者足部为真菌感染。

【问题】

1. 患者的真菌感染是什么原因引起的；应如何用药缓解症状？
2. 患者平时生活中应注意哪些事项？

·核心知识拆解·

在临床实际中，部分疾病需要用到特殊的剂型或某些特殊的药品，如皮肤科、眼科、耳鼻喉科及口腔科、妇产科、计划生育用药等。这部分所涉及的药品有些前面各章已有讲述，本章主要对部分专科药品进行针对性的讲解。

第一节　皮肤科用药

微课：手足浅表真菌感染的用药指导

皮肤科用药主要包括外用和内服两个途径，因外用药物可直接接触皮肤的损害部位而发挥作用，局部药物浓度高，效果明显，同时可一定程度避免口服用药在体内过程中的不良反应，故其在皮肤病治疗和预防上占有重要的地位。

在我国，发病率较高的皮肤病包括皮肤真菌感染（足癣、体癣、灰指甲、妇科真菌感染等）、湿疹、皮肤细菌感染、痤疮、银屑病等。目前，外用抗真菌药是皮肤科用药中最主要的类别，约占皮肤病用药市场份额的一半以上。其他常用的皮肤科药物还包括角质溶解药、外用皮质激素及其复方制剂。皮肤科用药常用类别如下。

1. 抗生素类药物　皮肤浅表由于破损或其他原因，导致细菌侵入感染，可能会出现皮肤局部炎症，此时可以使用抗菌外用药进行治疗，如红霉素软膏、夫西地酸乳膏、莫匹罗星软膏、磺胺嘧啶银乳膏等。

2. 抗真菌药物　皮肤浅表或指（趾）甲、毛发等感染真菌后，可能会出现体癣、手足癣等疾病，可使用外用抗真菌药，如盐酸特比萘芬凝胶、克霉唑乳膏、硝酸咪康唑乳膏等药物。

3. 抗病毒药物　皮肤浅表如果感染病毒，可能会引起带状疱疹、单纯疱疹等疾病，可使用外用抗病毒药进行治疗，如阿昔洛韦乳膏、阿昔洛韦凝胶等，缓解瘙痒、疼痛等症状。

4. 糖皮质激素类药物　皮肤还可能有湿疹、接触性皮炎、神经性皮炎等疾病，并且可能伴随瘙痒、渗液等症状，此时也可以在医生指导下使用丁酸氢化可的松乳膏、布地奈德乳膏、糠酸莫米松凝胶、卤米松乳膏、丙酸氟替卡松乳膏等激素类外用药。

此外，皮肤科用药还包括消炎止痒的药物、钙调磷酸酶抑制药、免疫抑制药等，以上药物都可以起到治疗皮肤疾病的功效。皮肤科疾病患者在生活中应该注意做好皮肤护理，及时使用清水清洗，避免抓挠，做好防晒工作，避免接触过敏原等。常用的皮肤科药物还有水杨酸软膏、鱼石脂软膏、尿素软膏、炉甘石洗剂、他克莫司软膏等。

莫匹罗星软膏　Mupirocin Ointment

【别名】 假单胞菌酸、百多邦等。

【性状】 本品为类白色亲水性软膏。

【作用与适应证】 本品为局部外用抗生素，对与皮肤感染有关的各种革兰阳性球菌有很强的抗菌活性，对耐药金黄色葡萄球菌也有效。对某些革兰阴性菌有一定的抗菌作用。与其他抗生素无交叉耐药性。

适用于革兰阳性球菌引起的皮肤感染，如脓疱病、疖肿、毛囊炎等原发性皮肤感染及湿疹合并感染、溃疡合并感染、创伤合并感染等继发性皮肤感染。

【不良反应】 局部应用本品一般无不良反应，偶见局部烧灼感、蜇刺感及瘙痒等，一般不需停药。罕见过敏反应。

【用药指导】 ①皮肤给药，避免接触眼和其他黏膜如口、鼻等。误入眼内时用水冲洗即可。②不适用于感染面积较大的患者。

【药物商品及其他信息】 常用剂型：软膏剂，规格为每克含主要成分莫匹罗星20mg。

【贮存】 25℃以下，密封保存。

硝酸咪康唑　Miconazole Nitrate

【别名】 达克宁，福元等。

【性状】 本品为白色或类白色乳膏。辅料为聚丙烯酸、三乙醇胺、乙二胺四乙酸二钠、丙二醇、苯甲酸和纯化水。

【作用与适应证】 本品为抗真菌药，可用于由皮肤真菌、酵母菌及其他真菌引起的皮肤、指（趾）甲感染，如体股癣、手足癣、花斑癣、头癣、须癣、甲癣；皮肤、指（趾）甲念珠菌病；口角炎、外耳炎。由于本品对革兰阳性菌有抗菌作用，也可用于此类细菌引起的继发性感染。还可用于由酵母菌（如念珠菌等）和革兰阳性菌引起的阴道感染和继发感染。

【不良反应】 偶见过敏、水疱、烧灼感、充血、瘙痒或其他皮肤刺激症状。非常罕见血管神经性水肿、荨麻疹、湿疹、接触性皮炎、红斑、骨盆痛（痉挛）和给药部位不适。

【用药指导】 ①避免接触眼和其他黏膜（如口、鼻等）。②妊娠期及哺乳期妇女慎用。③治疗念珠菌病，需避免密封包扎，否则可促使致病菌生长。④用药部位如有烧灼感、红肿等情况应停药，并将局部药物洗净，必要时向医生咨询。⑤用于妇科疾病时，无性生活史的女性应在医生指导下使用；用药期间注意个人卫生，防止重复感染。

【药物商品及其他信息】 常用剂型有乳膏剂、栓剂等。乳膏剂常用规格为1g/20mg，包装规格为20g每盒或40g每盒。栓剂每枚含硝酸咪康唑0.2g。

【贮存】 遮光、密闭、在30℃以下保存。

维A酸　Tretinoin

【别名】 维甲酸，维生素A酸，维生素甲酸。

【性状】 黄色针状结晶或橘黄色结晶性粉末，微有鱼腥味，不溶于水。

【作用与适应证】 维A酸是体内维生素A（维甲醇）的代谢中间产物，主要影响骨的生长和上皮代谢。本品通过调节表皮细胞的有丝分裂和更新，使病变皮肤的增生和分化恢复正常。亦可促进毛囊上皮的更新、防止角质栓的堵塞、抑制角蛋白的合成，从而使角质层细胞黏合疏松、容易脱落，促使已有的粉刺消退，同时抑制新的粉刺形成。

本品可用于寻常痤疮、扁平苔藓、黏膜白斑、毛发红糠疹、毛囊角化病及银屑病的辅助治疗。

【不良反应】 外用本品会引起皮肤刺激症状；口服可有头晕、头痛、口干唇炎、皮肤脱屑等不良反应。偶见肝功能异常。

【用药指导】 ①用于治疗痤疮，起初数周可能引起症状短暂加剧，继续治疗6周以上可达到最佳疗效。②可能引起严重刺激或脱屑，开始治疗时可隔天用药或每3天用药一次。③肝肾功能不全者、急性皮炎、湿疹及晒伤者慎用，对本品过敏者禁用。④避免用于皮肤较薄的皱折部位，治疗部位避免照射日光，以睡前外用为好。妊娠期、备孕期的育龄妇女禁用含维A酸的化妆品或药品。

【药物商品及其他信息】 维A酸常用剂型有乳膏剂、凝胶剂和片剂等，规格如下。

乳膏剂或凝胶剂：0.025%（15g：3.75mg、25g：6.25mg、30g：7.5mg）、0.05%（10g：5mg、15g：7.5mg、25g：12.5mg）、0.1%（10g：10mg、15g：15mg、30g：30mg）。

片剂：每片10mg、20mg。

【贮存】 遮光、密闭、在阴凉（不超过20℃）处保存。

糠酸莫米松凝胶　Mometasone Furoate Gel

【性状】 本品为乳白色半透明状凝胶。

【作用与适应证】 本品为局部外用糖皮质激素，具有抗炎、抗过敏、止痒及减少渗出的作用。主要用于湿疹、神经性皮炎、异位性皮炎及皮肤瘙痒症等。

【不良反应】 局部使用不良反应极少见，可能出现烧灼感、瘙痒刺痛和皮肤萎缩。长期大量使用可造成的不良反应有：刺激反应、皮肤萎缩、多毛症、口周围皮炎、皮肤浸润、激发感染、皮肤条纹状色素沉着。

【用药指导】 ①不得用于皮肤破溃处。②妊娠期及哺乳期妇女慎用。③婴幼儿、儿童和皮肤萎缩的老年人，对本品更敏感，故使用时需谨慎。④避免接触眼和其他黏膜（如口、鼻）。⑤用药部位如有烧灼感、红肿等情况应停药，并将局部药物洗净，必要时向医生咨询。⑥如并发细菌或真菌感染，不可单独使用本品。

【药物商品及其他信息】 常用凝胶剂，10克/支，每克含主要成分糠酸莫米松1mg。

【贮存】 25℃以下密封保存。

尿素软膏　Urea Ointment

【别名】 治裂膏。

【性状】 黄色稠度均匀的软膏。

【作用与适应证】 本品可溶解角蛋白，增加蛋白质的水合作用，从而使角质软化和溶解。为皮肤外用药，适用于皮肤角化症、手足皲裂、干皮症、鱼鳞病等，也可用于角化型手足癣所引起的皲裂。

【不良反应】 偶见皮肤刺激和过敏反应。

【用药指导】 ①对尿素过敏者、糜烂渗出性及分泌物较多的患处禁用。②涂后轻搓揉数分钟。

【药物商品及其他信息】 常用软膏剂，含尿素10%，10克/支。

【贮存】 密闭，在凉暗处保存。

其他常用皮肤科用药见表19-1所示。

表19-1 其他常用皮肤科用药

药品名称	规格	作用及适应证	用药指导
夫西地酸乳膏	规格：2%。 有两种包装，5g/0.1g；15g/0.3g	夫西地酸为一种真菌胭脂色梭链孢菌产生，为窄谱抗革兰阳性细菌抗生素。是一种皮肤外用抗感染药。主要用于对夫西地酸敏感的细菌引起的皮肤感染，如脓疱疮、疖、痈、甲沟炎、创伤感染、须疮、汗腺炎、红癣、毛囊炎、寻常型疮等	局部外用，可能产生局部皮肤反应，如湿疹、红斑、斑丘疹、瘙痒、皮肤过敏反应等。偶有轻微的刺激感，对腿部深度溃疡的治疗会伴有疼痛，但通常无须停药，罕见过敏反应
丁酸氢化可的松乳膏	乳膏剂，0.1%	本品为皮肤外用的糖皮质激素类药物，具有抗炎、抗过敏、止痒及减少渗出的作用。主要用于过敏性皮炎、脂溢性皮炎、过敏性湿疹及苔藓样瘙痒症等	局部外用，不得口服，不可用于皮肤破溃处，避免接触眼、口、鼻等黏膜，禁用于皮肤感染部位。不宜长期大面积使用
水杨酸软膏	两种规格：2%（4g：0.08g、10g：0.2g）、5%（10g：0.5g、20g：1g）	不同浓度的水杨酸药理作用不同。1%～3%浓度具有角质促成作用，可使皮肤角质层恢复正常，同时有止痒作用；5%～10%具有角质溶解作用，通过溶解细胞间黏结物而减少角质层细胞间黏附，或通过降低角质层的pH而提高水合作用和软化作用导致角质松解而脱屑。适用于寻常痤疮、脂溢性皮炎、银屑病、皮肤浅部真菌病、寻常疣、鸡眼、胼胝及局部角质增生等	局部外用，透皮过量吸收会产生全身毒性，不宜长期大面积使用；儿童及肝肾功能不全患者慎用；不宜用于破溃的皮肤及有炎症或感染的皮肤；避免在生殖器、黏膜、眼和非病区（如疣周围）皮肤应用。对本品过敏者慎用
鱼石脂软膏	每克含鱼石脂0.1g	为消毒防腐药，具有温和刺激性和消炎、防腐及消肿作用。用于治疗疖肿等	局部外用，不得用于皮肤破溃处。应避免接触眼和其他黏膜（如口、鼻等）
炉甘石洗剂	复方制剂，每1000ml含炉甘石150g、氧化锌50g、甘油50ml	炉甘石、氧化锌具有收敛、保护作用，也有弱的防腐作用。用于急性瘙痒性皮肤病，如急性皮炎、荨麻疹、湿疹和痱子等	本品为淡红色的混悬液，放置后能沉淀，经振摇成为均匀的混悬液后使用
他克莫司软膏	0.1%（10g：10mg）、0.03%（10g：3mg）	为皮肤科外用药，具有免疫抑制作用，主要用于治疗中重度特应性皮炎。治疗时采用能控制特应性皮炎症状和体征的最小剂量	0.03%和0.1%浓度的本品均可用于成人，只有0.03%浓度的本品可用于2岁及以上的儿童。当特应性皮炎的症状和体征消失时应停止使用。不能采用封包敷料外用

第二节 眼科用药

微课：滴眼剂的正确使用

眼科用药包括用于治疗眼部疾病的所有药物。眼科用药种类很多，用药途径包括全身用药和局部用药。由于血眼屏障的存在，绝大多数药物以普通剂量作全身应用时，不能使眼内的药物浓度达到有效水平，因此不能及时有效地控制疾病，故常采用局部用药。

滴眼剂是最常用的眼科用药剂型，具有局部药物浓度高、使用方便等优点，应用广泛。此外，还有眼膏剂。目前我国眼科用药种类有百余种，主要分为以下几类。

1. 眼部抗感染和消毒药 是医院中用量及使用率最高的品类，从常用的氯霉素、四环素滴眼液等，现逐步发展到氧氟沙星、环丙沙星系列品种等，剂型齐全，种类丰富。抗病毒药和抗真菌药亦有不少滴眼剂产品，用于眼部病毒或真菌感染。

2. 眼部用糖皮质激素 对轻度外眼感染，单独用抗感染药即能控制感染，但对严重的细菌性角膜炎和眼内感染，在应用抗感染药的同时，适当配合糖皮质激素，有利于阻止炎症反应、变态反应等所致的眼组织损伤，对加速愈合、保护视力有益，如地塞米松、醋酸可的松、氟米龙滴眼液等。这类药物作为滴眼液时，一般为非处方药。

3. 非甾体抗炎药 这类药物的滴眼液品种不多，由于副作用较糖皮质激素少，临床可替代糖皮质激素的一部分应用，如氟比洛芬等。

4. 扩瞳药 主要用于眼底检查、角膜炎，如阿托品、后马托品滴眼液等。

5. 白内障用药 用药品种较多，但目前尚无特效治疗药物，常用的治疗白内障的药物有如苄达赖氨酸滴眼液、吡诺克辛钠滴眼液等。

6. 青光眼用药 青光眼是一种表现为眼压升高，视神经和功能损害的眼病。外引流通道开放的称为开角型青光眼，所用药物有噻吗洛尔滴眼液等；外引流道被虹膜阻塞则被称为闭角型青光眼，所用药物有毛果芸香碱滴眼液等。

7. 缓解眼疲劳药 该类药物可与纤维连接蛋白结合，可促进上皮细胞的连接和伸展，因而具有优异的保水性，可缓解眼干涩感，使眼球表面保持湿润，从而缓解眼疲劳。如羧甲基纤维素钠滴眼液、玻璃酸钠滴眼液。

8. 其他眼部用药 抗过敏的色苷酸钠滴眼液等。

▶知识拓展

眼干燥症

眼干燥症，又名角结膜干燥症，是指由泪液分泌不足、蒸发过多或泪液成分异常导致的一种常见且复杂的眼科疾病，可引发眼不适症状和视力功能障碍。用眼过度者、慢性疾病如糖尿病、类风湿关节炎等均为高危人群。

中国眼干燥症的发病率为21% ~ 30%，女性和老年人患病概率较高。眼干燥症通常症状包括眼疲劳、异物感、干涩感，严重者还会出现眼烧灼感、酸胀感、眼红、眼痛、畏光等，并可能发展至角膜损伤。眼干燥症如果不及时治疗，可能会发展为角膜溃疡、穿孔或继发感染，严重威胁视力。

现代人们电子产品使用频率增加，眼部疾病患者呈低龄化且逐年增多。提醒人们注意用眼卫生也是刻不容缓的措施之一。

氯霉素滴眼液 Chloramphenicol Eye Drops

【别名】 瑞舒、瑞眸舒等。

【性状】无色或几乎无色的澄明液体。

【作用与适应证】氯霉素为氯霉素类抗生素，在体外具广谱抗微生物作用，氯霉素滴眼液可用于治疗由大肠埃希菌、流感嗜血杆菌、克雷伯菌属、金黄色葡萄球菌、溶血性链球菌和其他敏感菌所致眼部感染，如沙眼、结膜炎、角膜炎、眼睑缘炎等。

【不良反应】偶见眼部刺激和过敏反应。

【用药指导】①大剂量长期（超过3个月）使用可引起视神经炎或视神经乳头炎（特别是小儿）。长期应用本品的患者，应事先做眼部检查，并密切注意患者的视功能和视神经炎的症状，一旦出现即停药。同时服用维生素C和B族维生素。②滴眼时瓶口勿接触眼，使用后应将瓶盖拧紧，勿使瓶口接触皮肤以免污染。③滴眼液在启用后最多可使用4周。

【药物商品及其他信息】滴眼剂：5ml/12.5mg。

【贮存】遮光、密闭，在阴凉处（不超过20℃）保存。

氟米龙滴眼液　Fluorometholone Eye Drops

【别名】艾氟龙、氟美童等。

【性状】细微颗粒的混悬液，静置后细微颗粒下沉，振摇后成均匀的乳白色混悬液。

【作用与适应证】氟米龙滴眼液属于皮质类固醇类抗炎药，可抑制由机械、化学或免疫原性等刺激因子导致的炎症。用于眼部的炎症性疾病如眼睑炎、结膜炎、角膜炎、巩膜炎、表层巩膜炎、虹膜炎、虹膜睫状体炎、葡萄膜炎、术后炎症等。

【不良反应】偶见眼部刺激和过敏反应。

【用药指导】①在连续用药数周后，偶尔会出现眼压升高或青光眼，因此须定期进行眼压检查。②疱疹性角膜炎、真菌性角膜炎、铜绿假单胞菌感染等不宜单独使用本品。出现上述情况，应采取妥善的处置。③滴眼时瓶口勿接触眼，使用后应将瓶盖拧紧，勿使瓶口接触皮肤，以免污染。滴眼液在启用后最多可使用4周。

【药物商品及其他信息】滴眼剂：5ml/1mg。

【贮存】密闭容器，常温保存。本品可因保管方式不当导致摇混时粒子不易分散，因此需要向上直立保管。

氟比洛芬钠滴眼液　Flurbiprofen Sodium Eye Drops

【别名】欧可芬等。

【性状】无色澄明液体。

【作用与适应证】氟比洛芬为非甾体抗炎药，具有镇痛、解热和抗炎作用，其作用机制是抑制环氧化酶活性，阻断前列腺素的合成。前列腺素是某些眼内炎症的介质，可致血-房水屏障崩溃、血管扩张、血管通透性增加、白细胞趋化，引起与胆碱能机制无关的瞳孔缩小。临床研究表明，本品可抑制白内障手术时的瞳孔缩小，对眼压无明显影响。

本品可用于术后抗炎，治疗激光小梁成形术后的炎症反应和其他眼前段炎症。预防和治疗白内障人工晶状体植入术后的黄斑囊样水肿。也用于治疗巨乳头性结膜炎。抑制内眼手术中的瞳孔缩小。

【不良反应】滴眼有短暂烧灼、刺痛或其他轻微刺激症状。

【用药指导】①本品可能影响血小板凝聚而延长出血时间，因此有出血倾向或服用其他使出血时间延长药物者要慎用。②本品可能与阿司匹林或其他非甾体抗炎药存在交叉过敏，对这些药物过敏者应慎用。③急性眼部感染疾病在局部使用抗炎药时，可能掩盖病情。本品无抗菌作用，对眼部感染性疾病，应同时应用抗生素。

【药物商品及其他信息】 滴眼剂：5ml/1.5mg、10ml/3mg。

【贮存】 贮存于15～25℃，远离儿童存放。

其他常用眼科用药见表19-2所示。

表19-2 其他常用眼科用药

药品名称	规格	作用及适应证	用药指导
硫酸阿托品滴眼液	0.01%（0.4ml∶0.04mg）	主要成分为硫酸阿托品。可阻断乙酰胆碱的作用，使瞳孔括约肌和睫状肌麻痹而引起散瞳及调节麻痹，作用长达10～12天，用于角膜炎、虹膜睫状体炎、白内障手术前后及验光等	小儿对此药易中毒。滴时应压迫泪囊，以防进入鼻腔吸收而致中毒，青光眼患者禁用
吡诺克辛钠滴眼液（白内停）	15ml∶0.8mg	吡诺克辛钠对白内障的发展具有一定的抑制作用，能减少白内障囊外摘除术后囊膜混浊的发生率。主要治疗初期老年性白内障、轻度糖尿病性白内障或并发性白内障等	糖尿病引起的白内障患者在使用本品的同时，应在医生指导下结合其他方法治疗。滴眼时勿使管口接触手和眼，避免污染瓶内眼药水。本品宜避光保存；使用后拧紧瓶盖
苄达赖氨酸滴眼液（莎普爱思）	多剂量：8ml∶40mg、5ml∶25mg 单剂量：0.3ml∶1.5mg	本品是醛糖还原酶抑制剂，对晶状体醛糖还原酶有抑制作用，所以苄达赖氨酸滴眼液抑制眼中醛糖还原酶的活性，达到预防或治疗白内障的目的。用于早期老年性白内障的治疗	部分患者可有一过性灼烧感、流泪等反应，但能随着用药时间延长而适应。极少患者可能有吞咽困难、恶心、呕吐、腹泻、接触性皮炎等。眼外伤及严重感染时，暂停使用或遵医嘱
硝酸毛果芸香碱滴眼液	5ml∶50mg、5ml∶100mg	可选择性直接作用于M胆碱受体，引起缩瞳，眼压下降，并有调节痉挛等作用。通过激动瞳孔括约肌的M胆碱受体，使瞳孔括约肌收缩。缩瞳引起前房角间隙扩大，房水易回流，使眼压下降。可用于急性闭角型青光眼、慢性闭角型青光眼、开角型青光眼、继发性青光眼等	用后可出现眼刺痛，烧灼感。禁用于任何不应缩瞳的眼病患者，如虹膜睫状体炎、瞳孔阻滞性青光眼等；禁用于对本品任何成分过敏者。哮喘、急性角膜炎慎用
羧甲基纤维素钠滴眼液	0.5%	是一种人工泪液，临床用于缓解眼部干燥或因暴露于阳光或风沙所引起的眼部烧灼、刺痛等不适感，也是防止进一步刺激的保护剂。羧甲基纤维素钠滴眼液能够湿润眼部，并在一定时间内保持眼部的水分	本品只可外用。如果应用时感觉眼痛、视力改变、眼持续充血或刺激感，则应停止用药并咨询医生。配戴隐形眼镜时请勿使用
硫酸软骨素滴眼液	复方制剂，其主要成分为硫酸软骨素和牛磺酸	硫酸软骨素为酸性黏多糖，是眼部组织中的重要成分之一，具有促进角膜水分代谢、改善微循环、保护角膜组织损伤修复的功能；牛磺酸可以抗菌消炎，在眼组织内还参与多种生理活动，可促进新陈代谢，改善眼疲劳。本品主要用于视疲劳、眼干燥症	偶有轻微刺激感

第三节　耳鼻喉和口腔科用药

耳鼻喉和口腔科用药包括主要作用于耳部、鼻部、咽喉部和口腔的药物。

1. 耳部用药　主要用于内耳道或外耳道感染（滴耳剂），如氧氟沙星、环丙沙星、硫酸新霉素等。其中氧氟沙星使用最频繁，效果优良，基本上替代了其他品种。使用滴耳剂时，患者头微侧，一般每次滴入5～10滴，每日2次。

2. 鼻腔用药　主要用于防治鼻炎或鼻部其他疾病，常用剂型有滴鼻剂和鼻喷雾剂，如盐酸麻黄碱滴鼻剂等。鼻除外部为皮肤所覆盖外，鼻腔和鼻窦内部均被黏膜覆盖。鼻腔又深又窄，滴鼻时应头往后仰，适当吸气，使药液尽量到达较深部位。鼻黏膜比较娇嫩，滴鼻剂必须对黏膜无刺激或较少刺激。该类药品不能连续使用超过3天，过度频繁使用或延长使用时间可引起萎缩性鼻炎或鼻塞症状反复。通常每天3～4次，每次1～2滴。

3. 咽喉部用药　主要用于咽喉部位感染或局部炎症，通常有含漱液和含片等剂型。用药期间，宜戒除烟酒，要注意休息，多饮水，不吃刺激性的饮食。

4. 口腔用药　主要用于口腔溃疡和牙周病等的治疗，常用剂型有含片、含漱剂、口腔贴片等，与咽喉部用药相似。

下面简单介绍常用药品，见表19-3。

表19-3　常用耳鼻喉和口腔用药

药品名称	规格	作用及适应证	用药指导
盐酸萘甲唑林滴鼻液	0.1%	盐酸萘甲唑林为咪唑啉类衍生物，具有直接激动血管α_1受体作用而引起血管收缩，从而减轻炎症所致的充血和水肿。可用于过敏性及炎症性鼻充血、急慢性鼻炎等	滴药过频易致反跳性鼻充血，久用可致药物性鼻炎。少数人有轻微烧灼感、针刺感、鼻黏膜干燥及头痛、头晕、心率加快等反应。萎缩性鼻炎及鼻腔干燥者禁用
盐酸麻黄碱滴鼻液	每支含盐酸麻黄碱80mg	盐酸麻黄碱为拟肾上腺素药，可直接激动血管平滑肌的α、β受体，使皮肤、黏膜及内脏血管收缩。用于鼻部可作为减鼻充血剂，缓解因感冒等引起的鼻塞症状	偶见一过性轻微烧灼感、干燥感、头痛、头晕、心率加快，长期使用可致心悸、焦虑不安、失眠等。鼻腔干燥、萎缩性鼻炎禁用
碘甘油	1%	为消毒防腐剂，其作用机制是使菌体蛋白质变性、死亡，对细菌、真菌、病毒均有杀灭作用。可用于口腔黏膜溃疡、牙龈炎及冠周炎等	仅供口腔局部使用。如误服中毒，应立即用淀粉糊或米汤灌胃，并送医院救治。用药部位如有烧灼感、瘙痒、红肿等应停药，并将局部药物洗净
复方氯己定含漱液	复方制剂，每500 ml含葡萄糖酸氯己定0.6 g、甲硝唑0.1g	氯己定为消毒防腐药，甲硝唑为合成抗菌药，对大多数厌氧菌具强大抗菌作用。可作为牙龈炎、冠周炎、口腔黏膜炎等所致的牙龈出血、牙周肿痛及溢脓性口臭、口腔溃疡等症的辅助治疗用药	早晚刷牙后口腔内含漱。一次10～20ml，5～10日为一个疗程。葡萄糖酸氯己定可使口腔表面着色，可发生味觉改变，继续治疗可恢复。0～18岁小儿和青少年可发生口腔无痛性浅表脱屑。少见局部刺激和过敏反应

续 表

药品名称	规格	作用及适应证	用药指导
西地碘含片	每片含量1.5mg（以碘计）	活性成分为分子碘，在唾液作用下迅速释放，直接卤化菌体蛋白质，杀灭各种微生物。可用于慢性咽喉炎、口腔溃疡、慢性牙龈炎、牙周炎	对碘过敏者禁用，甲状腺疾病患者慎用
氧氟沙星滴耳液	5ml/15mg	氧氟沙星具有广谱抗菌作用，可用于治疗敏感菌引起的中耳炎、外耳道炎、鼓膜炎等	只用于滴耳。偶有中耳痛及瘙痒感。出现过敏症状时应立即停药。本品的疗程以4周为限。若继续给药，应慎用

第四节　妇产科用药

妇产科用药包括妇科用药和产科用药。

1. 妇科用药　女性盆腔炎、阴道或外阴感染发病率较高，此类疾病的治疗药物品种也较多。如滴虫性阴道类常用甲硝唑、替硝唑等高效抗滴虫药治疗；念珠菌性阴道炎常用咪康唑、酮康唑、制霉菌素等治疗；宫颈炎、盆腔炎常选择抗生素，如青霉素、头孢菌素、氨基糖苷类或抗厌氧菌药物。此类药物前面各章节已涉及，此处不再赘述。

▶知识拓展

妇科用药简介

据世界卫生组织的不完全统计，妇女中各种妇科疾病发病率在65%以上，我国调查资料显示，育龄妇女妇科疾病发病率在70%以上，妇科用药大多数属抗感染药、外科洗剂及阴道用栓剂等，这三大类药占妇产科用药总销售额的85%以上，特别是妇科外用药是近年来市场发展较快的药品品种。

2. 产科用药　最常见的为子宫收缩药和引产药，这类药品能选择性地兴奋子宫平滑肌，使子宫产生节律性收缩，多用于引产或分娩时的催产，使子宫产生强直性收缩作用，多用于流产和产后子宫复旧。常用的子宫兴奋药有：①催产素，如垂体后叶激素、缩宫素等。②麦角制剂如马来酸麦角制剂等。③前列腺素如卡前列甲酯等。

表19-4　常用产科用药

药品名称	规格	作用及适应证	用药指导
垂体后叶激素	注射剂，每支，5单位：1ml、10单位：1ml	对子宫平滑肌有选择性作用，小剂量能加强子宫的节律性收缩；大剂量可引起子宫的强直性收缩。作用较麦角新碱快而维持时间短。可用于：①产后出血、产后复旧不全，促进宫缩、引产。②治疗尿崩症。③肺咯血及门脉高压引起的消化道出血。④术后肠麻痹和尿潴留	用药后，如出现面色苍白、出汗、心悸、胸闷、腹痛、过敏性休克等，应立即停药。高血压、冠状动脉疾病、心力衰竭、肺源性心脏病患者禁用。凡胎位不正、骨盆过狭、产道阻碍等均禁用。因易被消化液破坏，本品不宜口服
缩宫素	注射剂，每支，2.5单位：0.5ml、10单位：1ml	为子宫收缩药。可兴奋子宫平滑肌的缩宫素受体，使子宫收缩力增强。小剂量（2～5U）在引起子宫体节律性收缩的同时，使子宫颈松弛，临床上用于催产及引产。大剂量（10U）可引起子宫强直性收缩而用于产后止血	凡胎位不正、骨盆过狭、产道阻碍等患者禁用。心脏病、有剖宫产史、子宫肌瘤剔除术史者慎用。用药过量可导致胎儿宫内窒息，甚至子宫破裂，用于引产、催产时必须严格掌握剂量和禁忌证
马来酸麦角新碱	片剂：0.2mg、0.5mg	为子宫兴奋药，用于月经过多，产后子宫复旧不良，流产后预防和产后子宫出血	用药量不宜过大，时间不宜过长

第五节　计划生育用药

计划生育用药，又称避孕药，是指能阻止受孕或防止妊娠的药物。这类药能够干扰精子和卵子的形成与成熟、排卵、受精、着床及胚胎发育等多个环节的生殖过程，从而达到阻止受孕或防止妊娠的目的。因上述环节大多发生在女性体内，故目前常用的避孕药大多数属于女性避孕药。常用的避孕药如果坚持按规定使用，避孕率可达99%，停止用药后即可恢复生育能力，故应用广泛。

计划生育用药多是甾体激素类，如左炔诺孕酮、醋酸甲地孕酮等。

左炔诺孕酮　Levonorgestrel

【性状】 白色或类白色结晶性粉末，无臭，无味。本品在三氯甲烷中溶解，在甲醇中微溶，在水中不溶。

【作用与适应证】 本品为全合成的强效孕激素，能使宫颈黏液变稠阻碍精子穿透。对子宫内膜转化显示极强的孕激素活性，可使子宫内膜变薄，内膜上皮细胞呈低柱形，分泌功能不良，不利于孕卵着床。用于女性紧急避孕，即在无防护措施或其他避孕方法偶然失误时使用。

【不良反应】 偶有轻度恶心、呕吐，一般不需处理、可自行消失，如症状较重应向医师咨询。

【用药指导】 ①孕激素可致胎儿先天性畸形，妊娠期尤其是妊娠4个月内不宜服用。②孕激素可通过乳汁排出，哺乳期妇女不宜服用。③常见的不良反应有月经周期不规则、点滴或突破性出血、闭经、恶心、呕吐、头痛、乳胀、痤疮、体重增加等。

【药物商品及其他信息】 常用片剂、胶囊剂，规格为1.5mg。

【贮存】 避光、密封保存。

▶**知识拓展**

避孕药的其他作用

口服避孕药除可避孕外，还可预防或治疗其他病症。

常规口服避孕可通过调整月经周期，减少月经出血量；对有痛经的患者，避孕药抑制排卵后，痛经可减轻或消失。服用常规避孕药能使女性患卵巢癌的危险性降低40%，长期服用时降低幅度高达80%。口服避孕药还可以减少盆腔炎的发病机会；女性在服用避孕药一年以后，患宫颈癌的概率降低一半。口服避孕药还能减少子宫肌瘤和子宫内膜癌的发病率。避孕药能维持平衡的雌激素水平，增强女性的骨质，许多研究表明，长期服用避孕药可以延缓甚至防止女性在50岁以后开始的骨质流失。

口服甾体激素类避孕药还有不少品种，如醋酸甲地孕酮、左炔诺孕酮炔雌醇（三相）片、炔雌醇、复方炔诺酮片等。

其他计划生育用药有米索前列醇、依沙吖啶、米非司酮等。

—• 考试知识点总结 •—

—• 本章小结 •—

—• 协和云课堂……　拓展练习及参考答案 •—

（徐　娟）

第二十章　解　毒　药

教学课件

学习目标

素质目标

（1）具备高度的责任感，能够正确、合理帮助患者使用解毒药。

（2）积极宣传有机磷农药的中毒途径及正确处理方式，避免防护不当引起有机磷农药中毒。

知识目标

（1）掌握：有机磷酸酯类中毒解毒药阿托品、氯解磷定、碘解磷定的作用和临床应用。

（2）熟悉：金属、类金属中毒解毒药、氰化物中毒解毒药的临床应用。

（3）了解：蛇毒中毒解毒药的临床应用。

能力目标

（1）具备针对不同类型中毒患者合理选择解毒药的能力。

（2）能介绍解毒药的疗效及药物不良反应，并提出防治措施。

案例导入

【案例】

患者，女，27岁。因夫妻不和，自服农药50ml，服药后5分钟患者出现腹痛、恶心、呕吐，吐出物有大蒜味，逐渐神志不清，二便失禁，多汗。查体：体温36.5℃，心率53次/分，脉搏52次/分，血压107/80mmHg，平卧位，呼之不应，皮肤湿冷，压眶有反应，肌肉颤动，对光反射弱，瞳孔针尖样，口腔白色泡沫样分泌物，两肺有哮鸣音和湿啰音，病理反射阴性。诊断为有机磷农药中毒。

【问题】

1．有机磷农药中毒按照临床表现分为哪几类？

2．急性有机磷农药中毒的解毒药选择及救治原则是什么？

·核心知识拆解·

解毒药（detoxicant）是指能直接对抗毒物或解除毒物所致毒性反应的一类药物。急性中毒的处理原则是排除毒物、使用特效解毒药及对症治疗。特效解毒药是一类专门针对某种药物中毒的具有高度专一性、能解除毒物对人体损害的药物，在中毒的抢救中占重要地位。

第一节　氰化物中毒及常用解毒药

一、氰化物中毒机制及解毒机制

氰化物的毒性极大，引发毒性反应的速度极快。常见的氰化物有氢氰酸、氰化钾和氰化钠。生活中易引起氰化物中毒的食物包括：桃仁、杏仁、樱桃仁、核仁、枇杷、梅、木薯、高粱秆等。这些植物中含有氰苷，经水解后产生氰化物-氢氰酸，动物误食可引起中毒。此外，扩血管药硝普钠过量也可引起氰化物中毒。中毒机制：氰化物进入体内可解离出氰离子（CN^-），与细胞色素氧化酶结合并使其氧化，导致氧化后的细胞色素失去了传递电子的能力，使组织不能利用氧，从而引起细胞内缺氧。由于中枢神经系统对缺氧最为敏感，因此，中毒时首先引起呼吸中枢麻痹，严重时可迅速致死。氰化物中毒解救的关键是使细胞色素氧化酶重新恢复活性，继续传递氧气，并促使氰化物转变成无毒或低毒的物质排出体外。解救方法：首先给予高铁血红蛋白形成剂，氧化血液中的部分血红蛋白形成高铁血红蛋白，高铁血红蛋白可夺取并结合已与细胞色素氧化酶结合的CN^-，亦可与游离的CN^-结合，形成氰化高铁血红蛋白，从而恢复细胞色素氧化酶活性；然后给予供硫剂硫代硫酸钠，与体内游离的或已结合的CN^-相结合，形成稳定性强、无毒的硫氰酸盐，最后经尿排出，达到彻底解毒的目的。

二、常用解毒药

（一）高铁血红蛋白形成剂

亚硝酸钠　Sodium Nitrite

亚硝酸钠属于氧化剂，在体内能使血红蛋白中的二价铁氧化形成高铁血红蛋白，高铁血红蛋白与CN^-结合力较强，既能与血液中游离的CN^-结合，又能夺取已经与细胞色素氧化酶结合的CN^-，由此达到解救氰化物中毒的目的。常见不良反应为恶心、呕吐、头痛和低血压。大剂量可引起高铁血红蛋白血症，如发绀、呼吸困难、晕厥和循环衰竭，甚至死亡，因此，不建议大剂量用药。妊娠期妇女禁用。

（二）供硫剂

硫代硫酸钠 Sodium Thiosulfate

硫代硫酸钠具有活泼的硫原子，在转硫酶的作用下，可与游离的CN^-相结合，形成无毒的硫氰酸盐并使其排出体外，解救氰化物中毒。硫代硫酸钠还是钡盐中毒的特效解毒药。偶见头晕、乏力、恶心、呕吐等不良反应。静脉注射速度过快可引起血压下降，因此，静脉给药注意控制速度和剂量。

第二节 有机磷酸酯类中毒及常用解毒药

有机磷酸酯类（简称有机磷）主要包括用于农业、林业、环境卫生的杀虫剂，如美曲膦酯（敌百虫）、内吸磷、乐果、对硫磷、敌敌畏等，还有一些用于战争的化学毒气如沙林、塔崩、梭曼等。有机磷的毒性剧烈，极易引起人体、牲畜中毒。

一、有机磷酸酯类中毒机制及表现

（一）中毒机制

微课：有机磷酸酯类的中毒机制

有机磷酸酯类脂溶性高，可通过呼吸道、消化道、完整的皮肤及黏膜等生物膜进入机体，与胆碱酯酶结合，形成难以解离的磷酰化胆碱酯酶，从而使胆碱酯酶失去活性，导致胆碱酯酶不能灭活乙酰胆碱而引起乙酰胆碱堆积在突触间隙，乙酰胆碱通过激动胆碱受体，引起一系列胆碱能神经功能亢进的中毒症状。如果不及时使用胆碱酯酶复活药，会出现胆碱酯酶的“老化”现象（图20-1）。此时即使再用胆碱酯酶复活药，也不能使胆碱酯酶恢复活性，需等待新生胆碱酯酶，才能恢复灭活乙酰胆碱的能力。

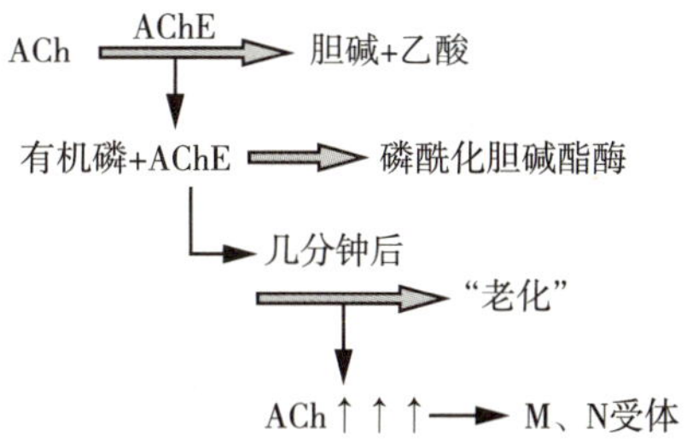

图20-1 有机磷酸酯类中毒机制

（二）中毒表现

有机磷酸酯类中毒表现及特点见表20-1。

表20-1 有机磷酸酯类中毒表现及特点

中毒分类	中毒表现及特点
急性中毒（轻度：M样症状；中度：M样及N样症状；重度：M样、N样和中枢症状）	M样症状：表现为恶心、呕吐、腹痛、腹泻、二便失禁、呼吸困难、瞳孔缩小、视物模糊、心动过缓、血压下降、出汗、流涕、呼吸道分泌物增加、肺部湿啰音等 N样症状：表现为肌束震颤、抽搐，严重时导致肌无力，甚至呼吸肌麻痹 中枢症状：先兴奋后抑制，表现为躁动不安、失眠、谵语、惊厥、昏迷、窒息、血压下降、呼吸抑制等
慢性中毒	多发生在长期从事有机磷酸酯农药生产的工人或长期接触有机磷酸酯药物的人员中 主要症状有头痛、头晕、视物模糊、记忆力减退、注意力不集中、多汗、失眠、乏力等，偶见肌束颤动和瞳孔缩小等

微课：有机磷酸酯类中毒的解救

二、常用解毒药

（一）M受体阻断药

阿托品 Atropine

【别名】 硫酸阿托品、混旋莨菪碱

【性状】 其硫酸盐为无色结晶或白色粉末，易溶于水。

【作用与适应证】 阿托品通过阻断M受体，解救有机磷中毒的M样症状，表现为松弛瞳孔括约肌和睫状肌、解除呼吸道及胃肠道平滑肌痉挛、减少腺体分泌、提高心脏兴奋性等，从而迅速缓解M样症状。同时阿托品还可以通过血脑屏障进入脑内缓解部分中枢症状。通过兴奋呼吸中枢，还可以对抗有机磷中毒引起的呼吸抑制。

在解救有机磷酸酯类中毒时，阿托品的使用剂量由中毒程度决定。使用原则为及早、足量、反复给药直至阿托品化，然后改用维持量。但阿托品不能改善N样症状，对肌肉颤动无效，也不能使胆碱酯酶复活，因此在解救中度和重度中毒时，必须与胆碱酯酶复活药合用。

【不良反应】 阿托品不良反应与用药剂量有关，常见不良反应为口干、视物模糊、心悸、肠蠕动减慢等。

【用药指导】 阿托品与碳酸酐酶抑制药、碳酸氢钠、枸橼酸盐等合用时，其排泄减慢，作用时间延长，毒性增加，因此应谨慎合用。

【药物商品及其他信息】 硫酸阿托品片：0.3mg。注射剂：0.5mg∶1ml、1mg∶1ml、5mg∶1ml。

【贮存】 避光，阴凉、密闭保存。

（二）胆碱酯酶复活药

氯解磷定 Pralidoxime Chloride

【别名】 氯化派姆、氯磷定。

【性状】 为黄白色结晶性粉末，无臭。在氯仿或乙醚中几乎不溶，但极易溶于水，微溶于乙醇。

【作用与适应证】 氯解磷定溶解度大，水溶液较稳定，可进行静脉给药或肌内注射，使用方便，且价格低廉。氯解磷定进入机体后，既可与磷酰化胆碱酯酶中的磷酰基结合使胆碱酯酶游离恢复活性，恢复水解乙酰胆碱的能力，又可直接与体内游离的有机磷酸酯类结合，形成无毒的磷酰化氯解磷定，跟随尿液排出，阻止毒物继续抑制胆碱酯酶。其恢复胆碱酯酶活性的作用在神经肌肉接头处最明显，因此能迅速解除肌肉颤动。

本品用于各种急性有机磷酸酯类中毒，能迅速解除肌肉颤动，由于对M样症状缓解效果差，故应与阿托品同时使用。氯解磷定用药原则：早用、首剂足量、重复应用，应在各种中毒症状消失、病情稳定48小时后停药。

【不良反应】 肌内注射时注射局部有轻微疼痛；静脉注射过快可出现头晕、恶心、呕吐、视物模糊等症状。

【用药指导】 用量过大可导致呼吸抑制，因此应注意控制用药剂量。

【药物商品及其他信息】 注射剂：0.25mg∶2ml、0.5mg∶2ml。

【贮存】 避光，密闭保存。

碘解磷定 Pralidoxime Iodide

【别名】 解磷定、派姆。

【性状】 为黄色颗粒状结晶，无臭，味苦，水溶液稳定，在碱性溶液中易破坏。

【作用与适应证】 碘解磷定是最早用于临床的胆碱酯酶复活药，其药理作用及临床应用与氯解磷定相似，但作用较弱。主要用于中度和重度急性有机磷酸酯类中毒。

【不良反应】 不良反应多，只静脉给药，不能肌内注射。

【用药指导】 ①对碘过敏者换用氯解磷定。②本药与阿托品有协同作用，两者合用时注意调整阿托品的用量。

【药物商品及其他信息】 注射剂：0.5g∶20ml、0.4g∶10ml。

【贮存】 遮光，密闭保存。

▶知识拓展

四季豆中毒

四季豆中毒，是食物天然毒素中毒中较常见者，一年四季均可发生，以秋季下霜前后较为常见。四季豆引起中毒可能与品种、产地、季节和烹调方法有关。根据中毒实际调查，烹调不当是引起中毒的主要原因，多数为炒煮不够熟透所致。未煮熟的四季豆中含有皂素，皂素对消化道黏膜有较强的刺激性；另外，未成熟的四季豆可能含有凝聚素，具有凝血作用。

摄入未煮熟的四季豆，引起中毒的潜伏期为数十分钟，一般不超过5小时，主要为胃肠炎症状，如恶心、呕吐、腹痛和腹泻。呕吐少则数次，多者可达数十次。另有头晕、头痛、胸闷、出冷汗及心悸，胃部有烧灼感。大部分患者白细胞计数增高，体温一般正常，病程一般为数小时或1 ~ 2天。

预防措施：四季豆最好红烧，使之充分熟透，以破坏其中所含的毒素，要凉拌也需煮透，以失去原有的生绿色，食用时无生味和苦硬感为宜。不能用开水焯一下就凉拌，更不能用盐拌生食；炒食不应过于贪图脆嫩，要充分加热使之彻底熟透。

第三节　亚硝酸盐中毒解毒药

亚硝酸盐中毒大多数是由于进食了较多的含有硝酸盐的蔬菜和卤制食品所致，尤其是腌制的咸菜，或者误食工业用亚硝酸盐。患者中毒后表现为恶心、呕吐、头痛、头晕、心悸和和呼吸困难等。中毒解救首先通过催吐、洗胃的方式将胃内食物及毒素清除，防止毒素的进一步吸收，同时静脉滴注维生素C和葡萄糖注射液改善电解质紊乱，除此之外，还可以使用解毒剂亚甲蓝。

亚甲蓝　Methylthioninum chloride

亚甲蓝属于氧化-还原剂，不同的浓度其作用不同。低浓度时，能将高铁血红蛋白还原成血红蛋白，可用于一些药物（如伯氨喹、亚硝酸盐、苯胺及硝酸甘油等）所致的高铁血红蛋白血症。高浓度时，又能直接将血红蛋白氧化成高铁血红蛋白，可用于氰化物中毒，但其作用不如亚硝酸钠强。静脉注射剂量过大时，可引起恶心、腹痛、出汗、眩晕、头痛等。由于皮下和肌内注射可引起组织坏死，因此，禁用皮下和肌内注射。

第四节　阿片类中毒解毒药

阿片类药物常见的包括阿片生物碱类吗啡及人工合成阿片类哌替啶、芬太尼和美沙酮等，阿片类药物均是通过兴奋阿片受体发挥的药理作用，过量中毒时会导致中枢过度抑制，其中呼吸麻痹是致死的主要原因。常用解救药为阿片受体阻断药纳洛酮。

纳洛酮　Naloxone

【性状】 为白色至略灰白色粉末。

【作用与适应证】 纳洛酮口服吸收好，但首关消除明显，因此常静脉给药。静脉注射后2分钟起效，作用可持续30～60分钟，在肝脏与葡萄糖醛酸结合而失活。巴比妥类药物或长期饮酒诱导肝药酶，可缩短其作用时间。纳洛酮与阿片类药物可竞争阿片受体，从而达到解救作用。

本品用于解救阿片类药物过量后的呼吸抑制，可反转呼吸抑制；对阿片类药物依赖者肌内注射可诱发严重戒断症状，以此鉴别阿片类药物成瘾者。但纳洛酮鉴别试验阴性者，不能排除阿片类药物依赖性。

【不良反应】 纳洛酮无内在活性，本身不产生药理效应，不良反应少，大剂量偶见轻度烦躁不安。

【用药指导】 ①根据患者的具体情况和病情，选择合适的用药剂量和速度。②用药期间注意观察患者的体征变化。③阿片类药物成瘾的患者，用过本品后会立即出现戒断症状，应注意掌握剂量。

【药物商品及其他信息】 盐酸纳洛酮注射液：0.4mg/1ml、2mg/2ml。

【贮存】 密闭，在凉暗处保存。

▶知识拓展

阿片类药物中毒

一次大量误用或频繁使用阿片类药物可致中毒。吗啡中毒量成人为0.06g，致死量为0.25g；可待因毒性约为吗啡的1/4，中毒剂量为0.2g，致死量0.8g。原有慢性病如肝病、肺气肿、支气管哮喘、贫血、甲状腺或慢性肾上腺皮质功能减退症等患者更易发生中毒。与酒精饮料同服，即使治疗剂量，也有发生中毒的可能。巴比妥类及其他催眠药物与本类药物均有协同作用，合用时要谨慎。

阿片类药物中毒的临床表现大致可分为4期。①前驱期：出现欣快、脉搏增快、头痛、头晕。②中毒期：出现恶心、呕吐，失去时间和空间感觉，肢体无力、呼吸深慢、沉睡，瞳孔缩小、对光反应存在。③麻痹期：昏迷，针尖样瞳孔、对光反应消失，呼吸深度抑制。患者出现呼吸浅慢、皮肤湿冷、脉搏细速、腱反射消失等。④恢复期：四肢无力，尿潴留、便秘等。

阿片类药物长期应用可引起欣快反应和成瘾性，应严格管理，禁止走私滥卖。医疗、治安等部门及家庭配合使成瘾者尽早戒毒也十分重要。

第五节　鼠药解毒药

鼠药的种类非常多，发生中毒后，首先要明确是哪种鼠药中毒，然后选择对应的解毒药物并对症治疗。

一、抗凝血类鼠药中毒解毒药

抗凝血类鼠药常用的有敌鼠钠、杀鼠灵、鼠得克、大隆等。中毒机制：通过损伤小血管及抑制机体凝血功能，引起出血等。人误服后，中毒症状出现缓慢，一般发生在误食后第三日开始出现胃肠道反应及精神不振，随后可发生凝血功能下降症状，如鼻出血、齿龈出血、皮肤紫癜、咯血、便血、尿血等，以及出、凝血时间及凝血酶原时间延长。还可伴有关节痛、腹痛及低热等，严重者还可能发生休克。特效解毒药是促凝血因子合成药维生素K_1。

维生素K_1　Vitamin K_1

维生素K_1与抗凝血类鼠药的化学结构相似，可竞争性对抗抗凝血类鼠药对凝血酶原活性的抑制，同时还可以促进凝血因子的产生，使凝血过程恢复正常。可同时给予足量维生素C及糖皮质激素辅助治疗。

二、磷类鼠药中毒解毒药

（一）磷化锌中毒及解救

1. 中毒表现 轻度：胃肠道反应、头痛、头晕、乏力及胸闷、咳嗽、心动过缓等。中度：意识障碍、抽搐、呼吸困难、轻度心肌损害、心电图ST段降低、T波低平、传导阻滞。重度：昏迷、惊厥、肺水肿、呼吸衰竭、明显的心肌损害及肝损害等。

2. 解救方法 首先催吐、洗胃。洗胃可用0.5%硫酸铜溶液（每次200～500ml），使磷转变为无毒磷化铜沉淀，直至洗出液无磷臭味为止；再用0.3%过氧化氢溶液或0.05%高锰酸钾溶液持续洗胃，直至洗出液澄清为止。然后口服硫酸钠15～30g导泻。

3. 注意事项 由于磷能溶于脂肪中而被吸收，影响其解救效果，因此禁止与含脂类高的食物或药物合用，如鸡蛋、牛奶、动物或植物油类，以及油类泻药等。呼吸困难、休克、急性肾衰竭及肺水肿时，应及时对症治疗。

（二）毒鼠磷中毒及解救

1. 中毒表现 毒鼠磷可抑制胆碱酯酶活性，使突触间隙乙酰胆碱过量堆积，导致胆碱能神经功能亢进而出现中毒症状，如平滑肌兴奋、腺体分泌增加、瞳孔缩小、骨骼肌收缩等。

2. 解救方法 毒鼠磷是有机磷化合物，解救与有机磷酸酯类农药中毒相同，主要使用阿托品及胆碱酯酶复活药如氯解磷定等解救。

3. 注意事项 解救应尽早、足量。

—• 考试知识点总结 •—

—• 本章小结 •—

—• 协和云课堂…… 拓展练习及参考答案 •—

（袁　莉）

第二十一章　生物制品

教学课件

微课：认识生物制品

学习目标

素质目标

（1）严格遵守《中华人民共和国药品管理法》《生物制品批签发管理办法》等法律法规，树立质量意识。

（2）具备团队合作意识，严格把握生物制品在生产、运输、存储、使用等各环节的质量要求，保证人民用药安全。

知识目标

（1）掌握：生物制品类药物的分类及常用品种。

（2）熟悉：常用品种的作用机制、作用特点、不良反应及合理使用注意事项。

（3）了解：本类药物的贮存保管要求。

能力目标

（1）能解释不同药物的作用机制。

（2）能指导该类药物的使用。

案例导入

【案例】

李女士是一位年轻妈妈，前几天带着4个月大的女儿去接种疫苗，医生给孩子吃了糖丸，还打了一针疫苗。两种药都是从冰箱里拿出来的。李女士不清楚，疫苗为什么放在冰箱，为什么有的需要注射，有的可以口服？

【问题】

1. 预防用疫苗属于哪一类药品？
2. 该类药品的作用机制是什么？
3. 贮藏有什么注意事项？

·核心知识拆解·

生物制品是指以微生物、寄生虫、动物毒素、生物组织或液体为原料，采用生物学工艺或分离纯化技术制备，并以生物学技术和分析技术控制中间产物及成品质量制成的生物活性制剂，包括菌苗、疫苗、毒素、类毒素、免疫血清、血液制品、免疫球蛋白、抗原、变应原、细胞因子、激素、酶、发酵产品、单克隆抗体、DNA重组产品、体外免疫诊断制品等。

早在10世纪时，中国发明了种痘术，用人痘接种法预防天花，这是人工自动免疫预防传染病的创始。种痘不仅减轻了病情，还减少了死亡。17世纪时，俄国人来中国学习种痘，随后传到土耳其、英国、日本、朝鲜、东南亚各国，后又传入美洲、非洲。1796年英国人爱德华·詹纳发明接种牛痘苗方法预防天花，他用弱毒病毒（牛痘）给人接种，预防强毒病毒（天花）感染，使人不得天花。微生物学和化学的发展促进了生物制品的研究与制作。19世纪中期，“免疫”概念已基本形成。抗原-抗体反应概念的出现，助力了临床诊断。以上都为微生物和免疫学发展奠定了基础，继续发展出各种生物制品，在预防疾病方面越发重要，是控制和消灭传染病不可缺少的治疗方法之一。

生物制品多是用微生物或其代谢产物所制成，从化学性质看，一般都具有蛋白质特性，而有的制品其本身就是活的微生物。所以，生物制品一般都怕热、怕光、有的还怕冻，保管条件直接影响到生物制品质量，最适宜在2～10℃干燥暗处保存。除冻干品（如冻干麻疹活疫苗、冻干卡介苗等）外，其他制品均不能在0℃以下保存。否则会因冻结而造成蛋白变性，融化后发生大量溶菌或出现摇不散的絮状沉淀而影响质量，致使不可使用。

根据用途生物制品可分为预防类生物制品、治疗类生物制品和诊断类生物制品三大类。

第一节　预防类生物制品

微课：了解疫苗接种

预防类生物制品均用于传染病的预防，包括疫苗、类毒素和γ-球蛋白三类。疫苗是由细菌或病毒加工制成的。过去中国生物制品界和卫生防疫界习惯将细菌制备的称作菌苗，病毒制备的称作疫苗，有的国家将二者都称作疫苗。类毒素也可称作疫苗。疫苗分灭活疫苗和活疫苗。

灭活疫苗的制备过程是，先从患者体内分离得到致病的病原细菌或病毒，经过选择，将细菌放在人工培养基上培养，收获大量细菌，再用物理或化学法将其灭活，可除掉其致病性而保留其抗原性；病毒只能在活体上培养，如动物、鸡胚或细胞中培养复制增殖，从这些培养物中收获病毒，灭活后制成疫苗。

活疫苗指人工选育的减毒或自然无毒的细菌或病毒，具有免疫原性而不致病，经大量培养收获病毒或细菌制成。

活疫苗用量小，只需接种一次，便可在体内增殖而达到免疫功效，而灭活疫苗用量大，并且需接种2～3次方能达到免疫功效。二者各有优缺点。疫苗可通过基因重组技术来制备，主要用于尚不能用人工培养的细菌或病毒。

一些细菌在培养过程中产生的毒性物质称为外毒素，外毒素经化学法处理后，失去毒力作用，而保留抗原，这种类似毒素而无毒力作用的称为类毒素，如破伤风类毒素。接种后人体可产生相应抗体，保持不患相应疾病。

一般疫苗的制备及作用原理如图21-1所示。

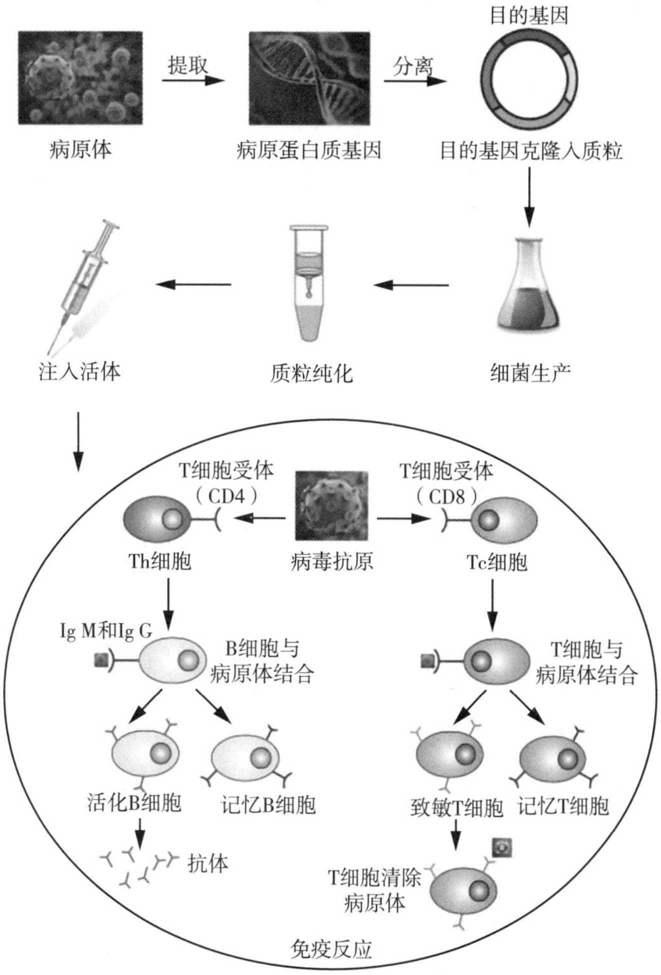

图21-1　疫苗的制备及作用原理

常见的活疫苗有卡介苗、乙肝疫苗、脊髓灰质炎疫苗、麻疹疫苗、鼠疫菌苗等。常用的灭活疫苗有百日咳疫苗、人用狂犬病疫苗、破伤风疫苗、乙型脑炎疫苗、伤寒菌苗、流脑菌苗、霍乱菌苗等。

结核活菌苗　Bacillus Calmette-Guerin Vaccine

【别名】 卡介苗。

【性状】 通常为白色或灰白色粉末状。

【作用与适应证】 20世纪初，法国有两位细菌学家卡默德和介兰，他们共同成功试制了预防结核菌的人工疫苗，故称“卡介苗”。

卡介苗是由减毒牛型结核分枝杆菌悬浮液制成的活菌苗，具有增强巨噬细胞活性，加强巨噬细胞杀灭肿瘤细胞的能力，活化T淋巴细胞，增强机体细胞免疫的功能。

本品可用于预防结核病、肿瘤的辅助治疗、治疗哮喘性支气管炎及预防小儿感冒，也可用于治疗膀胱原位癌和预防复发，以及预防膀胱乳头状瘤经尿道切除术后的复发。

【不良反应】 局部反应较重，接种2周左右出现局部红肿、浸润、化脓，并形成小溃疡，严重者宜采取适当治疗处理。有的可能发生淋巴结炎或发展为严重的持续性局部溃疡，个别人出现疙瘩样瘢痕，极个别发生骨髓炎，以新生儿发病率较高。播散性结核菌感染和死亡有个别报道，主要见于儿童和免疫反应缺陷者。

【用药指导】 ①混悬液注射前要充分摇匀。②凡患有结核病、急性传染病、心肾脑等疾病、极度营养不良、湿疹及其他皮肤病、人类免疫缺陷病毒感染者，不予接种。③与其他疫苗同时使用时应不在同侧注射。④出生3个月以上的婴儿及成人均须先作结核菌素皮试，呈阴性者方可接种。

【药物商品及其他信息】 粉针剂：0.5～0.75mg菌体。冻干粉针剂为乳白色疏松固体或粉末，加入1ml注射用水应于2分钟内完全溶解为均匀混悬液，残余水分不应超过3%。冻干卡介苗注射剂10人份/支。

卡介苗口服混悬液：10mg∶1ml。

口服用卡介苗：1ml∶50mg。

划痕用卡介苗：0.5ml∶37.5mg、1ml∶75mg。

皮内注射用卡介苗：1ml∶0.5mg、1ml∶0.75mg、2ml∶1.5mg。注射液为乳白色混悬液，pH 6.8～7.6，放置后菌体下沉，经轻摇能均匀分散。

【贮存】 2～10℃暗处保存。液体菌苗有效期4～6周，干燥菌苗有效期为1～2年。

重组乙型肝炎疫苗　Recombinant hepatitis b vaccine

【别名】 重组酵母

【性状】 由重组酵母或重组中国仓鼠卵巢（Chinese hamster ovary，CHO）细胞表达的乙型肝炎表面抗原，经纯化、灭活及加入佐剂吸附制成。前者为重组（酵母）乙型肝炎疫苗，后者为重组（CHO细胞）乙型肝炎疫苗。性状为白色混悬液，静置形成可摇散的沉淀。

【作用与适应证】 接种本品后，可刺激机体产生抗乙型肝炎病毒的免疫力，用于预防乙型肝炎。本品适用于乙型肝炎易感者，免疫规划乙肝疫苗接种对象包括新生儿至15岁以下未免疫的儿童。乙肝感染高危人群包括医护人员，经常接触血液人员，托幼机构工作人员，以及乙型肝炎患者和乙型肝炎病毒携带者的配偶、家庭成员或密切接触者，器官移植受者，经常接受输血或血制品者，免疫功能低下者，易发生外伤者，性乱或多性伴者，静脉内注射毒品者等。

【不良反应】 常见不良反应为，接种后24小时内，在接种部位的局部可感到疼痛或触痛，多于2～3天内自行消失。

【用药指导】 ①注射前要充分摇匀。②新生儿在出生后24小时内注射第1针，1个月及6个月后注射第2、第3针；其他人群免疫程序为0、1个月、6个月。③发热、急性或慢性严重疾病者及对酵母成分过敏者不可注射。④应备有肾上腺素，以防偶有过敏反应发生时使用。

【药物商品及其他信息】 重组乙型肝炎疫苗注射剂：每剂0.5ml，内含乙型肝炎病毒表面抗原（HBsAg）10μg。上臂三角肌肌内注射。

【贮存】 疫苗应在2～8℃避光保存运输，不得冻结。疫苗开启后应立即使用，超过1小时不应再使用。

▶知识拓展

中国生物制品发展历程

中国的生物制品事业始于20世纪初。1919年成立了中央防疫处，这是中国第一所生物制品研究所，规模很小，只有牛痘苗和狂犬病疫苗，几种死菌疫苗、类毒素和血清，都是粗制品。中华人民共和国成立后，先后在北京、上海、武汉、成都、长春和兰州成立了生物制品研究所，建立了中央（现为中国）生物制品检定所，执行国家对生物制品质量控制、监督，发放菌毒种和标准品。

后来，在昆明设立中国医学科学院医学生物学研究所，生产研究脊髓灰质炎疫苗。生物制品现已有庞大的生产研究队伍，成为免疫学应用研究和计划免疫科学技术指导中心。

第二节　治疗类生物制品

治疗类生物制品包括各种血液制剂和免疫制剂。按治疗作用机制可分为特异的生物制品（如抗毒素和γ-球蛋白）和非特异的生物制品（如干扰素和人白蛋白等）。临床将抗毒素及γ-球蛋白作常规治疗用药品，实际上也起预防作用。血液制剂在治疗类生物制品中占非常大的比例。中国生产和正在研制的血液制剂已有50余种。有些单克隆抗体已用于治疗实践。

人免疫球蛋白　Human Immunoglobulin

【别名】 人血丙种球蛋白。

【性状】 本品有冻干制剂和液体制剂两种。冻干制剂为白色或灰白色的疏松体。液体制剂为无色或淡黄色澄清液体，可带乳光。

【作用与适应证】 注射免疫球蛋白是一种被动免疫疗法。是把免疫球蛋白内含有的大量抗体输给受者，使之从低或无免疫状态很快达到暂时免疫保护状态。由于抗体与抗原相互作用直接中和毒素与杀死细菌和病毒，因此免疫球蛋白制品对预防细菌、病毒性感染有一定的作用。

临床主要用于免疫缺陷病及传染性肝炎、麻疹、水痘、腮腺炎、带状疱疹等病毒感染和细菌感染的防治，也可用于哮喘、过敏性鼻炎、湿疹等内源性过敏性疾病。若与抗生素合并使用，可提高某些严重细菌及病毒感染性疾病的疗效。

【不良反应】 少数患者注射局部有发红、硬结、疼痛和暂时性体温升高。

【用药指导】 ①除专供静脉注射用的制剂外，一般制剂不可静脉注射。②本品疗效不及特异性免疫球蛋白（如乙肝免疫球蛋白、破伤风免疫球蛋白）。

【药物商品及其他信息】 人免疫球蛋白注射液：5%，每支3ml；10%，每支3ml。肌内注射。

【贮存】 液体制剂在2～8℃的暗处保存，冻干制剂保存于10℃以下干燥处。开启应一次用毕，不得分次使用。有摇不散的沉淀或异物者不可用。

除预防类生物制品和治疗类生物制品外，还有诊断类生物制品。诊断类生物制品大多用于检测相应抗原、抗体或机体免疫状态，属于免疫学方法诊断。随着免疫学技术的发展，诊断类生物制品的种类不断增多，不仅用于传染病，也用于其他疾病。主要包括两类。①诊断血清：包括细菌类、病毒立克次体类、抗毒素类、肿瘤类、激素类、血型及人类白细胞抗原（human leukocyte antigen，HLA）、免疫球蛋白诊断血清、转铁蛋白、红细胞溶血素、生化制剂等。②诊断抗原：包括细菌类、病毒立克次体类、毒素类、梅毒诊断抗原、鼠疫噬菌体等。此外，还有红细胞类、荧光抗体、酶联免疫的酶标记制剂、放射性核素标记的放射免疫制剂、妊娠诊断制剂（激素类）、诊断用单克隆抗体。

—• 考试知识点总结 •—

—• 本章小结 •—

—• 协和云课堂…… 拓展练习及参考答案 •—

（徐 娟）

第二十二章　特殊管理药物

教学课件

微课：特殊管理药物

学习目标

素质目标

（1）具备法律意识，严格遵守特殊管理药物相关的法律法规，坚决抵制特殊管理药物滥用。

（2）尊重患者，保护患者隐私，维护患者用药的合法权益。

知识目标

（1）掌握：特殊管理药物的定义、分类及相关的国家法律法规。

（2）熟悉：特殊管理药物的药理作用、作用机制、适应证和禁忌证。

（3）了解：特殊管理药物的处方权限制、购买和使用流程。

能力目标

（1）能够向患者提供准确的用药指导，包括用药方法、剂量、注意事项等。

（2）能够严格遵守与特殊管理药物相关的国家法律法规和政策要求。

案例导入

【案例】

患者，女，38岁。情绪低落、自卑自责、负罪感，精力、体力明显减退，头晕、头痛，整日浑浑噩噩，伴有明显的社交恐惧、对视恐惧等。自觉生活无趣，偶有轻生想法（无轻生行为）。诊断：中度抑郁症，后转为难治型抑郁症。多地诊治，效果不佳。后采用心理治疗结合药物治疗模式，经过半年左右调整，病情稳定。但患者自行停药半年后复发，再次经过2个月调整，病情再次稳定。

【问题】

1. 患者抑郁症复发的原因是什么？
2. 抑郁症用药过程中需要对患者进行哪些用药指导？

·核心知识拆解·

根据《中华人民共和国药品管理法》规定，国务院对麻醉药品、精神药品、医疗用毒性药品、放射性药品、药品类易制毒化学品等有其他特殊管理规定的，依照其规定。麻醉药品、精神药品、医疗用毒性药品、放射性药品一直以来都是医疗机构特殊管理的药品，简称为“麻、精、毒、放”。

特殊管理药品主要包括麻醉药品、精神药品、医疗用毒性药品和放射性药品。其中，麻醉药品和精神药品因其依赖性潜力而受到特别关注。麻醉药品连续使用、不合理使用或滥用易产生生理依赖性与精神依赖性，能成瘾癖。精神药品直接作用在中枢神经系统，使其兴奋或抑制，连续使用也会产生依赖性。医疗用毒性药品，简称毒性药品，是指毒性剧烈、治疗剂量与中毒剂量相近，使用不当则会致人中毒或死亡的药品。此类药品的管理和使用需严格遵守相关法律法规，以确保患者用药安全。放射性药品是用于临床诊断或治疗的放射性核素或其标记化合物制剂。

“麻、精、毒、放”都有特定的专有标识，如图22-1所示。专有标识必须彩色印刷于药品包装盒的右上角。

彩图：特殊管理药品专有标识

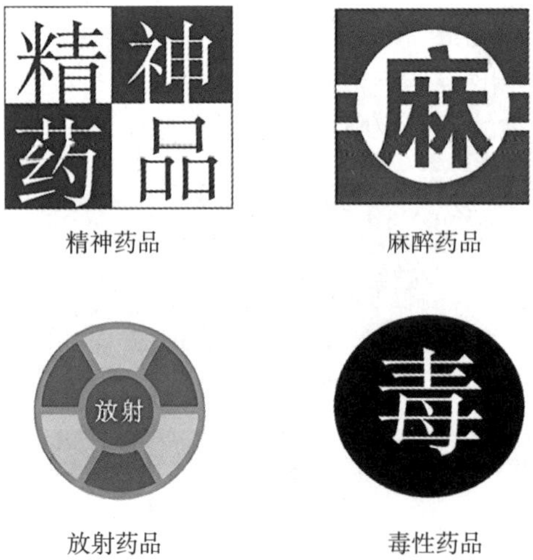

图22-1　特殊管理药品专有标识

第一节　麻醉药品

在现代医学领域，麻醉药品扮演着至关重要的角色，它们不仅为手术提供了必要的条件，确保患者在无痛状态下接受治疗，还广泛应用于疼痛管理和特定疾病的治疗。麻醉药品最显著的作用是缓解或消除疼痛，这对于提高患者的生活质量至关重要。通过阻断神经传导路径中的痛觉信号，麻醉药品能有效减轻从轻微不适到剧烈疼痛的各种程度的痛感。

虽然麻醉药品为医疗领域带来了巨大便利，但其潜在的不良反应不容忽视。长期或频繁使用某些麻醉药品可能导致依赖性和耐受性的形成，这不仅增加了治疗难度，也可能对患者的身心健康造成长远影响。因此，合理控制麻醉药品的用量和频率及遵循医嘱至关重要。

麻醉是指能使机体的神经系统处于可逆性的抑制状态，暂时失去对外界刺激反应性的一种表现，以达到无痛的目的，为手术或其他医疗检查、治疗提供条件。麻醉药主要分为局部麻醉药和全身麻醉药两大类。本章主要学习全身麻醉药。

全身麻醉药（简称全麻药）包括吸入性麻醉药和静脉麻醉药，静脉麻醉药还包括麻醉辅助药和麻醉性镇痛药等。全身麻醉药是手术过程中最常用的药物之一。它们可以使患者进入无意识状态，同时提供疼痛缓解和肌肉松弛，以确保手术过程的安全和顺利。除手术麻醉外，全身麻醉药还可以用于镇静和镇痛。例如，在重症监护室中，医生可能会使用全身麻醉药来帮助患者放松和缓解疼痛。

一、吸入性麻醉药

恩氟烷　Enflurane

【别名】 氟烷醚、安氟液、氟醚麻醉剂。

【性状】 本品为有挥发性的无色透明液体，无刺激性、有香味，化学性质稳定，不爆炸。

【作用与适应证】 本品为高效吸入全麻药，是常用的吸入性麻醉药之一。其麻醉性强，对黏膜无刺激性，诱导与苏醒迅速。麻醉时不出现交感神经系统兴奋的现象，肾上腺素对心脏的兴奋作用略增，毛细血管出血不增加，出血时间不延长，可抑制心肌及血管运动中枢，兼具神经阻断作用，故血压及心率略有下降。对呼吸有抑制作用，且有明显的肌松作用。

临床用于复合麻醉时与多种静脉麻醉药及全麻辅助药联用。

【不良反应】 本品易引起呼吸抑制，术后可有恶心、呕吐、高热等，全麻后少数患者出现后遗性中枢神经兴奋，偶见脑电图有癫痫样波。肝肾功能不全、心力衰竭、休克及妊娠期妇女慎用，癫痫患者禁用。

【用药指导】 ①吸入：一般吸入浓度为1%～3.5%，肺泡最低浓度为1.68%，剂量视手术需要而定。②诱导麻醉：一般是在术前3～5分钟，通过静脉注射的方式给予恩氟烷进行诱导麻醉，使患者的意识完全消失，同时能够抑制呼吸和循环中枢而达到麻醉的效果。③肌内注射或静脉滴注麻醉维持：一般是将一定量的恩氟烷溶于液体中，以缓慢的速度输注到人体内，可以起到持续性麻醉效果，从而帮助完成手术。④全麻诱导：通常是先给予一定的恩氟烷诱导药物，待患者的自主呼吸停止后，再给予面罩吸氧，然后用人工的方法给予呼吸机辅助通气，可有效保证血氧饱和度正常及组织代谢的需求。⑤肌松药阻滞：在做气管插管的时候，为了防止喉部肌肉痉挛出现声门关闭不全的情况，通常会应用琥珀胆碱这种骨骼肌松弛，来达到肌肉松弛的目的，使其与恩氟烷配合使用，能更好地发挥其麻醉的作用。

【药物商品及其他信息】 溶液：每瓶25ml、每瓶250ml。

【贮存】 遮光，密封，阴凉处保存。

▶**知识拓展**

全身麻醉药的发展简史

全身麻醉药的发展经历了多个阶段，从早期的乙醚到现代全身麻醉药，科学家们一直在努力寻找更安全、有效的药物来满足临床需求。

1. 乙醚时代（1846—1900） 乙醚是最早期的全身麻醉药之一，由美国化学家本杰明·富兰克林于1846年合成。乙醚具有快速起效和短暂作用的特点，因此在手术中被广泛使用。然而，乙醚也有一些缺点，如易燃、毒性大等，因此逐渐被其他更安全的药物所取代。

2. 氯仿时代（1900—1930） 氯仿是一种比乙醚更安全的全身麻醉药，但仍然存在一些副作用和风险。此外，由于其易挥发和有刺激性气味，使用起来不太方便。因此，科学家们开始寻找更理想的全身麻醉药。

3. 琥珀胆碱时代（1930—1950） 琥珀胆碱是一种合成的全身麻醉药，相对于传统的全身麻醉药来说更为安全和有效。它具有快速起效、持续时间短等特点，因此在手术中得到了广泛应用。

4. 氟烷时代（1950—1970） 氟烷是一种常用的全身麻醉药，具有快速起效、可控性强等特点。它还可以通过调节剂量来控制麻醉深度，从而减少不良反应的发生。然而，氟烷也有一定的心血管抑制作用，因此在使用时需要谨慎监测患者的生命体征。

5. 现代全身麻醉药（1970至今） 随着科技的不断进步，新的全身麻醉药不断涌现。例如，异丙酚是一种常用的静脉全身麻醉药，具有快速起效、恢复迅速等特点。此外，还有其他新型全身麻醉药物正在研究和发展中。

其他吸入性麻醉药

1. 氟烷（Halothane） 本品是一种无色、无味的液体，沸点50.2℃，具有快速起效、可控性强等特点。麻醉作用较乙醚强，对黏膜无刺激性，诱导麻醉时间短，不易引起过量分泌物、咳嗽、喉痉挛等，用于全身麻醉及麻醉诱导。然而，氟烷也有一定的心血管抑制作用，因此在使用时需要谨慎监测患者的生命体征。

2. 异氟烷（Isoflurane） 本品是恩氟烷的异构体，麻醉效能较恩氟烷强。但有难闻的气味，且麻醉诱导并不比恩氟烷快。本品有一定的镇痛作用，其增强非去极化肌松药的作用与恩氟烷相似。本品也有扩张脑血管和增加颅内压的作用，但程度较恩氟烷轻。本品对呼吸的抑制作用较恩氟烷轻，也有支气管扩张作用。对肝、肾无明显损害。

3. 七氟烷（Sevoflurane） 本品为无色澄清液体，易挥发，不易燃。本品血/气分配系数（0.63）低于氟烷、恩氟烷、异氟烷这三种含氟吸入麻醉药，故麻醉诱导和苏醒都迅速，但其麻醉效能较前三者为弱。

二、静脉麻醉药

硫喷妥钠　Thiopental Sodium

【别名】 播托散、戊硫巴比妥钠。

【性状】 本品为淡黄色粉末，有葱蒜样臭味，吸湿性强。溶于水和乙醇，不溶于苯乙及醚。其水溶液室温不稳定，现用现配。

【作用与适应证】 本品为超短时作用的巴比妥类药物，脂溶性高，极易透过血脑屏障，主要通过抑制多突触的神经传导系统产生作用。其麻醉作用迅速，起效快，无兴奋期。本品由脑迅速重新分配到肌肉、脂肪等组织，故脑内药物浓度降低，麻醉持续时间较短，静脉注射一次仅维持数分钟。除非大剂量应用，一般痛觉消失不完全，肌松作用较差。

临床用于诱导麻醉、基础麻醉、复合麻醉及静脉麻醉等，单用则应用于小手术或抗惊厥。

【不良反应】 过敏、头晕、恶心、呕吐、抽搐、呼吸抑制等。本品浅麻醉可以引起咳嗽、喉痉挛和支气管痉挛。注射过快或剂量过大可引起严重低血压或心搏减少，高血压患者尤为明显。

【用药指导】 ①静脉麻醉：静脉推注，5%或2.5%溶液，用量分别为2～3ml、4～6ml。成人单次用量不超过500mg，总用量少于1.0g。②基础麻醉：用于小儿、精神紧张及甲亢患者。于小儿多用灌肠，30mg/kg。③深部肌内注射：2.5%溶液，小儿15～20mg/kg，成人每次0.5g。④诱导麻醉：2.5%溶液，缓慢静脉注射，一次0.3g，继以吸入乙醚。抗惊厥：静脉注射，一次0.05～0.1g。⑤保泰松、阿司匹林能增加其全麻效应，磺胺异噁唑能减弱其催眠和全麻效应。合用吗啡易发生呼吸抑制；合用氟烷易致血压下降。不能与酸性药物混用。

【药物商品及其他信息】 溶液：每瓶0.5g、每瓶1.0g。

【贮存】 密封，阴凉处保存。

丙泊酚　Propofol

【别名】 异丙酚、丙扑拂、得普利麻。

【性状】 本品为无色至淡黄色液体，有特殊气味。

【作用与适应证】 本品为短效静脉麻醉药，主要作用于中枢神经系统，使其多方面功能受到抑制，引起意识消失、感觉及反应迟缓，起到催眠、麻醉作用。

临床适用于全身麻醉诱导和维持，也用于加强监护患者接受机械通气时的镇静，还可用于麻醉下实行无痛人工流产手术。

【不良反应】 在诱导过程中，少数可产生不同程度的低血压和暂时性呼吸抑制。在恢复阶段，少数可有恶心、呕吐和头痛症状，一般可自行恢复。

【用药指导】 ①诱导麻醉：静脉注射2～2.5mg/kg，以每秒40mg直至产生麻醉。②维持麻醉：每分0.1～0.2mg/kg（每小时6～12mg/kg）。③诱导麻醉后10～20分钟适当调节给药速度，采用间断大剂量给药时，每次不应超过25～50mg。④ICU镇静：当作为对正在强化监护而接受人工通气患者的镇静药物使用时，建议持续输注丙泊酚。输注速率应根据所需要的镇静深度进行调节，通常维持在0.3～4.0mg/（kg·h）的输注速率范围。⑤人工流产手术：术前以2.0mg/kg剂量实行麻醉诱导，术中若因疼痛患者有肢体动时，以0.5mg/kg剂量追加。

【药物商品及其他信息】 注射液：1ml/10mg。

【贮存】 密封，阴凉处保存。

第二节　精神药品

精神药品是直接作用于中枢神经系统，使之兴奋或抑制，连续使用能产生依赖的药品。根据人体对精神药品依赖性的产生和对人体健康的危害程度，将其分为第一类和第二类精神药品。此类药品由国家指定生产单位按计划生产，其他个人和单位不得从事精神药品的生产。

精神药品包括抗抑郁药、抗焦虑药、抗精神病药等。这些药物通常需要医生开具处方才能购买和使用，且需要在医生的指导下进行用药。精神药品的使用需要谨慎，因为它们可能会对身体产生副作用，如头晕、恶心、失眠等。此外，长期使用某些精神药品还可能导致依赖性和戒断症状。因此，在使用精神药品时，应该遵循医生的建议，按照剂量和用药时间进行合理使用，并定期复诊以监测疗效和副作用。

一、抗抑郁症药

抑郁症，又称抑郁障碍，是一种高发病、高临床治愈率但低治疗接受率、高复发率的精神障碍。抑郁症主要以情绪低落、兴趣减退、精力缺乏作为表现，也存在一些早期症状如反应慢、思维迟缓、记忆力下降等，不过这些都会存在个体差异。抑郁症并不具备传染性，但与应激性生活事件、悲观的人格特质、其他精神疾病史、严重的慢性疾病、酗酒、滥用药物等有较大关系。

抑郁症的治疗主要包括药物治疗、心理治疗及物理治疗等方式。药物治疗是主要的治疗手段，一般在2～4周内开始起效。但需要注意的是，所有药物必须在医生指导下，严格遵照医嘱服用。临床目前使用的抗抑郁症药主要包括三环类抗抑郁症药、去甲肾上腺素（NA）再摄取抑制剂、5-羟色胺（5-HT）再摄取抑制药及其他抗抑郁药。

（一）三环类抗抑郁症药

丙米嗪　Imipramine

【别名】 依米帕明、米帕明、丙帕明、托弗尼尔。

【性状】 常用其盐酸盐。为白色或类白色结晶性粉末，几乎无臭，遇光渐变色。在水、乙醇或氯仿中易溶，乙醚中几乎不溶。

【作用与适应证】 本品为三环类抗抑郁药，主要通过抑制NA、5-HT在神经末梢的再摄取，使突触间隙的递质浓度升高，促进突触传递功能而发挥抗抑郁作用。有中度的抗胆碱和镇静作用。此外，丙米嗪具有抗利尿激素的作用，通过增加肾小管对钠、钾的重吸收，降低了钠、钾的排泄。

临床用于各种类型的抑郁症，对内源性抑郁症、反应性抑郁症疗效好，对更年期抑郁症、抑郁性神经症及强迫症也有效。长期使用时还可提高功能性膀胱容量及中枢性抑制排尿反射的作用，用于治疗小儿遗尿症。

【不良反应】 常见不良反应为口干、心动过速、出汗、视物模糊、眩晕，有时出现便秘、失眠、精神紊乱、胃肠道反应、荨麻疹、震颤、心肌损害，体位性低血压，偶见白细胞减少。

【用药指导】 ①以下情况者慎用：有癫痫发作倾向、前列腺炎、膀胱炎、严重抑郁症、支气管哮喘、甲状腺功能亢进、精神分裂症、5岁以下儿童、哺乳期妇女。②少儿对本品敏感，治疗时需减量。③老年人用量要减少，需格外注意预防体位性低血压。④用药前后及用药期间需检查或监测血细胞计数、心电图、肝肾功能等。⑤过量时可产生惊厥、嗜睡、呼吸困难、呕吐、瞳孔散大及发热等症状。⑥本品可导致困倦或其他症状（如视物模糊、精神不集中、眩晕、恶心），服用期间不要进行机器操作、高空作业及驾驶，同时禁止饮酒。

【药物商品及其他信息】 片剂：12.5mg、25mg。

【贮存】 阴凉、干燥、通风、避免阳光直射处保存。

其他三环类抗抑郁症药

1. 氯米帕明（Clomipramine） 为三环类抗抑郁药，主要作用在于阻断中枢神经系统NA和5-HT的再摄取，对5-HT的再摄取的阻断作用更强，从而缓解抑郁症状。本品妊娠期妇女慎用。哺乳期妇女使用本品期间应停止哺乳。6岁以下儿童禁用，6岁以上儿童酌情减量。本品的副作用较多，常见的包括口干、便秘、视物模糊、体重增加、锥体外系症状等。长期使用还可能导致心脏疾病、糖尿病等慢性疾病的发生。因此，在使用本品时需要严格遵守医生的建议，并定期进行身体检查。

2. 阿米替林（Amitriptyline） 用于治疗各型抑郁状态或抑郁症。对更年期抑郁症及内源性抑郁症疗效较好，对抑郁性神经症及反应性抑郁症亦有效。对同时存在焦虑和抑郁症的患者，其疗效优于丙米嗪。与电休克联合使用治疗重度抑郁症，电休克次数可减少。本品亦用于缓解慢性疼痛，还可用于治疗注意缺陷多动障碍、小儿遗尿症。

3. 多塞平（Doxepin） 常用于治疗各种焦虑抑郁为主的神经症，也能用于治疗更年期精神病，对伴随焦虑和抑郁的慢性酒精性神经病及躯体性疾病也有效。亦可用于催眠及镇静。其外用膏剂用于治疗湿疹、特应性皮炎、过敏性皮炎、外阴慢性单纯性苔藓等。不良反应较少，部分患者有轻度兴奋、口干、便秘、失眠、视物模糊等，部分症状在继续用药中自行消失。局部外用可能出现困倦及其他系统反应，局部反应最常见的是针刺感与烧灼感。

（二）NA再摄取抑制药

地昔帕明 Desipramine

【别名】 去甲丙咪嗪、去甲咪嗪。

【性状】 常用其盐酸盐。为白色结晶粉末，水中的溶解度适中。

【作用与适应证】 本品是丙米嗪的代谢物，具有较强的抗抑郁作用。它通过阻滞神经元对NA的再摄取，使突触间隙内NA浓度升高，从而纠正抑郁患者的不正常高敏反应。地昔帕明起效较快，用药1周即可显效。其治疗抑郁症和伴妄想的抑郁症的起效时间分别为口服后3周和7周。

临床用于治疗内源性、更年期、反应性抑郁症及抑郁性神经症，也可缓解多种慢性神经痛。

【不良反应】 头晕、口干、失眠等，其他不良反应与丙米嗪相似。

【用药指导】①根据患者的病情变化及药物反应，逐步调整剂量。建议从低剂量开始，逐渐增加至有效剂量。每周逐步增加2～4mg直至达到最佳疗效和最小副作用为止。最大剂量一般不超过每日60mg。②建议在饭后半小时左右服用地昔帕明，以减少对胃肠道黏膜的刺激作用，并有利于身体吸收和利用药物成分。③在用药期间，应避免饮酒或饮用含有酒精的饮料，以免加重药物副作用或影响药效。④如需停药，应在医生指导下逐步减少剂量，避免突然停药导致戒断综合征。

【药物商品及其他信息】片剂：25mg。

【贮存】阴凉、干燥、通风、避免阳光直射处保存。

其他NA再摄取抑制药

1. 马普替林（Maprotiline） 为四环类抗抑郁药，能减少突触间隙NA再摄取，增加脑内单胺量和增强苯丙胺类的精神运动性兴奋作用。抗胆碱能作用和心血管副作用较低。是一种比较安全的广谱抗抑郁药。临床主要用于治疗内源性、反应性及更年期抑郁症，也能用于疾病或精神因素引起的焦虑抑郁症患者。还可用于伴有激越行为、抑郁障碍的夜尿者及儿童。

2. 去甲替林（Nortriptyline） 为二苯环庚二烯三环类抗抑郁药。为阿米替林的主要活性代谢产物。作用和应用类似阿米替林，且起效快。

3. 瑞波西汀（Reboxetine） 为选择性强的NA再摄取抑制药，对5-HT亦有较弱的抑制作用，对毒蕈碱受体无明显的亲和力。

（三）5-HT再摄取抑制药

氟西汀　Fluoxetine

【别名】百优解、奥麦伦。

【性状】常用其盐酸盐。熔点为179～182℃。

【作用与适应证】是中枢神经系统5-HT摄取抑制药，它与毒蕈碱能、组胺能、α_1受体的结合率很小，因此在抗胆碱能、镇静和心血管方面的副作用非常轻微，远低于传统抗抑郁药。

临床主要用于治疗抑郁症，一般服药1周左右即可见效，2～4周出现显效，其他主要适应证有强迫症和神经性贪食症（暴食症）。

【不良反应】恶心、失眠、头痛、易激惹、震颤、运动性焦虑、精神紧张等，多发生于用药初期。

【用药指导】①抑郁症：初始剂量通常为每天20mg，病情稳定后，维持剂量可能在每天20～60mg之间。根据患者的治疗反应和耐受性，医生可能会适当调整剂量。②强迫症：起始剂量可能较低，然后逐渐增加到有效剂量范围（如每天20～60mg）。③对于8岁及以上的儿童和青少年，中度至重度抑郁发作的起始剂量为每天10mg，之后可根据需要逐渐增加至每天20mg。④氟西汀一般为每天一次，建议在早晨服用，以更好地控制症状并减少夜间不良反应。⑤如需停药，患者应在医生指导下逐渐减量，以避免戒断综合征的发生。

【药物商品及其他信息】胶囊剂：20mg。

【贮存】室温、干燥、避免阳光直射处保存。

二、抗精神病药

精神分裂症是以情感、行为、思维之间不协调，精神活动与现实脱离为主要特征的一类常见的精神病。根据临床症状，分为Ⅰ型和Ⅱ型：Ⅰ型以阳性症状（幻觉和妄想）为主，Ⅱ型以阴性症状（情感淡漠、主动性缺乏）为主。

精神分裂症的治疗主要通过服用抗精神病药。药物往往是有效治疗的基础，也是精神分裂症治疗的基石，它们通过影响多巴胺来控制症状，药物治疗的目标是以尽可能低的剂量，来有效地管理症状。

（一）吩噻嗪类

氯丙嗪　Chlorpromazine

【别名】 氯普马嗪、冬眠灵、可乐静、可平静。

【性状】 常用其盐酸盐，为白色或乳白色结晶性粉末。微臭，味极苦。有引湿性，水溶液呈酸性反应，遇光渐变色。在水、乙醇或氯仿中易溶，在苯或乙醚中不溶。

【作用与适应证】 本品为中枢多巴胺受体阻断药，具有镇静、抗精神病、镇吐、降低体温及基础代谢、α受体及M胆碱受体阻断、影响内分泌、抗组胺等作用。

临床用于控制精神分裂症或其他精神病的紧张不安、幻觉、妄想、躁动等症状；用于各种原因引起的呕吐；亦用于低温麻醉及人工冬眠；与镇痛药合用，治疗癌症晚期患者的剧痛。

【不良反应】 无力、嗜睡、口干、便秘、心悸、视物模糊、鼻塞。大剂量时出现体位性低血压，长期大剂量使用可致锥体外系症状。

【用药指导】 ①口服用于治疗精神病：每次50～75mg，每日2～3次，1～2周内逐渐增至每日400～600mg，分2～3次服。维持量每日300mg，分2～3次服。②肌内注射用以控制严重症状：一般为每次25～50mg，静脉注射对极度躁动患者可采用，每次不超过50mg。③口服用于镇吐或止呃逆：成人每次25～50mg，每日3～4次。④肌内注射：成人每次25～50mg，静脉滴注。小儿肌内注射或静脉滴注剂量均为0.5～1mg/kg。⑤长期大剂量应用应逐渐减量、缓慢停药。有肝功能不良、过敏史、高血压及尿毒症患者慎用。有癫痫病史及昏迷患者禁用。

【药物商品及其他信息】 胶囊剂：5mg、12.5mg、25mg、50mg。注射剂：1ml∶10mg、1ml∶25mg。

复方氯丙嗪注射液每支2ml，含氯丙嗪和异丙嗪各25mg；5ml含氯丙嗪和异丙嗪各50mg。一般每次深部肌内注射2ml。

【贮存】 室温、干燥、避光处保存。

▶知识拓展

冬眠合剂

物理降温配合下，氯丙嗪对体温中枢的抑制作用可使体温降到34℃或更低。此时基础代谢下降，器官活动减少，组织耗氧量降低。氯丙嗪对自主神经受体的阻断作用，可使机体对

微课：冬眠合剂

刺激反应减弱。通过这些作用，在其他药物的配合下，机体进入一种类似变温动物“冬眠”的深睡状态，此即为人工冬眠。冬眠合剂的配方主要包括三种药物：氯丙嗪、哌替啶和异丙嗪。人工冬眠可降低机体对各种病理刺激的反应，提高各组织对缺氧的耐受力。在病理状态下处于异常收缩的小动脉得以舒张，微循环明显改善。机体在感染中毒和严重创伤引起衰竭时得以度过危险的缺能和缺氧阶段，为争取其他抢救措施赢得时间，这种疗法被称为人工冬眠疗法。

其他吩噻嗪类药物

1. 奋乃静（Perphenazine） 本品药理作用与氯丙嗪相似，但其镇吐作用、抗精神病作用较强，而镇静作用较弱。毒性较低，对妄想、幻觉、紧张、激动、焦虑等症状有效，也用于症状性精神病。还可用于治疗恶心、呕吐和呃逆。

2. 氟奋乃静（Fluphenazine） 本品抗精神病作用较奋乃静强，持久。降血压、镇静作用微弱，其锥体外系反应较奋乃静更常见。适用于紧张、妄想型精神分裂症。用药后易出现锥体外系反应，可考虑同时使用抗震颤麻痹药（如阿托品、苯海索、东莨菪碱等），以减少或预防副作用发生。用药小剂量开始，逐步增加。

3. 硫利达嗪（Thioridazine） 本品药理作用与氯丙嗪相似，抗精神病的相对作用强度与氯丙嗪相当，降压和镇静作用与氯丙嗪类似，但镇吐作用较弱。临床主要用于治疗急慢性精神分裂症，也适用于更年期精神病、躁狂症、中毒性精神病、神经症的紧张、焦虑等。

（二）硫杂蒽类

氯普噻吨　Chlorprothixene

氯普噻吨药理作用与氯丙嗪相似，抗精神病作用不及氯丙嗪，但镇静作用较氯丙嗪强。抗肾上腺素作用及抗胆碱作用较弱。并有抗抑郁及抗焦虑作用。临床上适用于伴有焦虑或抑郁症的精神分裂症、更年期抑郁症、焦虑性神经症等。

（三）丁酰苯类

氟哌啶醇　Haloperidol

氟哌啶醇药理作用类似氯丙嗪，具有较强的镇吐作用和抗精神病作用，作用强度约为氯丙嗪的50倍。锥体外系反应多见，心血管不良反应较少，抗胆碱作用导致的不良反应也较轻。临床上主要用于焦虑性神经症、各种急慢性精神分裂症；呕吐及顽固性呃逆。

氟哌利多　Droperidol

氟哌利多为强效安定剂，药理作用与氟哌啶醇相似，在体内作用维持时间短、代谢快。临床上用于治疗精神分裂症的急性精神运动性兴奋躁狂状态，也能用于外科麻醉，如进行烧伤大面积换药、各种内镜检查及造影和一些小手术等，也可用于麻醉前给药，具有较好的镇吐、抗精神紧张、抗休克等作用。

匹莫齐特 Pimozide

匹莫齐特为二苯丁哌啶类抗精神病药，作用与氟哌啶醇相似，但作用较弱而时间长。它主要通过抑制中枢神经系统中神经递质的过度释放，减少兴奋性神经元的活动，从而产生镇静、抗焦虑、抗抑郁等效果。此外，本品还能增加5-HT受体的数量及亲和力，提高其活性，进而促进神经细胞之间的信息传递，缓解抑郁症状。同时，它还能增加突触间神经传导介质多巴胺的浓度，有助于提高注意力和信息处理速度。

（四）其他抗精神病药

五氟利多 Penfluridol

五氟利多抗精神病作用强大、兼具抗α受体和镇吐作用。脑电图证实，有效剂量时不诱发癫痫，偶见镇痛作用。本品是一类口服作用强大且持续时间较长又相对安全的抗精神病常用药。临床用于急性精神病、慢性精神分裂症及重症慢性精神分裂症的维持治疗。

舒必利 Sulpiride

舒必利药理作用与氯丙嗪相似，具有较强的镇吐作用和抗精神病作用。临床上用于治疗呕吐、精神分裂症及幻觉妄想症、抑郁症和疑病状态、智力发育不全伴有人格障碍、酒精中毒性精神病、胃及十二指肠溃疡、偏头痛、眩晕等。

氯氮平 Clozapine

氯氮平系二苯二氮杂䓬类。对脑内多巴胺D_1受体和5-HT_2受体的阻滞作用较强，对多巴胺D_4受体的亦有阻滞作用，对多巴胺D_2受体的阻滞作用较弱，此外还有抗组胺H_1受体、抗胆碱M_1受体及抗α受体作用，迟发性运动障碍及锥体外系反应较轻，通常不引起血中催乳素升高。其直接抑制脑干网状结构上行激活系统，镇静催眠作用强大，用于治疗各种类型的神经分裂症。

利培酮 Risperidone

利培酮为新一代的抗精神病药，系苯丙异噁唑衍生物。与多巴胺D_2受体和5-HT_2受体有较高的亲和力。本品也能与α_1受体结合，与α_2受体和H_1受体亲和力较低，和胆碱受体不结合。本品系多巴胺D_2受体强效阻断药，能显著改善精神分裂症的阳性症状；但它引起的强直性昏厥，以及运动功能抑制比经典的抗精神病药少。其对中枢系统的多巴胺和5-HT拮抗作用能减少锥体外系不良反应的发生，并将其治疗作用扩展到精神分裂症的情感症状和阴性症状。

三、抗躁狂症药

躁狂症，全称躁狂性精神障碍，是一种心境障碍，特征为情感高涨、思维奔逸及活动增多，严重时可伴精神病性症状。其类型多样，包括轻躁狂、有精神病性症状躁狂及复发性躁狂。病因复杂，涉及生物学、遗传、心理及躯体因素。治疗躁狂症主要采用药物治疗结合心理治疗的方法。药物以心境稳定剂为主，如锂盐、丙戊酸盐。

碳酸锂　Lithium Carbonate

【别名】 锂盐。

【性状】 本品是一种无机化合物，无色单斜系晶体，微溶于水、稀酸，不溶于乙醇、丙酮。

【作用与适应证】 本品具有显著的抗躁狂症作用，治疗量时对正常人精神活动无影响，亦能改善精神分裂症产生的情感障碍，其药理作用可能与抑制脑内神经突触部位NA的释放并促进其再摄取，使突触部位的NA降低有关。还可促进5-HT合成增多，也有助于情绪稳定。

临床主要用于预防躁狂抑郁症的复发和躁狂症的治疗，也可用于抑郁症、同期性精神病、分裂情感性精神病等，还可用于治疗月经过多、粒细胞减少症及急性细菌性痢疾。

【不良反应】 治疗量时有呕吐、腹泻、恶心、烦渴、尿频、肌无力等。积蓄中毒时，出现脑病综合征乃至昏迷、休克及肾功能损害。

【用药指导】 ①通常用药一周左右，症状开始好转。由于锂盐无镇静作用，对严重急性躁狂患者可先与氟哌啶醇或氯丙嗪合用，急性症状控制后再单独使用碳酸锂维持。②氯化钠过多的摄取会增加锂盐的排泄，若摄取不足则导致锂盐蓄积，增加中毒风险，因此服用锂盐患者不宜低盐饮食。③妊娠前期3个月及肾功能不全、明显肾损伤的患者禁用。④12岁以下儿童不推荐应用。

【药物商品及其他信息】 片剂：0.25g、0.5g。胶囊剂：0.25g、0.5g。

【贮存】 通风、干燥、避免阳光直射处保存。

第三节　医疗用毒性药品

医疗用毒性药品是指毒性剧烈、治疗剂量与中毒剂量相近，使用不当会致人中毒或死亡的药品。毒性药品的包装容器上必须印有毒药标志。在运输毒性药品的过程中，应当采取有效措施，防止发生事故。

（一）毒性中药品种

中华人民共和国国务院令（第23号）《医疗用毒性药品管理办法》于1988年11月15日国务院第二十五次常务会议通过。于1988年12月27日发布执行。管理办法具体规定毒性中药材品种28个。此28种毒性中药材必须按照《医疗用毒性药品管理办法》进行管理。具体品种如下：砒石（红砒、白砒）、砒霜、水银、生马钱子、生川乌、生草乌、生白附子、生半夏、生附子、生天南星、生巴豆、斑蝥、青娘虫、红娘虫、生甘遂、生狼毒、生藤黄、生千金子、闹阳花、生天仙子、雪上一枝蒿、红升丹、白降丹、蟾酥、洋金花、红粉、轻粉、雄黄。

（二）西药毒药品种

中华人民共和国国务院令（第23号）《医疗用毒性药品管理办法》具体规定西药毒药品种11个。其中所列的西药毒药是指原料药，不含制剂（单方制剂地方有规定的按地方规定办理）。具体品种如下：去乙酰毛花甙丙、阿托品、洋地黄毒甙、氢溴酸后马托品、毛果芸香碱、三氧化二砷、升汞、水杨酸毒扁豆碱、亚砷酸钾、氢溴酸东莨菪碱、士的年。

【贮存】遮光，密封，阴凉处保存。

▶**知识拓展**

A型肉毒毒素列入毒性药品管理

2008年国食药监办〔2008〕405号通知决定将A型肉毒毒素及其制剂列入毒性药品管理。A型肉毒毒素的生产、经营、使用等活动需要符合相关规定，包括取得相应的许可证、按照规定进行生产和储存、严格控制销售渠道、加强使用记录和监测等。同时，对于违反规定的单位和个人，将依法进行处罚。这一决定旨在加强对A型肉毒毒素的监管和管理，保障公众用药安全。

A型肉毒毒素是一种由产生于厌氧菌的肉毒杆菌分泌的神经毒素，是已知最强的生物毒素之一。它能够阻断神经与肌肉之间的信号传递，引起肌肉麻痹和呼吸衰竭等严重后果。A型肉毒毒素被广泛应用于医疗美容领域，可以用于治疗面部皱纹、疤痕、过度出汗等问题。但是，由于其强烈的毒性和副作用，使用时必须严格控制剂量和注射部位，避免出现不良反应。此外，A型肉毒毒素也曾被用于军事和恐怖主义活动中，因此对其生产、储存和运输等方面必须进行严格的监管和管理。

第四节 放射性药品

放射性药品是用于临床诊断或者治疗的放射性核素或其标记化合物制剂。放射性药品与其他药品的区别在于，其含有的放射性核素能放射出射线。因此，在制剂内或分子内含有放射性核素的药品统称为放射性药品。

碘-131 Iodine-131

碘-131的主要应用是在医疗领域中，特别是在甲状腺疾病的治疗中。甲状腺是人体重要的内分泌器官之一，它具有吸收碘元素的能力。碘-131可以通过口服或注射的方式被甲状腺摄取，然后放射性衰变，释放出高能β粒子，摧毁甲状腺组织，以达到治疗目的。这种治疗方法被广泛用于甲状腺癌、甲状腺功能亢进症和甲状腺毒症等疾病的治疗。

—• 考试知识点总结 •—

—• 本章小结 •—

—• 协和云课堂…… 拓展练习及参考答案 •—

（王力彬）

参考文献

[1] 陈忠，杜俊蓉.药理学[M].9版.北京：人民卫生出版社，2022.

[2] 戴体俊，徐礼鲜，张丹参.实用麻醉药理学[M].北京：人民卫生出版社，2021.

[3] 邓雪松，苗久旺.药理学[M].北京：中国医药科技出版社，2022.

[4] 冯变玲.药事管理学[M].7版.北京：人民卫生出版社，2022.

[5] 何平，谭业辉.血液系统疾病[M].北京：中国医药科技出版社，2019.

[6] 姜远英.临床药物治疗学[M].5版.北京：人民卫生出版社，2022.

[7] 李俊.临床药理学[M].7版.北京：人民卫生出版社，2024.

[8] 李玲，邓雪松，沈华杰.药理学[M].5版.北京：北京大学医学出版社，2019.

[9] 吕迁洲，葛卫红，朱依谆.中国临床用药[M].北京：人民卫生出版社，2023.

[10] 吕迁洲，葛卫红，朱依谆.中国临床用药[M].北京：人民卫生出版社，2023.

[11] 苏冠华，王朝晖.新编临床用药速查手册[M].3版.北京：人民卫生出版社，2021.

[12] 孙淑娟.消化系统疾病治疗药物处方集[M].北京：人民卫生出版社，2019.

[13] 田德安.消化疾病诊疗指南[M].3版.北京：科学出版社，2021.

[14] 王长连，吴钢.实用临床药物治疗学·神经系统疾病[M].11版.北京：人民卫生出版社，2020.

[15] 杨宝峰，陈建国.药理学[M].10版.北京：人民卫生出版社，2024.

[16] 姚宏，黄刚.药物学基础[M].3版.北京：人民卫生出版社，2020.

[17] 张虹，秦红兵.药理学[M].3版.北京：中国医药科技出版社，2020.

[18] 中国高血压防治指南，2024年修订版，中华高血压杂志（中英文）[J].2024：32（7）.603-700.